国家出版基金项目
NATIONAL PUBLICATION FOUNDATION

"十三五"国家重点出版物出版规划项目
矿山医学系列丛书

矿山职业病基础医学

BASIC MEDICINE OF OCCUPATIONAL DISEASES IN MINES

北京大学医学出版社

国家出版基金项目
NATIONAL PUBLICATION FOUNDATION

"十三五"国家重点出版物出版规划项目
矿山医学系列丛书

矿山职业病基础医学

BASIC MEDICINE OF OCCUPATIONAL DISEASES IN MINES

丛书主编 袁聚祥
分册主编 高俊玲 江小华
分册副主编 曲银娥 李宝平 颜京霞
分册编委（按姓名汉语拼音排序）

高俊玲（华北理工大学基础医学院）
侯博文（应急总医院）
江小华（华北理工大学基础医学院）
阚　泉（华北理工大学基础医学院）
李宝平（应急总医院）
李　冉（华北理工大学基础医学院）
陆　尤（应急总医院）
吕翠平（华北理工大学基础医学院）
秦　芳（应急总医院）
曲银娥（华北理工大学基础医学院）
孙治平（应急总医院）
汪　伟（应急总医院）
王　旭（应急总医院）
魏静波（华北理工大学基础医学院）
徐爱军（华北理工大学基础医学院）
颜京霞（华北理工大学基础医学院）
尹晓明（应急总医院）
赵毓芳（华北理工大学基础医学院）
甄永占（华北理工大学基础医学院）
周云芝（应急总医院）

北京大学医学出版社

KUANGSHAN ZHIYEBING JICHU YIXUE

图书在版编目（CIP）数据

矿山职业病基础医学 / 高俊玲，江小华主编 . —北京：北京大学医学出版社，2021.12
（矿山医学系列丛书 / 袁聚祥主编）
ISBN 978-7-5659-2553-5

Ⅰ. ①矿… Ⅱ. ①高… ②江… Ⅲ. ①矿工 – 职业病 – 研究 Ⅳ. ① R135

中国版本图书馆 CIP 数据核字（2021）第 257931 号

矿山职业病基础医学

主　　编：高俊玲　江小华
出版发行：北京大学医学出版社
地　　址：（100191）北京市海淀区学院路 38 号　北京大学医学部院内
电　　话：发行部 010-82802230；图书邮购 010-82802495
网　　址：http://www.pumpress.com.cn
E - mail：booksale@bjmu.edu.cn
印　　刷：北京金康利印刷有限公司
经　　销：新华书店
责任编辑：郭　颖　**责任校对**：靳新强　**责任印制**：李　啸
开　　本：889 mm × 1194 mm　1/16　**印张**：24.25　**字数**：655 千字
版　　次：2021 年 12 月第 1 版　2021 年 12 月第 1 次印刷
书　　号：ISBN 978-7-5659-2553-5
定　　价：180.00 元

矿山医学系列丛书
编审委员会

丛书主编简介

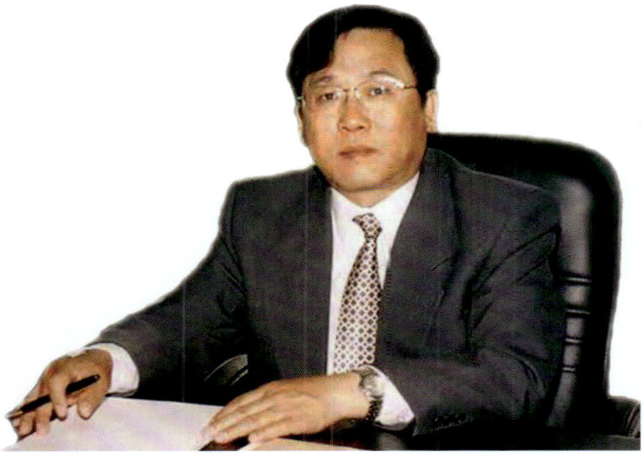

袁聚祥，曾任华北煤炭医学院院长，华北理工大学校长、党委副书记。现任华北理工大学公共卫生学院教授，华北理工大学和中国医科大学博士生导师。享受国务院政府特殊津贴专家，原煤炭部部级专业技术拔尖人才，河北省省管优秀专家，匈牙利佩奇大学名誉教授。任中华预防医学会煤炭系统分会主任委员，中国煤炭教育协会副理事长，河北省健康管理学会副主任委员。

长期从事公共卫生与预防医学领域科学研究、人才培养和社会服务工作。已培养硕士研究生156名，博士研究生12名。发表论文170篇，其中被SCI收录36篇。主编国家规划教材3部，出版专著5部，承担国家级项目、行业项目和地方项目20余项，获得各级科技进步奖10余项。

主要研究方向为职业流行病学，包括对煤矿工人健康危害严重的职业病和工作有关疾病的防治工作。首次提出了尘肺流行病学的概念，创建了尘肺流行病学学科，培养了第一批尘肺流行病学专业硕士研究生。在此基础上，针对行业和地方的需要，对钢铁、煤炭和石油行业的职业病和工作有关疾病进行了职业流行病学研究，出版了我国第一部煤矿职业流行病学专著，为我国煤炭等行业制定职业病防治策略，预防职业病的发生，延缓职业病患者的病情，保护工人健康提供了可靠的科学依据和一手资料。

分册主编简介

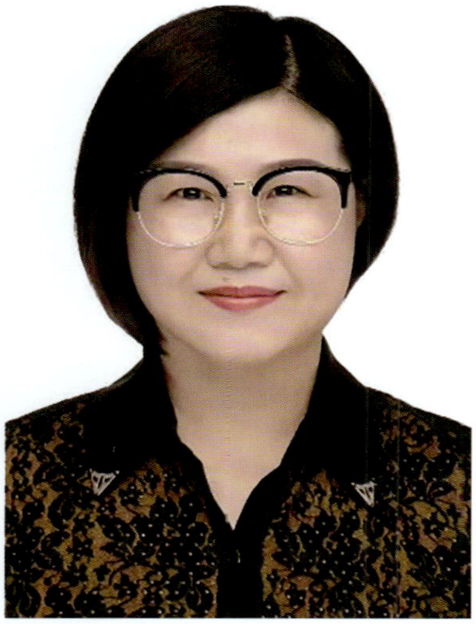

高俊玲，华北理工大学组织学与胚胎学教授，医学博士，硕士生导师。华北理工大学基础医学院院长，河北省慢性病重点实验室主任。河北省教学名师，河北省有突出贡献的中青年专家。教育部本科教学评估专家，河北省、山东省、浙江省、贵州省等科技项目评审专家。中国解剖学会理事，河北省解剖学会副理事长，河北省神经科学学会副理事长。《中国煤炭工业医学杂志》《解剖学报》《解剖学杂志》编委，主持完成国家、省部级科研课题 16 项，发表学术论文 100 余篇（SCI 收录 36 篇），作为第一完成人获得河北省科技进步二、三等奖 6 项。出版专著 2 部。主编教材 6 部，作为第一完成人获得河北省教学成果一、二等奖 4 项。从事硅肺纤维化研究 30 余年，培养研究生 56 名。在硅肺纤维化的发病机制、抗纤维化靶点、micRNA 与硅肺纤维化、干细胞与硅肺纤维化、外泌体与硅肺纤维化等领域发表学术论文 60 余篇。

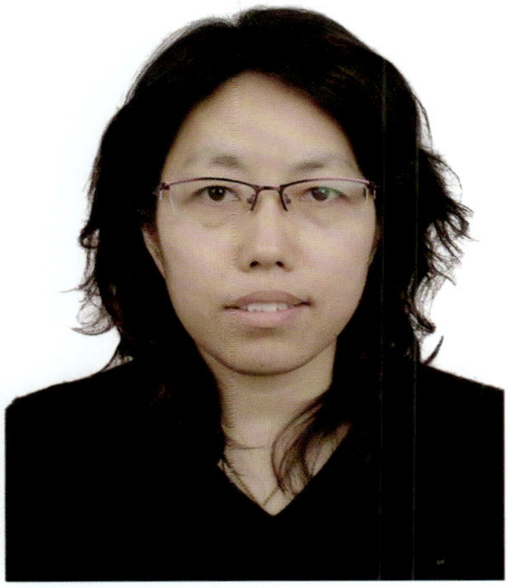

江小华，华北理工大学副教授，博士，硕士研究生导师。华北理工大学基础医学院副院长、科研平台实验室主任。河北省教学团队骨干教师，河北省混合式金课主讲教师，河北省重点学科科研骨干。河北省神经科学学会常务理事，河北省生物医学工程学会生物样本库分会委员，唐山市医学会神经科学分会副主任委员。发表教学科研论文 50 余篇（其中 SCI 收录 20 篇、EI 收录 1 篇）。参编著作 2 部。主持 / 参与省部级以上科研课题 8 项，获河北省教学成果二等奖 1 项，河北省科技进步二等奖 1 项，高等教育教学研究成果三等奖 1 项。

丛书序

从中华人民共和国成立后组建的中国煤炭工业部，到现在的国家矿山安全监察局，都充分体现了党中央国务院一直以来对矿山安全生产、矿工职业病防治和矿山创伤救治的高度重视。1963 年在原有的开滦高级护士学校、阜新卫生学校、唐山卫生学校基础上合并成立了本科类的唐山煤矿医学院，并于 1984 年更名为华北煤炭医学院，这是专门服务于煤炭行业的高等医学院校。随着国家体制改革的进行——中国煤炭工业部的撤销以及原国家安全生产监督管理总局的建立，华北煤炭医学院也实行了省部共建，以地方管理为主的模式，隶属河北省。2010 年 5 月，经教育部批准，华北煤炭医学院与河北理工大学合并组建了河北联合大学，并于 2015 年 2 月更名为华北理工大学。不管体制如何变化，我们始终担负着矿工职业病防治和矿山创伤救治的培训和科研任务。为此，原国家安全生产监督管理总局与河北省人民政府专门签署了省部共建协议书，明确了省部共建人才培养、科学研究、智力支撑和服务行业的协议内容。

50 多年来，华北理工大学在矿工职业病防治和矿山创伤救治教学、科研方面取得了世界领先且具有中国特色的成绩，为煤矿的安全生产做出了巨大的贡献，曾经出版过《煤矿创伤学》《实用矿山医疗救护》《瓦斯爆炸伤害学》《脑外伤新概念》《煤工尘肺病理图谱》《煤矿职业危害预防控制指南》等专著，都是针对我国作为煤炭生产和消费大国、矿山安全和健康形势严峻的特点而编著的。

为了适应我国职业卫生与安全工作的需要，提高我国职业卫生与安全水平，创造生产安全、对矿工健康有利的环境，创建我国职业卫生与安全的医学防治体系，普及科学知识，在北京大学医学出版社领导的支持下，华北理工大学组织多个专业的医学专家和学者编写了这套“矿山医学系列丛书”，并成功申请到国家出版基金的资助。

本丛书共分 3 卷 14 册：第一卷为“矿山基础医学”，包括《矿山创伤基础医学》《矿山尘肺基础医学》《矿山职业病基础医学》和《煤工尘肺病理学》；第二卷为“矿山临床医学”，包括《矿山创伤应急救援与医疗技术》《实用矿山创伤医疗救治》《实用瓦斯爆炸伤害救治》《矿山创伤心理救援》《矿山救援与自救互救》；第三卷为“矿山公共卫生学”，包括《矿山职业流行病学》《矿山化学中毒》《矿山企业健康教育与健康促进》《矿山职业病危害预防与控制》《矿工营养健康指南》。

为了编写好本套丛书，我们专门成立了丛书编审委员会，在统一风格的基础上，各司其职，创新性地完成编写任务。另外，我们还邀请原国家安全生产监督管理总局副局长杨元元、原中国煤炭工业协会副会长赵岸青等担任顾问；邀请程爱国、李世波教授等知名专家审稿，以保证丛书质量，在此一并表示衷心感谢！

此套丛书系国内首创，虽然已针对丛书的理论体系、章节内容、涵盖范围进行了多次讨论，广泛征求各位专家的意见，但由于作者的水平有限，仍感不能完全充分满足国家职业卫生与安全形势发展的需要，有不当之处，敬请斧正！

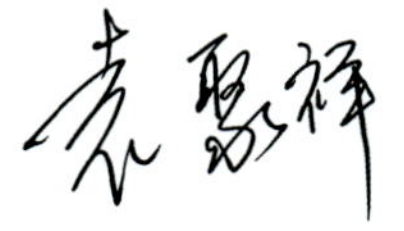

2020 年 10 月于唐山

前 言

职业病是劳动者在职业活动中因接触有毒有害物质而罹患的疾病。矿山企业是职业病危害最为严重的典型行业，在矿山资源的探测、开采、输送、深加工等环节存在粉尘、气体、辐射、噪声、高温、生物等多种有毒有害因素，对作业岗位的工人身心健康危害极大。2018 年国家统计表明，每年因矿山开采造成的职业病超过 80 万例。2021 年最新数据显示，全国每年上报的职业病病例中，90% 以上是尘肺病，其中 85% 以上发生在煤矿和非煤矿矿山企业。因此，我国的矿山职业病危害形势十分严峻。

华北理工大学医学部曾是原煤炭部直属唯一一所医学本科院校（华北煤炭医学院），自 1963 年开始招收本科生以来，学校始终秉承"为煤炭行业服务，为矿工造福"的办学宗旨，针对煤炭行业发展及人民生命安全问题，积极开展科学研究，在煤工尘肺发病机制研究、尘肺病抗纤维化防治、大容量肺灌洗治疗煤工尘肺等基础研究方面取得了丰硕成果。在尘肺病的临床病理学、医学影像学、诊断标准、治疗、预防等领域也做出了重要贡献：出版了我国第一部《煤矿尘肺病理组织学图谱》（李洪珍，李铁生主编，能源出版社，1988）；参与了《尘肺病理诊断标准》(GB8783—88) 制订，以及参与新版《职业性尘肺病的诊断》修订；建立起国内第一家煤工尘肺病理标本库；开展了影像学与尸检病理学之间的相关性研究，职业中毒与职业性肺病的诊断与治疗技术研究，等等。留取了许多珍贵的一手资料。

随着本学科和相关学科科学研究的不断深入，以及研究技术手段的日新月异，编者团队积极与本领域其他团队紧密合作，一直围绕本行业相关疾病进行深入研究，发表了上百篇学术论文，获得多项省部级科技奖励，积累了大量学术资料，为矿山职业病特别是尘肺病的发病机制、诊断、纤维化的预防与治疗做出了积极贡献。

本书系国家出版基金项目——矿山医学系列丛书之一，着重撰写矿山职业病基础医学，共计 12 章，内容涵盖尘肺病和其他职业性呼吸系统疾病，以及矿山化学物质、噪声、高温、辐射、振动、生物因素等造成的职业病以及矿难对机体身心的影响。其中尘肺病着重阐述其临床表现、病理学和影像学诊断标准、鉴别诊断和治疗、劳动能力鉴定。尘肺病临床表现与影像学诊断标准部分是与应急总医院（原煤炭总医院）李宝平主任医师团队紧密合作，共同完成。关于尘肺病的基础研究，编者团队另有分册《矿山尘肺病基础医学》专门详述。希望本书能够成为本领域广大科研工作者、研究生的参考书。

由于编者水平有限，不足之处在所难免，欢迎广大读者提出宝贵意见，以便再次修订时更正、补充。亦希望广大同行分享更多的研究成果，共同为我国尘肺病的防治事业做出更大贡献。

主编

2021 年 6 月

目　录

第一章

矿山职业病

第一节　矿山职业病概述

职业病是指企业、事业单位和个体经济组织等用人单位的劳动者在职业活动中，因接触粉尘、放射性物质和其他有毒有害物质等因素而引起的疾病[1]。目前，我国颁布的法定职业病共包括 10 类 132 种，分别为：职业性尘肺病及其他呼吸系统疾病、职业性皮肤病、职业性眼病、职业性耳鼻喉口腔疾病、职业性化学中毒、物理因素所致职业病、职业性放射性疾病、职业性传染病、职业性肿瘤、其他职业病[2]。

近年来，随着我国现代工业的发展，对于矿产资源的需求也与日俱增。矿产的勘探和开采在全国范围内广泛展开，一些新的问题也逐渐开始突显出来。由于矿山具有地质条件多变、地壳结构复杂等特点，使矿山行业成为一个比较特殊的行业，加之其生产作业环境比较恶劣，危险因素较多，因此，矿山企业是职业病危害严重的典型企业。在矿山采选和运输等生产环节均会产生各种化学、物理性有害因素，这些职业病危害因素对作业岗位的工人身心健康危害极大。同时，生产岗位产生的职业病危害因素也会对作业人员造成干扰，容易导致误操作，引发生产安全事故。据卫生部提供的数据显示，每年因矿山开采造成的职业病超过 80 万例，而且这一数据还呈现上升的趋势[3]。目前世界上约 70% 的尘肺病患者位于我国。据统计，全国每年上报的职业病例，90% 以上是尘肺病，其中 85% 以上发生在煤矿和非煤矿山企业[4]，由此可见，矿山行业职业病危害形势十分严峻。

第二节　矿山主要的职业病类型

一、生产性粉尘及尘肺病

近几年数据显示，无论是在煤矿方面还是在金属矿山方面，尘肺病仍然是职业病中发病率最高的病种。据不完全统计，目前我国约有 81 万尘肺病患者，有 20 万人因尘肺病死亡，并且每年还陆续出现 1 万 ~ 1.5 万尘肺病新病例，因此尘肺病被称作“隐形矿难”[5]。2019 年全国共报告职业病

19 428 例，其中职业性尘肺病共报告 15 898 例[6]。

二、职业性噪声及噪声聋

职业性噪声是我国较严重的职业病危害因素之一，广泛存在于我国工业企业的生产环境中。劳动者长期接触职业性噪声，会出现听觉器官的听阈改变，轻度可引起耳痛或耳鸣等不适症状，重度可导致听力损伤或噪声性耳聋[7]。随着现代工业的不断发展，职业性噪声危害已经成为常见的职业病危害因素，其所引起的噪声聋成为危害职工身心健康的职业病。世界卫生组织数据显示，职业性噪声接触所致的听力损失病例数占全球听力损失总病例的 16%[8]，全国职业病防治工作情况报告，2016 年噪声聋患者达 1220 例[9]。王晓芳等研究淄博市 2006—2019 年 3051 例职业病患者，其中噪声聋 236 例，占总数的 7.74%，采矿业、通用和专用设备制造业和石油加工业分别占比 51.27%、13.56% 和 12.71%[10]。东莞市 136 名职业性噪声接触者中听力异常和听力损失检出率分别为 61.03% 和 6.62%[7]。于先坤等报道安徽某金属公司井下打眼、电车运输、提矿、通风、破碎、乳化、球磨、浮选工序相关岗位接触噪声强度超出 GBA2.2—2007 中规定的限值，岗位合格率不足 50%[11]。职业性噪声聋对机体的听力损伤是无法修复的，且当前尚未出现比较有效的治疗方式，由此为社会和家庭带来很严重的经济损失。因此，职业卫生监管部门必须做好噪声的监管、治理工作，企业应提高职业卫生管理水平，员工自身也要高度重视，增强职业危害防护意识并做好个人防护工作。

三、振动及振动病

振动是指一个质点或物体在外力作用下沿直线或弧线围绕一平衡位置来回重复的运动。生产过程中由于设备运转、撞击或运输工具行驶等产生的振动称为生产性振动[12]。随着科技的进步和社会经济的发展，振动充斥于人类的生存空间，人们暴露在环境振动中的时间与日俱增，长期接触生产性振动可对机体产生不良影响。在生产过程中，工人接触较多、危害较大的振动是振动性工具产生的振动，长时间使用这些工具会造成手臂振动，可能导致振动病。振动病是在生产劳动中长期受外界振动的影响而引起的职业性疾病，一般是对局部振动病而言，也称职业性雷诺现象、振动性血管神经病和振动性白指病等，主要是由于局部肢体（主要是手）长期接触强烈振动而引起的。职业性手传振动是目前危害矿山作业工人健康的重要物理因素之一[13]，特别是凿岩作业、铲运作业等接触的振动强度大，由于金属矿矿体硬度较大，开采时产生的振动强度尤为突出。周广鹏等在对新疆地区三家金属矿手传振动数据进行分析时发现，只要岗位存在手传振动职业病危害因素，其 4 小时等能量频率计权振动加速度［$a_{hw(4)}$］均严重超过接触限值（5 m/s^2）[14]。严茂胜等报道凿岩工主操作手和辅助操作手 $a_{hw(4)}$ 分别为 16.3 ~ 19.1 m/s^2 和 8.3 ~ 14.4 m/s^2，接振组工人在长期接触手传振动后，手指的热觉阈值上升，但冷觉阈值下降，提示其手指温度觉感觉神经可能出现相应的损害，导致手指末端温度觉的感知能力下降[15]。通常振动过程中会伴有高强度的噪声，二者产生的危害具有协同作用，振动可加重噪声对听力的损伤，同时噪声可加重振动对循环功能、神经功能的危害程度。

四、高温、高湿

影响工作环境气象条件的 4 个因素分别为温度、湿度、风速和辐射热。根据环境温度及其与人体热平衡之间的关系，通常把 35 ℃以上的生活环境和 32 ℃以上的生产劳动环境视为高温环境。而在湿度较高（相对湿度 80% 以上）的工作场所，温度在 30 ℃以上即被视为高温环境。长期在相对湿度 80% 以上的环境中作业属于高湿作业[16]。高温、高湿环境可分为自然高温环境和工业高温环境。自然高温环境是由日光等气象要素引起，主要出现于夏季；工业高温、高湿环境的产生主要是燃料燃烧、机械转动摩擦、环境的封闭和封闭环境中产生的各种水分和水汽等。工业高温、高湿环境不完全受季节的影响，但季节的因素会加重高温、高湿的程度。

造成矿井气温升高的热源有很多，主要有相对热源和绝对热源。相对热源的散热量与其周围气温差值有关，如高温岩层和热水散热；绝对热源的散热量受气温影响较小，如机电设备、化学反应和空气压缩等热源散热。高温岩层散热是影响矿井空气温度升高的重要原因，它主要通过井巷岩壁和冒落、运输中的矿岩与空气进行热交换而造成矿井空气温度升高。另外，当矿井中有高温热水涌出时，也将影响整个矿井的微气候，从而使矿井空气温度略有升高。在我国中、北部地区，大部分高温矿井都是由于矿井开采深度大、岩石温度高所致[17]。

我国大部分矿井为热水型矿井，井下巷道为极端高温、高湿环境，空气温度在 30 ℃以上，相对湿度达 90% 以上。人在此环境下劳动，即使气温尚不很高，但由于蒸发散热困难，大量出汗而不能发挥有效的散热作用，故易导致体内热蓄积或水、电解质平衡失调，从而更易发生中暑。朱能等对某煤矿 1000 多米的采掘工作面测试发现，实际的巷道条件空气温度均超过 30 ℃，相对湿度超过 90%。长期在这样的高温、高湿环境中进行劳动，人体可出现多种热失调的临床症状，几乎所有的工作者都感到“口渴”，所有的工作者表示他们在出汗，还有约一半的工作者表示他们已经“汗流浃背”，有接近 85% 的工作者感到“热”和“太热”，有接近 90% 的工作者感到空气潮湿，有约 80% 的工作者感到闷[18]。You 等利用人工智能系统研究了采矿条件下高温、高压、高湿、噪声等有害因素对人们健康和安全的影响，结果表明：收缩压、舒张压、平均压、心率、呼吸频率、分型测试速度和记忆水平百分比与温度值呈负相关，与湿度值呈正相关；人的体温和体重与温度值呈正相关，与湿度值呈负相关[19]。高温、高湿不仅严重影响井下作业人员的身体健康和生命安全，而且影响井下作业人员的工作效率，从而影响矿山的经济效益，严重影响矿山安全。调查表明，我国高温矿井中，一般劳动生产率比较低，有的矿山劳动生产率仅为 30% ~ 40%。除劳动生产率低下外，高温、高湿也成为诱发矿山事故的重要原因[20]。

五、电离辐射

电离辐射是一切能引起物质电离的射线的总称，在煤炭行业中的煤田地质勘探、采煤、洗煤等工业过程中广泛存在和应用。接触放射线的工作人员主要有煤炭地质勘探人员、使用含有放射源或射线装置进行采煤和洗煤的工人、核子称运输皮带的清扫工和维修工、使用质量流量计进行煤矿勘探、采矿、选矿和精矿的工人等。另外，煤矿井下工人接触的矿井内的放射线氡及子体，也可引起放射性损伤。除煤矿以外，相当一部分其他非铀矿山尤其是有色金属矿山，由于通风不足等原因而致井下氡污染十分严重，氡致井下矿工人均年剂量超过或接近职业受照年有效剂量限值，从而导致某些非铀矿山矿工肺癌高发[21]。某些有色金属矿山，例如钨矿，氡致矿工人均年剂量高达 86.3 mSv，远远超过核电站与医院放射工作人员的人均年剂量[22]。石煤中天然放射性核素高于本底水平，如果无序开发与利用可能导致石煤矿区及其周围环境的放射性污染，生产过程中可能对工作场所和周围环境造成辐射影响，从而对职业人员和公众产生辐射危害。叶际达等对湖北、湖南、江西、浙江和安徽五省放射性伴生石煤矿调查结果显示，在石煤开采与综合利用中，石煤中含有较高天然放射性核素，将石煤渣制作为碳化砖，并建造居民住宅，利用石煤或石煤渣充填房屋地基、路面，以及运输过程中石煤、石煤渣的散落等多种途径，都可导致石煤矿区建筑物室内、室外原野与道路等场所的γ辐射剂量升高3倍左右[23]。

六、生物因素

很多生物学致病因子可引起矿山工人职业有关疾病，矿山井下作业工人也受到诸多生物因素的影响，包括结核分枝杆菌在内的各种细菌以及真菌、人体寄生虫等。

结核分枝杆菌存在于煤矿工人的生产和生活环境中，但并非煤矿井下所特有，因此，矿工在煤炭生产劳动和日常生活中均可能感染结核分枝杆菌而罹患肺结核。与一般人群比较，煤矿工人肺结核的发病率明显偏高。

由于矿井都在几百米甚至千米以下的地下，处于通风受限、阴暗潮湿的环境，适于真菌的生长繁殖，因此，细菌和真菌感染是煤矿工人的常见病和多发病。

矿工群体文化水平偏低、经济水平不高，加之井下工作环境恶劣、卫生条件差、不洁饮水和粪便污染等，导致矿井成为感染蛔虫和钩虫的重要场所。

七、有毒气体

（一）氮氧化物

氮氧化物是氮和氧化合物的总称，俗称硝烟，为煤矿生产中最常见的刺激性气体之一，种类很多，主要有氧化亚氮（N_2O）、一氧化氮（NO）、二氧化氮（NO_2）、三氧化二氮（N_2O_3）、四氧化二氮（N_2O_4）及五氧化二氮（N_2O_5）等。除了NO_2外，其他氮氧化物均极不稳定，遇光、湿、热变成NO_2和NO，NO性质不稳定，易被氧化成NO_2。

在生产中接触并引起职业中毒的常是混合物，主要是NO和NO_2，以NO_2为主。NO_2的生物活性大，毒性为NO的4～5倍，二者同时存在，则有协同作用。

1. 一氧化氮（nitrogen oxide，NO） 一氧化氮为无色、无臭、无刺激性气体，微溶于水。化学性质稳定，不聚合，不可燃，但可促进其他物质燃烧。该物质是一种强氧化剂，与可燃物质和还原性物质反应，与空气接触立即化合为红棕色的氧化亚氮，释放出氮氧化物。燃烧时亦生成氮氧化物。

2. 二氧化氮（nitrogen dioxide，NO_2） 二氧化氮为浅红棕色气体或黄色液体，有刺激性气味。溶于碱、二硫化碳和氯仿，较难溶于水。化学性质较稳定，不聚合，不可燃，但可促进其他物质燃烧。该物质是一种强氧化剂，与可燃物质和还原性物质反应强烈。二氧化氮是酸性氧化物，但不是单一酸的酸酐，有氧化性，可与水出现溶解反应，生成硝酸或亚硝酸，有湿气存在时，可侵蚀许多金属。

3. 氧化亚氮 氧化亚氮又称笑气，或一氧化二氮，为无色气体，稍有甜味。人若吸入氧化亚氮和空气的混合物，当氧浓度很低时可致窒息。吸入后多以原型排出，只有极少部分转变为一氧化氮。

4. 五氧化二氮 五氧化二氮低温时可为蓝色固体或淡蓝色液体，极不稳定，分解为NO和NO_2，遇水生成亚硝酸，对肺组织的刺激性比二氧化氮强，毒性大于二氧化氮。

（二）碳氧化物

碳氧化物通常指一氧化碳和二氧化碳。

1. 一氧化碳（carbon monoxide，CO） 一氧化碳为无色、无臭、无刺激性的气体，微溶于水，易溶于氨水。易燃、易爆。

2. 二氧化碳（carbon dioxide，CO_2） 二氧化碳为无色无味、无刺激性的气体，水中溶解度在22 ℃时为88 ml/100 ml。不可燃，若遇高温，容器内压增大，有开裂和爆炸的危险。二氧化硫比空气重，可能累积在低层空间造成缺氧，快速流动时，可能引燃爆炸性混合物。各种金属粉尘，如镁、铝、铬和锰悬浮在二氧化碳中并加热时，表现为可燃、有爆炸性。当将二氧化碳加热到2000 ℃以上时，可分解生成一氧化碳。

（三）硫化氢

硫化氢（hydrogen sulfide，H_2S）是一种无色可燃性气体，有腐败鸡蛋的特殊刺激性气味，比空气重，极易溶于水，因此主要积聚在低洼积水处。硫化氢也溶于醇类、石油溶剂和原油中。由于硫化氢可溶于水及油，有时可随水或油流至远离发生源处而引起意外中毒事故。硫化氢在空气中易燃烧，能与大部分金属形成硫酸盐。

（四）甲烷

甲烷（methane）俗称沼气、煤层气、瓦斯、坑气，为煤矿井下有害气体的最主要成分，占80%以上，是煤矿中吸附在煤层中的可燃性气体。矿井甲烷习惯上又单指瓦斯。

甲烷为无色、无臭、无味、无毒的易燃气体，易溶于乙醇、乙醚，微溶于水（20 ℃时为3.3 ml/100 ml）。甲烷比重轻，常蓄积于巷道顶部和冒高的空洞中。甲烷虽然水溶性小，但扩散性和渗透性强，煤层、岩层、采空区中的甲烷能很快涌到井下巷道中。甲烷极易燃，燃烧时生成二氧化碳，与空气中的氧混合时遇明火可发生爆炸。

第三节　矿山主要职业危害因素的来源及危害

由于职业暴露而对健康和生命造成危害的因素统称为职业危害因素（occupational hazards）。职业危害因素存在于生产工艺过程、劳动过程和生产环境三个环节，概括起来分为环境因素、社会经济因素、与职业有关的生活方式以及个体特征四类。环境因素又分为物理因素（如噪声、振动、高温等）、化学因素（如苯、二甲苯等）和生物因素（如细菌、病毒等）[16]。

根据国家卫生健康委员会职业病危害因素分类目录（2015年版），职业病危害因素包括粉尘、化学因素、物理因素、放射性因素、生物因素、其他因素。

一、粉尘

（一）来源

在煤矿开采过程中产生的粉尘称为煤矿粉尘，依其在井下存在的状态称为浮尘和落尘。浮尘指悬浮在空气中的粉尘，落尘指浮尘在生产环境空气中由于重力作用，沉积在生产工作面、井下巷道周边等的粉尘。在煤矿井下回采、掘进、运输及提升等各生产过程中，几乎所有的作业操作均能产生煤矿粉尘，如打眼放炮、清理工作面、装载、运输、转载、顶板管理等。据统计，有80%的煤矿粉尘来自于采掘工作面。

非煤地下矿山中粉尘主要集中在井下凿岩、爆破、井下装矿放矿作业过程。粉尘存在的主要场所：采掘工作面、转载点、装载及卸载点、巷道维修作业点、回风巷等。

（二）危害

粉尘主要通过呼吸道进入人体，其次是通过皮肤暴露，部分粉尘经口腔被吞入消化道。矿山工人长期暴露在粉尘环境中可出现各种疾病。粉尘对呼吸道黏膜可产生局部刺激作用，引起鼻炎、咽炎、气管炎等，长期吸入较高浓度的生产性粉尘，可引起肺组织弥漫性纤维化病变，导致尘肺病的发生。粉尘堵塞皮肤的毛囊、汗腺开口可以引起粉刺、毛囊炎和脓皮病等。

二、生产性噪声

噪声（noise）是一种人们不希望听到的声音，经常可影响人的情绪和健康，干扰工作、学习和正常生活，已成为社会公害之一。从卫生学的角度讲，凡是使人感到厌烦或不需要的声音都称为噪声。这种概念使人们对噪声有了更加全面的认识，除了频率和强度无规律的组合形成的使人厌烦的噪声外，其他各种声音，如谈话的声音或音乐，对于不需要的人来说也是噪声。

生产性噪声（industrial noise）是指生产过程中产生的、频率和强度没有规律，听起来使人感到厌烦的声音，也称为工业噪声。噪声是影响范围很广的一种职业危害因素，在矿山生产的许多劳动过程中都有暴露于噪声的机会。

（一）露天煤矿的噪声源及暴露工种

露天煤矿噪声危害普遍存在，采矿、运输过程中使用的主要大型设备有钻机、斗容电铲、载重自卸车、破碎机、推土机等，胶带运输过程中的转载站和驱动站，这些机械和设备在运转过程中都会产生强度不等的噪声。

暴露噪声的主要工种：排土设备司机、挖掘机司机、翻斗车司机、矿用重型汽车司机、穿孔机操作工、钢缆皮带操作工、露天坑下普工、把钩工等。

（二）井工矿的噪声源及暴露工种

井下凿岩、打眼、放炮、割煤、运输、机修、通风等作业环节使用的风动凿岩机、风镐、风扇、煤电站、乳化液机、采煤机、挖掘机、皮带运输机等是井下常见的噪声源。空气压缩机、局部通风机、岩浆机、提升机、刮板输送机、水泵等也是主要噪声源。

暴露噪声的主要工种：采煤工、锚喷工、掘进工、辅助工、注浆注水工、水泵工、维修工等。

（三）选煤厂的噪声源及暴露工种

选煤厂的主要噪声源有提升机、破碎机、洗煤机、脱水机、皮带运输机、空气压缩机、通风机、真空泵、鼓风机、溜槽、运输机械等。噪声主要存在于破碎、运输、筛选跳汰、水洗浮选、过滤、干燥等工段。

暴露噪声的主要工种：选煤技术检查工、选煤干燥工、选矿集中控制操作工、选矿供料工等。

（四）非煤地下矿山的噪声源及暴露工种

非煤地下矿山的噪声主要来源于机械设备在运转过程中由于振动、摩擦、碰撞而产生的机械动力噪声和由风管排气、漏气而产生的气体动力噪声。

存在噪声的主要场所：空压机泵房、凿岩工作面、井下运输巷道、爆破作业工作面、通风机房、局扇安装地点等。

（五）危害

接触生产性噪声可影响神经系统、心血管系统、内分泌系统、免疫系统、消化系统、生殖系统等的正常生理功能。短时间暴露在强噪声环境中可以引起听觉适应现象（一种生理保护现象），较长时间可引起听觉疲劳。如果听力变化尚未完全恢复又再次暴露于强噪声环境中，可使听觉疲劳逐渐加重，导致永久性听阈位移。

三、生产性振动

振动普遍存在于自然界中，与人们的工作和生活关系密切。由生产或工作设备产生的振动称为生产性振动。

（一）来源

采矿、运输过程中使用的大型设备，如钻机、斗容电铲、载重自卸车、推土机、破碎机、胶带运输过程中的转载站和驱动站等，在运转过程中都会产生程度不等的振动。

（二）常用的振动工具

1. 活塞式捶打工具 多以压缩空气为动力，如凿岩机、气锤、风铲机、捣固机、铆钉机等。

2. 固定轮转工具 多为固定装置，工人通过操作被加工的物体而暴露振动，如砂轮机、抛光机、电锯、钢丝抻拔机、各种固定式研磨机等。

3. 手持转动工具 以压缩空气、电动机或引擎为动力，如手持研磨机、风钻、电钻、手摇钻、喷砂机、钻孔机、链锯、金刚砂磨机、清洁机、振动破碎机等。

（三）危害

振动对人体有两方面的作用，适宜的振动有益于身心健康，具有增强肌肉活动能力、解除疲劳、减轻疼痛、促进代谢、改善组织营养、加速伤口愈合等功效。在生产条件下，作业人员暴露于振动的强度大、时间长，对机体容易产生不良影响，甚至可引起疾病。振动作用于人体，不仅可以引起机械效应，而且可以引起生理和心理效应。不同频率、不同强度的振动，人体的主观感受不同，同样的振动作用于不同的人体，感觉和反应也可能不同。

1. 局部振动对人体健康的影响 局部振动是由于手传递振动，并由此引起多个系统的变化，包括神经系统（多发性末梢神经炎、自主神经功能紊乱、肌电图和神经传导速度异常）、心血管系统（外周循环及调节功能障碍、血液动力学改变）、骨、关节和肌肉（手握力下降、局限性骨质增生硬化、骨皮质增厚、骨刺形成、无菌性坏死等）、内分泌系统（下丘脑、脑垂体、肾上腺功能亢进）等的病变。目前研究表明，所谓局部振动的影响实际上也是全身性的。

2. 全身振动对机体的影响

（1）对生理功能的影响：人体受到全身振动时会发生“受惊反应”、不适反应等一系列的生理学反应。

（2）对神经肌肉的影响：全身振动是一种被动的人工运动，神经肌肉系统发生的最显著的改变是失去了前馈控制功能。人体呈坐姿状态受到源自座椅的全身性振动时，背部肌肉发生紧张性收缩，肌电图显示出一种与加速度相关的交替性活动，这是一种反射性质的活动，振动停止后亦随之完全消失。

（3）对中枢神经和自主神经的影响：超过 40 Hz 的强烈全身振动可引起中枢神经系统功能紊乱。在全身振动作用下，由于前庭和内脏的反射，可引起自主神经症状，如脸色苍白、出冷汗、恶心、呕吐等，还可能出现体温降低等。

（4）对消化系统的影响：全身振动可使某些工人胃肠蠕动增加，收缩加强、胃液分泌功能和消化能力改变，肝的解毒功能和代谢功能发生障碍。

（5）对脊柱的危害：常年在全身强烈振动状态下工作的工人，其脊柱受损的危险性增大，并可诱发下背部疼痛，如拖拉机、推土机驾驶员。腰椎最易受累，其次是胸椎，也有报道颈椎损伤者。

（6）对心血管系统的影响：在处于全身振动环境的工人中，有四种循环系统紊乱比较常见。

1）外周循环障碍：如雷诺症，发生在靠近振动源的部位，如站姿工作者的双脚及驾驶员的双手（后者较少见）。

2）下肢静脉曲张、痣和精索静脉曲张。

3）心率增加、血压升高及耗氧增加，缺血性心脏病也相应增多。

4）神经血管改变。

（7）对女性生殖器官、妊娠和男性生殖系统的影响：有人推测，全身振动对女性健康的影响表现为月经异常、子宫脱垂、生殖器官充血和炎症、流产和异常分娩率增加等。不过文献中从未明确避免这些危险的安全限度，而且这些由振动所引起的生物学作用还可能受到个体敏感性差异及其他协同因素的影响。

有人发现在全身振动环境中工作的男性前列腺炎发生率较高，然而，关于振动与男性泌尿生殖系统疾病间的关联有不少相互矛盾的报道。

四、不良气象条件

矿山工人接触的不良气象条件主要有高温、高湿和通风不良等，而后者对前两者影响很大。高温、高湿主要来源于井下机械设备散热和尾气排放，由于井下空间相对封闭，空气流通较差，热气无法及时排出，随时间推移热气大量集聚，形成了高温、高湿环境，井下空气的相对湿度大多为80% ~ 90%。

高温、高湿主要存在于通风不良的机械作业点，如独头采面或掘面。

长时间处于高温、高湿环境下，人体可出现一系列生理功能改变，主要为体温调控、水和电解质代谢、循环系统、神经系统以及泌尿系统等方面的适应性变化，这些生理性变化若超过一定限度，即可产生不良影响。另外，长期在高湿环境下作业，可导致风湿病、皮肤病、心脏病、泌尿系统和消化系统疾病，还会使人出现心绪不宁、心情浮躁、诱发精神方面的疾病，严重影响工人的身心健康。

五、电离辐射

电离辐射的种类很多，具有卫生学意义的电离辐射主要有：电子射线、α 射线、β 射线、γ 射线、X 射线、质子射线、中子射线等[16]。

（一）来源

1. 密封型放射源的使用 密封源放射仪表是放射性核素应用的重要部分之一，矿山经常使用的密封型放射源包括核子称、料位计、测厚仪、质量流量计、液位计、放射性核素 X 射线荧光分析仪、二元介质成分分析仪、灰份仪、射线密度计、放射性核素浓度计、放射性测井装置、γ 射线照相机（无损探伤仪）。

2. 开放性放射源的使用 放射性发光涂料、放射性测井装置等，在矿山地质勘探中广泛应用。

3. 射线发生装置的使用 X 射线探伤机、各种加速器、X 射线发生器以及伴生的电工设备等。

4. 矿井下放射性物质 氡及其子体。氡是铀系衰变的产物，是一种无色无味的天然放射性气体，易溶于水。

氡及其子体在衰变过程中放出的射线对人体的危害最大。氡气在水泥、砂石、砖块中形成以后，一部分会释放到空气中，通过呼吸作用进入人体，除了一小部分溶在肺泡里并被血液带走以外，绝大部分氡在衰变之前就被呼出。氡子体则具有很强的吸附性，进入人体后，绝大部分沉积在支气管和肺内，并不断衰变、放出射线危害人体健康，因此其危害更大[24]。

伴生放射性煤矿井下的氡及其子体主要来源：巷道、采空区、工作面的煤壁和围岩，松散岩体、矿井水。

（二）危害

电离辐射作用于机体后，通过物理、化学和生物学的复杂机制，继DNA等大分子损伤后，出现细胞、组织、器官、系统乃至整个机体功能代谢和形态学的辐射损伤。由于机体敏感性不同，各器官系统辐射损伤的程度和发生发展的速度也不相同。由增殖更新迅速的细胞构成的组织，如骨髓、小肠等属于高辐射敏感组织；细胞增殖更新缓慢和长期不分裂的组织分属中、低敏感组织，如骨组织等。

1. 对血液系统的损伤　骨髓是成人唯一的造血器官，内含多种幼稚的造血细胞，其中多数细胞具有很高的辐射敏感性，受照后可出现损伤改变，导致造血系统辐射远期效应，发生再生障碍性贫血、白血病、骨髓纤维化等。

2. 对消化系统的损伤　机体受到一定剂量射线照射后，消化系统可产生一系列明显的功能障碍和结构改变。遭受致死剂量照射后，在较短时间内便可出现恶心、呕吐等反应。在放射病极期，可发生食欲缺乏、消化不良、呕吐、腹泻等症状，重者可出现肠梗阻、肠麻痹、肠套叠、肠穿孔等。

3. 对免疫系统的损伤　在泄露意外事故中，受大剂量照射的人员，在发生造血功能障碍的同时，伴随严重的免疫功能低下，表现为免疫活性细胞数量减少，抗体形成抑制或紊乱，细胞因子网络调节失常。

4. 对神经系统的损伤　神经组织对射线的敏感性较低，但大剂量照射条件下，也可造成神经细胞的结构和功能改变。早期神经周围和神经束膜内毛细血管充血、水肿和炎性细胞浸润压迫神经。后期主要是间质纤维组织增生、瘢痕形成，束膜内和束间血管改变，导致神经纤维缺血和绞窄性坏死，产生不可逆的神经损伤。

5. 对皮肤的损伤　皮肤受辐射后可导致急慢性放射性皮肤损伤。皮肤和附属器官的上皮细胞对射线比较敏感，受到一定剂量照射后，可发生一系列渐进性改变。职业性照射在慢性皮肤损伤的基础上发生癌变，表现为受损部位皮肤萎缩变薄、粗糙、角化过度、皲裂、角质突起或形成溃疡，反复发作，经久不愈。

6. 对眼的损伤　射线可导致眼部发生辐射性白内障。

7. 对骨骼的损害　骨骼受照射后，可发生放射性骨损伤。在大剂量照射条件下，主要是射线直接作用于骨组织，造成骨组织细胞死亡，引起骨组织成分和代谢变化。

8. 对生殖系统的损伤　辐射对生殖细胞中遗传物质的损伤，表现为诱发基因突变和染色体畸变，可能会在子代中表达为各种先天畸形，而且在以后的许多子代中出现，产生辐射的遗传效应。

9. 辐射致癌效应　辐射是一种有效的癌变诱发剂，能引起染色体断裂、缺失和重组，并且可能是抑癌基因的强失活剂，同时也可能是一种促癌因子，所以说辐射是全致癌剂。氡污染在肺癌诱因中仅次于吸烟，是世界卫生组织公认的19种环境致癌物质之一[25]。

10. 潜在照射危害　潜在照射危害是指有一定的把握预期不会出现，但可能会因源的事故或某种具有偶然性质的事件或事件系列（包括设备故障和操作错误）所引起的照射。造成煤矿企业射线应用仪中所用放射源的潜在照射危险的系列事件主要体现在两个方面：①在射线应用仪正常在线工作时的放射源使用和管理过程中，由于设备故障、操作失误或管理不到位等导致的对现场工作人员和公众的误照射；②由于恶意或非法占有导致放射源失控引起的事故、导致放射性物质不可控制地扩散，其危害范围一般比较大[26]。

六、生物因素

煤矿井下作业工人受到诸多生物因素的影响，包括结核分枝杆菌在内的各种细菌和真菌、人体寄生虫等。

（一）结核分枝杆菌

1. 病原体 结核分枝杆菌主要有人型、牛型、非洲型、鼠型4型，对人有致病性的主要为人型结核分枝杆菌，牛型较少感染。结核分枝杆菌对干燥抵抗力特别强，对湿热敏感，煮沸5分钟或在阳光下直接暴晒2小时即可将其杀死，紫外线消毒效果好。

2. 传染源及传播途径 肺结核的传染源指有咳嗽、咳痰症状，痰涂片结核分枝杆菌阳性的结核病患者。主要经呼吸道传播。痰液干燥后，结核分枝杆菌可随灰尘漂浮在空气中。患者咳嗽或打喷嚏使带菌飞沫污染环境，皆可引起感染。

3. 危害 煤矿接尘工人肺内滞留的难溶性粉尘造成大量巨噬细胞被破坏，使其失去消化、加工、处理和传递抗原信息的能力，削弱了其吞噬、消化、杀灭细菌的功能，使结核分枝杆菌在肺内停留、增殖，诱发肺结核。尘肺病是煤矿工人主要的职业病，而尘肺病患者易合并肺结核，从而导致尘肺晋期时间缩短、生命质量下降、病死率上升。

（二）其他细菌

煤矿工人的细菌性皮肤感染以化脓性球菌引起的脓皮病较多，如毛囊炎、疖肿等。

脓皮病由化脓性球菌引起，毛囊炎主要由金黄色葡萄球菌或表皮葡萄球菌感染引起。疖和痈的病原菌主要是金黄色葡萄球菌和表皮葡萄球菌。发病与皮肤不洁、高温、潮湿、多汗及局部皮肤擦伤、身体抵抗力低下等密切相关。

（三）真菌

真菌的种类繁多，形态各异，广泛分布于自然界中。真菌喜温暖潮湿，对外界环境变化具有较强的抵抗力，生命力强，所以由真菌引起的疾病非常顽固。煤矿工人的皮肤真菌病以足癣最为常见，手癣和体癣发病率较低，但仍高于一般人群。

1. 病原菌 足癣的致病菌90%为红色毛菌，其次为絮状表皮癣菌、须菌毛菌、玫瑰色毛菌等。

2. 病因

（1）矿井在几百米甚至千米以下的地下，阴暗潮湿，通风受限，适于真菌生长繁殖，煤矿工人长期在此环境中作业，有可能通过多种自然和人为的活动媒介而使机体被真菌污染。

（2）工人长期穿长筒雨靴，鞋内闷热潮湿，更易引发足癣。回到地面后又赤脚在更衣室及浴室走来走去，导致脚气的患病率非常高，几乎达100%，且工龄越长，患病率越高。

（3）煤矿工人的生活习惯是多数人住集体宿舍，每天下班后在公共浴室洗澡，甚至混用拖鞋、浴巾，胶鞋长期不洗等，由此导致的卫生状况助长了真菌的繁殖和传播。

（四）钩虫

旷工赤手甚至赤脚接触土壤和被粪便污染的煤渣，使得钩虫幼虫易钻入皮肤而致病。钩虫幼虫导致的钩蚴性皮炎是钩虫感染者最常见的早期临床症状。除手足外，腕、肩、膝、臀等也是常发生的部位。钩虫成虫引起的突出表现为贫血症状，表现为缺铁性贫血及低蛋白血症，部分患者出现恶心、呕吐、腹泻、食欲明显增加等消化道症状和智力减退、意识迟钝、知觉异常、注意力不集中等神经系统症状。

七、有毒气体

有毒气体主要为爆破后产生的炮烟（CO、NO_x）及其他有毒有害气体，如矿体氧化形成的硫化物与空气的混合物、溶洞、采空区中积聚的有毒有害气体以及火灾产生的有毒有害气体等。

有毒气体主要存在的场所：爆破作业面、炮烟流经的巷道、炮烟积聚的采空区、炮烟进入的硐室，以及盲巷、盲井、通风不良的巷道、封闭不良的密闭墙附近、采空区等。

低浓度的有毒气体可引起皮肤、呼吸道和眼部黏膜刺激，长期低浓度吸入则可引起慢性呼吸系统疾病；高浓度的有毒气体可引起急性职业病危害事故的发生。

职业病危害已经成为制约我国劳动力资源可持续利用及市场经济发展的重要原因之一，主要表现在我国接触各种职业性有毒物质的人数、新发病例数、死亡人数等都比其他国家多，其最为明显的特点是职业病患者人数多，同时发病率高，危害范围广，造成了巨大的经济损失。与此同时，又有一些国外的有毒有害企业向国内转移，以及工厂一些生产原料的不断更新换代，导致不能及时将职业病的发生遏制在萌芽状态，因此大量的潜在职业病危害不断出现。不仅如此，有毒有害因素逐渐呈现出隐匿性和多元化的特征，而这些特征常常被人们所忽视，同时职业病还具有迟发性的特点，大量慢性职业病和尘肺病潜伏在人体内很长时间，且一旦发现将很难治愈。由此可见，不仅整个社会经济的可持续发展受到职业病危害的影响，而且劳动者的生活质量同样受到职业病危害的影响。因此，提高对职业病危害的重视，不仅关乎社会和国家发展，更关乎每一个公民的自身利益，应从思想和措施上高度重视，只有这样才能使国家和人民免受职业病的危害。

参考文献

[1] 中华人民共和国职业病防治法. 北京：中华人民共和国第 60 号主席令，2001-10127.

[2] 中华人民共和国国家卫生和计划生育委员会 . 人力资源社会保障部 . 安全监管总局 . 全国总工会 . 国家卫生计生委等 4 部门关于印发《职业病分类和目录》的通知［EB/OL］.（2013-12-30）.

[3] 胡智勇 . 对深化矿山职业病危害预评价及防护设施设计工作的探讨. 建筑工程技术与设计，2018，4（11）：2146-2147.

[4] 黄毅 . 矿山尘肺病防治工作研究探讨 . 中国煤炭，2021，47（3）：21-24.

[5] 尚权，吴姗姗. 中美煤矿尘肺病控制现状对比. 华北科技学院学报，2015（5）：42.

[6] 中华人民共和国国家卫生健康委员会 .2019 年我国卫生健康事业发展统计公报［EB/OL］.（2020-06-06）

[7] 刘伟东，马一欣，郑嘉，等 . 东莞市 14295 名职业性噪声接触者听力异常情况 . 职业与健康，2020，36（7）：875-878.

[8] RUSHTON L. The global burden of occupational disease. Curr Envir Health Rpt，2017，4（3）：340-348.

[9] 中华人民共和国国家卫生和计划生育委员会. 关于 2016 年职业病防治工作情况的通报［EB/OL］.（2017-12-28）

[10] 王晓芳，李宁，段华莉，等 . 2006—2019 年淄博市 236 例噪声聋发病情况及趋势研究 . 预防医学论坛，2021，21（4）：258-260.

[11] 于先坤，杨洪 . 金属矿山职业病危害现状调查与探讨 . 现代矿业，2016，32（5）：173-175.

[12] 李婷．工业生产振动的危害及其控防对策研究．职业安全与健康，2017，2（2）：48-52.
[13] 陈磊，林立．职业性手传振动危害影响因素的研究进展．中国劳动卫生职业病杂志，2008，26（12）：760-762.
[14] 周广鹏，邢烨．浅谈金属矿山作业场所手传振动的危害及对策措施．中小企业管理与科技，2014，（05）：190-191.
[15] 严茂胜，晏华，张丹英，等．手传振动对凿岩工指端温度觉阈值的影响．环境与职业医学，2020，37（4）：363-367.
[16] 袁聚祥，范雪云，王广增．煤矿职业危害预防和控制．北京：北京大学医学出版社，2007.
[17] 陈安国．矿井热害产生的原因、危害及防治措施．中国安全科学学报，2004，14（8）：3-6.
[18] 朱能，赵靖．高热害煤矿极端环境条件下人体耐受力研究．建筑热能通风空调，2006，25（5）：34-38.
[19] You B，Wu C，Li J，et al. Physiological responses of people in working faces of deep underground mines. International Journal of Mining Science and Technology，2014，24：683-688.
[20] 王文，桂祥友，王国君．矿井热害的产生与治理．工业安全与环保，2003，29（4）：33-35.
[21] 陈凌，潘自强，刘森林，等．中国煤矿井下工作人员所受天然辐射职业性照射初步评价．辐射防护，2008，28（3）：129 -137.
[22] 凌光华，张奇志，张雷，等．我国非铀矿工纳入辐射防护管理的可行性初探．中国辐射卫生，2012，21（3）：275-276.
[23] 叶际达，孔玲莉，李莹，等．五省放射性伴生石煤矿开发和利用对环境影响研究．辐射防护，2004，24（1）：1-23.
[24] 杨飞．伴生放射性煤矿的辐射防护．煤炭技术，2014，33（11）：326-328.
[25] 王欣，陈英民，王垒，等．山东省矿井下工作人员职业性照射初步评价．职业卫生，2018，27（3）：273-275.
[26] 郭朝选，李小明，罗晓渭，等．浅析煤矿企业射线应用仪的辐射防护．价值工程，2012，35（21）：320-321.

（曲银娥）

第二章

呼吸系统应用解剖与生理学

第一节　呼吸系统应用解剖

呼吸系统由呼吸道和肺两大部分组成。呼吸道包括鼻、咽、喉、气管和各级支气管。临床上通常把鼻、咽和喉称为上呼吸道，把气管和各级支气管称为下呼吸道。肺由肺实质（支气管树和肺泡）以及肺间质（血管、淋巴管、淋巴结、神经和结缔组织）组成，表面包有脏胸膜。

呼吸系统的主要功能是从外界吸入氧，呼出二氧化碳，进行气体交换。人类由于劳动、语言和思维的影响，呼吸器高度发达，除呼吸功能外，还有发音、嗅觉、神经内分泌、协助静脉血回心和参与体内某些物质代谢等功能[1-3]。

一、呼吸道

（一）鼻

鼻是呼吸道的起始部，也是嗅觉器官，分为外鼻、鼻腔和鼻旁窦三部分。

1. 外鼻　外鼻位于面部中央，呈三棱锥形，以鼻骨和软骨作支架，外被皮肤，内覆黏膜。外鼻上端位于两眼之间狭窄的部分称为鼻根，中部称为鼻背，下端称为鼻尖，其两侧呈弧状扩大称为鼻翼，在呼吸困难时，可见鼻翼煽动。从鼻翼向外下方到口角的浅沟称为鼻唇沟。正常人两侧鼻唇沟的深度对称，面肌瘫痪时，瘫痪侧的鼻唇沟变浅或消失。

2. 鼻腔　鼻腔以骨和软骨为基础，内面覆以黏膜和皮肤。鼻腔被鼻中隔分为左、右两腔，鼻腔向前经鼻孔通外界，向后经鼻后孔通鼻咽。

鼻腔前下方鼻翼内面较宽大的部分称为鼻前庭，内衬皮肤，生有鼻毛，借以滤过、净化空气。鼻前庭起于鼻孔，止于鼻阈。鼻阈是皮肤与鼻黏膜的分界标志。

鼻中隔由犁骨、筛骨垂直板和鼻中隔软骨等覆以黏膜而成，是左、右鼻腔的共同内侧壁，垂直居正中者较少，往往偏向一侧。鼻中隔前下部有一易出血区，此区血管丰富而表浅，受外伤或干燥空气刺激，血管易破裂而出血，约 90% 的鼻出血发生于此区。

鼻腔外侧壁的形态复杂，自上而下有三个鼻甲突向鼻腔，分别称为上鼻甲、中鼻甲和下鼻甲。

三个鼻甲的下方各有一裂隙，分别称为上鼻道、中鼻道和下鼻道。在上鼻甲的后上方与鼻腔顶壁间有一凹陷称为蝶筛隐窝。上、中鼻道及蝶筛隐窝分别有鼻旁窦的开口，下鼻道前部有鼻泪管的开口。

鼻黏膜按其生理功能分为嗅区与呼吸区。嗅区位于上鼻甲内侧面以上及与其相对应的鼻中隔黏膜，活体呈苍白或淡黄色，内含有嗅细胞，具有嗅觉功能。呼吸区范围较大，黏膜覆盖除嗅区以外的部分，活体呈淡红色，其特征是黏膜内含丰富的静脉丛，并有丰富的鼻腺，能产生大量分泌物。

3. 鼻旁窦 鼻旁窦由骨性鼻旁窦衬以黏膜而成，能调节吸入空气的温湿度，对发音起共鸣作用。

鼻旁窦共4对，即上颌窦、额窦、筛窦和蝶窦，分别位于同名的颅骨内。上颌窦、额窦、前筛窦和中筛窦都开口于中鼻道；后筛窦开口于上鼻道；蝶窦开口于蝶筛隐窝。由于鼻旁窦黏膜与鼻腔黏膜相延续，故鼻窦炎症易引起鼻旁窦发炎。上颌窦是鼻旁窦中最大的一对，因开口位于其内侧壁最高处，窦口高于窦底，故引流不畅，同时窦腔大，窦底邻近上颌磨牙牙根，此处骨质菲薄，牙根感染常波及上颌窦，引起牙源性上颌窦炎。临床上鼻旁窦的炎症以上颌窦炎为多见。

（二）喉

喉既是呼吸的管道，又是发音的器官。喉以软骨为基础，借关节、韧带和肌肉连结而成。喉位于颈前部中份，上借甲状舌骨膜与舌骨相连，下接气管，喉前面被舌骨下肌群覆盖，后紧邻咽，两侧为颈部的大血管、神经及甲状腺侧叶。喉的活动性较大，可随吞咽或发音而上下移动。

1. 喉软骨 喉软骨构成喉的支架，包括单块的甲状软骨、环状软骨、会厌软骨和成对的杓状软骨等。

（1）甲状软骨：位于舌骨下方，是喉软骨中最大的一块，构成喉的前外侧壁，由两块甲状软骨板合成。两板的前缘彼此融合处的上端向前突出，在成年男子特别显著，称为喉结。板的后缘游离，向上下均有突起，称为上角和下角。上角借韧带与舌骨大角相连，下角的内侧面有关节面，与环状软骨构成环甲关节。

（2）环状软骨：位于甲状软骨下方，向下接气管。环状软骨形似指环，由前部低窄的环状软骨弓和后部高宽的环状软骨板构成。板上缘两侧各有小关节面与杓状软骨构成环杓关节。环状软骨弓平对第6颈椎，是颈部的重要标志之一。环状软骨是喉软骨中唯一完整呈环形的软骨，对维持呼吸道的通畅有重要作用，损伤后易引起喉狭窄。

（3）会厌软骨：形似树叶，上宽下窄，上端游离，下端借韧带连于喉结的后下方，会厌软骨外覆黏膜构成会厌。当吞咽时，喉上提，会厌盖住喉口，防止食物误入喉腔。

（4）杓状软骨：左右各一，形似三棱锥体，可分尖、底和2个突。尖向上，底朝下与环状软骨板上缘的关节面构成环杓关节。由底向前伸出的突起，有声韧带附着，称声带突。由底向外侧伸出的突起，有喉肌附着，称肌突。

2. 喉的连结 喉的连结包括喉软骨之间以及喉与舌骨和气管间的连结（图2-1）[1]。

（1）环杓关节：由杓状软骨底和环状软骨板上缘的关节面构成。杓状软骨可沿此关节的垂直轴做旋转运动，使声带突向内、外侧转动，因而能缩小或开大声门。杓状软骨也可左右滑动。

（2）环甲关节：由甲状软骨下角和环状软骨侧方关节面构成。甲状软骨在冠状轴上可做前倾和复位运动，使声带紧张或松弛。

（3）弹性圆锥：为弹性纤维组成的膜状结构，自甲状软骨前角的后面，向下向后附着于环状软骨上缘和杓状软骨声带突。此膜上缘游离，紧张于甲状软骨前角与杓状软骨声带突之间，称声韧带，是构成声带的基础。弹性圆锥前部较厚，张于甲状软骨下缘与环状软骨弓上缘之间，称环甲正中韧带。当急性喉阻塞来不及进行气管切开术时，可在此行穿刺或切开，建立暂时的通气道，以抢救患者生命。

（4）甲状舌骨膜：是连于甲状软骨上缘与舌骨之间的膜。

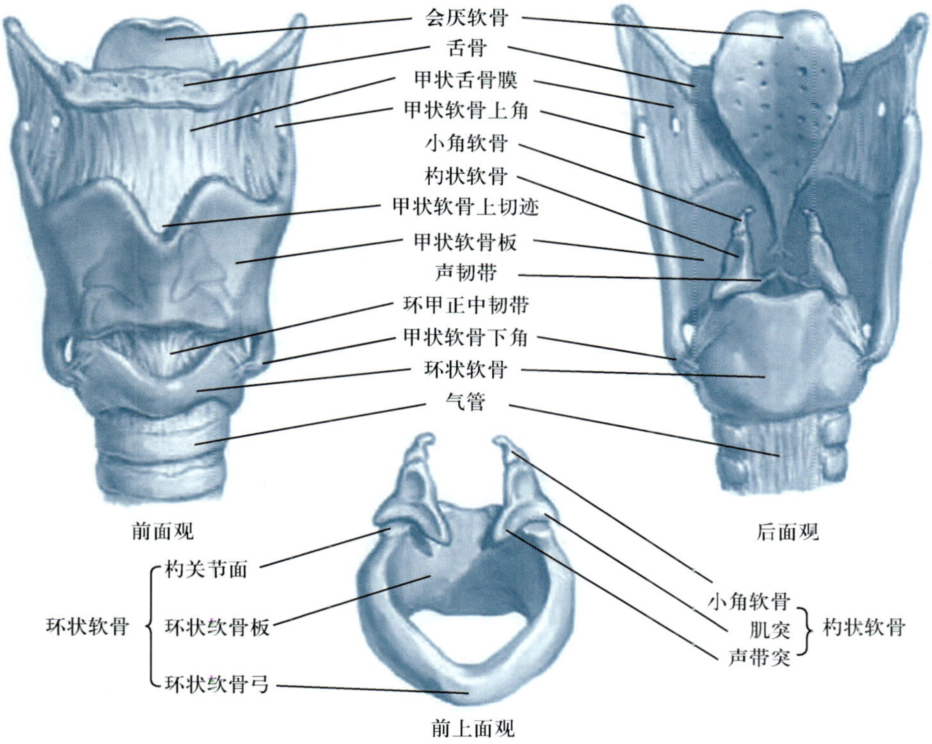

图 2-1　喉的连结

3. 喉肌　喉肌属横纹肌，按功能可分为两群。一群作用于环甲关节，使声带紧张或松弛；另一群作用于环杓关节，使声门裂或喉口开大或缩小，因此喉肌的运动可控制发音的强弱和调节音调的高低。环甲肌起自环状软骨弓前外侧面，止于甲状软骨下缘，作用是紧张声带。环杓后肌起自环状软骨板后面，止于杓状软骨肌突，有开大声门裂并紧张声带的作用（图 2-2，图 2-3）。

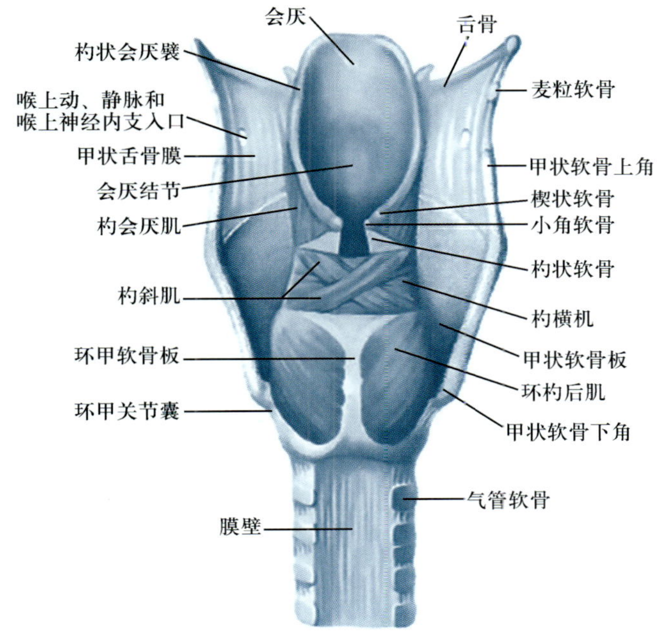

图 2-2　喉内肌（后面）

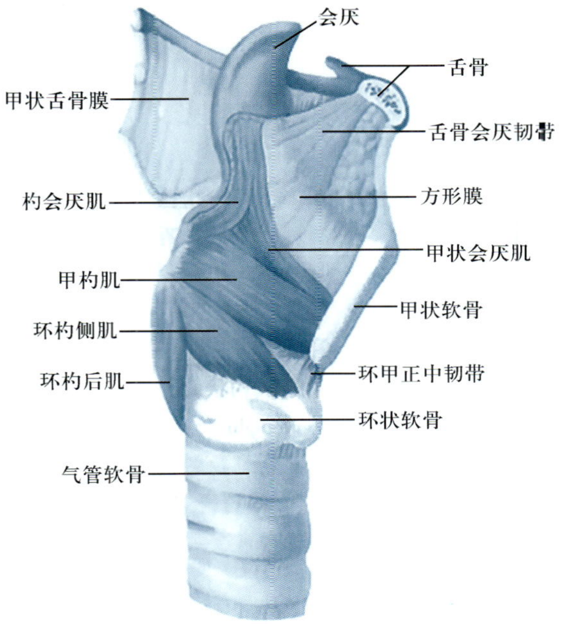

图 2-3　喉内肌（侧面）

4. 喉腔 喉腔向上经喉口通喉咽，向下通气管。喉腔黏膜亦与咽和气管的黏膜相延续。喉口朝向后上方，由会厌上缘、杓状会厌襞和杓间切迹围成（图 2-4）。

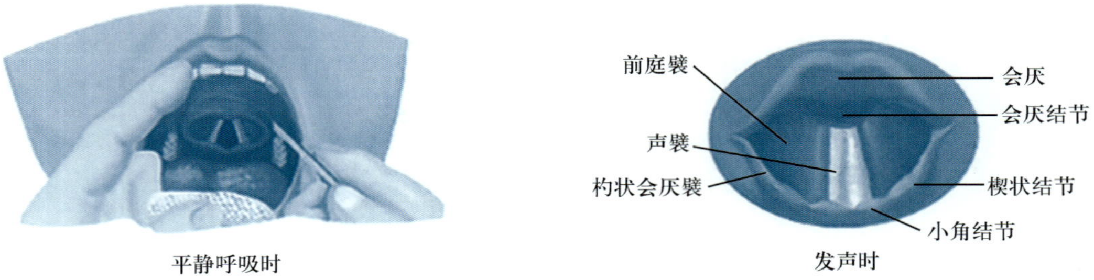

图 2-4 喉（后正中切开）及平静呼吸、发声时的声带变化

喉腔中部有两对自外侧壁突入腔内、呈前后方向的黏膜皱襞：上方一对黏膜皱襞称为前庭襞，活体呈粉红色，与发音无直接关系，左右前庭襞间的裂隙称前庭裂；下方一对黏膜皱襞称为声襞，活体颜色较白，比前庭襞更为突向喉腔。左右声襞及杓状软骨基底部之间的裂隙，称为声门裂，此处是喉腔最狭窄的部位。声门裂位于两侧声襞游离缘之间，称为膜间部；而在杓状软骨之间，称为软骨间部。通常所称的声带由声襞及其襞内的声韧带和声带肌构成。

喉腔借两对皱襞分为 3 部分：①从喉口至前庭裂之间的部分称为喉前庭。②前庭裂和声门裂之间的部分称为喉中间腔，是喉腔三部中容积最小的。喉中间腔向两侧突出的隐窝称为喉室。③声门裂至环状软骨下缘的部分称为声门下腔，此区黏膜下组织比较疏松，炎症时易引起水肿。婴幼儿喉腔较窄小，常因喉水肿引起喉阻塞，造成呼吸困难[2-3]。

（三）气管与支气管

1. 气管 气管位于食管前方，上接环状软骨，经颈部正中，下行入胸腔，在胸骨角平面（平对第 4 胸椎椎体下缘）分为左、右主支气管，分叉处称为气管杈，在气管杈内面有一向上凸的半月状嵴，称为气管隆嵴，是支气管镜检查的定位标志。

气管由 16 ~ 20 个“C”形的气管软骨环以及连接各环之间的平滑肌和结缔组织构成，气管内面衬有黏膜。气管环后壁缺口由弹性组织和平滑肌封闭，称为膜壁。根据气管的行程与位置，可分为颈部和胸部。环状软骨可作为向下检查气管软骨环的标志，临床遇急性喉阻塞时，常在第 3 ~ 5 气管软骨环处进行气管切开术。

2. 支气管 支气管指由气管分出的各级分支，由气管分出的一级支气管，即左、右主支气管（图 2-5）。

左主支气管细而长，平均长 4 ~ 5 cm，与气管中线的延长线形成 35° ~ 36°的角，走行较倾斜，经左肺门入左肺。

右主支气管粗而短，平均长 2 ~ 3 cm，与气管中线的延长线形成 22° ~ 25°的角，走行较陡直，经右肺门入右肺。故临床上气管内异物多坠入右主支气管。

二、肺

（一）肺的位置和形态

肺位于胸腔内，左、右两肺分居膈的上方和纵隔两侧。由于膈的右侧较左侧为高，以及心脏位置偏左，故右肺较宽短，左肺较狭长。

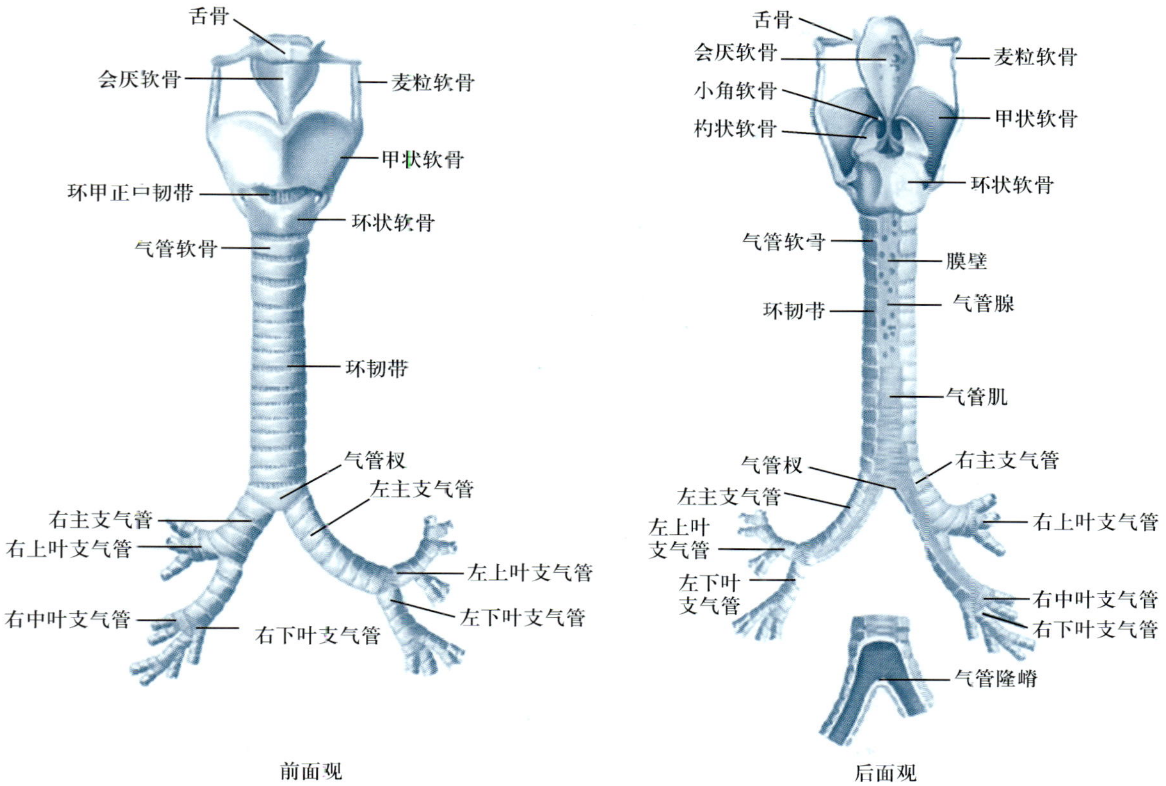

图 2-5　气管与支气管

肺表面覆有脏胸膜，光滑湿润，透过脏胸膜可见多边形的肺小叶轮廓。幼儿肺呈淡红色，随着年龄增长，吸入空气中的尘埃沉积增多，肺的颜色逐渐变为灰暗或蓝黑色，并出现蓝黑色斑，吸烟者尤甚。肺质软而轻，呈海绵状富有弹性，内含空气，比重小于 1，故浮水不沉。而未经呼吸的肺，肺内不含空气，比重大于 1，入水则沉。法医常用此特点来判断新生儿是否宫内死亡。

肺形似圆锥形，具有一尖一底、两面和三缘。

肺尖呈钝圆形，经胸廓上口突至颈根部，高出锁骨内侧 1/3 上方 2 ~ 3 cm。肺底位于膈上面，向上凹，故又称为膈面。肋面隆凸，邻接肋和肋间肌。内侧面邻贴纵隔，亦称为纵隔面，此面中部凹陷处，称为肺门，是主支气管、肺动脉、肺静脉、淋巴管和神经等进出之处。这些进出肺门的结构被结缔组织包绕，构成肺根。肺的前缘薄锐，左肺前缘下部有左肺心切迹，切迹下方的舌状突起，称为左肺小舌。肺的后缘圆钝，肺的下缘亦较薄锐。

左肺由从后上斜向前下的一条斜裂分为上、下两叶。右肺除斜裂外，还有一条近于水平方向的右肺水平裂，将右肺分为上叶、中叶和下叶（图 2-6）。

（二）肺内支气管和支气管肺段

左、右主支气管分为肺叶支气管，进入肺叶。肺叶支气管在各肺叶内再分为肺段支气管，并在肺内反复分支，呈树枝状，称为支气管树。每一肺段支气管及其所属的肺组织，称为支气管肺段。各肺段呈圆锥形，其尖朝向肺门，底朝向肺表面。

按照肺段支气管的分支分布，左、右肺各分为 10 个肺段。左肺上叶的尖段和后段常合为尖后段；下叶的内侧底段与前底段常合为内前底段，因此左肺也可分为 8 个肺段。当肺段支气管阻塞时，此段的空气进出受阻。根据这些特点，临床上可进行定位诊断或行肺段切除术[3-4]。

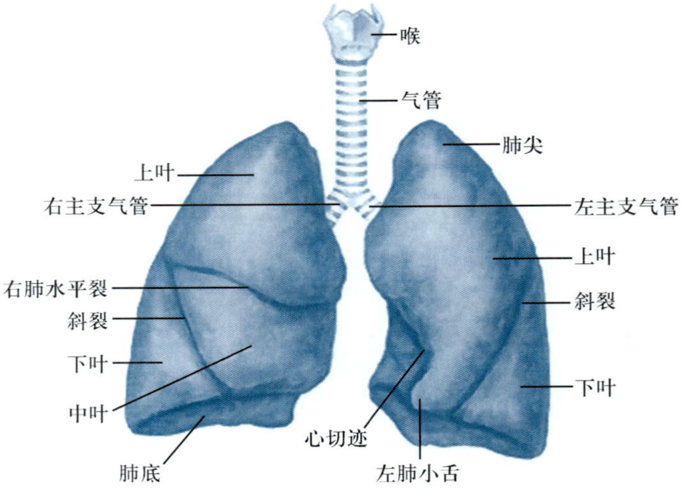

图 2-6 肺的形态

三、胸膜

（一）胸腔、胸膜与胸膜腔的概念

胸腔由胸廓与膈围成，上界为胸廓上口与颈部通连，下界借膈与腹腔分隔。胸腔内可分为三部，即左、右两侧为胸膜腔和肺，中间为纵隔。

胸膜是一层薄而光滑的浆膜，可分为互相移行的脏胸膜与壁胸膜两部分。脏胸膜紧贴肺表面；壁胸膜贴附于胸壁内面、膈上面和纵隔表面。

胸膜腔由脏胸膜与壁胸膜在肺根处相互移行，脏胸膜与壁胸膜之间形成封闭的腔隙，左右各一，互不相通，腔内呈负压，仅有少量浆液，可减少呼吸时两层胸膜间的摩擦。由于胸膜腔内的负压吸附作用，使脏胸膜和壁胸膜相互贴附在一起，实际上胸膜腔是两个潜在性的腔隙。

（二）胸膜的分部及胸膜隐窝

脏胸膜紧贴肺表面，与肺紧密结合而不能分离，并伸入肺叶间裂内。壁胸膜因贴附部位不同可分为 4 部分：①膈胸膜贴附于膈的上面，与膈紧密相连，不易剥离。②肋胸膜贴附于肋骨与肋间肌内面，由于肋胸膜与肋骨和肋间肌之间有胸内筋膜存在，故较易剥离。③纵隔胸膜贴附于纵隔的两侧面，其中部包绕肺根移行于脏胸膜，并在肺根下方前后两层重叠，连于纵隔外侧面之间，称为肺韧带，对肺有固定作用，也是肺手术的标志。④胸膜顶突出胸廓上口，伸向颈根部，覆盖于肺尖上方，高出锁骨内侧 1/3 上方 2 ~ 3 cm。针灸或行臂丛神经麻醉时，应注意胸膜顶的位置，避免穿破胸膜顶造成气胸。

壁胸膜相互移行转折处的胸膜腔，即使在深吸气时肺缘也不能伸入此空间，因此将这部分胸膜腔称为胸膜隐窝。其中最大、最重要的胸膜隐窝位于肋胸膜和膈胸膜相互转折处，称为肋膈隐窝。肋膈隐窝是胸膜腔的最低部位，胸腔积液首先积聚于此处，同时也是易发生粘连的部位。其深度一般可达两个肋及其间隙，深吸气时，肺下缘也不能伸入此隐窝。

（三）胸膜与肺的体表投影

胸膜的体表投影是指壁胸膜各部互相移行形成的反折线在体表的投影位置，标志着胸膜腔的范围。

胸膜前界即肋胸膜和纵隔胸膜前缘之间的反折线。两侧均起自胸膜顶，向内下方经胸锁关节后方至胸骨柄后面，约在第 2 胸肋关节水平，两侧靠拢并沿中线稍左垂直下行。左侧在第 4 胸肋关节处斜向外下，沿胸骨左缘外侧 2 ~ 2.5 cm 处下行，至第 6 肋软骨后方移行于胸膜下反折线；右侧在第 6 胸肋关节处右转，移行于胸膜下反折线。由于左、右胸膜前反折线上下两端相互分开，所以在胸骨后面形成两个三角形间隙：上方的间隙称为胸腺区，内有胸腺；下方的间隙称为心包区，其间显露心和心包。肺的前界几乎与胸膜前界相同。肺尖与胸膜顶的体表投影一致，高出锁骨内侧 1/3 上方 2 ~ 3 cm。

胸膜下界是肋胸膜与膈胸膜的反折线。右侧起自第 6 胸肋关节处，左侧起自第 6 肋软骨后方，两侧均斜向外下方，在锁骨中线与第 8 肋相交，在腋中线与第 10 肋相交，并转向后内侧，在肩胛线与第 11 肋相交，在脊柱旁平第 12 胸椎棘突高度。肺下界体表投影比胸膜下界的反折线高出约两个肋骨，即在锁骨中线与第 6 肋相交，在腋中线与第 8 肋相交，在肩胛线与第 10 肋相交，在脊柱旁平第 10 胸椎棘突高度[2-4]。

四、纵隔

纵隔是左、右侧纵隔胸膜之间全部器官、结构和结缔组织的总称。纵隔的境界：前界为胸骨，后界为脊柱胸段，两侧界为纵隔胸膜，上界是胸廓上口，下界为膈。

通常以胸骨角平面（平对第 4 胸椎椎体下缘）将纵隔分为上纵隔与下纵隔，下纵隔再以心包为界，分为前纵隔、中纵隔和后纵隔。

上纵隔内主要包括胸腺、头臂静脉、上腔静脉、膈神经、迷走神经、喉返神经、主动脉及其三大分支、食管、气管、胸导管和淋巴结。

前纵隔位于胸骨与心包之间，内有胸腺下部、部分纵隔前淋巴结及疏松结缔组织。

中纵隔位于前、后纵隔之间，内有心包、心和大血管、膈神经、奇静脉弓、心包膈血管及淋巴结。

后纵隔位于心包与脊柱之间，内有主支气管、食管、胸主动脉、胸导管、奇静脉、半奇静脉、迷走神经、胸交感干和淋巴结[1, 3]。

第二节 呼吸系统生理学

机体与外界环境之间的气体交换过程，称为呼吸。通过呼吸，机体从大气摄取新陈代谢所需要的 O_2，排出所产生的 CO_2。因此，呼吸是维持机体新陈代谢和其他功能活动所必需的基本生理过程之一，一旦呼吸停止，生命也将终止。

在高等动物和人体，呼吸过程由三个相互衔接并且同时进行的环节来完成：①外呼吸或肺呼吸，包括肺通气（外界空气与肺之间的气体交换过程）和肺换气（肺泡与肺毛细血管之间的气体交换过程）；②气体在血液中的运输；③内呼吸或组织呼吸，即组织换气（血液与组织、细胞之间的气体交换过程），有时也将细胞内的氧化过程包括在内。可见呼吸过程不仅依靠呼吸系统来完成，还需要血液循环系统的配合，这种协调配合，以及它们与机体代谢水平的相适应，又都受神经和体液因素的调节。由于肺通气是整个呼吸过程的基础，而肺通气的动力来源于呼吸运动，因此，狭义的呼吸通常仅指呼吸运动[5-6]。

一、肺通气

肺通气是肺与外界环境之间的气体交换过程。实现肺通气的器官包括呼吸道、肺泡和胸廓等。呼吸道是沟通肺泡与外界的通道。肺泡是肺泡气与血液气进行交换的主要场所。呼吸运动是通气的动力。

（一）肺通气原理

气体进入肺取决于两方面因素的相互作用：一是推动气体流动的动力；二是阻止其流动的阻力。前者必须克服后者，方能实现肺通气，正如心室射血的动力必须克服循环系统的阻力才能推动血液流动一样。

1. 肺通气的动力 气体进出肺是因大气和肺泡气之间存在着压力差的缘故。在自然呼吸条件下，此压力差产生于肺的张缩所引起的肺容积的变化。可是肺本身并不具有主动张缩的能力，它的张缩是由胸廓的扩大和缩小所引起的，而胸廓的扩大和缩小又是由呼吸肌的收缩和舒张所引起。当吸气肌收缩时，胸廓扩大，肺随之扩张，肺容积增大，肺内压暂时下降并低于大气压，空气就顺此压差而进入肺，造成吸气；反之，当吸气肌舒张和（或）呼气肌收缩时，胸廓缩小，肺也随之缩小，肺容积减小，肺内压暂时升高并高于大气压，肺内气便顺此压差流出肺，造成呼气。呼吸肌收缩、舒张所造成的胸廓的扩大和缩小，称为呼吸运动。呼吸运动是肺通气的原动力。

（1）呼吸运动：引起呼吸运动的肌为呼吸肌。使胸廓扩大产生吸气动作的肌肉为吸气肌，主要有膈肌和肋间外肌；使胸廓缩小产生呼气动作的是呼气肌，主要有肋间内肌和腹壁肌。此外，还有一些辅助呼吸肌，如斜角肌、胸锁乳突肌和胸背部的其他肌肉等，这些肌肉只在用力呼吸时才参与呼吸运动。

1）吸气运动：只有在吸气肌收缩时，才会发生吸气运动，所以吸气总是主动过程。膈形状似钟罩，静止时向上隆起，位于胸腔和腹腔之间，构成胸腔的底。膈肌收缩时，隆起的中心下移，从而增大了胸腔的上下径，胸腔和肺容积随之增大，产生吸气。膈下移的距离视其收缩强度而异，平静吸气时，下移 1 ~ 2 cm，深吸气时，下移可达 7 ~ 10 cm。由于胸廓呈圆锥形，其横截面积上部较小，下部明显加大。因此，膈稍稍下降就可使胸腔容积大大增加。据估计，平静呼吸时因膈肌收缩而增加的胸腔容积相当于总通气量的 4/5，所以膈肌的舒缩在肺通气中起重要作用。膈肌收缩而膈下移时，腹腔内的器官因受压迫而使腹壁突出，膈肌舒张时，腹腔内脏恢复。膈肌舒缩引起的呼吸运动伴以腹壁的起伏，所以将这种形式的呼吸称为腹式呼吸。

肋间外肌的肌纤维起自上一肋骨的近脊椎端的下缘，斜向前下方走行，止于下一肋骨近胸骨端的上缘。由于脊椎的位置是固定的，而胸骨可以上下移动，所以当肋间外肌收缩时，肋骨和胸骨都向上提，肋骨下缘还向外侧偏转，从而增大了胸腔的前后径和左右径，产生吸气。肋间外肌收缩越强，胸腔容积增大越多。在平静呼吸时肋间外肌所起的作用较膈肌为小。由肋间外肌舒缩使肋骨和胸骨运动所产生的呼吸运动，称为胸式呼吸。腹式呼吸和胸式呼吸常同时存在，其中某种形式可占优势；只有在胸部或腹部活动受到限制时，才可能单独出现某一种形式的呼吸。

2）呼气运动：平静呼气时，呼气运动不是由呼气肌收缩所引起的，而是因膈肌和肋间外肌舒张所致，肺依靠本身的回缩力量而回位，并牵引胸廓缩小，恢复其吸气开始前的位置，产生呼气。所以平静呼吸时，呼气是被动的。用力呼吸时，呼气肌才参与收缩，使胸廓进一步缩小，呼气也有了主动的成分。肋间内肌走行方向与肋间外肌相反，收缩时使肋骨和胸骨下移，肋骨还向内侧旋转，使胸腔前后径和左右径缩小，产生呼气。腹壁肌的收缩，一方面压迫腹腔器官，推动膈上移，另一方面也牵拉下部的肋骨向下、向内移位，两者都使胸腔容积缩小，协助产生呼气。

3）平静呼吸和用力呼吸：安静状态下的呼吸称为平静呼吸。其特点是呼吸运动较为平衡均匀，每分钟呼吸次数为 12 ～ 18 次。吸气是主动的，呼气是被动的。机体活动时，或吸入气中的二氧化碳含量增加或氧含量减少时，呼吸将加深、加快，称为深呼吸或用力呼吸，这时不仅有更多的吸气肌参与收缩，使收缩加强，而且呼气肌也主动参与收缩。在缺氧或二氧化碳增多较严重的情况下，会出现呼吸困难，这时，不仅呼吸大大加深，而且出现鼻翼扇动等，同时主观上有不舒服的困压感。

（2）肺内压：肺内压是指肺泡内的压力。在呼吸暂停、声带开放、呼吸道通畅时，肺内压与大气压相等。吸气之初，肺容积增大，肺内压暂时下降，低于大气压，空气在此压差推动下进入肺泡，随着肺内气体逐渐增加，肺内压也逐渐升高，至吸气末，肺内压已升高到和大气压相等，气流也就停止；反之，在呼气之初，肺容积减小，肺内压暂时升高并超过大气压，肺内气体便流出肺，使肺内气体逐渐减少，肺内压逐渐下降，至呼气末，肺内压又降到和大气压相等。

呼吸过程中肺内压变化的程度，视呼吸的缓急、深浅和呼吸道是否通畅而定。若呼吸慢，呼吸道通畅，则肺内压变化较小；若呼吸较快，呼吸道不够通畅，则肺内压变化较大。平静呼吸时，呼吸缓和，肺容积的变化也较小，吸气时，肺内压较大气压低 1 ～ 2 mmHg，即肺内压为 –2 ～ –1 mmHg；呼气时肺内压较大气压高 1 ～ 2 mmHg。用力呼吸时，呼吸深快，肺内压变化的程度增大。当呼吸道不够通畅时，肺内压的升降程度将更大。例如紧闭声门，尽力做呼吸动作，吸气时，肺内压可为 –100 ～ –30 mmHg，呼气时可达 60 ～ 140 mmHg。

由此可见，在呼吸过程中，正是由于肺内压的周期性交替升降，造成肺内压和大气压之间的压力差，这一压力差成为推动气体进出肺的直接动力。一旦呼吸停止，便可根据这一原理，用人为的方法造成肺内压和大气压之间的压力差来维持肺通气，这便是人工呼吸。

（3）胸膜腔和胸膜腔内压：肺为何能随胸廓而运动呢？这是因为在肺和胸廓之间存在一密闭的胸膜腔和肺本身有可扩张性的缘故。胸膜有两层，即紧贴于肺表面的脏层和紧贴于胸廓内壁的壁层。两层胸膜形成一个密闭的潜在的腔隙，为胸膜腔。胸膜腔内仅有少量浆液，没有气体，这一薄层浆液有两方面的作用：一是在两层胸膜之间起润滑作用，因为浆液的黏滞性很低，所以在呼吸运动过程中，两层胸膜可以互相滑动，减小摩擦；二是浆液分子的内聚力使两层胸膜贴附在一起，不易分开，所以肺就可以随胸廓的运动而运动。因此，胸膜腔的密闭性和两层胸膜间浆液分子的内聚力有重要的生理意义。

胸膜腔内的压力为胸膜腔内压，可用两种方法进行测定。①直接法：将与检压计相连接的注射针头斜刺入胸膜腔内，检压计的液面即可直接指示胸膜腔内的压力，其缺点是有刺破脏胸膜和肺的危险；②间接法：让受试者吞下带有薄壁气囊的导管至下胸部的食管，由测量呼吸过程中食管内压变化来间接地指示胸膜腔内压变化。

胸膜腔内压为何是负压？从分析作用于胸膜腔的力来说明，有两种力通过脏胸膜作用于胸膜腔：一是肺内压，使肺泡扩张；二是肺的弹性回缩力，使肺泡缩小。因此，胸膜腔内的压力实际上是这两种方向相反的力的代数和。

综上所述，可将肺通气的动力概括如下：呼吸肌的舒缩是肺通气的原动力，可引起胸廓的张缩，由于胸膜腔和肺的结构功能特征，肺便随胸廓的张缩而张缩，肺容积的这种变化又造成肺内压和大气压之间的压力差，此压力差直接推动气体进出肺。

2. 肺通气的阻力　肺通气的动力需要克服肺通气的阻力方能实现肺通气。肺通气的阻力有两种：弹性阻力，指肺和胸廓的弹性阻力，是平静呼吸时的主要阻力，约占总阻力的 70%；非弹性阻力，包括气道阻力、惯性阻力和组织的黏滞阻力，约占总阻力的 30%，其中又以气道阻力为主。肺通气阻力增大是临床上肺通气障碍最常见的原因[4-5]。

（1）弹性阻力和顺应性：弹性组织在外力作用下变形时，有对抗变形和弹性回位的倾向，即为弹性阻力。用同等大小的外力作用时，弹性阻力大者，变形程度小；弹性阻力小者，变形程度大。一般用顺应性来度量弹性阻力。顺应性是指在外力作用下弹性组织的可扩张性，容易扩张者顺应性大，弹性阻力小；不易扩张者顺应性小，弹性阻力大。

（2）非弹性阻力：非弹性阻力包括惯性阻力、黏滞阻力和气道阻力。惯性阻力是气流在发动、变速、换向时因气流和组织的惯性所产生的阻止运动的因素。平静呼吸时，呼吸频率低、气体流速慢，惯性阻力小，可忽略不计。黏滞阻力来自呼吸时组织相对位移所发生的摩擦。气道阻力来自气体流经呼吸道时气体分子间和气体分子与气道之间的摩擦，是非弹性阻力的主要成分，占80% ~ 90%。非弹性阻力是气体流动时产生的，并随流速加快而增加，故为动态阻力。

3. 呼吸功 在呼吸过程中，呼吸肌为克服弹性阻力和非弹性阻力而实现肺通气所做的功为呼吸功。通常以单位时间内压力变化乘以容积变化来计算，单位是 kg·m。正常人平静呼吸时，呼吸功不大，每分钟为 0.3 ~ 0.6 kg·m，其中 2/3 用来克服弹性阻力，1/3 用来克服非弹性阻力。劳动或运动时，呼吸频率、深度增加，呼气也有主动成分的参与，呼吸功可增至 10 kg·m。病理情况下，弹性或非弹性阻力增大时，也可使呼吸功增大。

平静呼吸时，呼吸耗能仅占全身耗能的 3%。剧烈运动时，呼吸耗能可增大 25 倍，但由于全身总耗能也增大 15 ~ 20 倍，所以呼吸耗能仍只占总耗能的 3% ~ 4%。

（二）基本肺容积和肺容量

了解肺通气量的简单方法是用肺量计记录进出肺的气量（图 2-7）。

1. 基本肺容积

（1）潮气量：每次呼吸时吸入或呼出的气量为潮气量。平静呼吸时，潮气量为 400 ~ 600 ml，一般以 500 ml 计算。运动时，潮气量将增大。

（2）补吸气量或吸气贮备量：平静吸气末，再尽力吸气所能吸入的气量为补吸气量，正常成年人为 1500 ~ 2100 ml。

（3）补呼气量或呼气贮备量：平静呼气末，再尽力呼气所能呼出的气量为补呼气量，正常成年人为 900 ~ 1200 ml。

（4）余气量或残气量：最大呼气末尚存留于肺中不能再呼出的气量为余气量。余气量只能用间接方法测定，正常成人为 1000 ~ 1500 ml。支气管哮喘和肺气肿患者，余气量增加。目前认为余气量是由于最大呼气之末，细支气管，特别是呼吸性细支气管关闭所致。

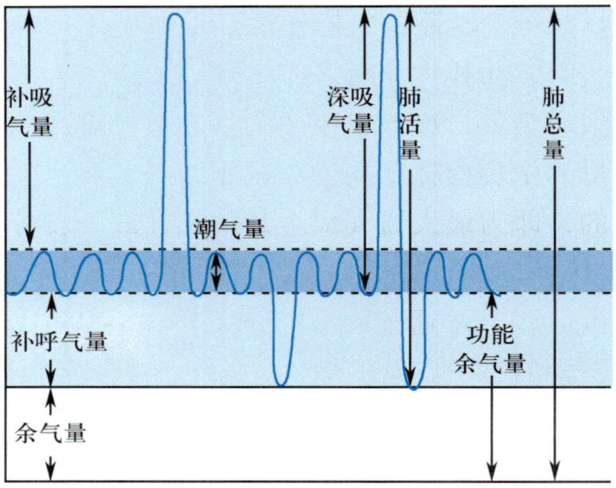

图 2-7 肺容积和肺容量图解

2. 肺容量 肺容量是基本肺容积中两项或两项以上的联合气量。

（1）深吸气量：从平静呼气末做最大吸气时所能吸入的气量为深吸气量，它也是潮气量和补吸气量之和，是衡量最大通气潜力的一个重要指标。胸廓、胸膜、肺组织和呼吸肌等的病变，可使深吸气量减少而降低最大通气潜力。

（2）功能余气量：平静呼气末尚存留于肺内的气量为功能余气量，是余气量和补呼气量之和。正常成年人约为 2500 ml，肺气肿患者的功能余气量增加，肺实质性病变时减小。功能余气量的生理意义是缓冲呼吸过程中肺泡气氧和二氧化碳分压（PO_2 和 PCO_2）的过度变化。由于功能余气量的稀释作用，吸气时，肺内 PO_2 不致突然升得太高，PCO_2 不致降得太低；呼气时，肺内 PO_2 则不会降得太低，PCO_2 不致升得太高。这样，肺泡气和动脉血液的 PO_2 和 PCO_2 就不会随呼吸而发生大幅度的波动，以利于气体交换。

（3）肺活量、用力肺活量、用力呼气量：最大吸气后，从肺内所能呼出的最大气量称作肺活量，是潮气量、补吸气量和补呼气量之和。肺活量有较大的个体差异，与身材、性别、年龄、呼吸肌强弱等有关。正常成年男性平均约为 3500 ml，女性为 2500 ml。

肺活量是反映肺一次通气的最大能力，在一定程度上可作为肺通气功能的指标。但由于测定肺活量时不限制呼气的时间，所以不能充分反映肺组织的弹性状态和气道的通畅程度，即通气功能的好坏。例如，某些患者肺组织弹性降低或呼吸道狭窄，通气功能已经受到损害，但是如果延长呼气时间，所测得的肺活量是正常的。用力肺活量和用力呼气量能更好地反映肺通气功能。用力肺活量是指一次最大吸气后，尽力尽快呼气所能呼出的最大气体量。用力呼气量是指一次最大吸气后尽力尽快呼气，在一定时间内所能呼出的气体量。为排除背景肺容量的影响，通常以第 1、2、3 秒末的用力呼气量所占用力肺活量的百分比来表示。正常人第 1、2、3 秒末用力呼气量分别为肺活量的 83%、96% 和 99%[4]。

（4）肺总量：肺所能容纳的最大气量为肺总量，是肺活量和余气量之和。其值因性别、年龄、身材、运动锻炼情况和体位而异。成年男性平均为 5000 ml，女性为 3500 ml。

（三）肺通气量

1. 每分通气量　每分通气量是指每分钟进或出肺的气体总量，等于呼吸频率与潮气量的乘积。平静呼吸时，正常成年人呼吸频率为 12 ~ 18 次 / 分，若潮气量为 500 ml，则每分通气量为 6 ~ 9 L。每分通气量随性别、年龄、身材和活动量不同而有差异。为便于比较，最好在基础条件下测定，并以每平方米体表面积为单位来计算。

劳动和运动时，每分通气量增大。尽力做深快呼吸时，每分钟所能吸入或呼出的最大气量为最大通气量，反映单位时间内充分发挥全部通气能力所达到的通气量，是估计一个人能承受多大运动量的生理指标之一。测定时，一般只测量 10 秒或 15 秒最深最快的呼出或吸入量，再换算成每分钟的，即为最大通气量。最大通气量一般可达 70 ~ 120 L。比较平静呼吸时的每分通气量和最大通气量，可以了解通气功能的贮备能力，通常用通气贮量百分比表示：

$$\text{通气贮量百分比} = [(\text{最大通气量} - \text{每分平静通气量}) / \text{最大通气量}] \times 100\%$$

正常值等于或大于 93%。

2. 无效腔和肺泡通气量　每次吸入的气体，一部分将留在从上呼吸道至呼吸性细支气管以前的呼吸道内，这部分气体均不参与肺泡与血液之间的气体交换，故称为解剖无效腔，其容积约为 150 ml。进入肺泡内的气体，也可因血流在肺内分布不均而未能全部与血液进行气体交换，未能发生气体交换的这一部分肺泡容量称为肺泡无效腔。肺泡无效腔与解剖无效腔合称为生理无效腔。健康人平卧时生理无效腔等于或接近解剖无效腔（图 2-8）。

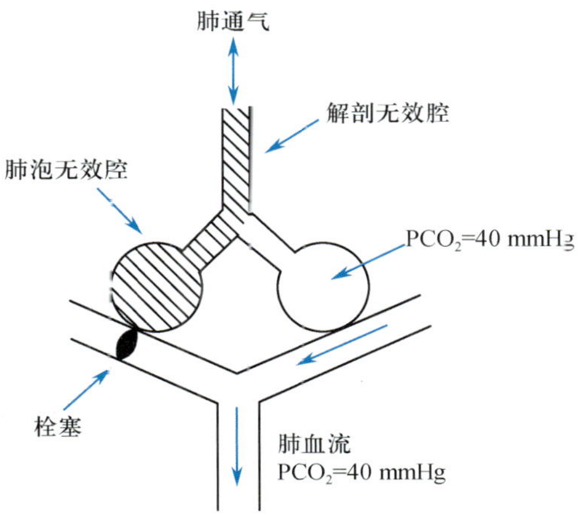

图 2-8　无效腔示意图

由于无效腔的存在，每次吸入的新鲜空气不能都到达肺泡进行气体交换。因此，为了计算真正有效的气体交换，应以肺泡通气量为准。肺泡通气量是每分钟吸入肺泡的新鲜空气量，等于（潮气量 – 无效腔气量）× 呼吸频率。如潮气量是 500 ml，无效腔气量是 150 ml，则每次呼吸仅使肺泡内气体更新 1/7 左右。潮气量和呼吸频率的变化，对肺通气和肺泡通气有不同的影响。在潮气量减半而呼吸频率加倍或潮气量加倍而呼吸频率减半时，肺通气量保持不变，但是肺泡通气量却发生明显的变化，故对于气体交换而言，浅而快的呼吸是不利的。

高频通气：近年来，临床上在某些情况下（如配合支气管镜检查，治疗呼吸衰竭等）使用一种特殊形式的人工通气，即高频通气。这是一种频率很高、潮气量很低的人工通气，其频率可为 60 ~ 100 次 / 分或更高，潮气量小于解剖无效腔气量，但却可以保持有效的通气和换气，这似乎与上述浅快呼吸不利于气体交换的观点矛盾。目前，对于高频通气何以能维持有效的通气和换气还不清楚，可能其通气原理与通常情况下的通气原理不尽相同，推测其与对流的加强及气体分子扩散的速度加快有关。高频通气的临床应用和通气原理都有待进一步研究。

二、呼吸气体的交换

肺通气使肺泡不断更新，保持了肺泡气 PO_2、PCO_2 的相对稳定，这是气体交换得以顺利进行的前提。气体交换包括肺换气和组织换气，这两处换气的原理是相同的。

（一）气体交换原理

1. 气体的扩散 气体分子不停地进行着无定向的运动，其结果是从分压高处向分压低处发生净转移，这一过程称为气体扩散，直至达到动态平衡。机体内的气体交换就是以扩散方式进行的。单位时间内气体扩散的容积为气体扩散速率，受下列因素的影响。

（1）气体的分压差：在混合气体中，每种气体分子运动所产生的压力为该气体的分压，它不受其他气体或其分压存在的影响，在温度恒定时，每种气体的分压只决定于其自身的浓度。混合气体的总压力等于各气体分压之和。

气体分压可按下式计算：气体分压 = 总压力 × 该气体的容积百分比

两个区域之间的分压差（ΔP）是气体扩散的动力，分压差大，则扩散快。

（2）气体的分子量和溶解度：质量轻的气体扩散较快。在相同条件下，各气体扩散速率和各气体分子量（MW）的平方根成反比。溶解度（S）是单位分压下溶解于单位容积的溶液中的气体的量。一般以 1 个大气压、38 ℃、100 ml 液体中溶解的气体的毫升数来表示。溶解度与分子量平方根之比为扩散系数，取决于气体分子本身的特性。CO_2 的扩散系数是 O_2 的 20 倍，主要是因为 CO_2 在血浆中的溶解度（51.5）约为 O_2 的（2.14）24 倍的缘故，虽然 CO_2 的分子量（44）略大于 O_2（32）。

（3）扩散面积和距离：扩散面积越大，所扩散的分子总数也越大，所以气体扩散速率与扩散面积（A）成正比。分子扩散的距离越远，扩散经全程所需的时间越长，因此，扩散速率与扩散距离（d）成反比。

（4）温度：扩散速率与温度（T）成正比。在人体，体温相对恒定，温度因素可忽略不计。

综上所述，气体扩散速率（D）与上述诸因素的关系是：

$$D \propto \frac{\Delta P \cdot T \cdot A \cdot S}{d \cdot \sqrt{\mathrm{MW}}}$$

2. 呼吸气和人体不同部位气体的分压 既然气体交换的动力是分压差，那么就有必要首先了解进行气体交换各有关部位的气体组成和分压。

（1）呼吸气和肺泡气的成分和分压：人体吸入的气体是空气，空气中具有生理意义的是 O_2 和 CO_2。高原大气压降低，则各气体的分压也低。吸入的空气在呼吸道内被水蒸气所饱和，所在呼吸道内吸入气的成分已不同于大气，因此各成分的分压也发生相应的改变。

从肺内呼出的气体为呼出气，它来自两部分：无效腔的吸入气和肺泡的肺泡气。

（2）血液气体和组织气体的分压（张力）：液体中的气体分压称为气体的张力（*P*），其数值与分压相同。不同组织的 PO_2 和 PCO_2 不同，同一组织的 PO_2 和 PCO_2 还受组织活动和水平的影响，表 2-1 中数值仅是安静状态下的大致估计值。

表 2-1　人体血液与组织中的气体分压（mmHg）

	动脉血	混合静脉血	组织
PO_2	97 ~ 100	40	30
PCO_2	40	46	50

（二）气体在肺内的交换

1. 交换过程　混合静脉血流经肺毛细血管时，血液 PO_2 是 40 mmHg，比肺泡气的 102 mmHg 低，肺泡气中 O_2 便由于分压差向血液扩散，血液的 PO_2 便逐渐上升，最后接近肺泡气的 PO_2。CO_2 则向相反的方向扩散，从血液到肺泡，因为混合静脉血的 PCO_2 是 46 mmHg，肺泡的 PCO_2 是 40 mmHg。O_2 和 CO_2 的扩散都极为迅速，仅需约 0.3 s 即可达到平衡。通常情况下血液流经肺毛细血管的时间约为 0.7 s，所以当血液流经肺毛细血管全长约 1/3 时，已经基本上完成交换过程。由此可见，通常情况下肺换气时间绰绰有余。

2. 影响肺部气体交换的因素　前面已经提到气体扩散速率受分压差、扩散面积、扩散距离、温度和扩散系数的影响。这里只需具体说明肺的扩散距离和扩散面积以及影响肺部气体交换的其他因素，即通气 / 血流比值的影响。

（1）呼吸膜的厚度：在肺部肺泡气通过呼吸膜（肺泡 - 毛细血管膜）与血液中的气体进行交换。气体扩散速率与呼吸膜厚度成反比关系，膜越厚，单位时间内交换的气体量就越少。呼吸膜由六层结构组成：含表面活性物质的极薄的液体层、很薄的肺泡上皮细胞层、肺泡上皮基膜、肺泡上皮和毛细血管膜之间很小的间隙、毛细血管内皮基膜和毛细血管内皮细胞层（图 2-9）。虽然呼吸膜有六

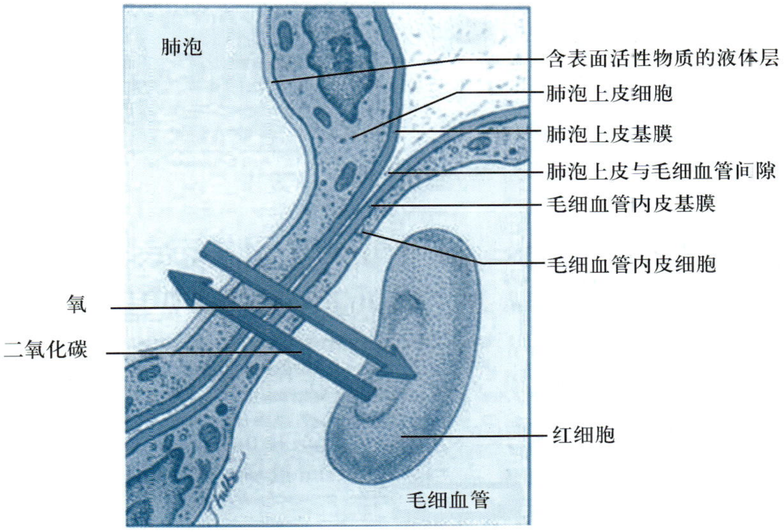

图 2-9　呼吸膜示意图

层结构，但却很薄，总厚度不到 1 μm，有的部位只有 0.2 μm，气体易于扩散通过。此外，因为呼吸膜的面积极大，肺毛细血管总血量不多，只有 60 ~ 140 ml，这样少的血液分布于这样大的面积，导致血液层很薄。肺毛细血管平均直径不足 8 μm，因此，红细胞膜通常能接触毛细血管壁，所以 O_2 和 CO_2 不必经过大量的血浆层就可到达红细胞或进入肺泡，扩散距离短，交换速度快。病理情况下，任何使呼吸膜增厚或扩散距离增加的疾病，都会降低扩散速率，减少扩散量，如肺纤维化、肺水肿等，可导致低氧血症；特别是运动时，由于血流加速，缩短了气体在肺部的交换时间，这时呼吸膜的厚度和扩散距离的改变显得更为重要。

（2）呼吸膜的面积：气体扩散速率与扩散面积成正比。正常成人肺有 3 亿左右的肺泡，总扩散面积约 70 m^2。安静状态下，呼吸膜的扩散面积约 40 m^2，故有相当大的贮备面积。运动时，因肺毛细血管开放数量和开放程度的增加，扩散面积也大大增加。肺不张、肺实变、肺气肿或肺毛细血管关闭和阻塞均可使呼吸膜扩散面积减小。

（3）通气 / 血流比值的影响：通气 / 血流比值是指每分肺通气量（$\dot{V}_A$）和每分钟肺血流量（$\dot{Q}$）的比值（$\dot{V}_A/\dot{Q}$），正常成年人安静时约为 4.2/5=0.84。不难理解，只有适宜的 $\dot{V}_A/\dot{Q}$ 才能实现适宜的气体交换，这是因为肺部的气体交换依赖于两个泵的协调工作：一个是气泵，使肺泡通气，肺泡气得以不断更新，提供 O_2，排出 CO_2；一个是血泵，向肺循环泵入相应的血流量，及时带走摄取的 O_2，带来机体产生的 CO_2。如果 $\dot{V}_A/\dot{Q}$ 增大，这就意味着通气过度，血流不足，部分肺泡气未能与血液气充分交换，致使肺泡无效腔增大；反之，$\dot{V}_A/\dot{Q}$ 下降，则意味着通气不足，血流过度，部分血液流经通气不良的肺泡，混合静脉血中的气体未能得到充分更新，未能成为动脉血就流回了心脏，犹如发生了动 - 静脉短路，只不过是功能性的而不是解剖结构所造成的动 - 静脉短路。由此可见，$\dot{V}_A/\dot{Q}$ 增大，肺泡无效腔增加；$\dot{V}_A/\dot{Q}$ 减小，发生功能性动 - 静脉短路。两者都阻碍了有效的气体交换，可导致血液缺 O_2 或 CO_2 潴留，但主要是血液缺 O_2。这是因为动、静脉血液之间 O_2 分压差远远大于 CO_2 分压差，所以动 - 静脉短路时，动脉血 PO_2 下降的程度大于 PCO_2 升高的程度；CO_2 的扩散系数是 O_2 的 20 倍，所以 CO_2 的扩散较 O_2 快，不易潴留；动脉血 PO_2 下降和 PCO_2 升高，可以刺激呼吸，增加肺泡通气量，有助于 CO_2 的排出，却几乎无助于 O_2 的摄取，这是由氧离曲线和 CO_2 解离曲线的特点所决定的。肺气肿时，因许多细支气管阻塞和肺泡壁的破坏，上述两种 $\dot{V}_A/\dot{Q}$ 异常都可以存在，致使肺换气速率受到极大损害，这是造成肺换气功能异常最常见的一种疾病。

健康成人就整个肺而言，$\dot{V}_A/\dot{Q}$ 是 0.84。但是肺内肺泡通气量和肺毛细血管血流量的分布不是很均匀的，因此，各个局部的通气 / 血流比值也不相同。例如人直立位时，由于重力等因素的作用，肺尖部的通气量和血流量都较肺底的少，不过血流量的减少更为显著，所以肺尖部的通气 / 血流比值增大，产生中度肺泡无效腔；而肺底部的通气 / 血流比值减小，产生功能性动 - 静脉短路（图 2-10）。虽然正常情况下存在着肺泡通气量和血流量的不均匀分布，但从总体上来说，由于呼吸膜面积远远超过气体交换的实际需要，所以并未明显影响 O_2 的摄取和 CO_2 的排出。

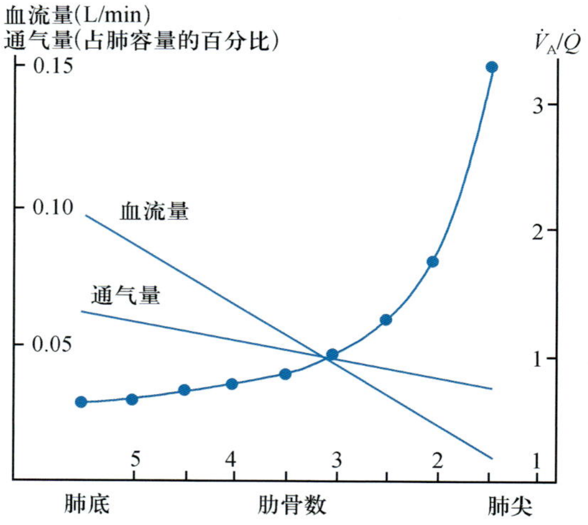

图 2-10 正常人直立位时肺通气量和血流量的分布
$\dot{V}_A/\dot{Q}$：通气 / 血流比值

3. 肺扩散容量 气体在 1 mmHg 分压差作用下，每分钟通过呼吸膜扩散的气体的毫升数为肺扩散容量（diffusion capacity of lung，D_L），即：

$$D_L=V/(\overline{P}_A-\overline{P}_C)$$ [4-5]

其中，V 代表每分钟通过呼吸膜的气体容积（ml/min），$\overline{P}_A$ 代表肺泡气中该气体的平均分压，$\overline{P}_c$ 代表肺毛细血管血液内该气体的平均分压。肺扩散容量是测定呼吸气通过呼吸膜的能力的一种指标。正常人安静时氧的肺扩散容量平均约为 20（ml/min·mmHg），CO_2 为 O_2 的 20 倍。运动时 D_L 增加，是因为参与气体交换的肺泡膜面积和肺毛细血管血流量增加，以及通气量、血流量的不均分布得到改善所致，D_L 可因有效扩散面积减小、扩散距离增加而降低。

（三）组织换气

气体在组织的交换机制、影响因素与在肺泡中相似，所不同者是交换发生于液相（血液、组织液、细胞内液）之间，而且扩散膜两侧的 O_2 和 CO_2 的分压差随细胞内氧化代谢的强度和组织血流量而异。血流量不变时，代谢强、耗 O_2 多，则组织液 PO_2 低，PCO_2 高；代谢率不变时，血流量大，则 PO_2 高，PCO_2 低[4]。

在组织处，由于细胞有氧代谢，O_2 被利用并产生 CO_2，所以 PO_2 可低至 30 mmHg 以下，PCO_2 可高达 30 mmHg 以上。动脉血流经组织毛细血管时，便顺分压差由血液向细胞扩散，CO_2 则由细胞内向血液扩散，动脉血因失去 O_2 和得到 CO_2 而变成静脉血。

三、气体在血液中的运输

从肺泡扩散入血液的 O_2 必须通过血液循环运送到各组织，从组织扩散入血液的 CO_2 也必须由血液循环运送到肺泡而排出体外。

（一）O_2 和 CO_2 在血液中存在的形式

O_2 和 CO_2 均以两种形式存在于血液中：物理溶解形式和化学结合形式（表 2-2）。

气体在溶液中溶解的量与分压和溶解度成正比，与温度成反比。温度 38 ℃时，1 个大气压下（101.08 kPa），O_2 和 CO_2 在 100 ml 血液中溶解的量分别是 2.36 ml 和 48 ml。按此计算，静脉血 PCO_2 为 46 mmHg（6.12 kPa），则每 100 ml 血液含溶解的 CO_2 为（48 × 6.12）/101.08=2.9 ml；动脉血 PO_2 为 100 mmHg，每 100 ml 血液含溶解的 O_2 为（2.36 × 13.3）/101.08=0.31 ml。可是，血液中实际的 O_2 和 CO_2 含量比上面计算得到的数值大得多，以溶解形式存在的 O_2 和 CO_2 比例极少，显然单靠溶解形式来运输 O_2 和 CO_2 不能适应机体代谢的需要。例如，安静状态下人体耗 O_2 量约为 250 ml/min[4-5]，如只靠物理溶解的 O_2 来提供，则需大大提高心输出量或提高肺泡内的 PO_2，这对机体极其不利，所幸在进化过程中形成了极为有效的 O_2 和 CO_2 化学结合的运输形式，大大减弱了对心脏和呼吸器官的需求。

表 2-2　血液中 O_2 和 CO_2 的含量（ml/100 ml 血液）

	动脉血		混合静脉血	
	O_2	CO_2	O_2	CO_2
物理溶解	0.31	2.53	0.11	2.91
化学结合	20.0	46.4	15.2	50.0
合计	20.31	48.93	15.31	52.91

溶解形式的 O_2、CO_2 虽然很少，但却很重要。因为在肺或组织进行气体交换时，进入血液的 O_2 和 CO_2 都是先溶解，提高其分压，再出现化学结合；O_2、CO_2 从血液释放时，也是溶解的先逸出，使分压下降；然后化学结合的再分离，补充所失去的溶解气体。溶解的和化学结合的两者之间处于动态平衡。

（二）O_2 的运输

血液中的 O_2 以溶解的和化学结合的两种形式存在。溶解的量极少，仅占血液总 O_2 含量的约1.5%，结合的占 98.5% 左右。O_2 的结合形式是氧合血红蛋白（oxyhemoglobin，HbO_2）。血红蛋白（hemoglobin，Hb）是红细胞内的有色蛋白，其分子结构特征使之成为极好的运 O_2 工具。Hb 还参与 CO_2 的运输，所以在血液气体运输方面 Hb 占有极为重要的地位。

1. Hb 分子结构简介 每个 Hb 分子由 1 个珠蛋白和 4 个血红素（又称亚铁原卟啉）组成。每个血红素又由 4 个吡咯基组成一个环，中心为二价铁（Fe^{2+}），Fe^{2+} 与 O_2 结合，使 Hb 成为 HbO_2（图 2-11）。每个珠蛋白有 4 条多肽链，每条多肽链与 1 个血红素连接构成 Hb 的单体或亚单位。Hb 是由 4 个单体构成的四聚体。不同 Hb 分子的珠蛋白的多肽链组成不同。成年人 Hb（HbA）的多肽链是 2 条 α 链和 2 条 β 链，为 $\alpha_2\beta_2$ 结构。胎儿 Hb（HbF）是 2 条 α 链和 2 条 γ 链，为 $\alpha_2\gamma_2$ 结构。出生后不久 HbF 即为 HbA 所取代。多肽链中氨基酸的排列顺序已经清楚。每条 α 链含 141 个氨基酸残基，每条 β 链含 146 个氨基酸残基。血红素的 Fe^{2+} 均连接在多肽链的组氨酸残基上，这个组氨酸残基若被其他氨基酸取代，或其邻近的氨基酸有所改变，都会影响 Hb 的功能。可见蛋白质结构和功能密切相关。

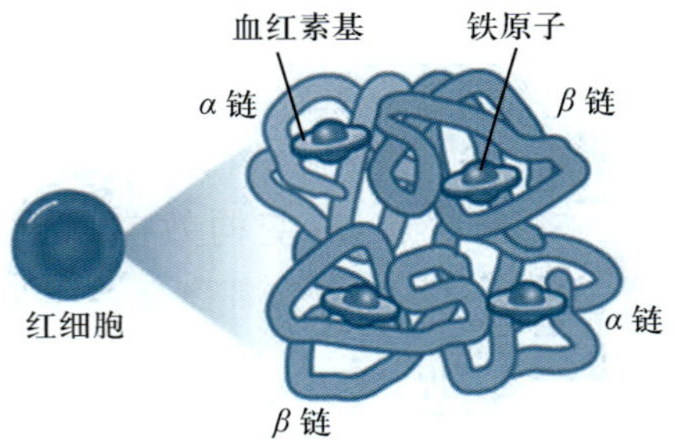

图 2-11 成人血红蛋白分子结构示意图

Hb 的 4 个单位之间和亚单位内部由离子键连接。Hb 与 O_2 的结合或解离将影响离子键的形成或断裂，使 Hb 四级结构的构型发生改变，Hb 与 O_2 的亲和力也随之改变，这是 Hb 氧离曲线呈“S”形和波尔效应的基础[4]。

2. Hb 与 O_2 结合的特征 血液中的 O_2 主要以氧合 Hb（HbO_2）形式运输。O_2 与 Hb 的结合有以下重要特征：

（1）反应快、可逆、不需酶的催化、受 PO_2 的影响：当血液流经 PO_2 高的肺部时，Hb 与 O_2 结合，形成 HbO_2；当血液流经 PO_2 低的组织时，HbO_2 迅速解离，释放 O_2，成为去氧 Hb：

$$Hb + O_2 \underset{PO_2\text{低的组织}}{\overset{PO_2\text{高的肺部}}{\rightleftharpoons}} HbO_2$$

（2）结合反应是氧合，而非氧化：Fe^{2+} 与 O_2 结合后仍是二价铁。

（3）Hb 结合氧的量：1 分子 Hb 可结合 4 分子 O_2，成年人的 Hb 分子量为 64 458，因此在 100% O_2 饱和状态下，1 g Hb 可结合的最大 O_2 量为 1.39 ml。由于正常时红细胞含有少量不能结合 O_2 的高铁血红蛋白，所以 1 g Hb 实际结合的最大 O_2 量低于 1.39 ml，通常按 1.34 ml 计算。常用 Hb 氧容量、Hb 氧含量和 Hb 氧饱和度评价 Hb 结合 O_2 的量。

1）Hb 氧容量：是指 100 ml 血液中，Hb 所能结合的最大 O_2 量。例如 Hb 浓度为 15 g/100 ml 血液，Hb 的氧容量为 $15 \times 1.34=20.1$ ml/100 ml 血液，此值受 Hb 浓度的影响。

2）Hb 氧含量：是指 100 ml 血液中，Hb 实际结合的 O_2 量，其值可受 PO_2 的影响。

3）Hb 氧饱和度：Hb 氧含量和 Hb 氧容量的百分比称为 Hb 氧饱和度。如果 Hb 氧含量是 20.1 ml，则 Hb 氧饱和度是 100%；如果 Hb 氧含量实际是 15 ml，则 Hb 氧饱和度为 $15/20 \times 100\%=75\%$。

通常情况下，溶解的 O_2 极少，故可忽略不计，因此 Hb 氧容量、Hb 氧含量和 Hb 氧饱和度可分别视为血氧容量、血氧含量和血氧饱和度。HbO_2 呈鲜红色，去氧 Hb 呈紫蓝色，当体表表浅毛细血管床血液中去氧 Hb 含量达 5 g/100 ml 以上时，皮肤、黏膜呈浅蓝色，称为发绀。

（4）O_2 解离曲线：O_2 解离曲线呈“S”形，与 Hb 的变构效应有关。当前认为 Hb 有两种构型：去氧 Hb 为紧密型（T 型），氧合 Hb 为疏松型（R 型）。当 O_2 与 Hb 的 Fe^{2+} 结合后，离子键逐步断裂，Hb 分子逐步由 T 型变为 R 型，对 O_2 的亲和力逐步增加，R 型的 O_2 亲和力为 T 型的数百倍。也就是说，Hb 的 4 个亚单位无论在结合 O_2 或释放 O_2 时，彼此间有协同效应，即 1 个亚单位与 O_2 结合后，由于变构效应的结果，其他亚单位更易与 O_2 结合；反之，当 HbO_2 的 1 个亚单位释放出 O_2 后，其他亚单位更易释放 O_2。因此，Hb 氧离曲线呈“S”形。

3. 氧解离曲线　氧解离曲线或氧合血红蛋白解离曲线是表示 PO_2 与 Hb 氧含量或 Hb 氧饱和度关系的曲线（图 2-12）。该曲线即表示不同 PO_2 时，O_2 与 Hb 的结合情况。上面已经提到的曲线呈“S”形，是 Hb 变构效应所致。同时曲线的“S”形还有重要的生理意义。下面分析氧解离曲线各段的特点及其功能意义。

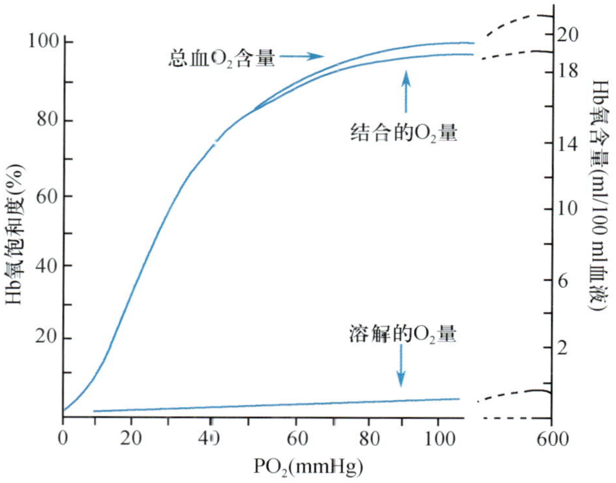

图 2-12　氧解离曲线

测定条件：血液 pH 7.4，PCO_2 为 40 mmHg，温度为 37 ℃，Hb 浓度为 15 g/100 ml。

（1）氧解离曲线的上段：相当于 PO_2 60 ~ 100 mmHg，即 PO_2 较高的水平，可以认为是 Hb 与 O_2 结合的部分。这段曲线较平坦，表明 PO_2 的变化对 Hb 氧饱和度影响不大。例如 PO_2 为 100 mmHg 时（相当于动脉血 PO_2），Hb 氧饱和度为 97.4%，血 O_2 含量约为 19.4 ml/100 ml 血液；如将吸入气 PO_2 提高到 150 mmHg，Hb 氧饱和度为 100%，只增加了 2.6%，这就解释了为何 $\dot{V}_A/\dot{Q}$ 不匹配时，肺泡通气量的增加几乎无助于 O_2 的摄取；反之，如使 PO_2 下降到 70 mmHg，Hb 氧饱和度为 94%，也不过只降低了 3.4%。因此，即使吸入气或肺泡气 PO_2 有所下降，如在高原、高空或某些呼吸系统疾病时，只要 PO_2 不低于 60 mmHg，Hb 氧饱和度仍能保持在 90% 以上，血液仍可携带足够量的 O_2，而不致发生明显的低氧血症。

（2）氧解离曲线的中段：该段曲线较陡，相当于 PO_2 40 ~ 60 mmHg，是 HbO_2 释放 O_2 的部分。PO_2 40 mmHg，相当于混合静脉血的 PO_2，此时 Hb 氧饱和度约为 75%，血 O_2 含量约 14.4 ml/100 ml 血液，即每 100 ml 血液流过组织时释放了 5 ml O_2。血液流经组织液时释放出的 O_2 容积所占动脉血 O_2 含量的百分数称为 O_2 的利用系数，安静时为 25% 左右。以心输出量 5 L 计算，安静状态下人体每分耗 O_2 量约为 250 ml。

（3）氧解离曲线的下段：相当于 PO_2 15 ~ 40 mmHg，也是 HbO_2 与 O_2 解离的部分，是曲线坡度最陡的一段，意即 PO_2 稍降，HbO_2 就可大大下降。在组织活动加强时，PO_2 可降至 15 mmHg，HbO_2 进一步解离，Hb 氧饱和度降至更低的水平，血 O_2 含量仅约 4.4 ml/100 ml 血液，这样每 100 ml 血液能供给组织 15 ml O_2，O_2 的利用系数提高到 75%，是安静时的 3 倍。可见该段曲线代表 O_2 贮备能力[4-5]。

4. 影响氧解离曲线的因素　Hb 与 O_2 的结合和解离可受多种因素影响，使氧解离曲线的位置偏移，即 Hb 对 O_2 的亲和力发生变化。通常用 P_{50} 表示 Hb 对 O_2 的亲和力，P_{50} 是使 Hb 氧饱和度达 50% 时的 PO_2，正常为 26.5 mmHg（图 2-13）。P_{50} 增大，表示 Hb 对 O_2 的亲和力降低，需更高的 PO_2 才能达到 50% 的 Hb 氧饱和度，曲线右移；P_{50} 降低，表示 Hb 对 O_2 的亲和力增加，达 50% Hb 氧饱和度所需的 PO_2 降低，曲线左移。影响 Hb 与 O_2 亲和力或 P_{50} 的因素有血液的 pH、PCO_2、温度和有机磷化合物、CO、Hb 的质和量等。

（1）血液 pH 与 PCO_2 的影响：pH 降低或 PCO_2 升高，Hb 对 O_2 的亲和力降低，P_{50} 增大，曲线右移；pH 升高或 PCO_2 降低，Hb 对 O_2 的亲和力增加，P_{50} 降低，曲线左移。血液酸度和 PCO_2 对 Hb 与 O_2 亲和力的这种影响称为波尔效应。波尔效应的机制与 pH 改变时 Hb 构型变化有关。酸度增加时，H^+ 与 Hb 多肽链某些氨基酸残基的基团结合，促进离子键形成，促使 Hb 分子构型变为 T 型，从而降低了对 O_2 的亲和力，曲线右移；酸度降低时，则促使离子键断裂放出 H^+，Hb 变为 R 型，对 O_2 的亲和力增加，曲线左移。PCO_2 的影响，一方面是通过 PCO_2 改变时，pH 也改变的间接效应；另一方面是通过 CO_2 与 Hb 结合而直接影响 Hb 与 O_2 的亲和力，不过这种作用很小。

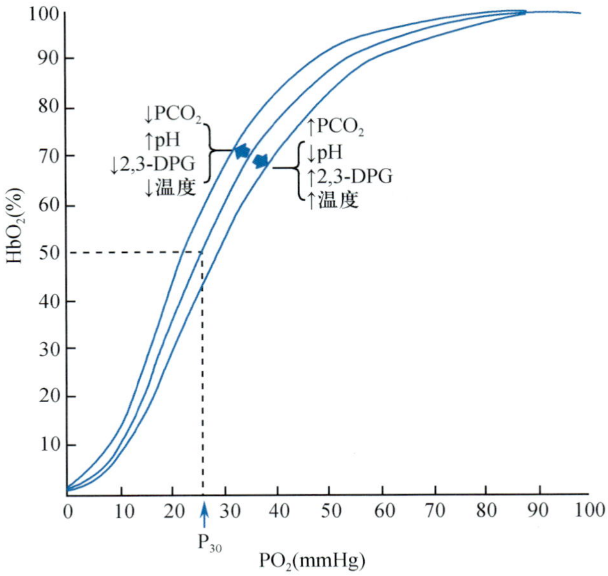

图 2-13 影响氧解离曲线的主要因素

波尔效应有重要的生理意义，它既可促进肺毛细血管的氧合，又有利于组织毛细血管血液释放 O_2。当血液流经肺时，CO_2 从血液向肺泡扩散，血液 PCO_2 下降，[H^+] 也降低，均使 Hb 对 O_2 的亲和力增加，曲线左移，在任一 PO_2 下 Hb 氧饱和度均增加，血液运 O_2 量增加。当血液流经组织时，CO_2 从组织扩散进入血液，血液 PCO_2 和 [H^+] 升高，Hb 对 O_2 的亲和力降低，曲线右移，促使 HbO_2 解离，向组织释放更多的 O_2。

（2）温度的影响：温度升高，氧解离曲线右移，促使 O_2 释放；温度降低，曲线左移，不利于 O_2 的释放。临床低温麻醉手术时应考虑到这一点。温度对氧解离曲线的影响，可能与温度影响了 H^+ 活度有关。温度升高时，H^+ 活度增加，降低了 Hb 对 O_2 的亲和力。当组织代谢活跃时，局部组织温度升高，CO_2 和酸性代谢产物增加，这些都有利于 HbO_2 解离，活动组织可获得更多的 O_2 以适应其代谢的需要。

（3）2，3- 二磷酸甘油酸（2，3-diphosphoglycerate，2，3-DPG）：红细胞中含有很多有机磷化合物，特别是 2，3- 二磷酸甘油酸，在调节 Hb 和 O_2 的亲和力方面起重要作用。2，3-DPG 浓度升高，Hb 对 O_2 的亲和力降低，氧解离曲线右移：2，3-DPG 浓度降低，Hb 对 O_2 的亲和力增加，曲线左移。其机制可能是 2，3-DPG 与 Hb β 链形成离子键，促使 Hb 变成 T 型的缘故。此外，2，3-DPG 可以提高 [H^+]，通过波尔效应来影响 Hb 对 O_2 的亲和力。

2，3-DPG 是红细胞无氧糖酵解的产物。高山缺 O_2，糖酵解加强，红细胞 2，3-DPG 增加，氧解离曲线右移，有利于 O_2 的释放，研究曾认为这可能是低 O_2 适应的重要机制。但是，此时肺泡 PO_2 也降低，红细胞内过多的 2，3-DPG 也阻碍了 Hb 与 O_2 的结合。所以缺 O_2 时，2，3-DPG 使氧解离曲线右移是否有利，尚不能定论。

（4）CO：CO 可与 Hb 结合，占据 Hb 分子中 O_2 的结合位点，因此使血液中 HbO_2 的含量减少。CO 与 Hb 的亲和力是 O_2 的 250 倍，这意味着极低的 PCO 就可以使 CO 从 HbO_2 中取代 O_2，阻断 O_2 的结合位点。此外，CO 还有一个极为有害的效应，即当 CO 与 Hb 分子中某个血红素结合后，将增加其余 3 个血红素对 O_2 的亲和力，使氧解离曲线左移，阻碍 O_2 的解离。所以 CO 中毒既阻碍 Hb 与 O_2 的结合，又阻碍 O_2 的解离，从而严重影响血液对 O_2 的运输能力，危害极大

（图 2-14）。

（5）Hb 自身性质和含量的影响：除上述因素外，Hb 与 O_2 的结合还受其自身性质所影响。Hb 的 Fe^{2+} 氧化成 Fe^{3+}，失去运 O_2 能力。胎儿 Hb 与 O_2 的亲和力大，有助于胎儿血液流经胎盘时从母体摄取 O_2。异常 Hb 则运输 O_2 的功能较低。

总之，血液 Hb 的运 O_2 量可受多种因素影响，包括 PO_2、Hb 自身性质和含量、pH、PCO_2、温度、2，3-DPG 和 CO 等，pH 降低、PCO_2 升高、温度升高、2，3-DPG 增高，氧解离曲线右移；pH 升高、PCO_2 降低、温度降低、2，3-DPG 降低和 CO 中毒，则曲线左移。

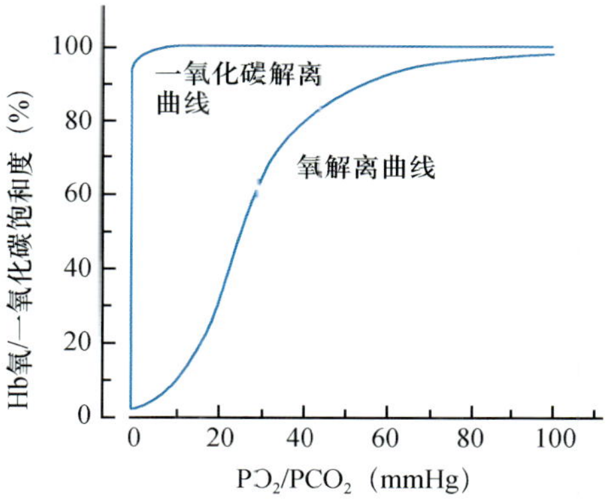

图 2-14　氧解离曲线和一氧化碳解离曲线示意图

（三）二氧化碳的运输

1. CO_2 的运输形式　血液中 CO_2 也是以溶解和化学结合的两种形式运输的，约 5% 以物理溶解的形式运输，另外 95% 则以化学结合的形式运输。化学结合的 CO_2 主要是碳酸氢盐（bicarbonate，HCO_3^-，约 88%）和氨基甲酰血红蛋白（carbaminohemoglobin，HHbNHCOOH 或 $HbCO_2$，约 7%）。从组织扩散入血的 CO_2 首先溶解于血浆，一小部分溶解的 CO_2 缓慢地与水结合生成碳酸，碳酸又解离成 HCO_3^- 和 H^+，H^+ 被血浆缓冲系统缓冲，pH 无明显变化。溶解的 CO_2 也与血浆蛋白的游离氨基发生反应，生成氨基甲酰血红蛋白，但形成的量极少，而且动静脉中的含量相同，表明其对 CO_2 的运输不起作用。

在血浆中溶解的 CO_2 绝大部分扩散进入红细胞内，在红细胞内主要以下述结合形式存在：

（1）碳酸氢盐：从组织扩散进入血液的大部分 CO_2，在红细胞内与水反应生成 H_2CO_3，H_2CO_3 又解离成 HCO_3^- 和 H^+，反应极为迅速、可逆。这是因为红细胞内含有较高浓度的碳酸酐酶，在其催化下，使反应加速 5000 倍，不到 1 秒即达平衡。在此反应过程中，红细胞内 HCO_3^- 浓度不断增加，HCO_3^- 便顺浓度梯度从红细胞膜扩散进入血浆。红细胞阴离子的减少应伴有同等数量的阳离子的向外扩散，才能维持电平衡。可是红细胞膜不允许阳离子自由通过，小的阴离子可以通过，于是，Cl^- 便由血浆扩散进入红细胞，这一现象称为 Cl^- 转移。在红细胞膜上有特异的 HCO_3^-/Cl^- 载体，运载这两类离子进行跨膜交换。这样，HCO_3^- 便不会在红细胞内堆积，有利于反应向右进行和 CO_2 的运输。在红细胞内，HCO_3^- 与 K^+ 结合，在血浆中则与 Na^+ 结合成碳酸氢盐。上述反应中产生的 H^+，大部分和 Hb 结合，Hb 是强有力的缓冲剂。

$$CO_2 + H_2O \xrightleftharpoons{\text{碳酸酐酶}} H_2CO_3 \rightleftharpoons HCO_3^- + H^+$$

在肺部，反应向相反方向（左）进行。因为肺泡气 PCO_2 比静脉血低，血浆中溶解的 CO_2 首先扩散入肺泡，红细胞内的 HCO_3^- 与 H^+ 生成 H_2CO_3，碳酸酐酶又催化 H_2CO_3 分解成 CO_2 和 H_2O，CO_2 从红细胞扩散入血浆，而血浆中的 HCO_3^- 便进入红细胞以补充消耗的 HCO_3^-，Cl^- 则出红细胞。这样以 HCO_3^- 形式运输的 CO_2，在肺部又转变成 CO_2 释出。

（2）氨基甲酰血红蛋白：一部分 CO_2 与 Hb 的氨基结合生成氨基甲酰血红蛋白，这一反应无需酶的催化，迅速、可逆，主要调节因素是氧合作用。

$$HbNH_2O_2 + H^+ + CO_2 \xrightleftharpoons[\text{肺部}]{\text{组织}} HHbNHCOOH + O_2$$

HbO_2 与 CO_2 结合形成 HbNHCOOH 的能力比去氧 Hb 小。在组织中，解离释放出 O_2，部分 HbO_2 变成去氧 Hb，与 CO_2 结合生成 HbNHCOOH。此外，去氧 Hb 酸性较 HbO_2 弱，去氧 Hb 和 H^+

结合，也促进反应向右侧进行，并缓冲了 pH 的变化。在肺部 HbO_2 生成增多，促使 HbNHCOOH 解离释放 CO_2 和 H^+，反应向左进行。由此可见，氧合作用的调节有重要意义。

2. CO_2 解离曲线 CO_2 解离曲线是表示血液中 CO_2 含量与 PCO_2 关系的曲线。与氧解离曲线不同，血液 CO_2 含量随 PCO_2 上升而增加，几乎呈线性关系而不是“S”形，而且没有饱和点。因此，CO_2 解离曲线的纵坐标不用饱和度而用含量来表示（图 2-15）。

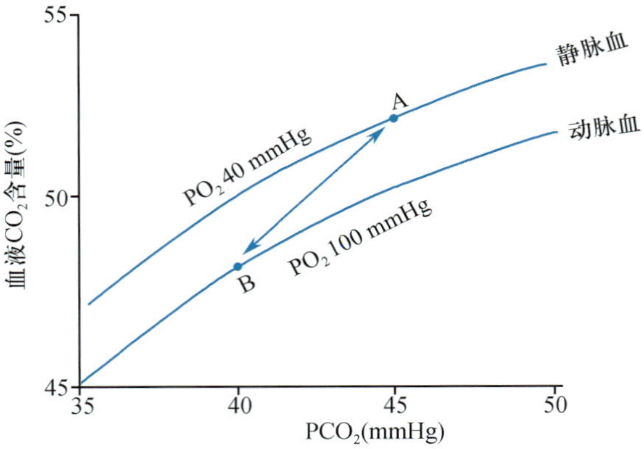

图 2-15 CO_2 解离曲线

3. 氧与 Hb 的结合对 CO_2 运输的影响 O_2 与 Hb 结合将促使 CO_2 释放，这一效应称作何尔登效应。在相同 PCO_2 下，动脉血（HbO_2）携带的 CO_2 比静脉血少。这主要是 HbO_2 酸性较强，而去氧 Hb 酸性较弱的缘故。所以去氧 Hb 易与 CO_2 结合生成 HbNHCOOH，也易与 H^+ 结合，使 H_2CO_3 解离过程中产生的 H^+ 被及时移去，有利于反应向右进行，提高了血液运输 CO_2 的量。在组织中，HbO_2 释出 O_2 而形成去氧 Hb，经何尔登效应促使血液摄取并结合 CO_2；在肺内，Hb 与 O_2 结合，促使 CO_2 释放。可见 O_2 和 CO_2 的运输不是孤立进行，而是相互影响。CO_2 通过波尔效应影响 O_2 的结合和释放，O_2 又通过何尔登效应影响 CO_2 的结合和释放。两者均与 Hb 的理化特性有关。

四、呼吸运动的调节

呼吸运动是一种节律性的活动，其深度和频率随体内、外环境条件的改变而改变。例如劳动或运动时，代谢增强，呼吸加深加快，肺通气量增大，摄取更多的 O_2，排出更多的 CO_2，以适应代谢需求。呼吸为什么能有节律地进行？呼吸的深度和频率又如何能随内、外环境条件而改变？

（一）呼吸中枢与呼吸节律的形成

呼吸中枢是指中枢神经系统内产生和调节呼吸运动的神经细胞群。多年来，对于这些细胞群在中枢神经系统内的分布以及在呼吸节律产生和调节中的作用，曾采用多种技术方法进行研究。如早期较为粗糙的切除、横断、破坏、电刺激等方法，后期较为精细的微小电毁损、微小电刺激、可逆性冷冻或化学阻滞、选择性化学刺激或毁损、细胞外和细胞内微电极记录、逆行刺激、神经元间电活动的相关分析以及组织化学等方法。通过一些方法对动物呼吸中枢进行了大量的实验性研究，获得了许多宝贵的资料，形成了一些假说或看法。

1. 呼吸中枢 呼吸中枢分布在大脑皮质、间脑、脑桥、延髓和脊髓等部位。脑的各级部位在呼吸节律产生和调节中所起作用不同。正常呼吸运动是在各级呼吸中枢的相互配合下进行的。

（1）脊髓：脊髓中支配呼吸肌的运动神经元位于第 3 ～ 5 颈段（支配膈肌）和胸段（支配肋间肌和腹肌等）前角。很早的研究就已表明，在延髓和脊髓间横断脊髓（图 2-16，D 平面），呼吸就停止。所以，可以认为节律性呼吸运动不是在脊髓产生的。脊髓只是联系上（高）位脑和呼吸肌的中继站，整合某些呼吸反射的初级中枢。

（2）下（低）位脑干：下（低）位脑干指脑桥和延髓。横断脑干的实验表明，呼吸节律产生于下位脑干，呼吸运动的变化因脑干横断的平面高低而异。在中脑和脑桥之间（图 2-16，A 平面）横断，呼吸节律无明显变化；如果在脑桥的上、中部之间横断（图 2-16，B 平面），呼吸将变慢、变深；如果再切断双侧颈迷走神经，吸气便大大延长，仅偶尔出现短暂的呼气，这种形式的呼吸称为长吸式呼吸。这一结果提示：脑桥上部为呼吸调整中枢，对长吸中枢产生抑制作用；脑桥下部为长吸中枢，对吸气活动产生紧张性异化作用，使吸气延长；来自肺部的迷走神经传入冲动也有抑制吸气和促进吸气转为呼气的作用；当脑桥下部失去来自脑桥上部和迷走神经这两方面的传入作用后，吸气便不能及时被中断而转为呼气，于是出现长吸式呼吸。如果再在延髓和脑桥之间横断（图 2-16，C 平面），则无论迷走神经是否完整，都出现喘息样呼吸，提示延髓为喘息中枢，即可产生最基本的呼吸节律。

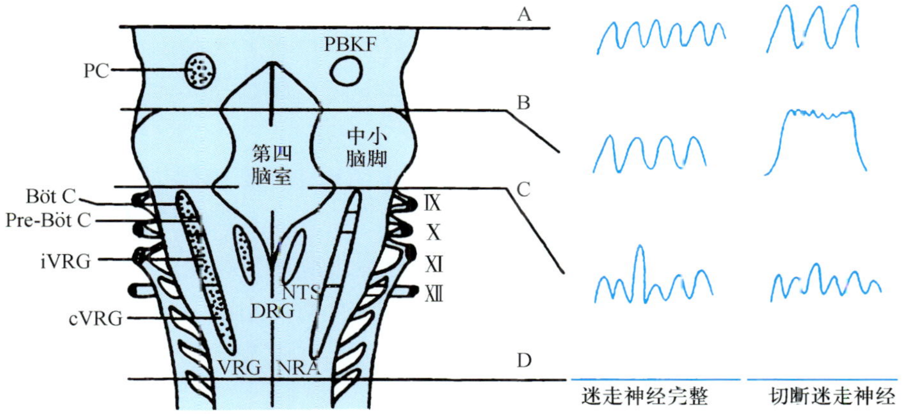

图 2-16　脑干呼吸相关核团和在不同平面横断脑干后呼吸的变化（右）示意图

PC：呼吸调整中枢；PBKF：臂旁内侧核和 KF 核；Böt C：包钦格复合体；Pre-Böt C：前包钦格复合体；iVRG：中段腹侧呼吸组；cVRG：尾段腹侧呼吸组；NTS：孤束核；DRG：背侧呼吸组；VRG：腹侧呼吸组；NRA：后疑核；Ⅸ、Ⅹ、Ⅺ、Ⅻ：分别为第Ⅸ、Ⅹ、Ⅺ、Ⅻ对脑神经；A、B、C、D：脑干不同的横断平面

近年来，采用微电极等新技术研究发现，在中枢神经系统内，有的神经元呈节律性放电，并与呼吸周期相关，这些神经元被称为呼吸相关神经元或呼吸神经元。包括不同类型，就其自发放电的时间而言，在吸气相放电的为吸气神经元，在呼气相放电的为呼气神经元，在吸气相放电并延续至呼气相的为吸气 - 呼气神经元，在呼气相放电并延续到吸气相者，为呼气 - 吸气神经元，后两类神经元均系跨时相神经元。

在延髓，呼吸神经元主要集中在背侧（孤束核的腹外侧部）和腹侧（疑核、后疑核和面神经后核附近的包钦格复合体）两组神经核团内，分别称为背侧呼吸组和腹侧呼吸组。背侧呼吸组的神经元轴突主要交叉到对侧，下行至脊髓颈段，支配膈运动神经元。疑核呼吸神经元的轴突由同侧舌咽神经和迷走神经传出，支配咽喉部呼吸辅助肌。后疑核的呼吸神经元绝大部分交叉到对侧下行，支配脊髓肋间内、外肌和腹肌的运动神经元，部分纤维也发出侧支支配膈肌的运动神经元。包钦格复合体主要含呼气神经元，其轴突主要与背侧呼吸组的吸气神经元形成抑制性联系。此外，也有轴突支配脊髓的膈运动神经元。

由于延髓呼吸神经元主要集中在背侧呼吸组和腹侧呼吸组，所以曾推测背侧呼吸组和腹侧呼吸组是产生基本呼吸节律的部位。可是，后来的某些实验结果不支持这一看法。有人用化学方法或电解手段毁损这些区域后，呼吸节律没有明显变化，这些结果提示背侧呼吸组和腹侧呼吸组可能不是呼吸节律唯一的发源地，呼吸节律可能源于多个部位，产生呼吸节律的神经结构相当广泛，所以不容易因局灶损害而丧失呼吸节律。

在脑桥上部，呼吸神经元相对集中于臂旁内侧核和相邻的 Kolliker-Fuse（KF）核，合称 PBKF 核群。PBKF 和延髓的呼吸神经核团之间有双向联系，形成调控呼吸的神经元回路。以麻醉后的猫为研究对象，切断其双侧迷走神经，损毁 PBKF，可出现长吸气，提示早先研究即已发现的呼吸调整中枢乃位于脑桥的 PBKF，其作用为限制吸气，促使吸气向呼气转换。

（3）上位脑：呼吸还受脑桥以上部位的影响，如大脑皮质、边缘系统、下丘脑等。

大脑皮质可以随意控制呼吸，发动说、唱等动作，在一定限度内可以随意屏气或加强加快呼吸。大脑皮质对呼吸的调节是随意呼吸调节系统，下位脑干的呼吸调节是自主节律呼吸调节系统。这两个系统的下行通路是分开的。临床上有时可以观察到自主呼吸和随意呼吸分离的现象。例如在脊髓前外侧索下行的自主呼吸通路受损后，自主节律呼吸甚至停止，但患者仍可进行随意呼吸。患者靠随意呼吸或人工呼吸来维持肺通气，如未进行人工呼吸，一旦患者入睡，可能发生呼吸停止。所以这种患者需要依靠人工呼吸来维持肺通气。另外，如果大脑皮质运动区或皮质脊髓束受损，患者可以进行自主呼吸，但不能完成对呼吸运动的随意调控。

2. 呼吸节律形成的假说 关于呼吸节律是怎样产生的尚未完全阐明，主要有两种学说，即起步细胞学说和神经元网络学说。

起步细胞学说认为，节律性呼吸运动犹如窦房结起搏细胞的节律性兴奋引起整个心脏产生节律性收缩那样，由延髓内具有起步样活动的神经元的节律性兴奋而引起，上述前包钦格复合体可能就是呼吸节律起步神经元的所在部位。神经元网络学说认为，呼吸节律的产生依赖于延髓内呼吸神经元之间的相互联系和相互作用[4]。

（二）呼吸的反射性调节

呼吸节律虽然产生于脑，但其活动可受来自呼吸器官自身以及骨骼肌、其他器官系统感觉器传入冲动的反射性调节，下面简述其中的一些重要反射。

1. 肺牵张反射 有两种成分：肺扩张反射和肺缩小反射。

（1）肺扩张反射：是肺充气或扩张时抑制吸气的反射。感觉器位于从气管到细支气管的平滑肌中，是牵张感受器，阈值低，适应慢。当肺扩张牵拉呼吸道，使之也扩张时，感觉器兴奋，冲动经迷走神经粗纤维传入延髓。在延髓内通过一定的神经联系使吸气切断机制兴奋，切断吸气，转入呼气。这样便加速了吸气和呼气的交替，使呼吸频率增加。所以切断迷走神经后，吸气延长、加深，呼吸变得深而慢。

（2）肺缩小反射：是肺缩小时引起吸气的反射。感受器同样位于气道平滑肌内，但其性质尚不十分清楚。肺缩小反射在较强的缩肺时才出现，它在平静呼吸调节中意义不大，但对阻止呼气过深和肺不张等可能起一定作用。

2. 呼吸肌本体感受性反射 肌梭和腱器官是骨骼肌的本体感受器，它们所引起的反射为本体感受性反射。如肌梭受到牵张刺激时可以反射性地引起受刺激肌梭所在肌的收缩，为牵张反射，属本体感受性反射。呼吸肌也有牵张反射的主要依据是：以麻醉后的猫为研究对象，切断其双侧迷走神经，在第 7 颈椎处横断脊髓，牵拉膈肌，膈肌肌电活动增强；切断动物的胸脊神经背根，呼吸运动减弱；人类为治病需要曾做类似手术，术后相应呼吸肌的活动发生可恢复的或可部分恢复的减弱。说明呼吸肌本体感受性反射参与正常呼吸运动的调节，在呼吸肌负荷改变时将发挥更大的作用。但是，这些依据不是无懈可击的。因为背根切断术不仅切断了本体感受器的传入纤维，也切断了所有经背根传入的其他感受器的传入纤维。近来的研究表明，来自呼吸肌其他感受器的传入冲动也可反射性地影响呼吸。因此，对呼吸肌本体感受性反射应做更深入细致的研究，如研究分别兴奋不同感受器或传入纤维时对呼吸的效应。

3. 防御性呼吸反射 在整个呼吸道都存在着感受器，它们是分布在黏膜上皮的迷走传入神经末梢，受到机械或化学刺激时，引起防御性呼吸反射，以清除激惹物，避免其进入肺泡。

（1）咳嗽反射：是常见的重要防御反射。其感受器位于喉、气管和支气管的黏膜。大支气管以上部位的感受器对机械刺激敏感，二级支气管以下部位的感受器对化学刺激敏感。传入冲动经迷走神经传入延髓，触发一系列协调的反射反应，引起咳嗽反射。

（2）喷嚏反射：是与咳嗽类似的反射，不同的是，刺激作用于鼻黏膜感受器，传入神经是三叉神经，反射效应是腭垂下降，舌压向软腭，而不是声门关闭。呼出气主要从鼻腔喷出，以清除鼻腔中的刺激物[4-5]。

4. 肺毛细血管旁（J）感受器引起的呼吸反射 J感受器位于肺泡毛细血管旁，在肺毛细血管充血、肺泡壁间质积液时受到刺激，冲动经迷走神经无髓纤维传入延髓，引起反射性呼吸暂停，继以浅快呼吸，血压降低，心率减慢。

（三）化学因素对呼吸的调节

化学因素对呼吸的调节也是一种呼吸的反射性调节。化学因素是指动脉血或脑脊液中的O_2、CO_2和H^+。机体通过呼吸调节血液中的O_2、CO_2和H^+的水平，动脉血中O_2、CO_2和H^+水平的变化又通过化学感受器调节呼吸，如此形成的控制环维持着内环境这些因素的相对稳定。

1. 化学感受器 化学感觉器是指其适宜刺激为化学物质的感受器。参与呼吸调节的化学感受器因其所在部位的不同，分为外周化学感受器和中枢化学感受器。

（1）外周化学感受器：颈动脉体和主动脉体是调节呼吸和循环的重要外周化学感受器，在动脉血PO_2降低、PCO_2或H^+浓度（$[H^+]$）升高时受到刺激，冲动经窦神经和迷走神经传入延髓，反射性地引起呼吸加深加快和血液循环的变化。虽然颈、主动脉体都参与呼吸和循环的调节，但是颈动脉体主要调节呼吸，而主动脉体在循环调节方面较为重要。由于颈动脉体有利的解剖位置，所以，对外周化学感受器的研究主要集中在颈动脉体（图2-17）。

颈动脉体含Ⅰ型细胞（球细胞）和Ⅱ型细胞（鞘细胞），其周围包绕以毛细血管窦（图2-18），血液供应十分丰富。Ⅰ型细胞呈球形，有大量囊泡，内含递质，如乙酰胆碱、儿茶酚胺、某些神经活性肽等。Ⅱ型细胞数量较少，没有囊泡。Ⅱ型细胞包绕着Ⅰ型细胞、神经纤维和神经末梢，功能上类似神经胶质细胞，与颈动脉体其他成分之间没有特化的接触。窦神经的传入纤维末梢分支穿插

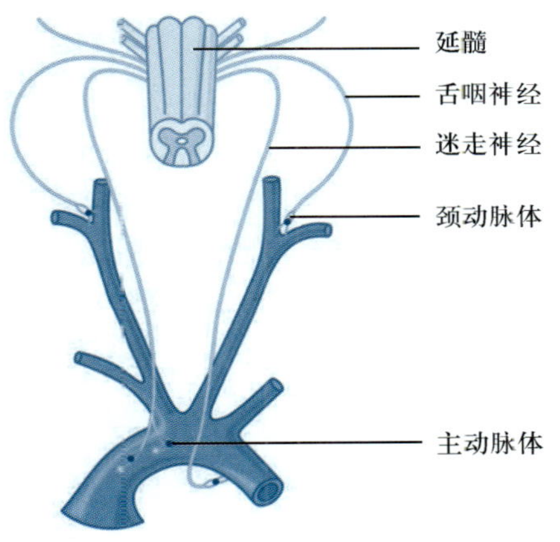

图2-17 动脉管壁内的化学感受器

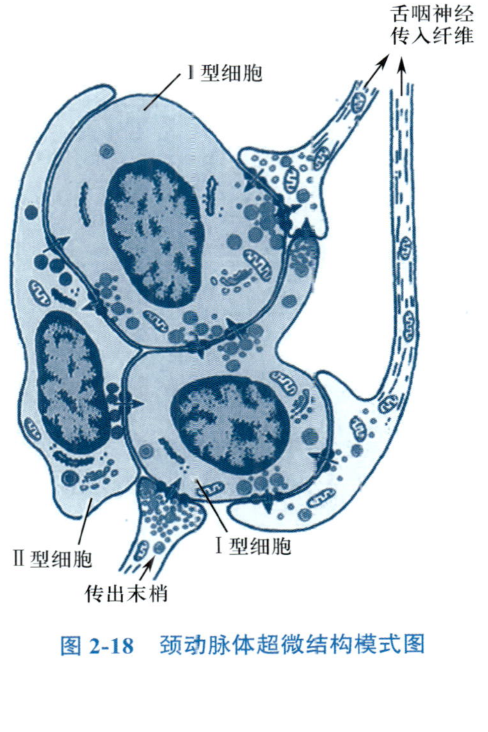

图2-18 颈动脉体超微结构模式图

于Ⅰ、Ⅱ型细胞之间，与Ⅰ型细胞形成特化接触，包括单向突触、交互突触、缝隙连接等，传入神经末梢可以是突触前和（或）突触后成分。交互突触构成Ⅰ型细胞与传入神经之间的一种反馈环路，通过释放递质调节化学感受器的敏感性。此外，颈动脉体还有传出神经支配，通过调节血流和化学感受器以改变化学感受器的活动。

（2）中枢化学感受器：摘除动物外周化学感受器或切断其传入神经后，吸入 CO_2 仍能加强通气。改变脑脊液 CO_2 和 H^+ 浓度也能刺激呼吸。以往认为这是 CO_2 直接刺激呼吸中枢所致。近年来，用改变脑表面灌流液成分和 pH、局部冷阻断、电凝固损伤、电刺激、记录神经元电活动、离体脑组织块的电生理研究等方法在多种动物体内进行了大量实验，结果表明在延髓有一个不同于呼吸中枢，但可影响呼吸的化学感受器，称为中枢化学感受器，以别于外周化学感受器。

中枢化学感受器位于延髓腹外侧浅表部位，左右对称，可以分为头、中、尾三个区（图 2-19A）。头区和尾区都有化学感受性，中区不具有化学感受性，不过，局部阻滞或损伤中区后，可以使动物通气量降低，并使头、尾区受刺激时的通气反应消失，提示中区可能是头区和尾区传入冲动向脑干呼吸中枢投射的中继站。应用胆碱能激动剂和拮抗剂的研究结果表明，在中枢化学感受器传递环节中可能有胆碱能机制参与。

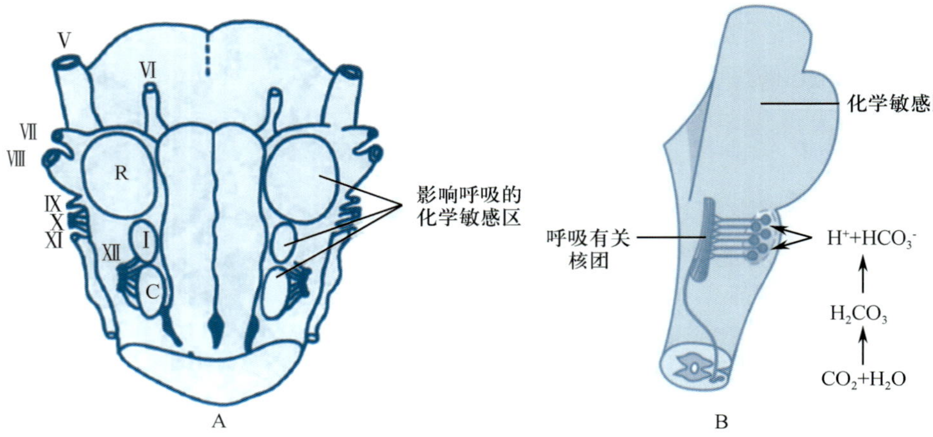

图 2-19 中枢化学感受器示意图

A. 延髓腹外侧浅表部位的中枢化学感受器；B. 血液或脑脊液 PCO_2 升高刺激呼吸运动机制。

R：头区；I：中区；C：尾区；Ⅴ～Ⅻ分别为第Ⅴ～Ⅻ对脑神经

中枢化学感受器的生理刺激是脑脊液和局部细胞外液的［H^+］。如果保持人工脑脊液的 pH 不变，用含高浓度 CO_2 的人工脑脊液灌流脑室时所引起的通气增强反应消失，可见有效刺激不是 CO_2 本身，而是 CO_2 所引起的［H^+］的增加。在体内，血液中的 CO_2 能迅速通过血脑屏障，使化学感受器周围体液中的［H^+］升高，从而刺激中枢化学感受器，再引起呼吸中枢的兴奋（图 2-19B）。可是，脑脊液中碳酸酐酶含量很少，CO_2 与水的水合反应很慢，所以对 CO_2 的反应有一定的时间延迟。血液中的 H^+ 不易通过血脑屏障，故血液 pH 的变化对中枢化学感受器的直接作用不大，也较缓慢。

与外周化学感受器不同，中枢化学感受器不感受缺 O_2 的刺激，但对 CO_2 的敏感性比外周化学感受器强，反应潜伏期较长。中枢化学感受器的作用可能是调节脑脊液中的［H^+］，使中枢神经系统保持稳定的 pH 环境，而外周化学感受器的作用主要是在机体低 O_2 时，维持对呼吸的驱动。

2. CO_2、H^+ 和 O_2 对呼吸的影响

（1）CO_2 的影响：很早的研究已经表明，在麻醉动物或人，动脉血液 PCO_2 降得很低时可发生呼吸暂停。因此，一定水平的 PCO_2 对维持呼吸和呼吸中枢的兴奋性是必要的，CO_2 是调节呼吸的最重要的生理性体液因子。

吸入含 CO_2 的混合气，将使肺泡气 PCO_2 升高，动脉血 PCO_2 也随之升高，呼吸加深、加快，肺通气量增加。通过肺通气量的增大可能增加 CO_2 的清除，肺泡气和动脉血 PCO_2 还可维持于接近正常水平。但是，当吸入气中 CO_2 含量陡升时，CO_2 堆积，抑制中枢神经系统包括呼吸中枢的活动，导致呼吸困难、头痛、头晕，甚至昏迷，出现 CO_2 麻醉。对 CO_2 的反应有个体差异，同时受许多因素影响，如疾病或药物。总之，CO_2 在呼吸调节中是经常起作用的最重要的化学刺激，在一定范围内动脉血 PCO_2 的升高，可以加强对呼吸的刺激作用，但超过一定限度则有抑制和麻醉效应。

CO_2 刺激呼吸是通过两条途径实现的：一是通过刺激中枢化学感受器再兴奋呼吸中枢；二是刺激外周化学感受器，冲动经窦神经和迷走神经传入延髓呼吸有关核团，反射性地使呼吸加深、加快，增加肺通气。但两条途径中前者是主要的。因为去除外周化学感受器的作用之后，CO_2 的通气反应仅下降约 20%，可见中枢化学感受器在 CO_2 通气反应中起主要作用。动脉血 PCO_2 只需升高 2 mmHg，就可刺激中枢化学感受器出现通气加强反应，如刺激外周化学感受器出现相同反应，则需升高 10 mmHg。不过，在下述情况下，外周化学感受器的作用可能是重要的：因为中枢化学感受器的反应慢，所以当动脉血 PCO_2 突然大增时，外周化学感受器在引起快速呼吸反应中可起重要作用；当中枢化学感受器受到抑制，对 CO_2 的反应降低时，外周化学感受器就起重要作用。

（2）H^+ 的影响：动脉血［H^+］增加，呼吸加深、加快，肺通气增加；［H^+］降低，呼吸受到抑制。H^+ 对呼吸的调节也是通过外周化学感受器和中枢化学感受器实现的。中枢化学感受器对［H^+］的敏感性较外周的高，约为外周的 25 倍。但是，H^+ 通过血脑屏障的速度慢，限制了其对中枢化学感受器的作用。脑脊液中的［H^+］才是中枢化学感受器最有效的刺激。

（3）O_2 的影响：吸入气 PO_2 降低时，肺泡气 PO_2 随之降低，呼吸加深、加快，肺通气增加。同 CO_2 一样，对低 O_2 的反应也有个体差异。一般在动脉血 PO_2 下降到 80 mmHg 以下时，肺通气才出现可觉察到的增加，可见动脉血 PO_2 对正常呼吸的调节作用不大，仅在特殊情况下低 O_2 刺激才有重要意义。如严重肺气肿、肺心病患者，肺换气受到障碍，导致低 O_2 和 CO_2 潴留。长时间 CO_2 潴留使中枢化学感受器对 CO_2 的刺激作用发生适应，而外周化学感受器对低 O_2 刺激适应很慢，这时低 O_2 对外周化学感受器的刺激成为驱动呼吸的主要刺激。

低 O_2 对呼吸的刺激作用完全是通过外周化学感受器实现的。切断动物外周化学感受器的传入神经或摘除人的颈动脉体，急性低 O_2 的呼吸刺激反应完全消失。低 O_2 对中枢的直接作用是抑制作用。但是低 O_2 可以通过对外周化学感受器的刺激而兴奋呼吸中枢，这样在一定程度上可以对抗低 O_2 对中枢的直接抑制作用。不过在严重低 O_2 时，外周化学感受性反射已不足以克服低 O_2 对中枢的抑制作用，终将导致呼吸障碍。在低 O_2 时吸入纯 O_2，由于解除了外周化学感受器的低 O_2 刺激，会引起呼吸暂停，因此临床上给 O_2 治疗时应予以注意。

3. PCO_2、H^+ 和 PO_2 在影响呼吸中的相互作用 表现为保持其他两个因素不变而只改变其中一个因素时的单因素通气效应。PO_2 下降对呼吸的影响较慢、较弱，在一般动脉血 PO_2 变化范围内作用不大，要在 PO_2 低于 80 mmHg 后，通气量才逐渐增大。PCO_2 和［H^+］与低 O_2 不同，只要略有升高，通气就明显增强，PCO_2 的作用尤为突出（图 2-20）。

但实际情况不可能是单因素的改变，而其他因素不变。往往是一种因素的改变会引起其余一两种因素相继改变，或存在几种因素的同时改变，三者间相互影响、相互作用，既可因相互总和而加大，也可因相互抵消而减弱。PCO_2 升高时，［H^+］也随之升高，两者的作用总和起来，使肺通气较单独 PCO_2 升高时为大。［H^+］增加时，因肺通气增强，使 CO_2 排出，PCO_2 下降，抵消了一部分 H^+ 的刺激作用；CO_2 含量的下降，也使［H^+］有所降低。两者均使肺通气的增加较单独［H^+］升高时

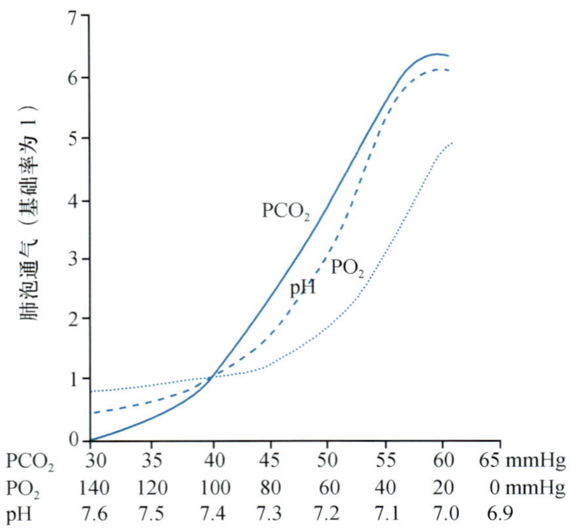

图 2-20 改变动脉血液 PCO_2、PO_2、pH 三因素之一而维持另两种因素正常时的肺泡通气反应

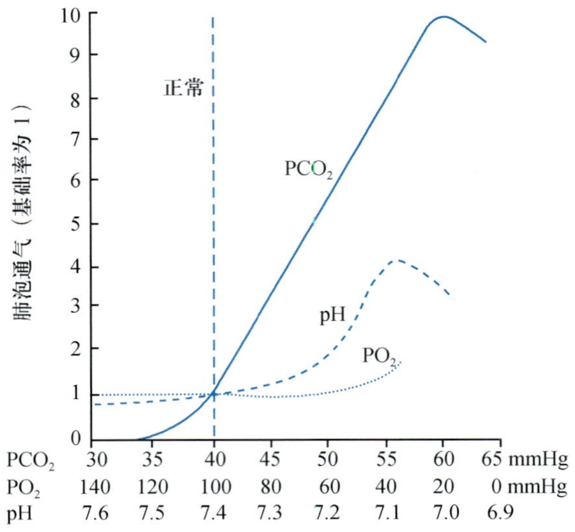

图 2-21 改变动脉血液 PCO_2、PO_2、pH 三因素之一而不控制另外两种因素时的肺泡通气反应

为小。PO_2 下降时，也因肺通气量增加，呼出较多的 CO_2，使 PCO_2 和［H^+］下降，从而减弱了低 O_2 的刺激作用（图 2-21）。

4. 运动时呼吸的变化及调节 运动时机体代谢率增高，血液循环和呼吸系统都将发生一系列变化，以适应增高了的机体代谢的需要。这时，呼吸加深、加快，肺通气量增加，其增加的程度随运动量而异。潮气量可由安静时的 500 ml 增加到 2000 ml，呼吸频率可从 12 ~ 18 次 / 分增加至 50 次 / 分，每分通气量可升达 100 L 以上，O_2 的摄入量和 CO_2 排出量也都相应增加。

运动时肺通气量的增加有一个过程。运动之始，通气量骤升，继之以缓慢的升高，随后达到稳态水平。运动停止时，也是通气量先骤降，继以缓慢下降，然后恢复到运动前的水平[5]。

参考文献

［1］Netter FH. Atlas of Human Anatomy. 7th ed. Philadelphia：Elsevier，2018.
［2］柏树令，应大君 . 系统解剖学 .8 版 . 北京：人民卫生出版社，2013.
［3］高秀来 . 系统解剖学 . 3 版 . 北京：北京大学医学出版社，2013.
［4］崔慧先 . 系统解剖学 . 7 版 . 北京：人民卫生出版社，2014.
［5］朱大年，王庭槐 . 生理学 . 8 版 . 北京：人民卫生出版社，2013.
［6］王庭槐 . 生理学 . 9 版 . 北京：人民卫生出版社，2018.

（尹晓明 江小华）

第三章

生产性粉尘与健康

第一节　生产性粉尘

生产性粉尘是指在生产中形成的一种粉尘物质，是一种能够长时间悬浮在生产作业环境中的固体有害微粒[1]。在许多工业生产过程中，工人都会与生产性粉尘进行直接的接触，如果没有相应的防尘措施，长期吸入生产性粉尘就会对工作人员产生严重的危害。

其中最主要的危害是尘肺病。发生于煤矿企业的尘肺病占尘肺病总数的 60% 以上，且每年仍有一定数量的新发尘肺病患者陆续出现。据不完全统计，尘肺病例约占职业病患病总人数的 2/3[2-3]。

第二节　生产性粉尘的种类及来源

一、生产性粉尘的种类

根据生产性粉尘的性质，可分为以下两类。

（一）无机性粉尘（inorganic dust）

根据来源不同，无机性粉尘可分为以下几种：

1. 金属性粉尘　如铝、铁、锡、铅、锰、锌、铍等金属及其化合物粉尘。

2. 非金属的矿物粉尘　如石英、石棉、滑石、煤等粉尘。

3. 人工无机粉尘　如水泥、玻璃纤维、金刚砂等粉尘。

（二）有机性粉尘（organic dust）

1. 植物性粉尘　如木尘、烟草、棉、麻、谷物、茶、甘蔗等粉尘。

2. 动物性粉尘　如畜毛、羽毛、角粉、骨质等粉尘。

3. 混合性粉尘　混合性粉尘主要见于塑料加工过程中。塑料除含有高分子聚合物外，还含有填料、增塑剂、稳定剂、色素及其他添加剂。

二、生产性粉尘的来源

（一）工业产品的加工操作

工业原材料在粉碎、加工、生产、包装的过程中，都可能因为人工或者是机械操作而产生大量悬浮在空气中的粉尘。如：矿山采石及矿石加工、建筑施工、煤矿掘进、矿石的钻孔，机械铸造的配砂、打箱、清砂，耐火材料、玻璃、水泥的生产。

（二）工业材料的运输存放

工人在运输生产所需要的工业原料时，由于机械振动，使机械设备（如颚式破碎机进料口和卸料口）内、外产生压力差而产生粉末颗粒，这些颗粒在机械部件旋转的带动下，造成持续的粉尘飞扬。另外，在搬运物料过程中，物料也会借助自身的重力，由上而下坠落而形成粉尘，这些粉末颗粒会进行大范围的扩散并且持久地悬浮在作业环境之中。

（三）金属加热之后的二次凝结

在工业生产过程中，有时需要对某些金属材料进行加热处理，金属在冶炼过程中会产生大量的蒸气，金属蒸气在空气中会再次凝结或者被氧化，其凝结物或者氧化产物会形成粉尘或者带有毒性的烟尘，如电焊工尘肺。

（四）其他来源

在农业、粮食加工、制糖工业、动物管理及纺织工业等生产过程中，均可接触植物或动物性有机粉尘，如有机染料、橡胶以及农药生产等。

另外，一些有机物质出现不充分的燃烧之后，会产生大量的浓烟以及污染性粉尘，如油、煤炭等的不充分燃烧产物中所含的粉尘，不仅污染环境，而且对人体有害。

第三节　生产性粉尘的理化性质及意义

生产性粉尘对人体的危害与其理化性质有着直接的关系，包括粉尘本身的形状、相关的分散度、化学成分、溶解度、本身的荷电性以及爆炸性等[4-6]。

一、生产性粉尘的物理特性

（一）粉尘颗粒的形状

生产性粉尘颗粒的形状是多种多样的。在沉降的过程中，质量相同的粉尘颗粒因为本身形状不同而产生沉着差异，粉尘颗粒的形状影响着其稳定性。如那些外形比较尖锐的粉尘颗粒，对呼吸道黏膜会造成机械损伤，从而形成瘢痕 - 纤维化。已有研究显示，石棉颗粒的长纤维比短纤维更能引起肺部炎症，当巨噬细胞吞噬比自己大的纤维时，有可能丧失转移清除的能力，从而造成更严重的后果。

（二）粉尘颗粒的大小与分散度

粉尘与机体在粒子表面发生作用，其颗粒表面积越大，反应性也越高。有研究表明，表面积大的颗粒会严重破坏肺泡表面正常巨噬细胞的防御功能，而超细粒子因为体积小而能进入间质，从而导致间质性肺炎。但粉尘颗粒大小与疾病间的关系尚无肯定的答案。分散度是指不同大小粉尘粒子的百分构成。直径小的颗粒占比越多，分散度越高；反之，则分散度越低。在尘粒数目相同时，阻留在肺内的粉尘对疾病治疗起决定作用。

（三）粉尘颗粒的硬度

研究显示，质硬的尘粒大多停留在终末细支气管和肺泡表面，受肺表面活性的影响，不会造成机体组织的机械损伤。但当粉尘沉积在上呼吸道时，粉尘硬度才有意义。其中，松软而细毛的纤维粉尘对吞噬细胞有更显著的损害作用。

（四）粉尘颗粒的溶解度（亲水性）

毒性粉尘随溶解度增高，危害增大，如锰、铅、镍、砷及其化合物。有些粉尘（如糖、面粉）则随溶解度增大，对人体危害减弱。还有一些粉尘可长期在人体内沉积，从而造成严重危害，如石棉、石英。所以，即使是溶解度低的粉尘，只要吸入足够量、吸入或沉积时间足够长，均可造成人体损伤。

（五）粉尘颗粒的吸附性

在粉尘加工过程中，粉尘由于表面积增大，而增大其吸附能力。如果吸附的是有毒有害物质，则可加重对人体的损伤，如吸附一氧化碳、氮氧化物。如果吸附的是钙、镁、钠等金属离子，则可使其毒力减弱。

（六）粉尘颗粒的浓度

浓度是指粉尘的密集度，与粉尘颗粒在空气中处于游离状态的时间有密切相关性。在特殊生产环境中，由于机器运转、环境通风等原因，会造成粉尘在空气中的游离时间延长，进而也会相应维持较高浓度，导致可被人体吸入的时间就会越久，危害也就越大。对于同种粉尘，浓度越高、人的接触时间越长、危害越严重，导致中毒、致敏等相关疾病的发生率也会相应增高。已有长期动态研究显示，作业环境粉尘浓度与尘肺发病率、发病工龄有明显相关性。

（七）粉尘表面的荷电性

粉尘颗粒绝大多数携带正电荷或负电荷。研究显示，带电荷的尘肺颗粒更容易阻留在呼吸道内，增加粉尘危害。

二、生产性粉尘的化学特性

（一）化学成分

不同化学组成的粉尘对机体的危害不同。一般来说，粉尘与其所形成的固体物质的化学成分基本相同，但由于原固体物质中易被破碎、比重较小和不易吸水的成分可能更易飞扬到空气中，故粉尘中各种成分的含量与原环境不同密切相关，二氧化硅含量越高，引起病变的程度就越高，病变发展越快。除游离二氧化硅外，粉尘中的其他化学成分及其浓度也不能忽视。如煤尘中的二氧化硅是引起煤工尘肺发生发展的主要因素，但大量研究表明，除二氧化硅外，煤尘中其他化学成分也能影响煤工尘肺的进展。

（二）粉尘颗粒表面自由基

已有大量研究结果表明，粉尘表面存在自由基。颗粒表面自由基来源于粉尘自身经过破碎等的物理作用，或粉尘与质膜的相互作用。另外也有研究显示，SiO_2 可直接作用于巨噬细胞，从而导致脂质过氧化而形成自由基。自由基形成后，会导致质膜损伤、巨噬细胞内钙稳态失调，从而导致巨噬细胞分泌功能减弱或巨噬细胞损伤、死亡。

第四节 生产性粉尘对人体健康的危害

正常情况下，如果吸入的粉尘量比较少，人体可对粉尘进行积极的防御和清除，通过鼻腔、支气管等部位的截留，呼吸道上皮黏液、纤毛系统的移除，以及肺泡巨噬细胞的吞噬等方式，可以将粉尘基本清除。但是，如果长期处于大量生产性粉尘的环境内，机体逐渐失去排他功能从而吸入大量的粉尘，导致人体内吞噬粉尘的巨噬细胞数量逐渐不足，机体防御功能降低，被吸收的大量粉尘颗粒致使细胞产生毒素，逐渐引发呼吸系统严重的损伤，最后引起以弥漫性、进行性肺部纤维化为主的全身疾病，更严重者，会诱发肺癌。尘肺病是职业性疾病中影响面最广、危害最为严重的一类疾病。

根据粉尘性质不同，尘肺病的病理学特点也不同。①石英、石棉所引起的间质反应以胶原纤维化为主，肺部结构遭到永久性破坏，肺功能逐渐受影响，一旦发生，即使停止接触粉尘，肺部病变仍继续进展。②锡、铁、锑等粉尘主要沉积于肺组织中，呈现异物反应，以网状纤维增生的间质纤维化为主，在胸部X线片上可以看到满肺野结节状阴影，这类金属的沉着不损伤肺泡结构，因此肺功能一般不受影响，脱离粉尘作业后，病变可以不再继续发展，甚至肺部阴影逐渐消退。但铅、铜、锌等金属粉尘被人体溶解吸收后可能引起全身性中毒，对中枢神经系统等多个系统产生毒害作用。③其他职业性肺部疾病有吸入棉、亚麻或大麻尘引起的棉尘病，出现胸闷、气急和（或）咳嗽症状，可有急性肺通气功能改变，吸烟的同时吸入棉尘可引起非特异性慢性阻塞性肺疾病（chronic obstructive pulmonary disease，COPD）。④职业性变态反应性肺泡炎是由于吸入带有真菌孢子的植物性粉尘（如草料尘、粮谷尘、蔗渣尘）等引起的，患者常在接触粉尘4～8小时后出现畏寒、发热、气促、干咳，第二天症状可自行消失，急性症状反复发作可以发展为慢性，并产生不可逆的肺组织纤维增生和COPD。⑤如果生产性粉尘中含有抗原性物质，就能使过敏体质的人出现过敏反应，主要的表现为打喷嚏或者流涕、流泪、过敏性鼻炎等。职业性哮喘是劳动者在职业活动中吸入变应原后引起的以间歇发作性喘息、气急、胸闷或咳嗽等为特点的气道慢性炎症性疾患。⑥可溶性有毒粉尘进入呼吸道后，能很快被吸收入血液，引起中毒。⑦放射性粉尘则可造成放射性损伤[1]。

另外还有非尘肺类粉尘损伤，如某些硬质粉尘可损伤角膜及结膜，引起角膜混浊和结膜炎等；粉尘堵塞皮脂腺和机械性刺激皮肤时，可引起粉刺、毛囊炎、脓皮病及皮肤皲裂等；粉尘进入外耳道混在皮脂中，可形成耳垢等。

生产性粉尘不仅对人体有十分严重的危害，有时也会严重影响工业生产的正常进行。例如，当生产性粉尘散落在生产车间内的精密仪器仪表上时，就会影响仪器的准确性和精密度；当散落到生产设备上时，就会增加设备运转部位的摩擦力，从而增加生产设备额外的磨损，影响其使用寿命；当生产性粉尘大量出现时，除了可能影响工人健康，还会大大降低空气的能见度，使工人的作业视线受到限制，严重影响生产效率。由于生产性粉尘具有较强的吸附性，所以当悬浮在空气中的粉尘与空气中的其他成分相结合，就会形成严重的大气污染，如破烂布屑、动物毛发、谷粒等粉尘有时可附着病原菌。另外，有许多生产性粉尘都具有严重的腐蚀性，会影响各种生物的生存，甚至腐蚀许多珍贵的文物古迹。当大量的生产性粉尘悬浮在空气中时，不仅会形成严重的环境污染，也会导致一系列的社会问题。

此外，粉尘还有爆炸性危害。在工业生产或作业中，如果某些种类的生产性粉尘在空气中积聚到一定程度，并遇到高温或者明火，就可能引发爆炸事故。爆炸会引发高温、高压以及产生有毒有害的气体，严重威胁生产人员的生命。容易引发爆炸的粉尘主要有：金属类粉尘、煤炭类粉尘、饲料类粉尘、合成材料类粉尘等。粉尘引发爆炸的条件是高温、高浓度。可能发生爆炸的粉尘最小浓度：煤尘为 30 ~ 40 g/m^3，淀粉、铝及硫黄为 7 g/m^3，糖为 10.3 g/m^3。

第五节　对生产性粉尘的防护措施和建议

依据几项调查研究显示：2011—2013 年大连市 244 家企业粉尘检测结果显示，在占比所有粉尘 87.81% 的 7 种粉尘中，木粉尘和硅尘的超标率分别为 20.49%、47.76%。另外，木业、金属制品业和非金属矿物制造业几种主要粉尘类型超标较严重，三者合格率分别只有 79.17%、87.76% 和 88.27%。山西省作业岗位 / 工种职业病危害因素监测合格率从低到高（生产性粉尘）依次为：硅尘（总尘）76.04%、煤尘（总尘）76.16%、煤尘（呼尘）79.31%、硅尘（呼尘）82.29%，生产性噪声 86.41%、化学毒物苯 99.08%、一氧化碳 99.65%，主要分布于煤炭开采和洗选业、黑色金属冶炼和压延加工业、石材加工行业、石油煤炭及其他燃料加工业、石棉矿及其他非金属矿采选业和汽车制造业等[7-15]。

由以上调查研究可见，粉尘防治工作依然严峻，监管部门、职业卫生服务机构和企业三者应通力合作，加强主要类型粉尘危害和重点行业粉尘危害防治，对生产性粉尘进行积极有效的防护处理，这对于控制生产性粉尘的危害是十分重要的，以下对其防护措施进行总结。

首先，对技术进行必要的改革，创新技术，革新工艺，从源头上消除粉尘：

（1）利用先进的技术代替产生粉尘的物质：用不产生粉尘的、没有危害的工艺替代旧工艺。例如在铸造工艺中使用树脂砂；可以选择一些石灰以及石砂等材料来代替石英砂用在铸钢造型中或者是用铁丸作为石英砂的替代品等。

（2）使用湿法生产工艺：对某些亲水、具有水溶性的物料采取增湿等措施，或者在工业生产过程中结合作业环境实际情况，进行积极的洒水处理，减少粉尘的流动。如在矿山中用到的水风钻、水力清砂、湿式拌料、湿式清扫等湿式作业能减少粉尘的飘扬，降低粉尘颗粒的浓度。

（3）在矿石粉等各种能产生粉尘的物质的制造包装中，进行技术设备革新与改造，如使用自动包装机，尽量减少人力包装，采取限制、减少粉尘扩散的措施。另外还可以采取密闭隔离措施，将施工工程与外界相隔离，遥控操作或者半封闭罩操作、密闭管道输送等方式，使粉尘在小范围内活动，尽量降低粉尘在空气中的浓度，减少粉尘的危害。在原料、产品的转移、碾磨、混合和清理等物理变化的过程中，合理设置路径，降低物料落差，以减少扬尘，防止粉尘扩散。

（4）做好通风排尘工作：生产性粉尘可悬浮在空气中并随之流动，导致其影响区域广泛，所以采取有效的方法驱散粉尘十分必要。在生产加工场所安装完备的排尘设备，通风排尘分全面机械通风和局部机械通风，应根据现场实际情况进行合理布置，并且对空气中的粉尘浓度进行稀释处理，使其符合国家职业接触限值的要求。

（5）除尘净化设备保护空气质量：除尘净化是保护空气质量的重要措施之一。而空气净化的面积越大，对技术的要求越高，先进的除尘净化技术是空气洁净的支撑。用人单位应依据本单位的实际，以及排放的粉尘特点、种类、分散度、浓度等，布置先进的空气净化设备，消除空气中的粉尘。

（6）防止二次扬尘：二次扬尘的粉尘浓度比较高，对人体的危害性不容小觑。可以根据不同的环境采取不同的技术防止二次扬尘。例如，在清扫处理中，可以采用负压装置进行粉尘清除，对于危害较大的生产性粉尘，可以采取用水冲刷的方式清理积尘，避免使用吹扫的方式清理。同时，尽量减少工人在车间内不必要的体力劳动，减少粉尘颗粒的飞扬。

（7）提高安全防护意识，做好个人防护工作：无论是企业生产的负责人还是操作工人，都应该提高对生产性粉尘危害的认识，从思想上予以重视，并制定合理的管理制度，为工人的安全以及正常的生产秩序提供可靠的保证。这就要求对粉尘的危害性进行广泛宣传，做好新入岗工人的防护安全培训工作，让工人们认识到粉尘对人体的危害性，使其在工作中注意做好防护措施[16-20]。其次，粉尘是通过呼吸道吸入、人体表面吸附、消化道食入三种方式进入人体的，从工人自身出发，严格穿戴工作服，使用防尘口罩、呼吸器、头盔、防尘眼镜等个人防护用品。禁止在作业现场进食和吸烟至关重要[21-22]。

参考文献

[1] 鲍含诚，范雪云．尘肺病．北京：煤炭工业出版社，2010.
[2] 白云亭，杨德昌．防尘技术与尘肺研究．北京：能源出版社，1989.
[3] 刘树春．尘肺病因学的探讨．职业医学，1987，14（1）：44-46.
[4] 穆智宏．煤矿粉尘与粉尘检测．济南：黄河出版社，1992.
[5] Fubini B. What makes a silica particle toxic? International workshop on environmental monitoring and silica dust exposure assessment，Wuhan and Yichang，2005：14-17.
[6] George D，Cuthrie Jr. Mineral properties and their contributions to particle toxicity. Environ Health Perspect，1997，105：1003-1011.
[7] 何作力，安玉，徐振杰，等.2011—2013 年大连市企业 7 种主要生产性粉尘的检测结果．职业与健康，2015，31（6）：723-725.
[8] 金泰廙．职业卫生与职业病学.5 版．北京：人民卫生出版社，2004.
[9] GBZ 159-2004. 工作场所空气中有害物质监测的采样规范．
[10] GBZ 2.1-2007. 工作场所有害因素职业接触限值 第 1 部分：化学有害因素．
[11] 刘婷婷，陈桓龙.1993—2007 年宁阳县生产性粉尘危害监测资料分析．预防医学论坛，2011，15(9)：820-822.
[12] 曹红兵，王松，马效东，等. 2019 山西省部分重点行业职业病危害因素检测结果分析．中国药物与临床，2020，20（20）：2273-3376.
[13] 夏立平．工业生产性粉尘的危害与防尘技术分析研究．科技信息，2011（4）：408-409.
[14] 王炜，徐聿函，杨蕾，等. 2013 年无锡市工作场所中职业病危害因素检测．环境卫生学杂志，2014，30（21）：3024-3026.
[15] 伍家琪，王海椒，贾晋阳．北京市某印刷企业职业病危害现状调查．职业与健康，2019，35（10）：1297-1301.
[16] 张鹏，易俊，李湖生，等．HACCP 方法在水泥行业生产性粉尘职业危害防控中的应用．安全与环境工程，2014，24（1）：63-67.
[17] 何伟明．水泥制造企业粉尘危害及防尘措施分析．建筑安全，2013（1）：70-76.
[18] 刘嘉琪．浅析生产性粉尘危害控制技术．化工管理，2016（29）：215.
[20] 中华人民共和国卫生部．工作场所空气中粉尘测定第 2 部分：呼吸性粉尘浓度：GBZ/T 192.2-2007.

北京：人民卫生出版社，2008.
[21] 钟任扬，温泉，孔祥钦，等. 生产性粉尘危害与防护. 职业卫生与应急救援，2017，35（1）：97-99.
[22] 吴剑. 机械加工过程中粉尘污染危害控制研究. 科技视界，2012（19）：266-267.

（王　旭　李宝平）

第四章

尘 肺 病

第一节　尘肺病概述

一、尘肺病的定义

《职业性尘肺病的诊断》(GBZ 70-2015)标准中规定的尘肺病定义是：尘肺病(pneumoconiosis)是在职业活动中长期吸入生产性矿物性粉尘并在肺内潴留而引起的以肺组织弥漫性纤维化为主的疾病。但从尘肺病发病机制及病理演变过程来看，肺组织纤维化只是吸入致病性粉尘，主要是吸入无机矿物性粉尘后肺组织一系列病理反应的结果。这一系列病理反应包括巨噬细胞性肺泡炎、尘细胞性肉芽肿和粉尘致肺组织纤维化。三种病理反应有先后发生的过程，但也会同时存在。国际劳工组织(International Labour Organization，ILO)对尘肺病的定义是：尘肺病是粉尘在肺内的蓄积和组织对粉尘存在的反应(pneumoconiosis is the accumulation of dust in the lung and the tissue reaction to its presence)。这个定义似乎概括了吸入粉尘后病理反应的全过程。此外，有些无机性粉尘在肺内潴留，但并不引起肺泡组织结构的破坏或胶原纤维化形成，一般也不引起呼吸系统症状和肺功能损害，这类粉尘被称为惰性粉尘(inert dust)，其在肺内的潴留被称为“良性尘肺”(benign pneumoconiosis)，因此，普通职业病范畴所说的尘肺病是指因吸入粉尘所致的肺泡功能结构单位的损伤，其早期表现为巨噬细胞性肺泡炎，晚期可导致不同程度的肺纤维化。必须强调的是，尘肺病作为目前我国主要的职业病，与劳动保险等密切相关。因此，尘肺病诊断必须根据国家颁布的职业病分类和目录，按照尘肺病诊断标准进行。我国职业病分类和目录中规定了 12 种尘肺病的具体名称，即：硅肺、煤工尘肺、石墨尘肺、炭黑尘肺、石棉肺、滑石尘肺、水泥尘肺、云母尘肺、陶工尘肺、铝尘肺、电焊工尘肺、铸工尘肺，以及根据《尘肺病诊断标准》和《尘肺病理诊断标准》可以诊断的其他尘肺病[1-2]。

二、尘肺病的发展历史

尘肺病是一种古老的疾病，其发生可以追溯到石器时代。我国约在四千年以前就有采矿工业，那时就可能有尘肺病的发生。我国现存最早的一部医书《黄帝内经》曾记载了矿石的致病作用。公元 10 世纪，北宋孔平仲的《谈苑》里就有粉尘致病的记载："贾谷山，采石人，石末伤肺，肺焦多死"，初步指出了尘肺的病原及其对机体的危害[3]。

1554 年，德国 Agrecola 在《采矿业》中提到矿工中流行"矿山性肺痨"的问题。1700 年，意大利 Ramazzi 记载了国家"矿工的粉尘性疾病"。但是一直没有把尘肺病与普通的肺结核区分开。

1866 年，德国医生 Zenker 首先提出了"尘肺（pneumoconiosis）"这一名词，用以概括因吸入粉尘所致的肺疾患，从而将尘肺病作为一种独立疾病列入了肺疾病的分类之中。

德国在 1867 年才提出尘肺病的概念，1870 年确认有硅肺，但相关概念、认识并不统一。德国学者曾一度认为尘肺即硅肺，甚至提出除硅肺外无其他尘肺，还有"良性尘肺"和"恶性尘肺"之说。

1930 年，国际劳工局在南非约翰内斯堡召开的第一届国际尘肺会议上，总结了大量研究后得出，只有吸入二氧化硅（SiO_2）和含有 SiO_2 的粉尘才能引起尘肺病。

1950 年，第三届国际尘肺会议提出，除硅尘能引起尘肺病外，其他粉尘，如铍、滑石、石墨等亦能引起尘肺病。

1956 年，苏联的 M.A.КОВНАЦКИЙ 提出，尘肺病是职业性的肺纤维化，其发病原因是由于工人在生产活动中吸入了粉尘。

1957 年，英国的 Donald Hunter 认为：尘肺病是指工人在某些职业中由于吸入粉尘所引起的一种肺部疾患。Visconti 把吸入 SiO_2 粉尘引起的尘肺病称为硅肺。

1971 年，在第四届国际尘肺会议上将尘肺定义为"肺内有粉尘潴留，并有肺组织反应"。组织反应包括胶原纤维增生和非胶原纤维增生，因此尘肺病又分为胶原纤维化为主的尘肺病（吸入石英、石棉所致）和非胶原纤维化为主的尘肺病（吸入锡、锑、铁、钡等粉尘所致）。

1977 年，日本公布的尘肺法中规定尘肺病是"由于吸入粉尘而引起的，肺纤维增生性变化为主的疾病"。

1979 年，在委内瑞拉召开的第五届国际尘肺会议上，日本的佐野辰雄提出"只要是不溶性粉尘或难溶性粉尘沉着于肺组织内时均能引起尘肺病"。他认为不存在无害性粉尘或惰性粉尘的问题。

2002 年，我国颁布的《尘肺诊断标准及处理原则》中规定的尘肺病的定义是："尘肺病是由于在职业活动中长期吸入生产性粉尘并在肺内潴留而引起的以肺组织弥漫性纤维化为主的全身性疾病。"

2009 年，国际劳工组织（ILO）对尘肺病的定义是："尘肺病是粉尘在肺内的蓄积和组织对粉尘存在的反应。"

2015 年，我国颁布的《职业性尘肺病的诊断》（GBZ 70-2015）中规定的尘肺病的定义是："尘肺病（pneumoconiosis）是在职业活动中长期吸入生产性矿物性粉尘并在肺内潴留而引起的以肺组织弥漫性纤维化为主的疾病。"

三、尘肺病的流行病学

（一）我国尘肺病现状

尘肺病占我国 10 大类职业病的首位，并呈逐年增长的趋势。自 20 世纪 50 年代建立职业病报告制度以来，我国累计有 14 万多人死于尘肺病。1955 年统计全国尘肺病新发病例仅 419 例，累计尘肺病病例也只有 862 例。1955 年以后诊断的尘肺病新发病例和死亡病例均显著增加，到 1975 年新发病例已达 15 721 例。20 世纪 80 年代以后，每年新发病例已达 2 万例以上。1981—1986 年发生尘肺病病例 145 278 例，至 1986 年底，全国累计发生的尘肺病病例已是 1955 年以前的 456 倍。到 1986 年底，全国尘肺病流行病学调查资料显示，我国县级及以上全民和集体所有制企业单位累计尘肺病患者 393 797 人。1986 年新增病例和死亡病例分别是 1955 年的 63.9 倍和 161.3 倍。历年尘肺病累计病例和现患病例也迅速增加，1986 年这两个数据分别为 1955 年的 456.8 倍和 413.9 倍，均呈逐年上升的趋势，但 1987 年以后历年的新发病例和死亡病例较以前有所减少。

据全国职业病报告资料统计，1991—1996 年报告职业病 101 042 例，其中尘肺病 67 868 例，占 67.2%。根据截至 1998 年底的统计，我国累计尘肺病患者 542 041 例，较 1986 年的统计数字增加了 40%，其中累计死亡病例 127 147 例，累计病死率高达 23.5%，现患尘肺病患者 414 894 例，较 1986 年的统计数字增加了 30%，其中主要是硅肺和煤工尘肺患者，占总数的 85%，分别为 169 595 例和 184 426 例。

1995 年，ILO 和世界卫生组织（WHO）在国际职业卫生联合会的建议下，制定了“全球消除硅肺国际规划”，目标是到 2030 年，消除硅肺。但迄今 20 多年已经过去，全球硅肺不仅没有消除，而且还在一些国家和地区出现了加重或反弹的趋势，这其中不仅有发展中国家，也有发达国家。

截至 2000 年底，我国累计尘肺病患者数为 558 624 例，其中已死亡 133 226 例。据卫生部（现国家卫生健康委员会）有关部门不完全统计，根据各地职业病上报情况，2001 年以来，尘肺病新增病例占职业病报告总例数的比例均在 75.11% 以上，最高达到 82.64%。截至 2002 年底，我国的尘肺病患者累计达 58 万余例，但专家估计，实际发病要比上述报告的例数多 10 倍。现存活 44 万余例，并且每年仍在增加 1 万多例新发患者，其中煤工尘肺患者占总数的 46%，约有 21 万多人。2003 年度全国报告新增尘肺病 8 364 例。截至 2003 年底，尘肺病累计病例 589 741 例，死亡 141 024 例（23.9%），现存活 446 347 例，新增 12 248 例，平均新发尘肺病患者在 10 000 ~ 12 000 例 / 年。截至 2004 年，尘肺病累计病例近 60 万。据国家煤矿安全监察局对 23 个省（自治区、直辖市）16 792 个煤矿企业的调查统计，截至 2005 年，累计尘肺病病例 153 027 例，累计尘肺病死亡人数 58 681 人，现患病例 94 346 人。2005 年新增尘肺病病例 5 629 例，尘肺病死亡人数 2 470 人。其中国有重点煤矿累计尘肺病病例 132 011 例，累计死亡人数达到 56 394 人，现患病例 75 617 例，2005 年新增尘肺病例 4 153 例，死亡人数 2 338 人；地方国有煤矿企业累计尘肺病病例 18 928 例，累计死亡人数 1 509 人，现患病例 17 419 例，2005 年新增尘肺病病例 888 例，死亡人数为 111 人；乡镇煤矿企业累计尘肺病病例 2 088 例，累计死亡人数 778 人，现患病例为 1 310 例，2005 年新增尘肺病病例 588 例，尘肺病死亡人数为 21 人。

截至 2006 年底，已报告尘肺病累计病例 616 442 例，死亡 146 195 例，现患 470 247 例。近 15 年平均每年新发尘肺病患者近 1 万例。发病特点是：尘肺病病例比例增加，发病时间缩短。2006 年诊断尘肺病病例比例较 2005 年提高了 1.44 个百分点，诊断尘肺病病例接触粉尘时间不足 10 年的占病例总数的 22.62%，其中不足 5 年的占 11.04%，不足 2 年的占 1.57%，是目前世界上其他各国全部尘肺病患者总数的 3 倍还多。2007 年尘肺病病例数占总报告例数的比例最大，尘肺病依然是我国最严重的职业病。2007 年报告尘肺病新发病例数占职业病报告总例数的比例较 2006 年提高了 0.44 个百分点，达 76.69%。2007 年共报告尘肺病新病例 19 630 例（比 2006 年增加 2180 例），死亡病例 875 例，晋期病例 860 例。

截至 2007 年底，累计报告的尘肺病病例 627 405 例。根据 2008 年全国职业病报告，我国职业病危害形势依然十分严峻。2008 年，我国 30 个省［自治区、直辖市（不包括西藏自治区、香港、澳门和台湾）］和新疆生产建设兵团共报告新发各类职业病 13 744 例。职业病病例数位列前 3 的行业依次为煤炭、有色金属和建设行业。2008 年报告尘肺病新发病例占职业病报告总例数的 78.79%。主要表现为：尘肺病发病居高不下，群发性尘肺病时有发生，发病工龄缩短。2008 年各地职业病报告中，诊断尘肺病新发病例数超过100例的群体性病例报告有13起。

2010年我国30个省［自治区、直辖市（不包括西藏自治区、香港、澳门和台湾）］和新疆生产建设兵团报告尘肺病新发病例23 812例，其中94.21%为煤工尘肺和硅肺。大部分病例分布在煤炭行业。

2012年尘肺病报告情况：共报告尘肺病新发病例24 206例，较2011年减少2195例。其中，煤工尘肺和硅肺分别为12 405例和10 592例。尘肺病报告病例数占2012年职业病报告总例数的88.28%。

截至2014年底，我国尘肺病累计报告777 173例，约占所有职业病总数的90.0%；2014年报告尘肺病26 873例，居历史高位，其中煤工尘肺和硅肺分别占51.5%和42.7%。

根据全球疾病负担2015年公布的资料显示，估计我国2015年死亡的尘肺病病例有9538例（95%可信区间为8430 ~ 11 013例），硅肺死亡病例有6456（95%可信区间为5656 ~ 7533）例。

截至2017年，我国累计报告职业病病例95万余例，其中尘肺病85万余例，占比89.8%，主要是硅肺和煤工尘肺。

目前，我国仍有2000多万从事粉尘作业的工人，约有60万疑似尘肺病患者，他们将会陆续发病。我国每年约有1.5万例尘肺病新发病例，每年死亡约6000例，预计今后10年内尘肺病发病仍处于上升趋势。应该指出的是：我国乡镇企业只有短短十几年的发展历史，据不完全统计，现患病例数已达到近万例，因此必须对其给予足够的重视。

（二）尘肺病的种类

在尘肺病病种中，我国职业病名单中的12种职业性尘肺病均有发生，当前我国尘肺病的危害主要集中于硅肺和煤工尘肺，在各种尘肺病中硅肺所占比例为48.30%，煤工尘肺为49.00%，铸工尘肺为4.01%，陶工尘肺为2.66%，水泥尘肺为1.21%，石棉肺为1.09%，其他尘肺病总计占2.56%。在工业生产中，以石英和其他含游离SiO_2的物质为原料的生产工艺相当普遍。在工厂方面，受硅尘危害严重的有石英加工厂、玻璃厂、耐火材料厂、电瓷厂、陶瓷厂和机械厂等。其中硅尘危害最严重的是钨矿、锑矿等有色金属矿的采掘及黑色金属与煤矿的掘进、开凿隧道、非金属矿开采、地质勘探等。

我国地域广阔，地层结构复杂，各地煤工尘肺的患病率差异很大，在0.92% ~ 24.1%之间。淮北矿区尘肺病种类以煤工尘肺（2780例）最多，占62.9%；硅肺（1590例）居第二位，占36.0%。在厦门市（2005年）各种尘肺病病例中，以硅肺病居多，达191例，占全部病例的83.18%，其次为煤工尘肺11例，占4.8%。彭娟娟等[4]报道上海市1949—2004年尘肺病累计病例数6 032例，尘肺病累计病例排序前5位的分别为硅肺、铸工尘肺、石棉肺、电焊工尘肺和炭黑尘肺，分别为54.1%、22.91%、10.56%、5.53%和2.04%，其中硅肺和铸工尘肺病例达4655例，占77.2%。

在2007年全国报告的19 630例尘肺病新发病例中，有89.37%的病例为煤工尘肺和硅肺，分别为5351例和4447例。

（三）尘肺病的分布

1. 地区分布 据1986年的调查，我国29个省（自治区、直辖市）均有尘肺病发生。占总例数近一半（43.22%）的尘肺病分布在四川、湖南、辽宁、山西、江西五省。其中四川省尘肺病病例最多，江西省尘肺病患病率最高，为10.21%，其他各省为2.19% ~ 8.03%。据1991—1995年的调查，辽宁省报告的病例数居全国首位，其次为四川和湖南两省。这与煤炭、冶金、有色金属及建材工业在各省分布情况有密切关系。从地理区域分布看，尘肺病主要集中在四川、辽宁、湖南、山西、黑龙江和河南，以上6个省总计现患病例约占全国病例总数的40%。2003年报告新增尘肺病病例数多于500例的依次为湖南、黑龙江、吉林、天津和山东。

煤工尘肺患者数最多的省（自治区、直辖市）分布与中国的产煤大省分布相一致。煤工尘肺患者数由多到少依次为山西、河南、四川、辽宁、陕西、安徽、黑龙江等。但患病率分布不同，患病率较高的依次为青海、北京、福建、湖北、陕西、新疆等，多分布在边远省份或开采条件较差的矿务局。1992 年的调查显示，煤工尘肺患病率最高的 10 个矿务局（矿）依次为大同、阿干镇、北票、永荣、广旺、重庆直属矿、北京、乌鲁木齐、白沙、黄石矿务局。煤工尘肺病例数最多的 10 个矿务局依次为大同、平顶山、北京、铜川、北票、双鸭山、淮南、淮北、沈阳、永荣矿务局。值得注意的是，在这两项排行榜中，北票、北京、永荣矿务局都在排行之列。这 3 个矿务局无论在患者数量还是在发病严重程度方面都是比较高的。据河北省 1987—1990 年的调查显示，尘肺病主要分布在唐山、张家口、邯郸三市。

我国炭黑尘肺主要分布在辽宁、湖南、上海、黑龙江等省（直辖市）。

我国云母尘肺主要分布在内蒙古、四川、新疆、黑龙江等省（自治区）。

2. 行业分布

（1）尘肺病的行业构成情况：据 1986 年全国尘肺病流行病学调查，全国 20 个工业系统均有尘肺病发生，累计病例总数的 82.1% 发生在县级以上全民和集体所有制企业部门，约 17.9% 发生在县级企业部门。从工业行业系统分析，尘肺病在煤炭行业所占比例最高，占 46.49%。其次是冶金和有色金属系统，冶金占 12.54%，有色金属占 11.03%，建材占 3.48%，机械占 3.39%，轻工占 3.26%，铁道占 2.61%，石油化工占 2.39%。1991—1995 年，80.00% 的新诊断病例出现在煤炭、冶金、化工、建材、机械、有色金属和轻工等工业部门。截至 2002 年底，我国煤炭行业累计检出的尘肺病患者达 25 万多人，占全国已检出的尘肺病患者总数的 49%，但由于企业申报不全，特别是大量的乡镇煤矿、个体煤矿和部分地方国有煤矿没有落实职业危害申报制度，导致全国煤矿的实际尘肺病发病人数要远远大于统计数据。

（2）各工业系统全因病死率：据工业系统尘肺病全因病死率的调查，有色金属系统为最高，达到 33.7%，其次是冶金系统，为 22.0%，煤炭系统为 19.9%。这表明硅肺的危害程度大于煤工尘肺，因为在有色金属和冶金系统发生的主要是硅肺，而煤炭系统则主要是煤工尘肺。湖南省尘肺病行业危害状况评价表明，现患尘肺病患者 32 347 例，以煤炭和有色金属系统分布最高（分别为 47.47% 和 12.16%），其次为冶金系统。

（3）各工业系统患病率：以 1986 年底统计得到的接尘工人数和现患病例数计算患病率，全国平均患病率为 4.1%，有色金属系统患病率为 11.1%，仍居首位，其次是县级煤炭系统，为 8.7%，县级以上煤炭系统为 6.3%。这说明煤炭系统的粉尘防治仍然是一项艰巨的任务。

1992 年的调查显示：地方煤矿平均患病率高于国家统配煤矿。国家重点煤矿平均患病率为 6.33%，全国县级以上地方煤矿的平均患病率为 8.11%，地方煤矿比国家重点煤矿平均患病率高，归因危险度（attributable risk，AR）为 1.78，相对危险度（relative risk，RR）为 1.28。究其原因，主要是地方煤矿对防尘重视程度、管理水平、技术及设备、地质及开采条件方面不如国家重点煤矿。

尘肺病现患率调查中，机械工业最高，为 11.83%，其次是有色金属工业，为 10.03%，县级煤炭行业为 7.79%，县级冶金行业为 7.24%，县级以上煤炭行业为 5.96%，地质矿产行业为 5.61%，铁道行业为 5.23%，冶金行业为 3.89%，水电行业为 3.51%。

煤炭、冶金、建材和其他行业新诊断病例数均呈递增趋势，在 20 世纪 90 年代有所下降，而铁道行业在同时期则呈急剧上升趋势。从行业分布来看，以煤炭行业最为严重，其现患病例数高达 195 150 例，占总病例数的 47%；其次是冶金行业，现患病例数为 50 546 例，占总数的 12%；之后依次是有色金属、建材、机械、轻工、铁道行业。上述 7 个行业部门的尘肺病病例占总病例数的 82%，是我国尘肺病防治工作的重点。2003 年度全国报告新增尘肺病 8364 例，其中硅肺和煤工尘肺病例占 84.79%，晋期病例 874 例，新增尘肺病病例数多于 500 例的行业依次为煤炭、建材和冶金。

四川省对 1949—1998 年所有尘肺病病例进行登记调查，以煤炭、冶金、建材和铁道行业为主[5]。1987—1990 年河北省尘肺病的流行病学调查显示，尘肺病主要分布在 21 个工业系统，其中煤炭行业占 41.33%，冶金行业占 24.82%，两者共占 66.15%。

甘肃省 1986—2003 年尘肺病新病例主要集中在煤炭行业（55.79%），其次为建材（14.93%）、有色金属（5.44%）、冶金（5.28%）和电力（2.56%）等行业。2001 年王忠旭等采用回顾性调查和分析方法对各厂矿 49 年（1951—1999 年）间的 5533 例尘肺病患者发病情况进行了分析，表明尘肺病主要分布于矿山、耐火、烧结、冶炼和机械制造行业。

郑州市县级以上企业和县级企业的尘肺病病例分别为 1766 例（占 35.18%）和 3254 例（占 64.82%），主要分布在煤炭系统，累计尘肺病病例为 3693 例（占 73.56%），其次为机械系统 235 例（占 4.68%），有色金属系统 269 例（占 5.36%），轻工系统 277 例（占 5.52%），其余各系统 456 例（占 9.08%），乡镇企业 90 例（占 1.79%，含县级企业）。

厦门市各工业系统中建筑系统累计尘肺病 95 例，占 41.7%，其次为鹰厦铁路民工和铁道兵转业的人员，累计尘肺病 37 例，占 16.2%。马麟等对沈阳市尘肺病调查分析表明，累计新发尘肺病 158 例，主要集中在轻工、机械行业。廖雍玲等报道湖南省现有尘肺病患者 32 347 人，主要分布在煤炭（47.47%）和有色金属系统（12.16%），其次为冶金系统（8.20%）。

刘颖辉报道，唐山市有接尘企业 1500 多家，产业工人 100 多万，其中接触生产性粉尘的职工有 42 万人，尘肺病患者主要分布在煤炭、钢铁、陶瓷、水泥、发电、铸造、矿山等行业[6]。

我国石墨尘肺主要发生于建材工业系统（包括县建材，占 60.95%）和机械工业系统（占 29.52%）。

3. 工种分布 我国 32 个统计工种中均有尘肺病发生，但 80% 的尘肺病病例分布在矿山行业的 14 个工种中，其中煤矿 6 个工种占矿山总病例数的 59.85%，以矿山凿岩工种尘肺病发病率最高，占 18.1%，其余依次为煤矿主采、煤矿主掘、煤矿纯掘、煤矿混掘、煤矿纯采、矿山搬运、矿山采矿、粉碎、型砂。从煤工尘肺发病工种分布看，纯掘进和主掘工种在各期煤工尘肺中，都占总患者数的 50% 以上。说明掘进工的作业环境仍是防尘工作中不可忽视的重要方面。但因为调查的是累计病例，所以许多患者是 20 世纪 50—70 年代的接尘工人。20 世纪 50—60 年代，许多岩石掘进工作面使用干式风锤，危害程度较大，患病率必然高。随着湿式作业及综合防尘的推广，岩石危害相对减小。随着采煤工作面机械化的发展，割煤采煤时粉尘浓度可达到每立方米几百毫克至上千毫克，导致煤尘危害增加。据近年文献报告，在尘肺病发病的工人中，纯采和主采工人患病率呈上升趋势，甚至有的煤矿煤尘危害相当严重，故应引起高度重视。据统计，煤工尘肺中，凿岩工硅肺占总发病数的 68%，混合工种为 30%，采煤工占 1% ~ 2%。

（四）尘肺病的发病工龄

尘肺病的发病工龄，即从开始接尘到第一次诊断为壹期尘肺的时间，也称为潜伏期。张晓敏等[7]报道，武钢 1958—2003 年的尘肺病病例的平均发病工龄为 25.8 年。根据 2007 年全国职业病发病报告，尘肺病新病例实际接尘工龄不足 10 年的有 2331 例，占尘肺病新病例数的 21.26%，其中实际接尘工龄不足 5 年的有 1017 例，占 9.28%，实际接尘工龄不足 2 年的有 125 例，占 1.14%。2000 年以后才开始接尘的新病例有 686 例，其中 70 例实际接尘工龄不足 2 年，占 2000 年以后开始接尘新病例的 10.20%。

1. 硅肺 根据全国尘肺病流行病学调查资料，比较 1955—1959 年和 1985—1986 年诊断的尘肺病病例的平均发病工龄，硅肺发病工龄从 9.54 年延长到了 26.72 年。20 世纪 60 年代中期以后开始从事粉尘作业的工人发生硅肺的很少，而 90% 以上的硅肺患者是在实施综合防尘措施之前开始接尘的。但目前某些企业粉尘浓度控制很差，出现急进型硅肺，导致硅肺平均发病工龄缩短，有 10% 的壹期硅肺患者平均发病工龄为 10.43 年。

吴永权等[8]报道某灯饰厂 282 名生产工人，其中粉尘作业人员 216 人。确诊的 7 例硅肺患者，平均年龄为 40 岁（范围 37 ~ 48 岁），从事喷砂作业 1.5 ~ 3.5 年，平均工龄为 2.6 年。7 例患者均从事过接触高浓度、高游离 SiO_2 含量粉尘的工作，粉尘作业工龄短。廖萍泰等[9]对某石英砂厂 63 名工人进行调查，共检出硅肺 19 例，平均发病工龄 2.8 年。

2007 年全国职业病发病报告显示，速发型尘肺病病例以煤矿开采和洗选业为主，病种以硅肺为主。在 2000 年以后才开始接尘且工龄不足 2 年的 70 例尘肺病病例中，硅肺占 33 例；41 例发生于煤矿开采和洗选业，主要工种为凿岩工。

2. 煤工尘肺 比较 1955—1959 年和 1985—1986 年诊断的煤工尘肺，发病工龄从 16.24 年延长到 24.72 年，可见随诊断时间的推移，发病的潜伏期在显著延长。煤工尘肺平均发病工龄为 23.17 年，患者接尘发病工龄延长，说明历年防尘工作对防止煤工尘肺是有效的，降低了粉尘对煤矿工人的危害。10% 的壹期煤工尘肺患者平均发病工龄为 10.58 年。

各种尘肺病累计病例壹期发病工龄表现为 50% 的患者其平均发病工龄在 22.61 年。水泥尘肺为 21.53 年，陶工尘肺为 25.54 年，铸工尘肺为 25.73 年，最长的为电焊工尘肺，发病工龄为 26.10 年。

根据 2007 年全国职业病发病报告，速发型尘肺病中煤工尘肺占第二位。在 2000 年以后才开始接尘且工龄不足 2 年的 70 例尘肺病病例中，煤工尘肺为 33 例，主要工种为采煤工。

2009 年对开滦煤矿 8 535 例接尘工人查体，共检出壹期煤工尘肺 49 人。尘肺发病工龄多在 20 ~ 30 年，平均发病工龄表现为掘进工和混合工较采煤工和辅助工短。

3. 石墨尘肺 我国石墨尘肺的发病工龄相对较长，一般多在 15 ~ 20 年，病情进展缓慢。

4. 炭黑尘肺 一般接触炭黑粉尘 14.5 ~ 16.5 年即可罹患本病。壹期炭黑尘肺平均发病工龄：5% 的病例为 10.9 年，10% 为 13.9 年，50% 为 24.3 年，90% 为 33.5 年，95% 为 35.0 年。由此表明炭黑尘肺发病工龄较长，至少在 10 年以上。

5. 石棉肺 石棉肺发病之初是隐匿的，潜伏期一般为 10 ~ 20 年。发病工龄在 5 ~ 10 年者占 54.2%，10 年以上者占 42.1%。10% 的壹期石棉肺平均发病工龄为 10.3 年。

6. 滑石尘肺 发病缓慢，发病工龄一般在 10 年以上，多为 20 ~ 30 年。也有报道接触纤维状滑石者发病较早，工龄可在 13 ~ 26 年，接触颗粒状滑石者发病工龄为 21 ~ 22 年。滑石粉尘致病能力相对较弱，脱离接触粉尘后病变有可能停止进展或进展缓慢，也有个别病例进展较快。北京滑石尘肺发病工龄平均为 11.85 年，山东滑石尘肺平均发病工龄为 15.5 年。

7. 水泥尘肺 我国水泥尘肺的发病与接尘时间、粉尘浓度和分散度及个人体质有关，一般发病工龄在 20 年以上，最短为 10 年。

8. 云母尘肺 发病工龄较长，至少在 10 年以上。我国于 1986 年诊断的云母尘肺，50% 的壹期病例平均发病工龄为 25.45 年。

9. 陶工尘肺 发病工龄较长，最少 7 年，最长 58 年，平均 32 年。发病年龄最小 29 岁，最大 78 岁，平均 54 岁。陈苏生研究表明，在广东省 54 例陶工尘肺患者中，女性占 29.63%，女性显示出比男性发病工龄短、发病年龄小、进展快、死亡年龄小、病死率高的趋势。

10. 铝尘肺 发病工龄较长，一般在 10 ~ 15 年或以上。在对 202 例壹期铝尘肺的发病工龄调查中显示，95% 的患者发病工龄在 32.0 年内，发病工龄在 10.9 年以内者仅为 5%，50% 的壹期铝尘肺患者发病工龄在24.4年以内。工人在生产和使用金属铝粉或氧化铝粉的环境中吸入粉尘，则可能罹患铝尘肺。铝尘肺发病工龄较长，据流行病学调查，一般为10～30年，平均发病工龄21年。

11. 电焊工尘肺 发病缓慢，发病工龄较长。一般发病工龄为15～25年。我国于1986年的调查表明，50%壹期电焊工尘肺平均发病工龄为26.10年。

12. 铸工尘肺 发病缓慢，病程较长。武汉市壹期铸工尘肺发病工龄最短5.33年，最长49.17年，平均27.58年。随着时间的推移，平均发病工龄有所延长。20世纪90年代平均发病工龄为31.51年，较60年代延长11.65年。贰期铸工尘肺发病工龄在30年以上者，由60年代的20%和70年代的14.3%上升至80年代的44.7%和90年代的55.5%。

调查表明，随着时间的推移，厦门市尘肺病的发病工龄高峰期也向后推移。1965—1969年诊断的尘肺病发病工龄不满10年者占71.18%，发病工龄超过20年者仅占18.18%；而1980—1984年诊断的尘肺病发病工龄不满10年者仅占12.15%，发病工龄超过20年者已高达78.12%，说明约80%的尘肺病患者为1960年前后开始接尘的工人。

温州市民营企业121例尘肺病工人中最小患病年龄25岁，最大52岁，平均患病年龄36.5岁，与温州市全民及集体所有制企业尘肺病患者的平均患病年龄50.8岁相比明显提前，较全国硅肺平均患病年龄的51.3岁提前了14.8年。

1986年，全国调查表明不同年代和行业的壹期尘肺病平均发病工龄不同，随着时间的推移，尘肺病的平均发病工龄呈逐年延长的趋势，具体见表4-1和表4-2。

表4-1 不同年份煤炭、冶金、有色金属行业壹期尘肺病平均发病工龄（年）

年份	煤炭行业	冶金行业	有色金属行业
1955—1959	15.47	8.29	10.47
1960—1964	17.60	12.14	12.82
1965—1969	17.77	14.79	15.98
1970—1974	18.29	15.26	20.05
1975—1979	22.55	22.61	24.00
1980—1984	23.90	25.57	26.29
1985—1986	24.01	27.23	28.23

注：工龄为几何平均数

表4-2 不同年份壹期硅肺和煤工尘肺平均发病工龄（年）

年份	硅肺	煤工尘肺
1955—1959	9.54	16.24
1960—1964	12.69	18.10
1965—1969	14.81	18.20
1970—1974	18.14	19.60
1975—1979	21.95	21.97
1980—1984	24.88	23.26
1985—1986	26.25	24.72

（五）尘肺病的接尘工龄和发病年龄

对各年代壹期尘肺病发病的接尘平均工龄进行比较，20 世纪 90 年代较 50—60 年代接尘工龄延长，多数在 6 年以上。平均接尘工龄也以硅肺患者最短，其次为铸工尘肺、水泥尘肺、电焊工尘肺、煤工尘肺患者。发病年龄以硅肺最小，说明硅尘的危害性最强，硅肺患者的发病年龄从 20 世纪 50 年代的 35 岁增长到 80 年代后期的 51 岁，其次为电焊工尘肺、水泥尘肺、煤工尘肺、铸工尘肺。在各行业中，以铁道系统的平均发病年龄和发病工龄最短，并随时间的推移而逐渐延长。2000 年报告的新发尘肺病病例接尘年龄小，发病年龄小，接尘工龄短，最短的只有 2 年。2008 年全国尘肺病新病例平均接尘工龄为 17.04 年，比 2007 年缩短 2.35 年，实际接尘工龄不足 10 年的有 3 420 例，占 31.58%。

王忠旭等[10]报道鞍钢尘肺病的平均接尘工龄为 18 年，并随首次确诊年龄段的延长而延长；尘肺病的平均晋级年限为 10.4 年，且随发病年龄和接尘工龄的延长而缩短。平均病程为 13.8 年，平均发病年龄为 48 岁，波动在 40 ～ 60 岁。

郭长轩等[11]于 2001 年对淮北矿区 40 年来确诊的 4421 例尘肺病患者（死亡 1011 例，现患 3410 例）的基本状况及发病、晋期、合并肺结核、死亡原因等资料建立数据库，按全国尘肺病流行病学调查设计方案进行现况调查。结果显示，淮北矿区 40 年来，壹期尘肺病患者平均接尘时间为（22.40 ± 2.08）年，平均发病年龄为（47.31 ± 2.96）岁。

1987—1990 年针对河北省尘肺病的流行病学调查显示，壹期尘肺病平均接尘工龄 25.39 岁，平均发病年龄 46.74 岁。范丽珠[12]报道厦门市尘肺病的平均发病年龄为 50.10 岁。随着时间的推移，尘肺病发病年龄从 20 世纪 60 年代的 35.13 岁逐渐延长到 2000 年的 55.29 岁，虽延长 20.16 岁，但仍离法定退休年龄相差 4.1 年，期望寿命减少 6.6 岁。马麟等[13]对沈阳市近 6 年的尘肺病调查分析表明，累计新发尘肺病 158 例，接尘工龄在 10 年以上者占发病总人数的 89.2%，年龄在 60 岁以上者占发病总人数的 80.4%。

温州民营陶瓷业 121 例尘肺病病例，最长的工龄为 12 年（施釉工），平均接尘工龄 4.4 年，明显短于温州市全民及集体所有制企业尘肺病患者的平均接尘工龄 25.7 年，较全国硅肺的 26.3 年缩短了 21.9 年[14]。

丘创逸对 4 591 名宝石加工工人调查结果显示，所检出的宝石加工工人硅肺接尘工龄为（5.69 ± 12.30）年，发病年龄为（30.03 ± 5.52）岁。何玉红等对某石英砂厂 63 名工人进行调查，共检出硅肺 19 例，平均发病年龄 31 岁。

武汉市的叁期铸工尘肺发病年龄最小为 38.25 岁，最大为 74.33 岁，平均为 49.76 岁。随着时间的推移，发病时间延长，20 世纪 80—90 年代的发病年龄均明显大于 60 年代和 70 年代。翟炜报道 66 例从事井下风钻的工人，共检出尘肺病患者 52 例，平均接尘工龄为 2 年零 1 个月，平均发病年龄为 39.61 岁[15]。

陈银萍等报道，2008 年 1 月初对某矿业集团下属某煤矿自有尘肺病诊断史以来至 2007 年 12 月 31 日止确诊的 591 例尘肺病发病年龄与发病工龄进行分析，结果显示，尘肺病平均发病年龄逐渐减小，从 20 世纪 50 年代之前的 54.3 岁减小到 21 世纪初的 50.0 岁；平均发病工龄逐渐缩短，从 20 世纪 50 年代之前的 32.9 岁缩短至 21 世纪初的 23.5 岁（表 4-3）。

刘颖辉报道唐山市 1998—2008 年的尘肺病患者发病年龄集中在 45 ～ 60 岁，平均接尘工龄 20 年以上。在新发尘肺病病例中，接尘工龄 <10 年的占新发尘肺病病例的近 10%，主要集中在铁矿的凿岩和石粉破碎行业。2007 年，新发尘肺病患者中，年龄小于 35 岁的有 3 人，45 岁以下的有 72 人，接尘工龄最短为 1.5 年，并且是直接被诊断为贰期硅肺[6]。

表 4-3 不同接尘年份尘肺病病例数、发病年龄与发病工龄（$\bar{x} \pm s$）

诊断年份	尘肺病例数	发病年龄（岁）	发病工龄（年）
<1950	258	54.3 ± 14.9	32.9 ± 15.5
1950—1959	128	53.2 ± 12.2	30.2 ± 10.3
1960—1969	77	53.4 ± 9.6	29.8 ± 8.5
1970—1979	65	49.0 ± 4.6	25.7 ± 4.3
1980—2007	4	50.0 ± 7.4	23.5 ± 2.9

2009 年对开滦矿务局下属三矿的 8 535 例接尘工人进行查体，检出壹期煤工尘肺 49 人，发病年龄多集中在 45 ~ 55 岁。

王红宇等[16]对 2002—2007 年广西新发尘肺病特点分析显示，在 2007 年新诊断的壹期尘肺病患者中，以不同经济类型企业新诊断的 89 例壹期尘肺病患者的发病工龄进行比较，非公有制企业共 18 例患者的发病工龄为（12.3 ± 8.6）年，明显较公有制企业 71 例患者的发病工龄（19.8 ± 10.6）短；而非公有制企业新诊断的 6 例贰期尘肺病患者的发病工龄较公有制企业 1 例贰期尘肺病患者的发病工龄要长，结果显示非公有制企业作业场所的职业病危害非常严重。

（六）尘肺病的死亡及其他情况

1. 尘肺病的病死率 截至 1986 年，全国累计死亡病例 79 637 例，全国病死率为 22.22%。1991—1996 年因各种疾病死亡的尘肺病患者 30 803 例。截至 1997 年 2 月 16 日，我国累计尘肺病 526 350 例，尚存活患者 407 050 例，病死率高达 22.7%。截至 2000 年底，我国累计尘肺病患者数为 558 624 例，其中已死亡 133 226 例，病死率为 23.85%。截至 2005 年，累计尘肺病病例 153 027 例，累计尘肺病死亡人数 58 681 人，2005 年尘肺病死亡人数 2470 人，其中，国有重点煤矿累计尘肺病病例 132 011 例，累计死亡人数 56 394 人。2005 年新增尘肺病病例 4153 例，死亡人数 2338 人；地方国有煤矿企业累计尘肺病病例 18 928 例，累计死亡人数 1509 人，2005 年新增尘肺病病例 888 例，死亡人数 111 人；乡镇煤矿企业累计尘肺病病例 2088 例，累计死亡人数 778 人，2005 年新增尘肺病病例 588 例，死亡人数 21 人。

1949—1986 年全国尘肺病流行病学调查研究资料显示，至 1986 年底，全国各地尘肺病病死率最高者为江西省，其次为河北、北京、贵州、云南和四川等地。在各工业系统中，煤炭系统死亡病例最多，占全国尘肺病死亡总例数的 38.14%，然而病死率最高的行业是有色金属行业，为 33.7%，冶金和煤炭行业分别为 22.0% 和 19.9%。在各种尘肺病中，死亡人数硅肺居首位，共 45 311 例，其次为煤工尘肺 27 696 例，铸工尘肺和陶工尘肺分别居第 3、第 4 位，病死率依次为 23.82%、18.00%、15.06% 和 14.50%。石棉肺死亡总数为 622 例，其病死率为 14.50%。我国共诊断炭黑尘肺 732 例，已死亡 59 例，病死率为 8.06%。

郝长生等研究表明，铸工尘肺患者的调整死亡率（40.81%）明显高于非尘肺者（23.19%），标化相对危险度（SRR）为 1.76，95% CI 为 1.06 ~ 2.91。对广西锡矿 1972—1994 年 7855 名工人的回顾性队列研究表明，接尘工人 4833 人，共有尘肺病患者 934 人，死亡 320 人，直接死于尘肺病者 80 人，与全国城市居民死亡情况相比，锡矿的尘肺病死亡率明显增高。

2. 尘肺病的死因 从全死因构成看，因呼吸系统疾病死亡者居首位，共 41 241 例，占 51.79%，其次为心血管疾病和肿瘤，分别为 19.90% 和 11.31%。在因呼吸系统疾病死亡的各种尘肺病病例中，从全死因构成比来看，硅肺为 59.34%、其中死于肺结核者占 34.25%；煤工尘肺为 43.40%，其中死于肺结核者占 34.25%；陶工尘肺为 42.52%，其中死于肺结核者占 24.98%，这些数据表明肺结核是尘肺病患者因呼吸系统疾病死亡的主要原因。而在电焊工尘肺中，因肿瘤死亡的病例占42.54%，石棉肺和铸工尘肺分别占27.17%和21.94%，在因肿瘤死亡的患者中，死于肺癌者居首位。2003年度全国报告新增尘肺病8364例，死亡病例1847例，其中死于尘肺病者456例，死于慢性肺源性心脏病（简称肺心病）者369例。

任爱国等[17]采用流行病学回顾性队列研究方法对开滦矿务局1952—1995年诊断的3228例煤工尘肺患者（全部为男性）进行了调查。队列观察从1970年1月1日开始，至死亡病例的死亡日期或1995年12月31日终止，以全国男性人群为参照。用标化死亡比（SMR）作为统计指标，并计算95%可信区间（95% CI）。结果表明，全死因SMR较全国人群高11%（SMR=1.11，95% CI：1.04 ~ 1.18）。其中肺心病SMR（SMR=5.97，95% CI：5.23 ~ 6.77）和肺结核SMR（SMR=3.68，95% CI：3.01 ~ 4.46）均高于全国人群。全癌SMR低于全国人群（SMR 0.81，95% CI：0.71 ~ 0.92），但肺癌SMR高于全国人群（SMR=1.36，95% CI：1.10 ~ 1.66）。按不同死亡年份及粉尘种类进一步分析，均发现肺癌高发。结果表明，煤工尘肺患者的全死因SMR稍高于全国人群，其中肺心病和肺结核有明显的超额死亡。煤工尘肺患者中肺癌死亡率超高，提示煤工尘肺与肺癌的发生有关。

王忠旭报道鞍钢尘肺病的主要死因为肺结核、慢性肺源性心脏病、恶性肿瘤（主要为肺癌）和脑血管意外。淮北矿区尘肺病前三位死因分别是肺结核、肺癌、肺心病。厦门市134例尘肺病死亡者中，最终死于尘肺病者仅占18.7%，而死于并发症者高达81.3%[10]。

在郑州市尘肺病的死因调查中，硅肺的病死率最高（21.50%），其次为铸工尘肺（11.06%）。煤工尘肺的病死率为6.08%，其他尘肺病的病死率为5.12%，水泥尘肺的病死率为4.35%。

赵龙等[18]对长春市石棉厂石棉肺患者死亡原因进行了回顾性调查。在1963—2002年，共诊断169例石棉肺患者，其间死亡60例，死亡率为35.50%。恶性肿瘤在死因中居第一位，其中肺癌占首位。恶性肿瘤死亡率为11.834/10万，肺癌死亡率为7.100/10万，明显高于长春市居民和石棉工人死亡率。恶性肿瘤患者中接尘工龄最长为32.67年，最短为5.33年，平均16.12年。潜伏期最长为37.41年，最短为16年，平均28.19年。曲靖市陶工尘肺全死因死亡33例，平均死亡年龄为66.76岁，较全国60.64岁推迟6.12年，其中男性为67.41岁，女性为61.45岁，病死率为47.83%，高于全国15.06%。死因以肺心病、肺结核、尘肺病、肿瘤（含肺癌1例）为主，其他疾病仅占6.06%。在尘肺病合并肺结核病例中，病死率100%，因呼吸系统疾病死亡者28例，占84.85%，高于全国的42.52%，提示呼吸系统疾病及尘肺病合并肺结核是陶工尘肺最直接的死因。

1999年底武汉市调查69例铸工尘肺的直接死亡原因，主要是肺结核、肺心病、肺癌、心血管病。

3. 尘肺病病例的死亡年龄和病死率 不同年份、不同工矿企业的尘肺病病例死亡年龄不同，见表4-4、表4-5。在各工业系统中，尘肺病病例死亡年龄的延长以有色金属行业较为明显。硅肺和煤工尘肺病例平均死亡年龄随时间的推移明显延长。病死率随尘肺病分期的升高而增加。

表4-4 不同年份煤炭、冶金、有色金属企业尘肺病平均死亡年龄（岁）

年份	煤炭	冶金	有色金属
1955—1959	42.00	40.61	35.39
1960—1964	46.10	42.66	37.67
1965—1969	49.99	47.05	42.74
1970—1974	53.10	51.76	48.67
1975—1979	56.74	55.89	53.73
1980—1984	59.47	59.52	57.65
1985—1986	61.15	61.76	60.90

表 4-5 不同年份硅肺、煤工尘肺死亡病例的平均死亡年龄（岁）

年份	硅肺	煤工尘肺
1955—1959	36.64	44.80
1960—1964	38.78	47.42
1965—1969	46.61	51.03
1970—1974	49.84	54.75
1975—1979	54.63	57.63
1980—1984	58.09	60.17
1985—1986	60.64	61.43

1991—1995 年共报告尘肺病新诊断病例 59 673 人，其中 82.2% 是硅肺和煤工尘肺。5 年间死于各种疾病的尘肺病患者 25 238 例，1991 年尘肺病全因死亡率为 1.2%，1996 年病死率为 1.4%。

刘金合等对 1987—1990 年河北省尘肺病的流行病学调查显示，在尘肺病患者 13 805 人中，死亡 5334 人，累计死亡率为 27.92%。四川省的调查结果表明，全省尘肺病病死率为 32.28%，尘肺病患者的平均死亡年龄为 60.71 岁。

截至 2005 年底，厦门市累计发生尘肺病 228 例，死亡 134 例，全因死亡率为 58.18%，现患病例 94 例。尘肺病患者的平均死亡年龄 62.93 岁，比目前厦门市区人口期望寿命 77.12 岁小 14.19 岁。随着时间的推移，尘肺病患者平均死亡年龄虽从 20 世纪 60 年代的 38.17 岁，逐步推迟到 2000 年的 70.16 岁，推迟了近 1 倍，但仍比同期人口期望寿命少 6.16 岁。

赵龙等调查 60 名石棉肺死亡病例，死亡年龄最大者为 78.33 岁，最小者为 30.58 岁，平均年龄为 61.83 岁。鞍钢尘肺合并肺结核患者的平均病程比未合并者短；尘肺病患者的平均死亡年龄为 61 岁，尘肺病的确诊年龄越小，其平均寿命越短。

在郑州市各种尘肺病患者中，铸工尘肺患者的平均发病年龄和平均发病工龄均高于其他尘肺病患者，煤工尘肺患者的平均死亡年龄最小，水泥尘肺患者的平均病程最短，其他尘肺病患者的平均死亡年龄为 53.10 岁，平均病程为 10.18 年。1999 年，武汉市铸工尘肺患者累计死亡 19 例，病死率为 27.54%，死亡年龄最小为 42.08 岁，最大为 75.67 岁，平均为 61.42 岁；病程最短为 1.17 年，最长为 23.25 年，平均为 9.62 年。

（李宝平　孙治平　周云芝）

第二节　尘肺病的发病机制

尘肺病的病因明确，系长期吸入生产性矿物性粉尘引起的肺组织纤维化。关于其发病机制近一个世纪以来在国内外进行了广泛深入的研究，提出了各种学说，在发病过程的某一阶段或某一局部解释了 SiO_2 致肺纤维化的机制。然而至今仍有不少疑问尚未研究明确。因此，对于尘肺病的基础研究一直受到各国的重视，只有真正了解尘肺病发病的本质，才能使尘肺病的预防、诊断和治疗有突破性的进展。

硅肺是长期吸入结晶型 SiO_2 粉尘引起的肺组织广泛纤维化，是危害范围最广和最严重的尘肺病，故而作为尘肺病的代表性疾病，研究最多，也较深入。早期人们认为硅肺的纤维化是结晶型 SiO_2 的理化性状所致，提出了如机械刺激学说、化学溶解（中毒）学说等观点。后来，研究者认为在疾病发生过程中不能忽视机体本身的反应，使免疫学说和个体对粉尘的易感性等问题日益受到重视。近十余年来，由于分子生物学技术的发展，对尘肺病的发生在细胞过氧化、细胞因子、基因学说等方面的研究也取得了较大进展。本文主要以硅肺为代表讨论尘肺病的发病机制，其他尘肺病的纤维化具有一定的共性，可作借鉴。

一、粉尘的理化性状

（一）刺激作用

石英粒子呈不规则状，具有尖锐、坚硬的棱角，且难溶解，故人们曾认为石英粒子这些物理特性所致的机械刺激作用引起的肺组织损伤及慢性炎症反应在石英致肺纤维化中起重要作用，故而提出“机械刺激”学说。高俊玲等[19]研究显示外形棱角锐利、结构排列有序、硬而脆的煤质对细胞的损伤更严重，提示煤尘毒性大小与煤尘颗粒的超微结构特征有关；煤尘可致肺泡巨噬细胞形态结构损伤，并且随着作用时间延长而加剧。有实验证明，硬度比石英更高的金刚砂（SiC），反而不引起肺纤维化，所以“机械刺激”学说有待进一步研究。

（二）化学溶解（或中毒）作用

研究者认为石英的致纤维化作用与其溶解度有密切关系，SiO_2 可在组织的碱性环境中逐渐溶解引起肺组织的损伤。Denny 等用 1% 浓度以下的脱脂细铝粉与细石英粉尘混合并给家兔吸入，未见到肺纤维化，他认为这是细小石英粒子被一层氢氧化铝所包绕，导致石英不能溶解的结果。后来，人们又发现溶解度比柯石英（coesite）大 10 倍的超石英（stishovite）并不引起纤维化，而柯石英却能致肺纤维化。随之，研究者对化学溶解的观点又产生了怀疑。

二、免疫反应

自意大利学者 Vigliani 提出硅肺与免疫反应的关系以来，免疫反应在尘肺病发病中的作用一直受到人们的重视。

硅肺的免疫现象主要表现在硅肺患者血清中免疫球蛋白的增高，并存在有 IgM、IgA 及 IgG 免疫复合体，另在硅结节及其周围的免疫球蛋白和分泌免疫球蛋白细胞增多，患者补体系统紊乱，如 C3、C4 水平增高。此外，硅肺时常伴有嗜酸性粒细胞增多，有的还观察到硅肺患者的抗核抗体水平和抗胶原抗体水平均有增高。也有报道不少硅肺患者并发全身性播散性红斑狼疮、关节炎、多发性皮肌炎、全身性硬皮病、结节病等，这些均支持硅肺的发生与机体的免疫系统反应有关。有研究者认为石英本身不是抗原，只是起佐剂效应作用，提高对抗原的非特异性免疫反应。而吸附在石英粒子表面的蛋白质可能是石英粒子激活巨噬细胞的抗原。因此，有研究者认为硅肺是一种佐剂病。

有实验证明[20-21]，在石英尘的作用下，肺泡巨噬细胞被激活并吞噬石英尘粒，随后释放出各种细胞因子，如白细胞介素 -1（IL-1）、肿瘤坏死因子（TNF-α）和巨噬细胞生长因子（MDGF）等，它们可作用于 T 淋巴细胞和成纤维细胞，T 淋巴细胞受到刺激可释放出淋巴细胞因子。T 淋巴细胞有 Th1 细胞和 Th2 细胞两个亚群，Th1 细胞激活时释放 IL-2 和 IFN-γ，而 Th2 细胞分泌 IL-4、IL-5、IL-6 和 IL-10。因此，认为 Th1 是免疫刺激细胞，Th2 是免疫抑制细胞。IL-10 可刺激 B 淋巴细胞增生分泌抗体。现已发现硅结节中有抗原抗体反应形成的免疫复合物、浆细胞及多种免疫球蛋白。对硅结节中玻璃样物质的分析表明，结节中蛋白质占 80%，脂类占 17%，碳氢化合物占 3%。在 80%

的蛋白质中球蛋白占60%，胶原蛋白占40%。这些成分类似于大家公认的免疫反应产物——淀粉样物的组成，说明石英尘可激活T淋巴细胞和B淋巴细胞，产生多种抗自身抗原抗体，从而导致自身组织的损伤。但个体易感性和硅肺的特异抗原性问题仍未被阐明。

三、肺泡巨噬细胞反应和细胞因子的释放

肺泡巨噬细胞来源于骨髓多功能干细胞，具有吞噬外来的异物和变性物质、抗感染、抗肿瘤、维护其周围肺组织及内环境的平衡、增强和调节炎症反应及免疫应答等多方面的功能，并可受多种物质刺激使其活化。肺泡腔内的巨噬细胞不断地受到外源性物质的刺激，处于活化状态。巨噬细胞的活化可引起功能性变化和产生多种酶、细胞刺激物质和代谢产物。当肺部发生炎症或免疫反应时，巨噬细胞可释放出各种介质，以控制和增强其反应能力。

一般认为石英粉尘吸入肺部的早期，首先表现为急性炎症细胞（中性粒细胞）反应，释放白细胞毒素及趋化因子（如C3、C5a、白三烯等），进一步促使中性粒细胞增多和肺泡巨噬细胞增生。肺泡巨噬细胞吞噬尘粒，致使巨噬细胞损伤并释放出溶酶体酶（溶菌酶、酸性磷酸酶、组织蛋白酶、乙醇半乳糖苷酶及葡糖醛酸酶等）及分泌各种生物活性物质（如细胞因子），同时伴有炎症反应和各类细胞（包括成纤维细胞）的增生及胶原纤维的增多，最终形成硅（尘）性纤维化。通过多年研究，现已公认在硅（尘）肺发病中肺泡巨噬细胞起着关键性靶细胞的作用[22]。

20世纪60年代初，英国学者通过实验证明，将培养的肺泡巨噬细胞加入石英粉尘后，能分泌一种致纤维化H因子，这是一种同质酸性蛋白质，分子量约15 000，具有抗原性，在体外能刺激成纤维细胞合成胶原。在体内肺泡巨噬细胞由于受到 SiO_2 的作用，而遭受损伤和死亡，在反复作用下产生大量致纤维化因子，引起肺纤维化。肺泡巨噬细胞的损伤是由于石英粒子对其细胞膜结构的破坏，不仅造成溶酶体膜、线粒体膜完整性的损伤，同时由于细胞质膜完整性受损造成细胞内钙的蓄积。这种钙稳态的改变也被认为是石英粉尘对肺泡巨噬细胞损伤和造成细胞死亡的机制之一。

细胞因子是一组具有调控炎症、免疫反应和创伤愈合作用的多效应蛋白，巨噬细胞是细胞因子的主要来源。此外，中性粒细胞、淋巴细胞、肺泡上皮细胞（Ⅰ型和Ⅱ型）等受到刺激时也可产生细胞因子。细胞因子种类繁多，来源各异，但在结构和功能上有其共同的特点，即细胞因子为小分子分泌性蛋白或多肽，其量微小，但具有极高的生物活性。每种细胞因子均与其相应的受体结合，产生信号，发挥其生物学功能。每种细胞因子受体可分布于多种细胞上，发挥多种功能。细胞因子的作用多是由细胞本身或相邻的细胞以自分泌或旁分泌的形式提供细胞间通讯机制。多数细胞因子具有生长因子活性，即具有上行调节作用，促进细胞生长。细胞因子还具有多相性和网络性。由于粉尘颗粒反复、持续地激发巨噬细胞及其他细胞产生和释放各种细胞因子或致纤维化的相关因子，使肺组织产生硅结节及间质纤维化成为一个慢性和持续的过程。目前已知在硅肺纤维化发生发展过程中涉及的细胞因子有IL-1（白细胞介素-1）、TNF-α（肿瘤坏死因子-α）、PDGF（血小板源性生长因子）、FN（纤维粘连蛋白）、PGE（前列腺素E）、TGF-β（转化生长因子-β）、IGF-1（胰岛素样生长因子-1）、AMDGF（肺泡巨噬细胞源性生长因子）、AMFF（肺泡巨噬细胞源性致纤维化因子）和神经肽等[23-24]。这些致纤维化细胞因子有的可直接刺激或与几种细胞因子协同作用刺激成纤维细胞增殖和促进胶原合成产生纤维化。由此可见，硅肺纤维化的发生发展过程是多细胞和多种生物活性物质（多细胞因子）参与的，有促进与抑制相互作用的复杂过程，是机体调控与相互制约作用的结果。

一般认为未受刺激的细胞其内部细胞因子呈低水平转录，仅在基因转录和翻译被激活的情况下，

细胞活化后才能达到前炎性水平。细胞因子具有介导前炎症和间质活化过程中的多效应性。尘性粒子引起巨噬细胞（靶细胞）细胞因子基因表达能力的增强被认为是尘肺病形成的关键，如 TNF-α 在尘肺病发生过程中有多种效应，成为尘肺病研究的焦点。Piguet 等利用 Northern 杂交技术证明，给小鼠肺内注入二氧化硅后第 3 天和第 15 天，TNF-α mRNA 增高。Rosenthal 等认为，石棉纤维与人Ⅱ型肺泡上皮细胞株 A549 相互作用，可引起 IL-8（一种极强的中性粒细胞趋化因子）基因转录。通过 PCR 检测发现，10 μg/cm^2 的温石棉和青石棉都能使 IL-8 mRNA 增高，这一过程伴有 IL-8 的释放。而两种非致病性粉尘，如硅酸钙和二氧化钛不能刺激 IL-8 的生成，证明了含硅尘粒反应的特异性。

Driscoll 等[25]分别给大鼠吸入和注入二氧化硅和石棉后，大鼠全肺 MIP-1α（巨噬细胞炎性蛋白）和 MIP-2 基因转录活性增高，两组 BAL 细胞的 MIP-1α 活性上调。从 TNF-α 在尘粒反应中的作用来看，TNF-α 基因的激活可能是粉尘粒子和巨噬细胞相互作用的结果，随后再激活其他细胞因子（图 4-1）。

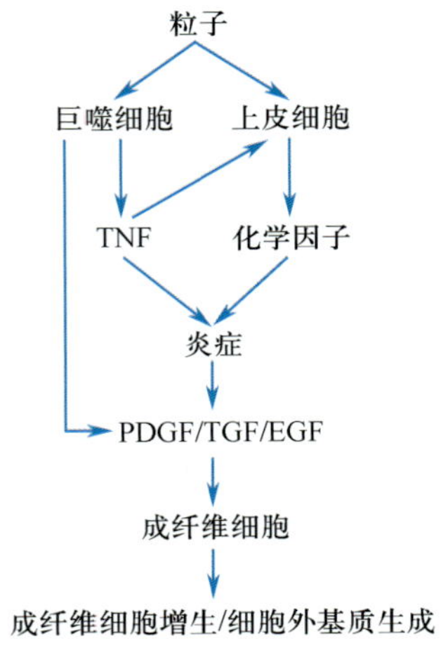

图 4-1 尘肺病潜在的细胞因子网络

TNF—肿瘤坏死因子；PDGF—血小板源性生长因子；TGF—转化生长因子；EGF—表皮生长因子

四、氧化应激反应与自由基

二氧化硅进入机体后可以引起呼吸暴发，肺泡巨噬细胞膜性结构在氧化酶（NADPH）的作用下，可使分子氧减少一个电子形成超氧阴离子（$O_2^{-\cdot}$），经过一系列连续反应形成 H_2O_2 和羟自由基（OH·）[26-27]。这些反应性氧物质（即活性氧，ROS）都是氧化剂。而 OH· 是生物系统中最常见的、毒性很强的致病自由基。暴露于石英或石棉的肺泡巨噬细胞还可产生多功能的 NO 自由基。NO 与 O_2^-· 产生高活性的过氧亚硝基阴离子（$ONOO^-$）损伤组织细胞（图 4-2）。也有学者认为 H_2O_2 通过与粉尘中铁的作用可产生更多的自由基。现已证明 H_2O_2 在大鼠实验尘肺病中有介导和促进尘肺纤维化的作用。

尘粒本身就是氧化剂的重要来源，其表面可产生自由基。而氧化效应可由尘粒本身或白细胞源的氧化剂或两者共同作用直接氧化损伤组织细胞或通过氧化应激刺激细胞活化（图 4-3）。

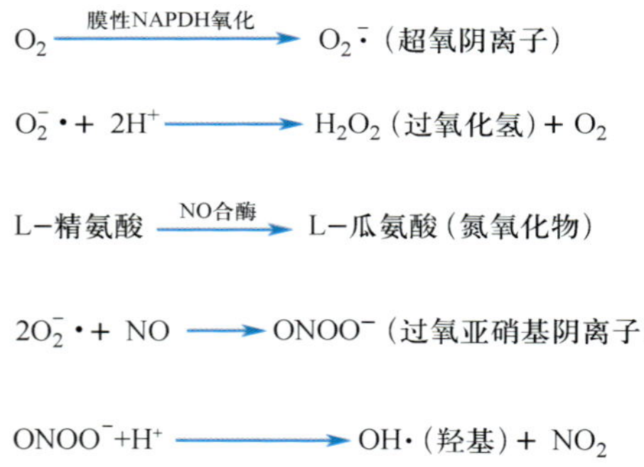

图 4-2 吞噬细胞氧化剂的生成

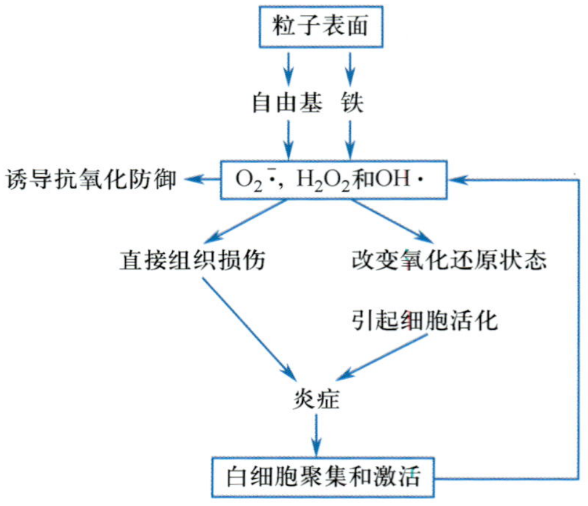

图 4-3 自由基在尘肺病发病机制中的作用

随着电子自旋共振（ESR）光谱仪等技术的发展，进一步分析石英的化学活性部位，认为石英粒子表面的硅烷醇基团（—SiOH）是石英致纤维化的生物活性部位。当石英被切割或研磨时，其晶体断裂，断裂的表面生成 Si 和 Si—O 自由基，其与空气中的水蒸气作用（或在水的介质中）形成硅烷醇基团和羟自由基。硅烷醇的羟自由基（OH·）可由相应阳离子取代或与氨基酸、胆固醇、磷脂等的相应基团形成氢键结合，当与细胞膜上的磷脂基团形成氢键结合时导致细胞膜的溶解。而石英粉尘的溶血作用与其表面吸附磷脂成分有关。有学者认为石英表面的硅烷醇与二酰基磷脂胆碱的三甲铵正电荷发生静电作用可导致细胞膜的溶解和溶酶体的损伤，致使大量蛋白水解酶和溶酶体水解酶释放造成细胞死亡。这种观点启发人们使用高分子化合物 PVNO（克矽平）或铝制剂（柠檬酸铝）与石英表面硅烷醇基团中的—OH 结合，以稳定巨噬细胞膜免遭石英毒的生物活性作用。

关于抗氧化问题，Janssen 研究大鼠吸入尘粒后的氧化应激反应，通过分子杂交（Northern Western）技术发现，吸入二氧化硅后大鼠全肺的抗氧化酶 Mn-SOD mRNA 基因表达增强，表明尘肺病大鼠体内有抑制过高的过氧化物。周君富等[28]给硅肺患者适当补充维生素 C、维生素 E、β- 胡萝卜素等抗氧化剂或茶多酚和银杏叶制剂等抗氧化药物，对减缓患者体内的氧化、过氧化和脂质过氧化损伤程度和缓解硅肺病情有积极意义。有人用非酶性抗氧化剂丁硫堇（一种合成 GSH 抑制剂）进行处理，比较灌注二氧化硅小鼠实验组与对照组的炎性反应，发现当 GSH 水平降低时，二氧化硅引起的炎性反应明显增强，证明了 GSH 在尘肺时抗二氧化硅的正常防御作用。

五、肺泡上皮细胞反应与纤维化的形成

肺泡上皮细胞是肺泡结构的重要组成部分，分为Ⅰ型和Ⅱ型两种。在人体肺总细胞群中，Ⅰ型肺泡上皮细胞约占 8%，Ⅱ型肺泡上皮细胞占 16%，内皮细胞占 30%，间质细胞占 37%，肺泡巨噬细胞占 2% ~ 5%。这些细胞共同维持肺生理和代谢功能的平衡，一旦平衡失调即可造成肺损伤，引发疾病。

Ⅰ型肺泡上皮细胞（又称膜性肺泡细胞）维持肺的气体交换和屏障作用。当受到石英毒或炎症反应所释放的蛋白酶和水解酶作用时，Ⅰ型上皮细胞出现损伤，表现为细胞肿胀或浆膜收缩，细胞连接间隙消失，有的部位Ⅰ型上皮细胞脱落，被Ⅱ型肺泡上皮所修复。实验表明，大鼠染尘后 2 ~ 4 天，可出现Ⅰ型上皮细胞的肿胀和脱落，Ⅱ型上皮细胞增生；7 ~ 15 天，可见受损部位Ⅱ型上皮细胞开始修复；30 ~ 60 天，均为Ⅱ型上皮细胞所覆盖，此时，肺泡巨噬细胞明显增生；90 ~ 180 天，出现明显而广泛的纤维化。

Ⅱ型肺泡上皮细胞（又称颗粒性肺泡细胞）主要合成和分泌肺表面活性物质，降低肺泡表面张力，维持肺泡的通气功能。它是一种磷脂蛋白的复合物，在细胞内质网合成，贮存在板层体中，其蛋白质部分占 10%，磷脂部分占 90%，主要为卵磷脂，由磷脂酰胆碱（phosphatidyl choline，PHC）和磷脂酰甘油（phosphatidyl glycerol，PHG）构成。由于Ⅱ型肺泡上皮细胞含有独特的碱性磷酸酶，通过组织化学特殊染色可以进行Ⅱ型上皮细胞形态上的鉴别和定量研究。实验证明，Ⅱ型上皮细胞受到石英毒刺激时其细胞体积变大，DNA 合成增加，磷脂代谢加强，合成表面活性物质的速度为细胞数量增生速度的 19 倍。这是由于磷脂可抑制石英诱发的巨噬细胞脂质过氧化而起保护作用，其机制可能是表面活性物质的卵磷脂分子中的 $N^+(COH_3)_3$ 基与石英表面的 SiO 自由基相结合，减弱了石英对细胞膜的损伤；也可能是降低了由石英激活的中性粒细胞产生的自由基的损害。Ⅱ型肺泡上皮细胞还可分泌前列腺素（PGE_2），抑制成纤维细胞合成胶原。

纤维化是结缔组织增生的结局，其受到一系列复杂因素的影响和调控，首先表现在受损部位产

生炎性趋化性，由巨噬细胞及中性粒细胞释放出细胞因子如β-转化生长因子（TGF-β）和细胞外基质成分如纤维粘连蛋白（FN），促使成纤维细胞吸附在受损部位及其细胞外基质，刺激成纤维细胞的增殖，并合成透明质酸（HA）。后者可以通过巨噬细胞释放细胞增殖因子参与纤维化过程，透明质酸可能是成纤维细胞活化的一种标志物。加上其他细胞因子（PDGF、TNF-α 和 TGF-β）与 FN 协同作用，加速了细胞内胶原的合成和释放到细胞外的过程，再通过肽链的交联，最终形成成熟的胶原纤维；而抗 TNF 抗体能抑制成纤维细胞的增殖和胶原的合成[24]。

目前已知胶原蛋白至少有 13 种，一般的瘢痕组织主要由Ⅰ型和Ⅲ型胶原组成。正常肺中Ⅰ型和Ⅲ型胶原的比例为 2∶1，在硅肺组织其比例基本不变。实验证明硅肺的早期主要是Ⅲ型胶原快速增长，以后其增长速度变慢，Ⅰ型胶原增长速度加快。在纤维化病变程度较轻的肺组织中，Ⅲ型胶原纤维含量较多，而晚期硅肺以Ⅰ型胶原纤维为主。如对硅肺患者的肺组织进行分析，可见 0^+ 及壹期硅肺组织以Ⅲ型胶原纤维分布较多，Ⅰ型较少，而在贰期或叁期硅肺患者的肺组织中主要是Ⅰ型胶原纤维，Ⅲ型较少。由此可见，借助肺组织中胶原纤维的类型可判断不同粉尘的致纤维化能力和肺纤维化病变的程度。关于胶原的含量，可以通过传统的比色法来测定肺组织中羟脯氨酸的水平，用以反映胶原蛋白含量（氯胺 T 法）；也可通过酶联免疫法（ELISA）来测定特异的Ⅰ型或Ⅲ型胶原含量及分布；还可利用胶原基因的 cDNA 探针进行分子杂交，测定肺组织中胶原 mRNA 的表达情况；还可采用组织化学特殊染色方法（天狼星红 Sirius red 3F），在一张肺组织切片中通过偏光显微镜观察Ⅰ型或Ⅲ型胶原纤维的分布情况。

研究表明，硅肺胶原与一般正常胶原在结构和性质上有明显不同。硅肺胶原的碳链缩短，螺旋松散，有序结构减少，其中含有较多的硅氧烷基，说明 SiO_2 不是以原型存在于硅肺胶原中，而是形成硅氧烷的桥键，加强硅肺胶原的交联。同时硅肺胶原固有的极化潜力低于正常胶原，硅肺胶原不出现电子自旋共振（ESR）信号，其稳定自由基减少，其余的硅已由—Si—O—状态变成 R—Si—OH，从而解释了硅肺结节为何能不断增长和扩大。

总之，由 SiO_2 粉尘的毒性导致肺组织纤维化病变的形成过程十分复杂，涉及多种细胞、多种生物活性物质，表现有炎症反应、免疫反应、细胞与组织结构的损伤与修复、胶原增生与纤维化的形成，是多种因素相互作用与相互制约的结果，最终导致硅结节的形成。而这种纤维化组织的特点是其中含有大量的硅氧基形成的桥基，能把胶原更紧密地连接起来，且不断增大，致使硅肺病变不断进展。硅肺发生的过程可参见图 4-4。

六、尘肺病发病研究的主要动向[30-31]

（一）信号通路

近年来，有认为二氧化硅粉尘与某些细胞膜受体结合，通过特异的第二信使诱导产生信号转导通路，再激活某些细胞激酶，发生细胞核内某些细胞因子的转录造成损伤。例如，认为钙在二氧化硅诱发的肺泡巨噬细胞激活中可能起到第二信使的作用；SiO_2 可能是通过酪氨酸激酶通路导致巨噬细胞产生细胞因子等。

（二）一氧化氮自由基（NO·）与二氧化硅诱发的毒性有关

二氧化硅进入肺内诱导产生的巨噬细胞反应和炎症反应，使大量多形核白细胞迅速激活，诱导产生 NO 合酶，催化 NO 大量产生，即 NO 合酶可在巨噬细胞和中性粒细胞中被诱导，而脂多糖体、TNF-α、趋化性肽、血小板活化因子、白三烯 B_4 等均是 NO 合酶的诱导剂。NO 合酶催化产生的大量 NO 可导致血浆中 NO 浓度增高，在肺组织中形成一个“NO 自由基库”，不断地释放 NO，促使肺

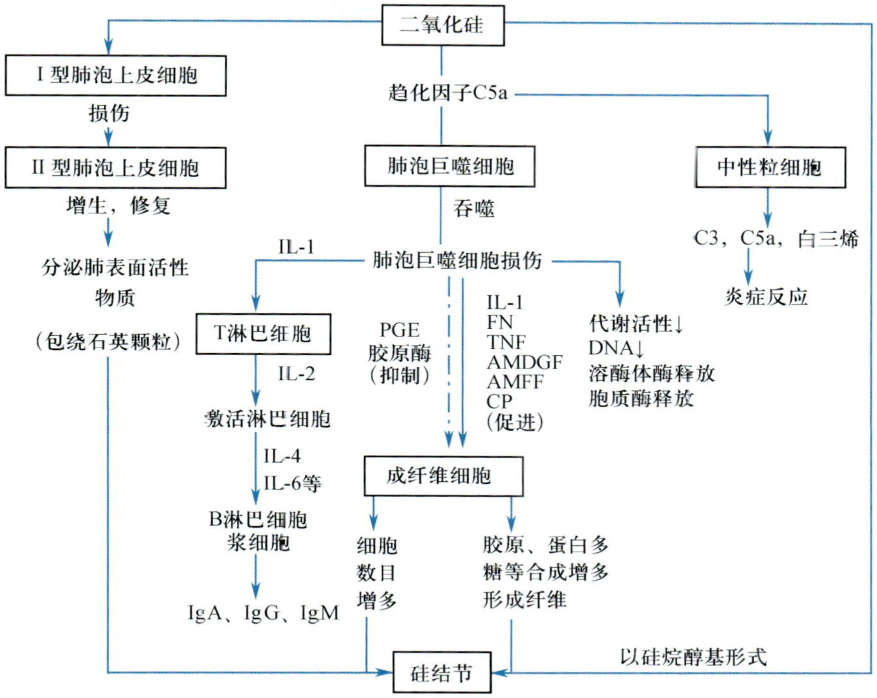

图 4-4 硅肺发生过程示意图[29]

组织损伤和纤维化。

（三）细胞间隙连接通讯

细胞间隙连接通讯（gap junctional intercellular communication，GJIC）是指细胞间通过间隙连接交换离子和一些小分子，传递生长抑制/增殖信息，通过调控保持正常生理功能。研究认为这些功能的抑制与硅肺纤维化发生涉及的某些细胞因子有关。

（四）癌基因研究

癌基因（oncogene）是指具有诱导细胞产生恶性转化能力的基因。在正常细胞中存在原癌基因，它具有促进正常细胞生长、增殖、转化和发育等功能，当被激活后就成为具有潜在诱导细胞恶性转化能力的癌基因，所以是原癌基因的异常形式。在正常细胞中存在原癌基因和抑癌基因，通过自主调控，维持机体的生理平衡，而原癌基因激活或抑癌基因失活扰乱了细胞的生长、分化和（或）凋亡控制系统，促使癌症的发生，所以它们是细胞发生恶性转化导致肿瘤发生的关键。石棉和 SiO_2 是国际癌症研究机构（IARC）确认的人类致癌物。近些年来，对硅肺或石棉肺相关肺癌的癌基因或抑癌基因的表达和突变的研究，以及 SiO_2 粉尘与肺癌发生的关系已有不少报道。

石棉是一种遗传毒性致癌物，主要引起肺癌、恶性间皮瘤。其诱变作用以大片段、多位点基因缺失为特征。诱变机制包括对分裂期细胞染色体的直接干扰作用和通过活性氧的间接作用。研究较多的是石棉致癌与癌基因或抑癌基因突变的关系。目前研究的与职业性肺癌和恶性间皮瘤有关的主要癌基因有 *ras* 家族的 *Ha-ras* 和 *k-ras*，*myc* 家族，以及 *sis*、*c-fos*、*c-jun* 等；抑癌基因主要有 *p53*、*p16*、*WT-1* 和 *FHIT* 等。

石英是近年被确认的人类致癌物，且 IARC 的结论仅涉及石英与肺癌的关系。对与石英肺癌有关的癌基因和抑癌基因研究也有不少报道。刘秉慈等曾报道，石英作业工人的肺癌完全有别于普通肺癌的 *k-ras* 及 *p53* 基因突变谱。根据基因突变谱的不同，推测硅尘可能具有特异的致癌物和致癌机制。在硅肺相关肺癌中，*p53* 基因的第 8 外显子突变率高（44%），*k-ras* 基因的第 12 密码子上未见突变；而在普通肺癌中，*p53* 基因的突变率仅有 20% 发生在第 8 外显子上，*k-ras* 基因的第 12 密码子突变是 *k-ras* 基因突变的主要密码子，占全部 *k-ras* 基因突变的 70% ~ 100%。结果提示石英对 DNA 的攻击具有其特殊性。

（五）细胞凋亡

细胞凋亡（apoptosis）又称细胞程序性死亡（programmed cell death，PCD），是指在一定条件下（包括生理或病理性）细胞遵循自身的程序，自行结束自己生命的过程。它是在一系列酶的参与或基因控制下主动有序的死亡过程。研究表明，肺泡巨噬细胞是二氧化硅作用的靶细胞。二氧化硅进入肺内后，被肺泡巨噬细胞吞噬并活化，产生大量的反应性介质、炎性因子和致纤维化因子，如活性氧（ROS）、活性氮（RNS）、细胞因子、趋化因子、脂多糖（LPS）等，这些生物活性物质在硅肺炎症、纤维化发生发展中有重要作用。

在硅肺的病理过程中，肺泡上皮细胞（Ⅰ型、Ⅱ型细胞）或成纤维细胞的过度凋亡和增多，可直接导致肺损伤和炎症细胞增生，加速肺组织的纤维化进程。目前认为肌成纤维细胞的增生也是硅肺纤维化形成机制中的一个重要环节，它不仅是纤维化过程中转化生长因子 -β（TGF-β）、单核细胞趋动蛋白 -1（monocyte chemotactic protein，MCP-1）、细胞毒性细胞趋化分子（cytotoxic cell chemokines）的重要来源，也可作为一种炎症细胞，通过消除炎性损伤来维持组织的稳态，在炎症反应后，作为细胞外基质的主要来源，促进纤维化。肌成纤维细胞的凋亡和消失标志着纤维化的终结。

（李宝平　孙治平　侯博文）

第三节　尘肺病的病理学改变

一、尘肺病的基本病理变化

（一）硅肺病理改变

硅肺是由于长期吸入大量游离二氧化硅粉尘所引起，以肺部广泛的结节性纤维化为主的疾病，是最常见、进展最快而且危害最严重的一种尘肺病类型。在工业生产上接触或使用 SiO_2 粉尘的工种或工序很多，如采石、磨石、开矿、玻璃搪瓷、耐火材料制造，以及铸造工业中的筛砂、碾砂及开凿隧道等。

1. 大体改变　肉眼见肺体积增大，重量增加，色灰黑，胸膜增厚。严重者肺质地坚实，甚至可直立于桌上，也可沉于水中。早期，硅结节多见于胸膜下或肺的各组淋巴结中。晚期硅结节布满全肺，但以两肺上叶或胸膜下较多。齐恩华等报道 1 例打砂工，工龄 3.4 年，尸解见双肺皱缩，胸膜表面弥漫分布直径为 1.0 ~ 1.5 cm 结节。各肺叶边缘圆钝，质地明显变硬，入水下沉，切开时有砂粒感。黄清垣等报道 1 例石英粉厂叁期硅肺，尸体解剖肺野肉眼观察，双肺萎缩，肺不张。肺表面有弥漫性结节，直径为 0.5 ~ 3.5 cm 不等。外观呈点片状灰黑色，质地如橡胶样坚韧。

2. 镜下改变　镜下所见的典型硅结节为同心圆样，这是诊断硅肺的特征性病变。结节内可有大量粉尘沉着，可见弥漫分布的玻璃样纤维性结节，伴血管壁增厚及灶周肺气肿，周围有炎症细胞浸洞。随着病程进展，单个的硅结节可互相融合，并形成结节融合型的块状纤维化。硅肺团块可以发生钙化和形成小空洞。

（二）煤工尘肺病理改变

煤炭工业是现代化生产建设的基础工业，在我国，煤炭是主要的能源，所以煤矿工人众多，使尘肺病占据首位。由于煤矿生产工序繁多，工人接触粉尘种类不一，如煤矿岩巷掘进的凿岩工、装岩工等接触游离 SiO_2 含量较高的粉尘，所患尘肺病是硅肺；采煤工主要是接触含游离 SiO_2 很少的煤尘，所患尘肺病是煤肺；混合工既接触岩尘，又接触煤尘，所患尘肺病是煤硅肺。三种尘肺病统称为煤工尘肺。廖谦和分析了 54 例生前诊断均为“0”或“0^+”（GB5906-86）的煤矿工人尸解病例，病理诊断为壹期煤工尘肺 49 例（占 90.74%，其中包括形成煤硅结节 34 例、硅结节 15 例）、煤硅尘性反应 5 例（9.26%）。54 例中均可见肺门淋巴结和肺内不同程度的煤尘沉积、煤尘间质纤维灶和小叶中心型肺气肿，血管旁、气管周围煤尘沉积并形成纤维化改变。其中查见煤硅结节 34 例（占 62.96%）、硅结节 15 例（占 27.78%）。5 例肺内未形成结节[32]。

1. 硅肺（煤矿硅肺） 煤矿工人所患硅肺与其他厂、矿接触石英或岩石粉尘作业者所患硅肺有所不同。

（1）大体改变：常见广泛脏、壁胸膜纤维性粘连。在胸膜不增厚或未粘连的肺胸膜面，可见呈半球形稍隆起的小结节，一般约粟粒大小，质硬。肺胸膜面还可见数量不等的黑色煤斑，多时则互相融合，更多时可使胸膜变黑。以刀切肺时有砂粒感。切面上，胸膜、胸膜下及肺组织内散在大小不一的硅结节，一般为 2 ~ 3 mm，也可达 5 mm 或更大，呈灰黑或黑色，坚硬，触之有砂粒感。结节数量多寡不一。一般右肺多于左肺，上、中叶多于下叶，肺的背侧面多于腹侧面。进行性病例多数结节融合可致结节融合型的块状纤维化，其大小超过 2 cm × 2 cm × 2 cm，有时可扩展到整个肺叶。由于缺血，可致空洞形成。缺血性空洞一般较小，呈裂隙状，空洞壁为块状硅肺结构。在块状纤维化旁边，常见不规则的气腔形成，为瘢痕旁肺气肿。肺门、穹隆下及气管旁，甚至纵隔内及颈部淋巴结显著肿大、变硬、粘连融合乃至形成巨块，呈灰黑或黑色。

（2）镜下改变：煤矿硅肺典型的病理变化是由硅结节构成，早期阶段时，可见硅结节位于呼吸性细支气管区及肺小动脉周围，随着结节增大、融合，往往不易辨认其发生部位；有时当硅结节融合后，仍可辨认出各自的核心。但更为常见的是非典型煤硅结节（混合性尘结节），结节形状多不规则，常沿间质向周围伸延。又由于粉尘在间质集聚，继而引起纤维组织增生，形成间质纤维化，常与结节性病变相伴随，当煤矿硅肺发展至更严重阶段即形成块状纤维化，结节密集融合成肿瘤样团块。

除上述病变外，煤矿硅肺有时还可见多量的煤尘沉积、煤尘细胞灶、煤尘纤维灶、灶周肺气肿等煤尘性病变，但其病变程度占次要地位。

除可见同心圆样排列的典型硅结节外，更多见的为非典型硅结节，增生的胶原纤维可与纤维增厚的胸膜相移行，其间有煤尘沉着；有时常因胸膜炎而致胸膜更厚。

煤矿硅肺时淋巴结内常见煤尘沉积、尘性纤维化及硅结节形成；有时在肺内较大支气管和血管分支处有少许无淋巴结构的淋巴组织，可因硅尘作用或免疫反应或其他因素，而致形成完整的淋巴结结构，并在其中形成硅结节或尘性纤维化（图 4-5）[33]。

始发于肺门等处淋巴结的硅尘纤维化，常突破淋巴结被膜，侵入邻近组织器官，破坏其原有结构，造成支气管、周围神经干、神经节及肺动脉、肺静脉的损伤，甚至引起尘栓；严重时可在远离器官处形成硅结节。

2. 煤硅肺 煤硅肺是由煤硅混合性粉尘所致，是煤工尘肺最多见的一种类型。煤硅肺发病工龄较硅肺稍长，病变进展较硅肺稍缓。煤硅肺病理改变如下：

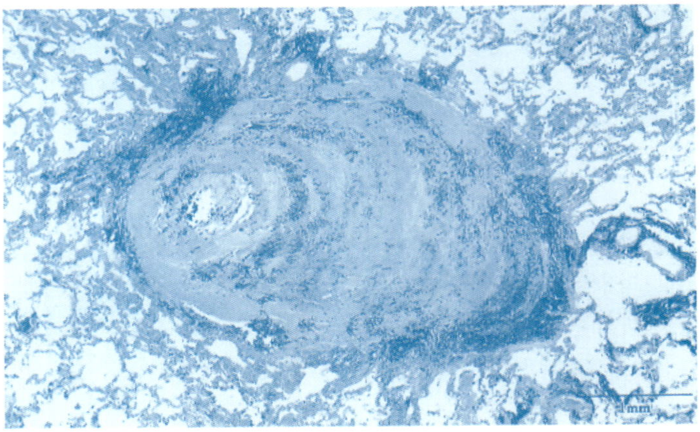

图 4-5 硅结节

（1）大体改变：肺表面有散在黑斑，大小不一，直径为 1 ~ 5 mm，圆形或椭圆形，数量多时则融合成片，使肺膜呈黑色外观。煤尘沿小叶间隔与肺膜连接处沉着时，在胸膜上则勾画出小叶的轮廓。切面上肺内黑斑可伴有小叶中心型肺气肿，而呈黑色囊泡。在扩张的肺泡旁，形成粟粒大、米粒大或更大的黑色星芒状实变的病灶。病灶较小者居多，可遍布全肺，质韧，为煤尘灶，一般直径很少超过 500 μm；超过 500 μm 者称为煤结节，质地较硬；亦可见硅结节及煤硅结节；更严重者，可见大块纤维化，常在单侧或双侧上叶形成边缘不齐的圆形或不规则形的一致性块状黑色实变区，似橡皮样硬，有的很大，占据肺叶大部分；可有裂隙状空洞形成，其中贮满墨汁样坏死物。大块纤维化相应部位胸膜增厚、粘连。肺门、肺内、穹隆下、气管旁淋巴结有不同程度肿大。切面黑色、质韧，有的可见灰黑色结节、坚硬、触之有砂粒感，钙化时有白垩样小灶。镜下所见，主要显示煤尘和硅尘引起的病变，包括肺内煤尘沉着、煤尘灶及伴发的小叶中心型肺气肿、煤硅结节、尘性间质纤维化、进行性块状纤维化（progressive massive fibrosis，PMF）及淋巴结改变等。

李琪佳等[34]在 210 例煤工尘肺尸检材料中发现 42 例块状纤维化，其中 PMF 共 31 例，多分布于单侧或双侧上叶，为黑色一致性实变的团块，似硬橡胶；较大团块中时有裂隙状空洞，其内贮满墨汁样坏死物。

（2）镜下改变：随病变形成时间长短不同，纤维化程度有所差异。中央区纤维化明显，粗大胶原纤维多，常发生玻璃样变；纤维间弥漫散在吞噬煤尘的黑色细胞，纤维束常并行排列，使束间粉尘有方向性；其间可见大小不等的灶状变性坏死区，纤维结构消失，尘细胞崩解，粉尘游离居坏死区边缘，显现出变性坏死的轮廓。小血管退化，管壁则有尘细胞侵入；大片坏死时，为无结构黑色煤尘颗粒及坏死物取代。PMF 周边胶原纤维较细，尘细胞多；其间可见残存的小支气管、小动脉和肺泡内充满煤尘细胞，Ⅱ型肺泡上皮细胞呈腺样增生。31 例 PMF 中未见结核性病变。肺内微量元素测定发现，有、无块状纤维化尘肺组织中铝、铜、锌、钙、铁的含量均无差异，而硅在 PMF 中含量较高，有显著性差异（$P<0.05$），说明 PMF 形成与石英有关（图 4-6）[33]。

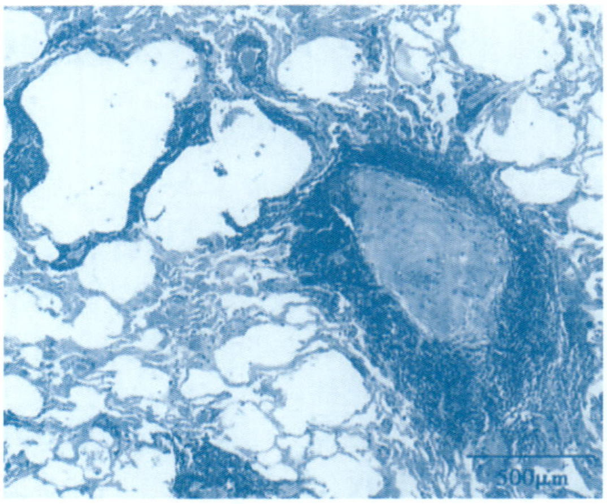

图 4-6 煤硅结节

淋巴结内虽有煤尘沉积、尘性纤维化及硅结节或煤硅结节交织出现，但有报告统计了115例煤矿工人尸检材料的淋巴结病变，发现100%尸检病例都有煤尘沉积；尘性纤维化有69例，占59.1%；结节性病变63例，占54.7%。值得注意的是，淋巴结内未查见结节性病变，而肺内出现结节及大块纤维化，提示煤硅肺淋巴结病变并非都能形成结节性病变，此点有别于硅肺病理改变。因此，不能将淋巴结硅结节形成与否作为诊断的依据，更不能作为诊断煤工尘肺的绝对条件。

3. 煤肺 有关煤尘的致病作用问题，长期以来曾有过不少争论，经临床多年的动态观察和X线胸片的改变，以及急、慢性动物染尘实验所见，不少研究者证实了煤尘的致病性和煤肺的存在。

吸入含硅量低的煤尘，在肺及其引流的淋巴组织内形成的病变，应以煤尘性病变为主。研究者从120例煤矿工人尸检材料中，分析了病理诊断和工种的关系。在接触煤矿混合性粉尘的105例中，诊断煤硅尘性反应和煤硅肺者82例（占78.1%），出现煤尘性反应和煤肺者18例（占17.1%）；而从事采煤作业者出现煤尘性反应7例，占11例的63.6%，出现煤硅尘性病变者3例，占27.3%。说明煤矿工人接尘史与病理诊断的关系多数是符合的，但少数不符合，即接尘史在诊断上有参考价值，但单凭职业史不能做出煤肺与煤硅肺的诊断。可以想象在漫长的接尘过程中，诸多因素（如串连通风、薄煤尘采煤）都可影响病理变化的形成。

煤肺病理改变如下。

（1）大体改变：煤肺胸膜表面有大量黑斑，可互相融合成片。切面上，黑斑及煤尘灶处可见大小不等的气腔位于肺小叶内，称为小叶中心型肺气肿或灶周肺气肿。随病变发展，病灶趋于密集，右肺多于左肺，上叶多于下叶，背侧多于腹侧。大量煤尘沉着时，可使肺实变呈乌黑色。

（2）镜下改变：肺内病变以煤尘性病变为主，即以煤斑、煤尘灶、灶旁肺气肿、煤尘性间质纤维化为主，不伴有硅尘性病变，即无煤硅结节和硅结节形成。煤斑、煤尘灶和小叶中心型肺气肿等改变累及肺组织一半时，才可诊断为煤肺。淋巴结内有大量煤尘细胞滞留，滞留处可有轻度纤维化，但淋巴结被膜完整。李毅等报道1例78岁的采煤工接尘33年，生前诊断壹期煤工尘肺。尸解见部分肺小叶间隔、小气管及小血管周围尘性纤维化，尘性弥漫性肺纤维1级/1度以下。全肺尘斑—气肿面积达50%以上。支气管旁、支气管分叉及肺门淋巴结，有煤尘沉积伴胶原纤维大量增生，未见尘肺结节形成（图4-7）[33]。

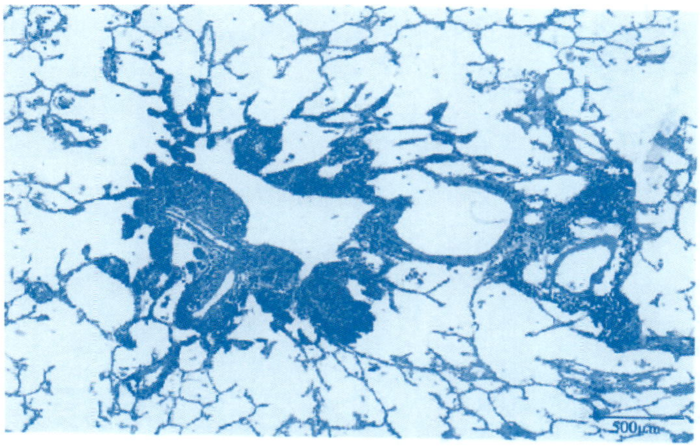

图4-7 煤尘纤维结节

4. 煤小体 有学者在北京矿区105例煤矿工人的尸检肺组织中发现了含铁小体，检出率为

83.8%。光镜下含铁小体中心具有一条黑色或透明折光性强的纤维状轴心，周边由金黄色的铁蛋白完全或部分包裹，普鲁士蓝铁染色反应呈阳性，着蓝色。

含铁小体大小不一，平均长度为 40.26 μm，最长者达 110.5 μm，最短者为 10.4 μm，呈多形外观，最常见为哑铃状、串珠状、钉子状和棒状，也可呈不规则花束样。纤维轴心呈直形、弯形或分枝状，在轴心外围包绕铁蛋白。

含铁小体在肺内分布广泛，多游离存在。一般靠近胸膜，最多见于肺泡腔内；亦见于肺泡管、呼吸性细支气管、细支气管及小支气管腔中；偶见含铁小体正穿过肺泡孔（康氏孔）；在肺炎、肺水肿液及细支气管黏液栓中也可查见。

在尘肺病病变中，典型及非典型煤硅结节（混合性尘结节）、煤硅结核结节、尘性纤维化的肺胸膜、小叶间隔、肺泡隔及大块纤维化中亦可查见含铁小体。

无论有无尘肺病的煤矿接尘工人其肺组织中都可检出含铁小体，无尘肺病者含铁小体的检出率与平均数明显低于尘肺病者，两者比较有显著性差异（$P<0.05$），且随着尘性病变加重，含铁小体数量有增多趋势。

有时在肺泡腔及间质内可见巨噬细胞及多核异物巨细胞质内吞噬黑色尘纤维或透明的、有棱角的结晶体；还可见一个巨噬细胞吞噬一个或两个含铁小体，或两三个多核巨细胞共同吞噬一个含铁小体；有时尚可见多核巨细胞吞噬的透明纤维边缘附有少许铁蛋白，可能是含铁小体的早期表现（未成熟的含铁小体）。

有学者认为含铁小体的形成与巨噬细胞及多核异物巨细胞有关。Davis 认为含铁小体必须在细胞内形成，首先是巨噬细胞或融合的巨噬细胞吞噬尘纤维，继而巨噬细胞本身分泌酸性黏多糖包绕在纤维周围，即形成早期的含铁小体；之后在巨噬细胞胞质中出现一种致密颗粒，经电镜证实为铁蛋白，沉积在酸性黏多糖上，形成未成熟的含铁小体。随着铁蛋白继续增多，使未成熟的含铁小体宽度与长度不断增加而成为成熟的含铁小体。这些变化与观察到含铁小体的不同阶段有类似之处，可以认为含铁小体是巨噬细胞及多核异物巨细胞吞噬纤维性尘粒之后在细胞内形成的。

为进一步探讨煤矿工人体内含铁小体的性质，有学者进行了更深入的研究。对北京矿区 105 例煤矿工人尸检材料进行分析，死者及其家属均无石棉接触史，用 Smith 消化法提取肺内粉尘及含铁小体，并对粉尘进行 X 线衍射物相分析。结果发现含铁小体的检出率为 100%，数量为 1 ~ 15 000 个 / 克肺湿重，其中≥100 个 / 克肺湿重的占 59.04%；含铁小体透明轴心多于黑色轴心，59% 的病例透明轴心的含铁小体为黑色轴心的两倍以上，含铁小体的平均长度为 43.95 μm，其中最短为 5 μm，最长为 150 μm，而含铁小体的数量又与有无尘肺病有明显差异。通过对肺内提取的粉尘做 X 线衍射物相分析发现，粉尘 d=8.434、d=8.261 的 X 线衍射峰，通过 X 线衍射矿物鉴定，属角闪石族石棉，它可能是形成煤工尘肺含铁小体轴心的因素之一。以上研究说明，检查含铁小体采取消化法比石蜡切片更敏感；通过消化法提取的含铁小体长度与石棉小体长度相似，都是由纤维性粉尘构成的，由此估计进入肺内引起小体形成的纤维也相类似。

之后，有学者又对北京矿区 24 例煤工尘肺的含铁小体，用 Cam Sean-4DV 型、20 kv 做扫描电镜，观察含铁小体形态，并用电子探针对含铁小体裸露的轴心做能量色散 X 线分析（EDXA）及肺内粉尘扫描电镜观察。结果发现含铁小体的形态与光镜描述类似，但可清楚看到铁蛋白的包裹形态多样，有的均匀包裹全部纤维；有的在均匀一致的铁蛋白包裹中有离断，裸露出极细短的部分轴心；有的包裹的铁蛋白呈球形或椭圆形或长方形节段，在这些节段中有长短不一的纤维轴心裸露，而在有些小体的节段上显示铁蛋白包裹有薄有厚，甚至呈颗粒状；有的小体一侧或两侧或中间呈膨大状，在铁蛋白离断处可见裸露粗细不等的轴心；有的含铁小体轴心呈弯曲状，或见到两、三个分支，或中间分为两支；有的含铁小体细长，可达 162 μm。肺内粉尘形态为多形性，其中可见纤维状，有的很纤细，有的呈条状、板块状，有的呈松针状且呈簇状聚集，有的呈长梭形、长柱体及多面体，有的呈海星状、佛手状及等边六角形等。通过对含铁小体轴心的能量色散 X 线分析（EDXA），可将其分为两大类：一类以 Al、Si、K、S、Ca、Fe 为主的，轴心为黑色，其构成与煤的灰分元素相一致，与郑志仁等对煤工尘肺病灶中 EDXA 分析得出的结果相一致，是为煤小体；另一类以 Na、Mg、Al、Si、Ca、Fe 为主的，轴心透明，属角闪石族石棉成分，如阳起石、青纳闪石及绿钠闪石等，所以应称为石棉小体。

北京矿区的煤尘中混有石棉尘的原因，从北京矿区煤质资料看，京西煤田有两个煤系，即石炭，二叠纪杨屯煤系及早侏罗世门头沟煤系；从大地构造观点看，京西煤田位于中朝陆台活动性较强的燕山准地槽带，下降比较剧烈，但也有时上升而被侵蚀，岩相变化比较复杂，是一个褶皱断裂和岩浆活动十分明显的地区。而角闪石石棉是火成岩浆成因，如阳起石往往是变质成因的，有的是自变质形成，即超基性岩石，基性岩石是在晚期岩浆热液作用下形成的，有的是接触变质成因的，如中酸性岩浆岩体侵入到碳酸盐地层形成的。

首先，在沉积岩层（煤系地层中）出现角闪石族矿物的可能是陆源碎屑（即超基性、基性岩风化产物）；其次是火山作用，基性火山岩活动，形成纤维状、束状角闪石、韭闪石；再次是变质成因，即在富有 Mg、Fe、Ca 成分的沉积中经受热液触变或区域变质作用形成的。所以煤矿伴生石棉在理论上是有依据的，即与煤系生成有关。而从肺内提取的粉尘中可见纤维状粉尘，这是形成煤小体及石棉小体的物质基础。Berry 等提出，肺内矿物粉尘用 X 线衍射检测，可以区别不同的尘肺病，研究肺内粉尘检出的 X 线衍射峰值中有 8.434、8.261 的峰，亦可证实肺内有角闪石族石棉成分。

综上所述，煤工尘肺的煤小体与石棉小体有类似之处，应予以特别重视，对煤尘形态的致病作用也不容忽视。从而可进一步解释有些煤田 SiO_2 含量相似，但引起的病变却轻重不一。而纤维性粉尘对肺的损伤是严重的、不容忽视的，应予以足够重视。

（三）石棉肺病理改变

石棉肺（asbestosis）是指在生产环境中长期吸入石棉粉尘所引起的以肺组织纤维化为主的疾病。它是硅酸盐肺的一种，其主要病理变化为间质弥漫性纤维化，胸膜增生性改变，石棉小体形成。

1. 间质弥漫性纤维化

（1）大体改变：早期仅表现为两肺胸膜轻度增厚，并失去光泽。肺切面除少数灰黑色粉尘斑点散在，或胸膜下有少数小叶间隔增厚外，一般看不出明显病变。随着病程发展，两肺切面出现粗细不等的灰白色或灰黑色弥漫性纤维化条索和网架，为石棉肺的典型特征。弥漫性纤维化病变以胸膜下、血管、支气管周围和小叶间隔最为显著，以两肺下叶后部病变最为突出。但有的病例两肺中上叶病变也相当严重，晚期病例两肺明显缩小变硬，表面因瘢痕下陷与结节样隆起而凹凸不平；切面为典型的弥漫性肺纤维化伴蜂房样变。粗大的纤维条索和网架遍及全肺，甚至出现融合压缩，在局部形成块状纤维化，其切面呈致密坚硬的大理石样外观。部分中晚期病例肺弥漫性纤维化严重的区域往往伴有局灶性蜂房样变，多位于胸膜下，常累及 1 ~ 2 个肺段，以两肺基底部和上叶尖后段更为明显；严重者可累及全肺，呈弥漫分布，即蜂房肺。蜂房样变的囊腔系由纤维化伴残存肺组织回缩，致使末梢小气道扩张而成。囊腔直径为 1 ~ 10 mm，腔壁呈纤维性增厚。

（2）镜下改变：石棉纤维主要沉积于呼吸性细支气管及其相邻的部位，所诱发的呼吸性细支气管肺泡炎，是肺组织对石棉粉尘的最初反应。表现为大量中性粒细胞渗出，伴有浆液纤维素进入肺泡腔内，基底膜肿胀，呼吸性细支气管上皮细胞坏死脱落。此后，病变过渡到修复和纤维化阶段，呈现肺泡腔内巨噬细胞大量集结和粉尘吞噬，并有成纤维细胞通过基底膜和损伤上皮向腔内生长延伸，与巨噬细胞一起形成肉芽肿，逐渐产生网状纤维和胶原纤维，故称为纤维化性呼吸性细支气管肺泡炎。在人体石棉肺病理上很难见到接尘早期的急性呼吸性细支气管肺泡炎和损伤期改变。通常尸检或活检所见的病变，已经是典型的尘性纤维化性呼吸性细支气管肺泡炎，并伴有呼吸性细支气管肺泡腔内数量不等的巨噬细胞，或异物型巨细胞反应和少数石棉小体与石棉纤维沉积，局部呼吸性细支气管和肺泡壁呈明显的胶原纤维性肥厚。当病变进一步发展，呼吸性细支气管周围及其远端受累的肺泡增多，最终纤维化将突破小叶范围，致使小叶间隔和胸膜及血管、支气管周围形成纤维性肥厚或条索。相邻的病灶融合连接，进而在胸膜下和肺深部形成粗细不等的纤维条索和网架，以两肺下叶为著，成为中期石棉肺的主要改变。石棉肺的晚期则表现为广泛而严重的胸膜下肺纤维化并伴有蜂房样变，可形成三角形、条带状或不规则的粗大纤维条索与团块性病变，局部肺组织大部或全部形成粉尘性纤维化和肺泡萎陷。石棉肺块状纤维化的显著特点在于，几乎全部由弥漫性纤维组织和残存的肺泡小岛、集中靠拢的粗大血管、支气管所构成，与主要由硅结节密集融合所成的硅肺块的结构完全不同。其形成主要是由胸膜下大面积纤维化与深部肺实质的粗大条索紧密连接、融合压缩的结果。部分病例出现非特异性肺部炎性病灶的机化和局部肺泡不可逆性塌陷。通过偏光镜检查发现，在胸膜下纤维斑片和大块纤维化区域内，均可查见大量粉尘堆积。

偶尔能见到石棉肺有少数直径为 0.5 ～ 2 mm 外形不规则的小结节，为混合尘结节的结构，偏光镜下可证实其中有双折射状石棉尘粒的存在。

2. 胸膜增生性改变 这是石棉肺的另一病理特征，胸膜渗出和胸膜普遍增厚，可形成脏胸膜和壁胸膜局限性纤维斑片，称胸膜斑。

（1）大体改变：典型胸膜斑在壁胸膜形成。胸膜斑最常位于脊柱旁和胸壁下后部外侧面及膈肌中心腱上。肺尖部和肋膈角处较少见。局限性胸膜增厚的纤维性斑块高出表面，与周围胸膜分界清楚，呈乳白色或象牙色，表面光滑。有的呈斑片状，有的呈结节状或乳头状，或两者并存，有时可伴脐样凹陷或钙盐沉着，质地坚硬。切面呈一致性软骨样。王明贵等报道的石棉作业工人 30 例尸检胸膜斑，小者数平方厘米，最大者可达 916 cm^2，厚度一般为 1 ～ 3 mm，个别可达 5 ～ 6 mm。膈面胸膜斑多呈圆形、盘状；肋面胸膜斑为长条形，有沿肋骨表面形成和走行的倾向，或呈不规则地图样，且往往两侧对称性分布。脏胸膜由于纤维组织增生引起弥漫性增厚，或出现局限性肥厚，但一般不形成典型胸膜斑。轻度肥厚的胸膜可失去透明度和光泽，重者全肺为厚层灰白纤维组织所包裹。

（2）镜下改变：胸膜斑由玻璃样变的粗大胶原纤维束构成。胶原纤维层叠排列，平行于表面，显示网栏样编织结构。对于结节状胸膜斑，胶原纤维呈轮状排列。胸膜斑中血管和细胞成分较少，有时可见钙盐沉着，个别病例胸膜斑表面偶尔可见被一层间皮细胞覆盖。其深部可见少量粉尘沉积，或少数纤维细胞、淋巴细胞和浆细胞，以及扩张的血管和淋巴管。通过组织消化微孔滤膜法和电镜观察，有人在胸膜斑内找到短小的石棉纤维和石棉小体。胸膜斑中相对无血管和细胞，有时可见钙盐沉着，其深部可见少量粉尘沉积，还可找到长度 <2 μm 的石棉纤维和石棉小体。胸膜斑被看作是接触石棉的又一个病理学和放射学标志，它可以是石棉接触者的唯一病变，而不伴有石棉肺。

石棉作业工人胸膜斑发生率可高达 40%。从接触石棉到临床出现明显胸膜斑一般间隔时间为 10 ～ 20 年，出现率随年龄增长而升高。王明贵等报道的 50 例石棉作业工人尸检中，发现胸膜斑 30 例，检出率 60%。王跃观察 9 例石棉肺，其中 8 例在肺、胸壁、膈肌表面有不同厚度的胸膜斑形成。除石棉外，接触其他粉尘（如云母、纤维性硅藻土、沸石和其他硅酸盐）的人也可出现胸膜斑。

3. 石棉小体 石棉小体系石棉纤维被巨噬细胞吞噬后，由一层含铁蛋白颗粒和酸性黏多糖包裹沉积于石棉纤维所形成，铁反应呈阳性，故又称含铁小体。

（1）大体改变：石棉小体可长达 300 μm，一般多为 30 ～ 50 μm，粗 2 ～ 5 μm，HE 染色呈棕黄或黄褐色、金黄色，典型者呈哑铃状、火柴或油滴状，分节或念珠样结构，轴心为无色透明的石棉丝。石棉小体可见于巨噬细胞内外，单个或成群地存在于肺泡或呼吸性细支气管腔内，或包埋于纤维化病灶之中，数量多少与肺纤维化程度不一定平行。肺内查见石棉小体仅仅是吸入石棉的标志，并非疾病的证据。

（2）镜下改变：王炳森观察一例从事石棉生产、运输及仓储工作近 30 年的壹期石棉肺病例，尸检见两肺弥漫性肺泡炎伴多数呼吸性细支气管、肺泡道和肺泡壁纤维化，黏膜上皮和肺泡上皮脱落，间质和肺泡腔内有成群或散在的棕色石棉小体，小体呈串珠状、哑铃状、钉螺状。有学者应用偏光显微镜在肺间质内及细支气管、呼吸性细支气管壁内观察到少量石棉裸纤维。扫描电镜发现肺泡腔内侧面有多数石棉纤维蓄积。有学者用电子衍射和 X 线能谱分析人群肺内的 600 个石棉小体，发现 98% 为闪石类构成，仅 2% 为温石棉。石棉纤维一旦被铁蛋白所包裹，则丧失致纤维化的能力，因而认为包裹机制和石棉小体形成是机体的一种防御反应。

Churg 等提出，在工业化国家，石棉小体几乎在非职业性接触石棉的每个居民的尸检肺组织中都存在，这可能是由于工业发展，石棉尘的污染日益严重所致。Churg 还在对 25 例非石棉接触的居民尸体解剖中发现，含铁小体的总数少于 100 个 / 克肺湿重，含铁小体的平均值为（42 ± 39）个 / 克肺湿重，所以将 1 g 肺湿重检测石棉小体数为 100 个作为职业性接触与非职业性接触石棉的界限。张维铭检测日本新潟大学医学部的 1674 例尸体解剖的肺组织，石棉小体总检出率为 33.7%，高度石棉肺患者或重度石棉粉尘接触者肺检出石棉小体数目大致都在 1000 ～ 10 000 个 / 克肺湿重或更多，中度石棉接触者石棉小体为 100 ～ 10 000 个 / 克肺湿重，轻度石棉接触者为 10 ～ 100 个 / 克肺湿重。

所以，只有在有明确的石棉接尘史，同时伴有弥漫性肺间质纤维化时，石棉小体才有诊断意义。

（四）其他尘肺病病理改变

1. 滑石尘肺（talc pneumoconiosis）的病理改变 滑石尘肺是指长期吸入滑石粉尘而引起的以慢性肺组织纤维增生为主要损害的疾病。其病程进展缓慢，发病工龄一般在 10 年以上，有的报告在 20 ～ 33 年，也有报告接触纤维状滑石者发病工龄在 13 ～ 26 年，颗粒状滑石为 21 ～ 22 年。晚期病例可并发呼吸道感染、肺心病，还可并发肺结核。

早在 1896 年，Thorel 就注意到滑石等硅酸盐与肺部疾病的关系，但直到 1933 年，Dreessen 等才确认了滑石工人尘肺病的 X 线改变。我国自 1958 年以来陆续有滑石肺的报告。滑石肺的发病取决于所吸入的滑石粉尘的质量及接触者的个体差异。若吸入含有石棉纤维或石英较多的滑石粉尘，发生的尘肺病就不是单纯的滑石尘肺，而是混合性尘肺；而大量吸入含杂质少的纯滑石粉尘也可引起尘肺病改变，但程度轻。尸检在肺实质内可见结节型、弥漫性肺纤维化型和异物肉芽肿型这三种基本的病理改变。在具体病例中这三种病变可单独出现，或以不同组合的形式存在。总的病理表现与石棉肺或煤工尘肺相似。

（1）大体改变：可见胸膜多有纤维性粘连和弥漫性增厚，少数病例可形成壁层胸膜斑。切面可出现周界不清的灰白色小结节，全肺散在，以中下肺较多；弥漫性纤维化主要累及两肺下叶。严重晚期病例可形成大块纤维化和空洞。

（2）镜下改变：可见小结节多位于呼吸性细支气管、小血管周围和胸膜下区，小而不规则，为走行不一的胶原纤维、粉尘和尘细胞所组成，很少有典型的硅结节。弥漫性肺纤维化型与石棉肺相似，在纤维化区除有滑石外，还有透闪石和直闪石。异物肉芽肿型常伴随纤维化病变出现。肺内可见滑石小体。

2. 云母尘肺（mica pneumoconiosis）的病理改变 云母尘肺是由于长期吸入高浓度云母粉尘而引起的慢性肺组织纤维增生性疾病。发病工龄视工种而异，采矿工为 11 ～ 38 年，平均 25 年；云母加工工人在 20 年以上。云母尘肺的病理改变主要是间质纤维化，表现为肺泡间隔、血管及支气管周围结缔组织增生和卡他性脱屑性支气管炎，伴明显的支气管扩张和局限性肺气肿。在血管、支气管周围云母粉尘积聚的部位，可见轮廓不清的细胞粉尘灶，并可见到呈片状、棒状或丝状的云母小体。在气管分叉和支气管淋巴结内可见大量云母粉尘灶，并有明显的纤维灶和透明性变。

3. 水泥尘肺（cement pneumoconiosis）的病理改变 水泥尘肺是由于长期吸入水泥生产过程中所产生的高浓度粉尘（包括生料、熟料和成品）而引起的尘肺病。

由于水泥生产工人主要接触的是混合性粉尘，因此，水泥尘肺的发生除了与粉尘浓度、工龄和个体因素有关外，还与水泥的化学组成有密切关系。水泥原料粉尘引起的尘肺病属混合尘肺病，水泥成品粉尘引起的尘肺病为水泥尘肺病。水泥尘肺病的发病时间为 8 ~ 34 年，一般在接尘 20 年以上。

（1）大体改变：水泥尘肺大体所见呈尘源性病理改变，尘斑弥漫分布于全肺各叶，呈黑色，圆形或不规则形，直径 1 ~ 5 mm，质软。张绪琴等对 5 例单纯接触水泥生料粉尘工人尸检肺标本进行病理研究，肉眼所见，全部尸检病理均有尘斑弥漫分布，呈黑色圆形或不规则形，直径为 2 ~ 6 mm，质软，尘斑周围或中心伴有较大气肿腔。1 例有混合尘结节，呈黑色，有光泽，近于圆形，边缘不锐利，质硬，多为 3 mm 左右大小。

（2）镜下改变：尘斑为粉尘纤维灶（灶内可见含铁小体），呈星芒状，当位于呼吸性细支气管和小血管周围时，尘斑与肺气肿相互伴随形成灶周肺气肿，这种气肿主要表现为破坏性小叶中心型肺气肿。呼吸性细支气管及其伴行小血管周围和少数小叶间隔形成间质轻度纤维化，偶见大块纤维化形成。张绪琴等报道，单纯接触水泥生料粉尘的尸检，肺标本在镜下所见，尘斑呈星芒状，由尘粒与交错走行的网状纤维、胶原纤维组成，其中含有“水泥小体”。灶周呈明显肺气肿。结节呈圆形或不规则形，中心纤维集聚，结构紧密，有透明样变，有的结节内胶原纤维融合呈片。结节边缘呈放射状，与周围组织延续，结节外周多见一窄的细胞带，其中常见“水泥小体”。肺实质内少数小叶间隔出现尘性纤维化。此外，呼吸性细支气管及其伴行的小血管周围也可见轻度的尘性纤维化。

王炳森观察一例接触生料及成品水泥 21 年的壹期尘肺病的病理变化，肺内主要有两种改变：一种是切面有大量尘斑并伴两肺弥漫性肺气肿，损害面积接近 50%，镜检有少数类结节状纤维性病灶，范围较小，形状不规整，肺泡隔及间质内大量粉尘沉着，偏光显微镜检极少有双折光性晶体沉着，但间质有明显纤维性增厚；另一种改变是，在肺间质内有时可查见直径在 5 ~ 11 μm 的棕黑色类圆形小体，一般称之为水泥小体，由于对其性质尚不明了，经超薄切片后在透射电镜下找到此小体，然后用能谱分析设备对其扫描并进行元素分析，结果发现，以铁含量最高，钙、镁、硅次之，水泥小体的形态为类圆形，表面多细小蚀孔。此颗粒粉尘表面尚有微量镍、钴元素污染[35]。

4. 石墨尘肺（graphite pneumoconiosis）的病理改变 石墨尘肺是长期吸入较高浓度石墨粉尘导致的肺部呈弥漫性纤维化和肺气肿病变的尘肺病。发病工龄一般在 15 ~ 20 年。

（1）大体改变：石墨尘肺病理类型属尘斑型尘肺，酷似煤肺。肉眼观察胸膜表面有密集的、大小不等的灰黑色至黑色斑点，触摸有颗粒感，但不硬。肺门淋巴结呈黑色，轻度增大和变硬。肺切面可见 0.3 ~ 3 mm 大小的石墨尘斑。张宏等报道，石墨尘肺病理形态特征性病变为肺组织内有弥漫性石墨粉尘细胞灶和石墨粉尘纤维灶的形成及灶周肺气肿。该研究还发现，染尘大鼠肺表面为暗红色，尚光滑，并散在大小不等的黑色斑点，触之较柔软，肺切片见到周边不规则、大小不等的黑色斑点。肺气肿的程度较石英组轻，呈轻度肺气肿。肺门淋巴结明显肿大，呈黑色，触之较软。

（2）镜下改变：早期可见在细支气管、肺泡、肺小支气管周围有石墨尘和含尘细胞聚集，形成石墨粉尘细胞灶及灶性肺气肿。张宏等观察发现，较多的石墨粉尘沉积在小支气管和附近小血管周围及肺泡腔内，以支气管旁的肺泡腔内尤为明显。石墨粉尘多以粉尘团样形式存在，可称“石墨粉尘灶”。粉尘灶大小不等，形状不一，呈单个或多个形式分布。石墨粉尘灶内，由于粉尘量较多，内部结构不清，或见到少量纤维组织。尘灶周围为肺泡壁和轻度增生的纤维组织，尘灶与周围组织界限尚清楚，而相邻的尘灶之间有的分界不清晰。部分肺泡间隔变宽，呈轻度肺气肿，尤以尘灶周围更为明显。多数肺门淋巴结内尘灶呈单个或多个形式存在，分布于皮质和髓质内，但未见明显的纤维化。

5. 炭黑尘肺（carbon black pneumoconiosis）的病理改变　炭黑尘肺是指生产和使用炭黑的工人长期吸入较高浓度炭黑粉尘所引起的尘肺病。炭黑尘肺发病工龄最短为 15 年，最长 25 年以上，平均 24 年。

（1）大体改变：炭黑尘肺的病理改变与石墨尘肺、煤肺极为相似。两肺显著变黑，肺表面及肺切面可见 0.5 ~ 3 mm 的黑色尘斑，斑点呈多角形、质软且境界不清，有小叶中心型肺气肿。

（2）镜下改变：粉尘病变多在肺间质的血管周围，炭黑尘灶由聚集成堆的吞噬炭黑的尘细胞、炭黑尘及数量不等的胶原纤维组成，直径为 0.5 ~ 1.5 mm。呼吸性细支气管周围可见灶性肺气肿。

6. 铝尘肺（aluminosis）的病理改变　铝尘肺是因长期吸入较高浓度金属铝尘或氧化铝粉尘所致的尘肺病。铝尘肺发病工龄多为 10 ~ 32 年，平均 24 年。

（1）大体改变：铝尘肺的病理改变主要为肺部弥漫性间质纤维化。肉眼观察两肺大小正常或略缩小，表面呈灰黑色，质硬，胸膜广泛增厚，切面见散在、境界不清的灰黑色纤维块、纤维索条、黑色斑点和尘灶。

（2）镜下改变：可见弥漫性肺间质纤维化，铝尘大量沉着于终末细支气管壁、呼吸性细支气管及其所属肺泡间隔，形成大量圆形、椭圆形或星芒状小尘灶和小叶中心型肺气肿。肺泡内有大量粉尘及尘细胞沉积，粉尘沉着部位有程度不同的纤维化，管腔和所属的肺泡腔扩张，形成小叶中心型肺气肿。邱创逸等研究爆竹工铝尘肺发现，肺内见大量的黑色粉尘（呈桑色素荧光染色阳性，证实为铝粉）广泛沉积在胸膜下、肺泡隔、小叶间隔、细支气管和小血管周围。肺间隔增宽，可见巨噬细胞吞噬黑色粉尘，胶原纤维增生。肺间质纤维化的改变主要限于肺小叶内，伴灶周肺气肿的尘斑也较为突出，呈星芒状，圆形或不规则形。

7. 电焊工尘肺（welder’s pneumoconiosis）的病理改变　电焊工尘肺是长期吸入高浓度的电焊烟尘而引起的以慢性肺组织纤维增生损害为主的一种尘肺病。发病缓慢，发病工龄多在 15 ~ 20 年，最短发病工龄为 4 年。

电焊工尘肺的病理改变主要有尘斑或结节、灶周肺气肿和间质纤维化。

（1）大体改变：两肺呈灰黑色，体积增大，重量增加，弹性减低；肺内可见散在大小不等、多呈不规则形或星芒状的尘灶，直径多在 1 mm；常有局限性胸膜增厚及气肿。

（2）光镜改变：两肺散在 1 ~ 3 mm 黑色尘斑或结节，常伴有灶周肺气肿。尘斑由大量含尘巨噬细胞及少数单核细胞构成，中间有少许胶原纤维，分布在肺泡腔、肺泡间隔、呼吸性细支气管和血管周围。结节较大，一般在 2 mm 左右，其中粉尘较少，胶原纤维成分较多。尘粒呈棕褐色，铁染色呈深蓝色强阳性反应，证明主要是氧化铁粉尘。

朱美芳等观察了 10 例电焊工尘肺的超微结构，在光镜下，支气管黏膜下肺组织和肺泡间隔纤维组织弥漫增生，胶原纤维沉积，部分融合形成纤维结节，肺泡结构不同程度改建，部分肺泡呈出血性肺泡炎改变。肺泡腔和肺泡间隔有较多含铁血红素细胞聚集和炭尘沉积的散在尘细胞。支气管和肺泡上皮轻度增生，肺间质少量淋巴细胞浸润。偏光显微镜观察和普鲁士蓝铁染色反应，8 例切片见支气管黏膜下和肺泡间隔有双折光的粉尘颗粒和普鲁士蓝铁颗粒反应阳性。

（3）电镜改变：肺泡腔表面可见Ⅰ型和Ⅱ型肺泡上皮细胞，其中有些Ⅰ型肺泡上皮细胞肿胀、坏死、部分脱落，基底膜增厚。Ⅱ型肺泡上皮细胞增生，表面有微绒毛，细胞内板层小体增多，内质网扩张，致使肺泡腔狭窄。毛细血管内皮细胞尚属正常或个别有肿胀现象。肺泡隔增厚，有较多的胶原纤维和弹性纤维。有的切片上还显示完全被间质所占，有胶原纤维增生和活跃的成纤维细胞，其细胞中内质网较扩张。有的还可见一些深染的颗粒及线粒体等碎片散在于间质内。在肺泡腔内出现大量、成堆活跃的巨噬细胞，细胞体积大，表面有不少微绒毛。细胞中含大量次级溶酶体和大的异噬体，后者长径为 1 ~ 3 μm，短径为 0.5 ~ 2 μm，其中含大小不等、形状不规则的颗粒，电子密度高。此种活跃的巨噬细胞有时也见于细胞隔的间质中。10 例中有 8 例样品皆可见含电子致密颗粒的巨噬细胞。此外，肺泡腔中有时可见游离的红细胞和肺泡上皮细胞表面受气泡压迫的局部肺气肿。研究者认为，电焊烟尘中的氧化铁可能是主要的致病因子。Yosh Ⅱ的研究也证明电焊工尘肺患者血中 Fe 含量升高。

8. 铸工尘肺（founder pneumoconiosis）的病理改变 铸工尘肺是指铸造作业中的翻砂、造型作业者长期吸入成分复杂而游离 SiO_2 含量不高的粉尘，如陶土、高岭石、石墨、煤粉、石灰石和滑石等混合性粉尘，所引起的以结节型或尘斑型并伴有肺间质纤维化损害为主的尘肺病。铸工尘肺发病比较缓慢，发病工龄一般在 20 年以上，病情进展也比较缓慢。

（1）大体改变：铸工接触的粉尘含游离 SiO_2 量低，以碳素类和硅酸盐类粉尘为主，这类粉尘引起的病变与碳素类尘肺病和部分硅酸盐尘肺病相似。病理检查可见胸膜表面和肺切面上有大小不等的灰黑色或黑色斑点。兰海燕等对 10 例某机械制造厂铸造车间清砂工尸检发现，在铸造工的肺组织切片和消化过滤后都见到石棉小体和（或）石棉纤维，其原因是在生产中使用石棉绳密封砂型及含有石棉废砂重复利用而接触石棉。病理观察，全部病例的肺表面与切面可见数量不等的尘斑，其中 3 例（肉眼观）可见少量结节性病变，除少数病例胸膜表面有局限性粘连外，多数光滑，10 例均未见胸膜斑形成。

（2）镜下改变：镜下可见在肺泡、小叶间隔、小支气管和血管周围有大量的尘细胞灶及由尘细胞、粉尘和胶原纤维形成的粉尘纤维灶。在粉尘灶周围常伴有小叶中心型肺气肿。部分病例除粉尘纤维灶外，尚可见少量典型或不典型硅结节。

兰海燕等在显微镜下观察的 10 例病例中，有 2 例肺内出现少量典型硅结节，4 例可见混合性尘结节，多数病例肺内在细支气管、呼吸性细支气管周围和小血管周围有大量黑色粉尘沉着，游离散在或位于尘细胞内，伴不同程度的纤维增生。呼吸性细支气管扩大，小血管扩张、充血，附近肺泡壁由于粉尘沉着、细胞浸润、纤维增生而增厚，或者肺泡腔扩张呈小叶中心型肺气肿。有小叶间隔轻度纤维性增宽。但胸膜下部纤维化不明显，或有轻度纤维化，但未见向深部延伸。上述粉尘沉着处或纤维化灶内有时可见典型石棉小体，或在肺泡腔内积聚成堆或单个散在。这些部位也可见长而直、灰白色、两端整齐、略呈折光性的裸纤维，比石棉小体更易见到。它们与石棉工人肺内的石棉小体和石棉纤维在形态上完全一致，说明这些石棉小体中的轴丝和游离散在的裸纤维就是不同种类的石棉纤维。6 例对照的肺组织内未见尘性病变，也未见到石棉小体或石棉纤维。

9. 陶工尘肺（pottery worker's pneumoconiosis）的病理改变 陶工尘肺是陶瓷制造工和瓷土采矿工长期吸入大量陶土粉尘而引起的尘肺病。陶工尘肺发病比较缓慢，平均发病工龄 25 年以上。

（1）大体改变：肉眼观察肺体积变化不大，质地软，肺表面及切面可见散在灰褐色、直径 1 ~ 4 mm 的尘斑。

（2）镜下改变：病灶多为呈星芒状或不整形的尘斑及混合性尘结节，位于呼吸性细支气管周围。肺泡、肺泡间隔、小血管和小支气管周围纤维化比较突出，常伴有灶周及小叶中心型肺气肿。胸膜肥厚，常以两肺上部尤其是肺尖部明显，与煤硅肺、硅肺所见明显不同。

10. 磨工尘肺的病理改变 磨工尘肺是人体长期吸入金属研磨粉尘而发生的一种混合性尘肺病。磨工尘肺的病变性质、病理形态及病因等问题迄今认识不一，有的认为是“良性尘肺”或“铁末沉着症”，有的主张是铁砂肺，还有的则认为是混合粉尘引起的一种特殊类型尘肺病。磨工尘肺病变特点以尘斑并灶周气肿为主，有轻度间质纤维化。

（1）大体改变：胸膜局灶性轻度增厚粘连，肺表面和切面均见大量黑色尘斑，于肋压迹处较密集。尘斑触之无僵硬，形态多不规则，边缘不整呈星芒状，长径多为 2 ~ 4 mm。

（2）镜下改变：尘斑主要位于呼吸性细支气管、小支气管及其伴行血管周围，胸膜下、肺泡隔等处亦可见到。尘斑多为细胞纤维性，即由沉积的黑色粉尘、尘细胞、成纤维细胞及纤维组成，有的可见少许炎细胞浸润。尘斑附近肺泡管和肺泡膨胀呈囊状，部分细小支气管周围有尘性纤维组织增生，使其扭曲，管腔狭窄，邻近肺泡腔呈平行排列的裂隙状。淋巴结内淋巴组织减少，充满饱含黑色颗粒的巨噬细胞，纤维组织轻度增生。

（3）电镜改变：扫描电镜发现，尘灶处纤维密集，增生的纤维粗细不一，成束排列，走向不定，有些呈不规则形的窗形空隙。在纤维上和窗形空隙内有大量大小不等、形态不一的尘粒，可见球形、针形、长方形、多边形和不规则形，它们散在或集聚成堆。经尘斑原位粉尘能量色散 X 线分析（EDXA）测定，两肺内元素成分基本相同，含有 Si、Al、Fe、Ni、Cr、Ti、Cu、Zn 等。SEM-EDXA 证实，长方形和球形者含 Fe、Cr，针形、多边形和不规则形者含 Si、Al，大球形尘粒含 Cu、Zn，球形直径 25 μm，表面光滑，中央为多个细小颗粒，周边均质，可为包裹铜粒的蛋白壳。

11. 铝矾土尘肺的病理改变 李毅等对 5 例死亡的铝矾土矿接尘工人尸检肺进行病理学观察分析，结果发现，粉尘沉积性尘斑是铝矾土尘肺最常见的尘性病变。尘性纤维化有两种表现：一种是非灶性间质组织增生，另一种是尘斑内纤维组织增生，此种进一步发展可以形成非典型尘肺结节。铝矾土尘肺的病理特点不完全同于金属铝和氧化铝尘肺。铝矾土尘肺属混合性尘肺，其特征性病变是尘斑气肿伴尘性间质纤维化。尘肺病患者肺内感染和并发肺肿瘤，特别是并发肺结核时，会促进尘性纤维化过程加快。胸膜增厚、肺癌与接触铝土粉尘的关系应引起重视。

（1）大体改变：胸膜上均可见直径 2 ~ 6 mm 的黑灰色尘斑，类圆形或不规则形，少量孤立存在，多数呈片状或条索状，胸膜呈单侧或局限性粘连、增厚。支气管旁、气管分叉、肺门淋巴结质微硬、呈炭黑色，直径为 0.5 ~ 1.8 cm。

（2）镜下改变：全部肺组织切片均有不同程度的粉尘沉积，主要沉积在呼吸性细支气管和伴行的小动脉、静脉及毛细血管外膜、肺泡管、肺泡囊、肺泡。尘斑常发生在呼吸性细支气管和伴行小血管部位，可见残留管腔，伴灶周肺气肿和少量胶原纤维组织增生，灶周延伸着被尘细胞浸润、增宽、纤维组织增生的肺泡隔。尘性间质纤维化，轻者局限在肺小叶内，表现为小血管周围、呼吸性细支气管壁、肺泡道、肺泡隔被尘细胞浸润增宽，纤维组织增生；重者可累及全小叶，肺泡萎陷或消失，胶原纤维增生、粗大及平滑肌增生。每个病例均可见少数非典型尘肺结节，直径为 0.5 ~ 3.0 mm，类圆形或不规则形，胶原纤维成分 >50%，纤维排列走向不一，尘细胞散布其中，伴灶周肺气肿。淋巴结原有结构消失，弥漫性粉尘沉着，伴尘性纤维化，严重者可出现玻璃样变。用偏光显微镜观察尘性病变部位，其间可见少量双折射尘粒。

12. 三氧化二锑（Sb_2O_3）尘肺的病理改变 李小萍等报道了 2 例锑冶炼厂 Sb_2O_3 包装工罹患尘肺病。患者年龄分别为 30 岁和 39 岁，主要从事 Sb_2O_3 粉包装工作，工龄分别为 4 年和 6 年，无其他粉尘接触史及吸烟史。

按纤维与气管镜检查常规对病变肺区取肺组织进行活检，光镜观察发现，病例 1 光镜下可见肺泡壁和肺间质存在慢性增生性炎性改变，以成纤维细胞和纤维细胞增生为主，伴炎细胞浸润，组织块可见折光性较强的金属粉尘样微小结节，结节周围伴有轻微纤维组织增生，部分出现胶原纤维化改变。病例 2 光镜下可见支气管黏膜慢性炎症，上皮有脱落，黏膜下有纤维结缔组织增生，间质有轻度纤维化。

二、尘肺病病理类型与分期

1. 尘肺病病理类型 根据我国尘肺病病理诊断标准，分为下述三种类型：

（1）结节型尘肺病：病变以尘性胶原纤维结节为主，伴有其他尘性病变。硅肺是其典型代表，以硅尘为主的混合粉尘所致的尘肺病也多属此型。

（2）弥漫纤维化型尘肺病：病变以尘性弥漫性胶原纤维增生为主，伴有其他尘性病变。主要包括石棉肺和其他硅酸盐肺，以及含硅量低的混合性尘肺病。

（3）尘斑型尘肺病：病变以尘斑伴灶周肺气肿为主，伴有其他尘性病变。主要包括单纯性煤肺及其他碳系尘肺病，以及部分金属尘肺。

2. 尘肺病的病理诊断与分期 尘肺病的病理诊断由于涉及国家的劳动保护法令和患者的福利，不同于其他疾病的病理诊断，必须严格按照国家标准来执行。首先是定性诊断，必须以患者确切可靠的职业史和（或）粉尘病因为前提，主要依据肺组织的纤维化等病变，按国家规定的尘肺病名称命名和进行病理分类；其次按标准规定的指标，评定尘肺病病变的范围和严重程度，做出分期诊断；再次，做出有关并发症的诊断。具体的诊断标准与技术方法，请参见中华人民共和国卫生部于 2014 年 10 月 13 日发布的《中华人民共和国国家职业卫生标准——职业性尘肺病的病理诊断》及其附录（GBZ 25-2014）。

（侯博文 李宝平）

第四节 职业性尘肺病的临床表现

尘肺病在临床上多呈慢性病程表现。病变早期，由于肺泡的生理功能潜力较大，肺具有很强的代偿能力，多数患者并无明显症状。但随着病程进展，尤其出现并发症后，症状、体征才逐渐明显。最常见的症状是咳嗽、咳痰、胸痛、气短、心悸等，并逐渐加重和增多。此外，尚有喘息、咯血以及某些全身症状。其中呼吸困难和胸痛是尘肺病的原发症状，而咳嗽、咳痰、咯血等主要取决于有无并发症及并发症的类型。体征可有干湿啰音、哮鸣音等。

一、临床症状

尘肺病无特异的临床症状，其临床症状多与并发症有关。

1. 咳嗽 早期尘肺病患者咳嗽多不明显，但随着病程的进展，多可合并慢性支气管炎，晚期患者多合并肺部感染，这些均可使咳嗽明显加重。咳嗽还与季节、气候等有关。硅肺患者往往在中晚期才出现咳嗽，主要为晨咳，也可呈昼夜间断性咳嗽，大多为干咳，有少量黏痰。煤工尘肺患者出现大块纤维化病变时可有频繁、阵发性的剧烈咳嗽。石棉肺患者大多晚期出现咳嗽，可有阵发性干咳。

2. 咳痰 主要是呼吸系统对粉尘的不断清除所引起的。在没有呼吸系统感染的情况下，一般咳痰量不多，多为黏液痰。如合并肺内感染及慢性支气管炎，则痰量明显增多，痰液呈黄色黏稠状或块状，常不易咳出。煤工尘肺患者痰液多为黑色，晚期煤工尘肺患者可咳出大量黑色痰，其中可明显看到煤尘颗粒，多是大块纤维化病灶由于缺血溶解坏死所致。

3. 胸痛 尘肺病患者常常感觉胸痛，胸痛和尘肺病临床表现多无相关或呈平行关系。部位不一，且常有变化，多为局限性。一般为隐痛，也可为钝痛、胀痛、针刺样痛等，尤其在阴雨天、劳动后或剧烈咳嗽时最为明显。石棉肺并发的胸膜间皮瘤患侧胸痛较为剧烈。尘肺病并发气胸时，则突然发生短暂锐痛，当空气进入胸腔后疼痛即消失。

4. 呼吸困难 病变早期只是在重体力劳动时出现气短。随着病程进展，在一般劳动甚至休息时也出现气短。病情严重者在静息状态下会感到呼吸困难，甚至不能平卧。随肺组织纤维化程度的加重，有效呼吸面积减小，通气 / 血流比例失调，呼吸困难也逐渐加重。肺气肿等并发症的发生可明显加重呼吸困难的程度和加快其发展速度，肺代偿功能逐渐减退至完全失代偿，最终导致呼吸衰竭。

5. 咯血 较为少见，可由于呼吸道长期慢性炎症引起黏膜血管损伤，使痰中带少量血丝或血块；也可能由于大块纤维化病灶的溶解破裂波及血管而使血量增多。并发支气管扩张或结核感染时可能有咯血，甚至大咯血。

6. 其他 除上述呼吸系统症状外，由于粉尘的长期作用，使机体的中枢及周围神经系统功能产生某些改变，可引起程度不同的全身症状。常见有消化功能减退、胃纳差、便秘、失眠、消瘦等。部分患者有渐进性乏力、体力下降。一些病情进展快的患者出现缺氧症状。重症及急性发病的患者出现各种并发症，能量消耗较大，组织长期缺氧，日渐加重，乃至出现全身器官衰竭。此外，部分患者主诉鼻咽部干燥，发痒、发痛；检查发现鼻黏膜萎缩、咽部充血、滤泡增生等。

二、体征

早期尘肺病患者一般无明显体征，晚期则可有不同的体征，主要表现为听诊呼吸音增粗，可闻及干、湿啰音，有喘息性支气管炎时可听到喘鸣音等。阳性体征主要是并发症所致。

1. 肺气肿体征 桶状胸，肋间隙变宽，叩诊胸部呈鼓音，呼吸音变低，语颤减弱。

2. 肺心病体征 广泛的胸膜增厚也是呼吸音减低的常见原因。合并肺心病心力衰竭者可见心力衰竭的各种临床表现，例如缺氧、黏膜发绀、颈静脉充盈怒张、下肢水肿、肝大等。

三、并发症

尘肺病患者由于长期接触生产性粉尘，使呼吸系统的防御功能受到损害，患者抵抗力明显降低，常发生多种不同的并发症。

1. 呼吸系统感染 主要是肺内感染，这是尘肺病患者常见的并发症。

2. 自发性气胸 该症状较少见。发生机制为肺组织和脏胸膜破裂，空气进入胸膜形成气胸，分闭合性气胸、张力性气胸、交通性气胸三种。

3. 肺结核 粉尘作业工人，特别是硅尘作业工人，比一般人群易患肺结核。

4. 慢性肺源性心脏病 见于部分晚期患者，这是因为慢性支气管炎使气道狭窄，通气阻力增加，产生阻塞性肺气肿，肺动脉压升高，而致慢性肺心病。

5. 呼吸衰竭 上呼吸道及肺部感染、气胸等是导致失代偿性呼吸衰竭的主要原因，滥用镇静及安眠类药物也是导致尘肺病患者呼吸衰竭的原因之一。

（周云芝　李宝平　孙治平）

第五节　职业性尘肺病的诊断

一、诊断

尘肺病的诊断应由省级以上人民政府卫生行政部门批准的医疗卫生机构承担，应当组织 3 名以上取得尘肺病诊断资格的执业医师集体诊断。未获得尘肺病诊断资质的机构和个人无权进行尘肺病诊断，其诊断结果也无效。

尘肺病的诊断包括尘肺病的 X 线分期诊断、尘肺病的病理诊断和尘肺病患者的肺功能损伤程度的诊断。尘肺病诊断应综合分析粉尘暴露史、临床表现、辅助检查结果、X 线胸片、肺功能诊断（劳动能力鉴别）或病理诊断。没有职业性生产性粉尘暴露史（数量和浓度）者，从病因学上则没有患尘肺病的可能性，无论 X 线胸片的表现如何，也不能诊断为尘肺病。因此，不重视粉尘暴露史的询问和调查，常常是造成误诊的原因之一。

尘肺病没有特征性的临床症状和体征，目前还没有发现明确的具有诊断意义的实验室检查指标，但这绝不意味着在职业性体检和诊断尘肺病时可以忽视临床检查。临床检查主要是为尘肺病的鉴别诊断提供依据。符合条件的高仟伏胸片和 DR 胸片是尘肺病诊断的核心，CT 只能作为疑难尘肺病诊断时的补充，不能作为尘肺病诊断的依据[36-38]。

尘肺病的诊断标准详见《中华人民共和国国家职业卫生标准——职业性尘肺病的诊断》（GBZ 70-2015）。

二、病理诊断

尘肺病的病理诊断是一项政策性很强的工作，由于其具有职业病的性质，因此必须由指定的专门机构，严格按照国家制定的《职业性尘肺病的病理诊断》（GBZ 25-2014）开展工作。《职业性尘肺病的病理诊断》中规定：根据可靠的职业活动中粉尘接触史，按双标准要求的规范化检查方法得出的病理检查结果为依据，参考受检者历次 X 线胸片、病历摘要、死亡志，并排除其他原因可能导致的相似病理改变，方可作出尘肺病的病理诊断。

（一）尘肺病名称

按国家颁布的《职业病分类和目录》规定的尘肺病名称命名。

（二）尘肺病的病理类型

结节型尘肺病病变以尘性胶原纤维结节为主，可伴有其他尘性病变存在；弥漫纤维化型尘肺病病变以肺尘性弥漫性胶原纤维增生为主，可伴有其他尘性病变存在；尘斑型尘肺病病变以尘斑 - 气肿为主，可伴有其他尘性病变存在。

（三）尘肺病范围及其程度判定

1. 尘肺病病变

（1）尘肺结节

1）眼观：病灶呈类圆形，境界清楚，色灰黑，触摸有坚实感。

2）镜检：或为硅结节，即具有胶原纤维核心的粉尘性病灶；或为混合尘结节，即胶原纤维与粉尘相间杂，但胶原纤维成分占 50% 以上的病灶；或为硅结核结节，即硅结节或混合尘结节与结核性病变混合形成的结节。

（2）尘性弥漫性纤维化：呼吸性细支气管、肺泡、小叶间隔、小支气管和小血管周围、胸膜下区因粉尘沉积所致的弥漫性胶原纤维增生。

（3）尘斑

1）眼观：病灶暗黑色、质软、境界不清，灶周多伴有扩大的气腔（灶周肺气肿）。

2）镜检：病灶中网织纤维、胶原纤维与粉尘相间杂，胶原纤维成分不足 50%。病灶与纤维化肺间质相连呈星芒状，常伴灶周肺气肿。

（4）尘性块状纤维化

1）眼观：病变为 2 cm × 2 cm × 2 cm 以上的灰黑色或黑色、质地坚韧的纤维性团块。

2）镜检：或为尘肺结节融合，或为大片尘性胶原纤维化，或为各种尘肺病变混杂交织所组成。

（5）粉尘性反应：肺、胸膜、肺引流区淋巴结粉尘沉积、巨噬细胞反应、轻微纤维组织增生等。

2. 结节计数

（1）结节直径 <2~5 mm，计作 0.5 个（镜下计数为准）。

（2）结节直径在 2~5 mm，计作 1 个（眼观计数、镜下确定）。

（3）结节直径在 5~10 mm，计作 2 个（眼观计数、镜下确定）。

（4）结节直径在 10 mm 以上，计作 3 个（眼观计数、镜下确定）。

3. 尘性弥漫性纤维化（级度）确定

1 级：病变占全肺面积 25% 以上，且小于 50%。

2 级：病变占全肺面积 50% 以上，且小于 75%。

3 级：病变占全肺面积 75% 及以上。

1 度：纤维化局限于肺小叶内，或肺小叶间隔、小支气管及小血管周围尘性纤维化。

2 度：在 1 度基础上，纤维化互相联结形成网架状或斑片状，可为局限性蜂房变。

3 度：纤维化毁损大部分肺组织或形成纤维团块。

病变严重度的判定：以 20 张切片的平均度为准。诊断石棉肺时，须查见石棉小体。石棉肺并发的胸膜斑总面积超过 200 cm^2 时，尘肺病病变达不到壹期或介于壹期与贰期之间者，可分别诊断为壹期或贰期。

4. 尘斑计量

（1）壹期：尘斑 - 气肿面积占全肺面积 30% 及以上，且小于 75%。

（2）贰期：尘斑 - 气肿面积占全肺面积 75% 及以上。

（四）诊断分期标准

1. 尘肺壹期 符合下列条件之一者：

（1）全肺各切面（大体和镜检）尘肺结节总数≥20 个，且 <50 个。

（2）全肺尘性弥漫性肺纤维化达到 1 级（1 度）及以上。

（3）全肺尘斑 - 气肿面积≥30%，且小于 75%。

（4）按结节、尘斑、弥漫性肺纤维化综合评分法计算 20 ～ 49 分。

2. 尘肺贰期 符合下列条件之一者：

（1）全肺各切面（大体和镜检）尘肺结节总数≥50 个。

（2）全肺尘性弥漫性肺纤维化达到 2 级（2 度）及以上。

（3）全肺尘斑 - 气肿面积达 75% 及以上。

（4）按结节、尘斑、弥漫性肺纤维化综合评分法计算 50 分及以上。

3. 尘肺叁期 符合下列条件之一者：

（1）肺内出现 2 cm × 2 cm × 2 cm 尘性块状纤维化。

（2）尘性弥漫性肺纤维化达到 3 级（3 度）及以上。

（五）尘肺并发病

1. 肺结核及胸膜病变

2. 非特异性肺感染 着重细菌、病毒及真菌性支气管炎、肺炎及肺脓肿、支气管扩张症等。难于区别炎症引起的纤维化与粉尘引起的纤维化时，可作为尘性弥漫性纤维化诊断并分期。

3. 肺心病、非尘性肺气肿、气胸

4. 石棉所致肺癌及恶性胸膜间皮瘤 李毅等在对尘肺病病理诊断标准的分期指标及并发症的评析中指出，病理诊断不仅要做出最终的尘肺病诊断，还应对肺组织病理功能损伤程度做出判定，以便为尘肺病患者死后的伤残鉴定提供依据。尘肺病的并发症，如肺结核、肺肿瘤、胸膜肥厚、肺气肿等，使肺组织纤维增生，造成呼吸面积的减小或限制肺呼吸功能，病理所见最为直观。因此，建议依据肺组织病理功能损伤的并发症，作为尘肺病尸检病理的代偿功能致残鉴定的评判指标。

三、综合诊断与诊断评析

（一）综合诊断的概念和含义

尘肺病作为一种临床疾病，其诊断方法和内容与其他疾病大体上是一致的，即必须遵守全面考虑、仔细分析、综合诊断的原则。所谓综合诊断包括两个含义：一是在诊断内容上应该包括病因学诊断、鉴别诊断、X 线诊断及分期和（心、肺）功能诊断（劳动能力鉴定）；二是在诊断方法和技术上应采取能够满足上述四项诊断内容所需要的综合措施，即以可靠的生产性粉尘接触史和现场劳动卫生学调查为依据，了解病因学和发病的可能性，以临床表现和 X 线胸片表现及必要的实验室检查为依据，做出鉴别诊断和诊断，确定是否为尘肺病；对照诊断标准进行尘肺病的 X 线分期；根据需要进行肺功能测定，结合 X 线分期做出患者的功能诊断，即劳动能力测定。《尘肺病的诊断标准》关于诊断原则的确定，充分体现了在尘肺病诊断方法和技术上要全面考虑、正面肯定、反面否定（排除）的综合诊断原则。以往研究者曾在综合诊断方面做过许多研究，其中对实验室诊断给予了很大的关注，希望找到一些实验室指标加生化指标作为诊断或早期诊断的指标，但目前尚未见端倪。因此，目前的标准中关于综合诊断的概念不包括这方面的含义[39]。

（二）尘肺病的病因学诊断

尘肺病的病因学诊断包括两个含义：一是接触什么性质的生产性粉尘，即接触的粉尘是否具有致病（尘肺病）作用；二是累计的粉尘接触量，即是否具有病因学上发病的可能。尘肺病是由职业性接触生产性粉尘引起的，同时尘肺病的发生与粉尘接触量有明确的相关关系，即粉尘接触必须达到一定的量才会引起尘肺病。另外，不同的粉尘致肺纤维化的能力不同，所引起的尘肺病的病理及

X线改变也有各自的特点，其所致尘肺病的发生、发展和转归亦有所不同。由此可见，是否有职业性生产性粉尘接触、接触什么性质的粉尘、接触粉尘的多少即累计接触量（由粉尘浓度、分散度和接触时间的长短决定）是诊断尘肺病的依据，关系到能否引起尘肺病，引起的可能性有多大，引起何种类型尘肺病。这里首先要清楚我国法定的引起尘肺病的生产性粉尘有哪些，按目前公布的国家职业病分类和目录以及职业病危害因素分类目录，主要包括12种粉尘，即硅尘、煤尘、石墨粉尘、炭黑粉尘、石棉粉尘、滑石粉尘、水泥粉尘、云母粉尘、陶土粉尘、铝尘、电焊烟尘、铸造粉尘；其次要考虑累计接触量，虽然有生产性粉尘接触史，但接触的时间很短，或接触的粉尘浓度非常低，累计接尘量很小，即虽然具备病因学的条件，但不具备发病的条件，因此患尘肺病的可能性很小。当然，累计接触量和尘肺病发病的关系是有个体差异的，这种情况下如X线有尘肺病样改变，则诊断必须十分谨慎，必须详细了解病史和临床表现，进行必要的实验室检查，做好鉴别诊断。不重视职业接触史的询问和调查，常常是造成误诊的主要原因之一。所以在对粉尘作业工人进行职业性体检时，必须详细了解并记录其所从事的工种、该工种作业场所的粉尘浓度、粉尘的性质及接触的时间，工种变动时要分段记录，相应的粉尘资料也要随时记录。同工厂、同工种或同样作业的其他工厂的流行病学资料是重要的参考，在粉尘资料不完整时，则更为重要。

（三）临床检查

尘肺病虽没有特征性的临床症状和体征，目前也尚未发现明确的具有诊断意义的实验室检查指标，但这绝不意味着在职业性体检和诊断尘肺病时可以忽视临床检查，因为尘肺病与其他一些疾病的鉴别诊断还必须依靠临床检查和必要的实验室检查。前面说到职业性粉尘接触史的重要性，同时还必须认识到，即使有粉尘接触史，接触粉尘的量也有致尘肺病的可能，但这并不等于就肯定会导致尘肺病，在同样粉尘接触情况下，个体发生尘肺病的差别是很大的。因此，在对职业性粉尘工人进行体检和诊断时，必须进行症状的询问和内科体检，主要是进行胸部和心、肺的检查。如有症状和体征，应该详细了解症状发生的情况、程度和持续的时间，以及症状的变化及影响因素等。一般来说，尘肺病早期症状很轻，甚至没有任何症状，也没有明确的体征、X线胸片表现。如发生并发症，则有相应的症状和体征。因此，临床检查主要具有鉴别诊断的意义，是粉尘作业工人职业性体检中不可缺少的。

（四）X线检查的意义和要求

在有确切的职业性粉尘接触史和一定粉尘接触量的前提下，X线胸片表现是做出尘肺病诊断和鉴别诊断的肯定依据（图4-8至图4-10）。换言之，临床表现与X线表现相比，前者主要提供鉴别诊断的依据，而不能提供尘肺病的肯定依据；后者则既能提供肯定的依据（阳性依据），又可提供否定的依据。因此，X线检查及X线表现是尘肺病诊断无可替代的方法和依据，也是尘肺病诊断标准的核心。这一点在从事尘肺病诊断工作的业内已有明确的共识，目前存在的问题是过度或者完全依靠X线检查和X线胸片表现，而忽视必需的对职业史的询问和临床检查。在实际尘肺病诊断工作中，部分诊断医师只阅读胸片，既不询问职业史，也不进行临床检查。尘肺病诊断的政策性很强，任何误诊、漏诊、冒诊，都会造成不良的影响，甚至导致一些棘

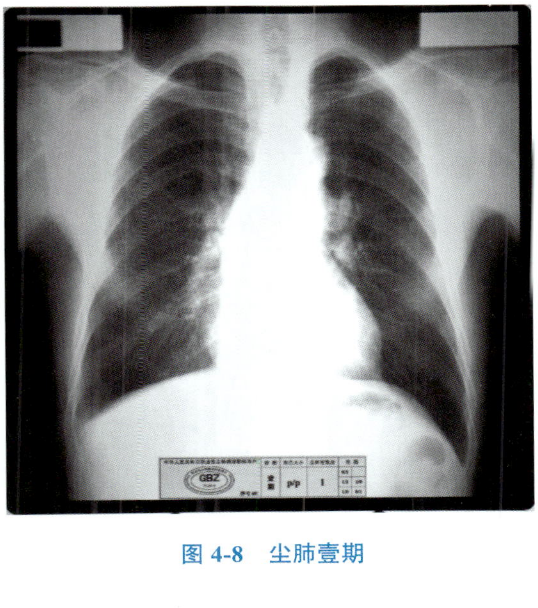

图4-8 尘肺壹期

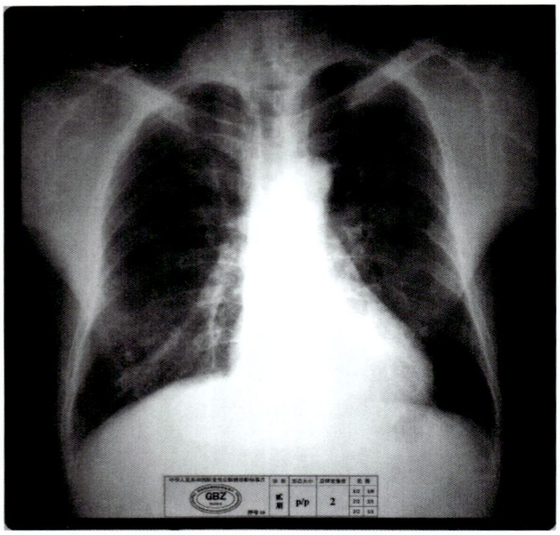

图 4-9　尘肺贰期

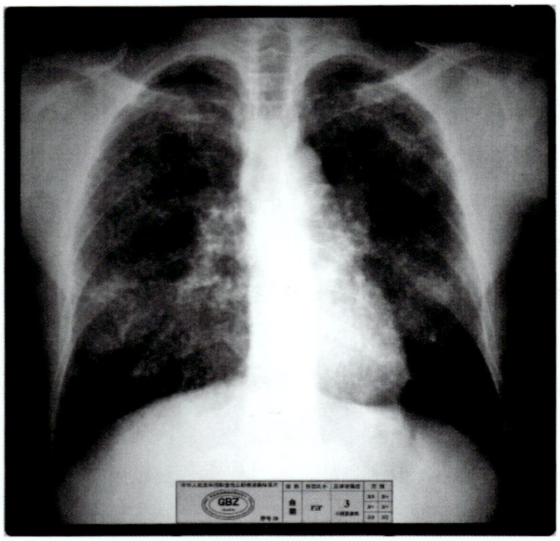

图 4-10　尘肺叁期

手的问题，这就要求从事尘肺病诊断的工作人员必须全面掌握尘肺病诊断标准，在诊断过程中必须全面考虑、分析各种资料，采用综合方法，做出正确的诊断。有关尘肺病 X 线检查的技术要求和条件已在标准的两个附录中（C、E）做了详细的规定。

（五）诊断评述

综上所述，可以把尘肺病诊断的推理过程和思路概况用图 4-11 来表示。从流程图可看出，尘肺病的诊断从粉尘接触职业史开始，也就是诊断原则中所提及的依据，没有这个依据，整个流程则无从开始。X 线胸片表现处在流程图的中心位置，是肯定尘肺病诊断或否定尘肺病诊断的主要依据。

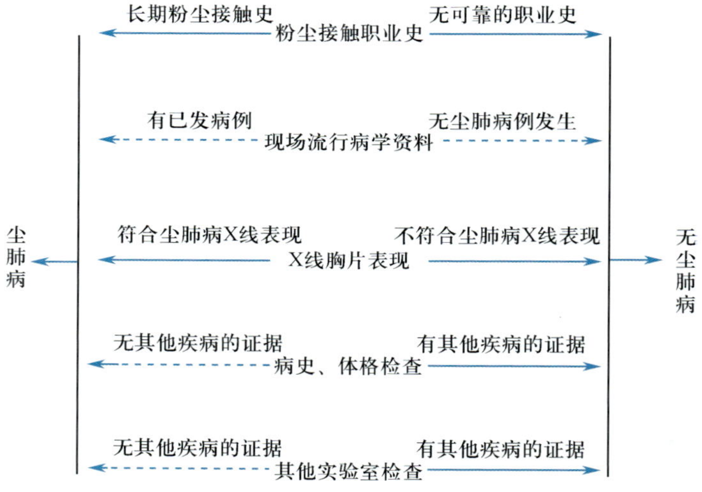

图 4-11　尘肺病的诊断流程

注：实线表示主要支持诊断条件，虚线表示辅助诊断条件

（六）规范诊断用语和文书

1. 尘肺病名称标准化　我国职业病分类和目录中规定了 13 种尘肺病的具体名称，即硅肺、煤工尘肺、石墨尘肺、炭黑尘肺、石棉肺、滑石尘肺、水泥尘肺、云母尘肺、陶工尘肺、铝尘肺、电焊工尘肺、铸工尘肺，以及根据《尘肺病诊断标准》和《尘肺病病理诊断标准》可以诊断的其他尘

肺病，确切的尘肺病名称实际上是对病因的肯定和诊断。

2. 文书格式与表述 诊断文书目前仍应使用原卫生部颁布的《职业病诊断与鉴定管理办法》中附录3《职业病诊断证明书》统一的格式表，各栏目均应概要地填写关键的内容。诊断结论的表述应该根据附录A.6的规定，即“具体尘肺病名称＋期别”，如职业性硅肺贰期、职业性煤工尘肺壹期等。目前多数地方对职业病患者的劳动能力鉴定和职业病诊断是分别进行的，劳动能力鉴定单独成为一个程序，因此在诊断证明书中一般也不必要对劳动能力作出评定。出具的诊断证明书必须按规定有诊断机构盖章和三个有诊断资质的职业病医师签字，方可生效。

（李宝平）

第六节 职业性尘肺病的治疗

一、病因治疗

（一）抗纤维化药物治疗

1. 克矽平 克矽平又名防矽一号、P-204，是高分子氮氧化物，通过保护巨噬细胞免受硅尘破坏，抑制肺巨噬细胞分泌致纤维化因子，从而阻断硅肺纤维化的初始环节。

（1）保护巨噬细胞，提高巨噬细胞对硅尘毒性的抵抗力。

（2）间接增强肺对硅尘的廓清能力。

（3）阻断和延缓胶原纤维的形成。

2. 哌喹类药物 以哌喹、羟基哌喹为主，通过稳定巨噬细胞溶酶体膜，减少硅尘对细胞的损害，抑制成纤维细胞形成胶原纤维。

（1）间接增强肺的排除硅尘能力。

（2）保护细胞膜和溶酶体，防止尘细胞溃解。

（3）抑制正常胶原变性成为硅肺胶原。

（4）可将不溶性的硅肺胶原蛋白降解为小分子的肽段，对胶原纤维化有逆退作用。

（5）降低脂类与糖含量，减少形成硅结节的基质。

（6）有类激素及免疫抑制作用。

3. 硅肺宁 具有活血散结、清热化痰、止咳平喘的功效。可以提高肺巨噬细胞内ATP含量，保护巨噬细胞免受损伤，以及具有抗感染作用，从而抑制硅肺病变发展。

4. 汉防己碱 汉防己碱是汉防己中提取的一种双苄基异哇琳类生物碱，可使硅肺胶原纤维松散、降解，微管结构消失、解聚，前胶原转化受阻，从而达到抗纤维化的作用。除此之外，还有防治肺动脉高压的作用[40]。

（1）抗纤维化

1）抑制胶原合成。

2）影响细胞分泌功能，阻止胶原、黏多糖从细胞内向细胞外分泌，使其不能在细胞外形成胶原纤维。

3）使不溶性的硅肺胶原蛋白降解为小分子的肽段。

4）可与铜离子络合，影响胶原的交联反应。

5）降低类脂与糖含量，减少形成硅结节的基质。

用法：每次 60 ~ 100 mg，一日 3 次，服用 6 天，停药 1 天，疗程 3 个月。

（2）防治肺动脉高压：汉防已为钙离子拮抗剂，与对照组相比，Tet（汉防已甲素）能明显阻抑缺氧引起的肺血管收缩和肺动脉高压，从而确认 Tet 为一种肺血管扩张剂，其作用与钙拮抗药维拉帕米及硝苯地平相似，亦能扩张肺血管，减弱肺血管对缺氧的反应以及降低肺动脉高压。Tet 防治肺动脉高压的可能机制主要从扩张肺血管和改善肺血管结构重建两个方面来完成，具体包括：

1）抑制血小板激活因子的作用。现已证实血小板激活因子是一种较强的肺血管收缩因子。

2）扩张肺血管，降低右心室内压、右心房内压和肺动脉压。

3）减少肺动脉胶原合成，使肺动脉基质成分减少。

4）减少血管壁中羟脯氨酸含量。

5）减少肺动脉壁的厚度和阻止管腔狭窄。

6）阻断血管平滑肌钙内流，使血管扩张和压力降低。

7）降低血清中血管紧张素转换酶活力，使血管紧张素Ⅰ转化成血管紧张素Ⅱ减少，从而使血管收缩减弱和压力降低。

8）降低肺内 PGF_2 含量，降低血管收缩性，使肺动脉压下降。

5. 乙酰半胱氨酸 主要为祛痰作用，一般作为抗氧化剂用于肺纤维化的治疗。乙酰半胱氨酸治疗肺纤维化的机制如下：

（1）NAG 发挥直接或间接抗氧化作用，提高支气管上皮衬液中 GSH（谷胱甘肽）的水平，通过清除自由基，保护巨噬细胞免受损伤。

（2）抑制炎性细胞活化及炎性趋化因子的形成。

（3）抑制转化生长因子（如 TGF-β），减少成纤维细胞生成。

（二）肺灌洗治疗

大容量全肺灌洗术（massive whole-lung lavage，MWLL）是治疗尘肺病的一种新技术，经 30 余年的临床实践证实，采用该技术治疗尘肺病安全有效，已为数以万计的尘肺病患者解除了病痛。全肺灌洗不仅以一种全新的思路来理解和治疗尘肺病，更为开展其他肺部疾病的治疗提供了新的途径。通过灌洗可清除肺泡内、细支气管内乃至肺间质内大量的粉尘、吞尘巨噬细胞和致炎性、致纤维化因子，祛除致病因素，从而达到改善症状、阻止病变发展、保护肺功能、提高生活质量的目的，成为尘肺病的病因疗法[41-42]。

1. 大容量全肺灌洗术的概念 大容量全肺灌洗术是在全身麻醉状态下，经口腔插入双腔支气管导管，在单肺通气状态下，一侧肺以大量无菌生理盐水反复灌洗，分次回吸，清除肺泡、细支气管内乃至肺间质内的吸入粉尘、炎症细胞、细胞因子、免疫反应产物、异物等有害物质，以改善肺通气、小气道及弥散功能，从而达到治疗或控制疾病的一项治疗手段。

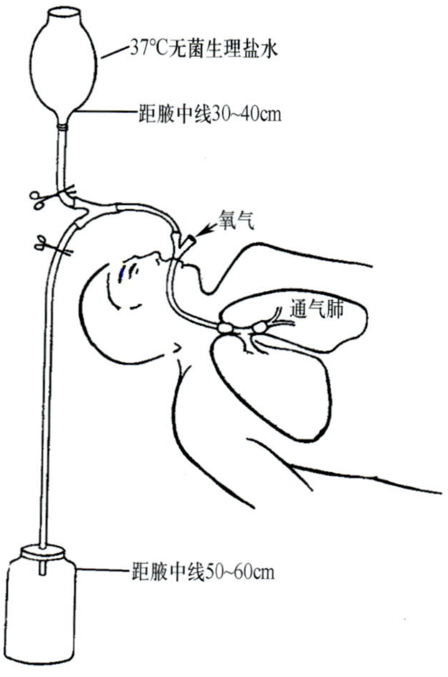

图 4-12 肺灌洗装置

2. 大容量全肺灌洗术的方法（图 4-12） 患者取仰卧位，全麻状态下插入双腔支气管导管，确保双腔管对位及两肺分隔满意，连接呼吸机，一侧肺机械通气，另一侧肺反复灌洗。灌洗瓶距腋中线 30~40 cm 高处，引流瓶距腋中线 50~60 cm 低处；采用 37 ℃无菌生理盐水反复灌洗，根据患者肺容量，每次入量 1000 ~ 1500 ml，共灌洗 10 ~ 15 次，每侧肺需 15 ~ 22 L，历时约 1 小时，直到灌洗回收液由黑色混浊变为无色澄清为止。期间间断进行纯氧正压通气、交替负压吸引，以提高血氧分压，增加排尘量，降低残余量，为第二侧肺灌洗创造条件。当达到第二侧肺灌洗条件时，进行另侧肺灌洗。双侧肺灌洗结束后，继续双肺通气至两侧肺功能、肺顺应性恢复术前状态，氧合功能正常，停止麻醉，待患者意识清楚、自主呼吸恢复、肌力正常后，拔除双腔支气管导管，观察病情平稳后送至观察室继续鼻导管吸氧监护。灌洗术中需监测动脉血气分析，指导调节呼吸参数；密切监测生命指征、指脉氧饱和度、呼吸力学指标；监听两侧肺呼吸音；记录灌洗液进出量及残余量，预防并及时处理并发症。

3. 大容量全肺灌洗术的分类　大容量全肺灌洗术分双肺同期灌洗、单肺分期灌洗、单肺灌洗。①双肺同期灌洗就是麻醉一次，同期前后洗两个肺。适用于病情较轻，肺功能轻、中度损害，无严重并发症，并在肺灌洗术中达到第二侧肺灌洗条件者。②单肺分期灌洗是麻醉一次只洗一侧肺，间隔 1 周，再麻醉一次洗另侧肺。适用于病变较重、肺功能损害严重、并发症多，肺灌洗术中出现低氧血症、低钾血症、支气管痉挛、心肌缺血等并发症，不适合进行双肺同期灌洗者。③单肺灌洗是因病情原因有一侧肺不适合进行灌洗，只麻醉一次进行单侧肺灌洗。适用于一侧肺合并有空洞、肺大疱、严重肺气肿，曾有过气胸史、较重的胸膜粘连者。

4. 大容量全肺灌洗术的特殊性

（1）双腔支气管导管置入技术有一定难度，大容量肺灌洗术中双腔管的就位与对位必须准确。

（2）单肺通气的肺是患病的器官。

（3）大容量肺灌洗过程中使用纯氧（100%）通气。

（4）每次灌洗液入量 1000 ~ 1500 ml，易造成灌洗侧肺水压伤。

（5）灌洗中加压通气，易造成灌洗侧肺气压伤。

（6）大容量全肺灌洗导致肺泡表面活性物质的部分丢失，造成肺顺应性的恢复需要一定时间。

（7）大量肺灌洗液的进入和灌洗术中药物的使用，造成血流动力学改变、右向左分流、水和电解质改变及血液流变学改变。

5. 大容量全肺灌洗术的适应证

（1）煤工尘肺、硅肺与其他各种无机粉尘所致的尘肺病及肺内粉尘沉着症。尘肺病各期均有适应证，尤以肺内粉尘沉着症及 I 期尘肺病为最佳。

（2）肺泡蛋白沉积症。

（3）黏液黏稠症。

（4）慢性非局限性化脓性支气管扩张症。

（5）慢性以痰栓阻塞为主的感染型支气管炎。

（6）吸入性肺炎（含吸入粉末或液体状异物清除）。

（7）职业性哮喘。

（8）年龄 65 岁以下者。

（9）肺功能检查：VC、MVV 达到预计值 70%；PEF、FEF 25%~75%，FEV_1、DLco 均达到预计值 60%，PaO_2>9.3 kPa（70 mmHg）。

（10）心、肝、肾功能及各项化验指标均正常。

6. 大容量全肺灌洗术的相对适应证　由于多因素交叉，完成肺灌洗难度较大。这部分病例介于适应证和禁忌证之间，是否采取肺灌洗手术难以决断，称之为相对适应证。对于这些疑难复杂病例，在设备、技术条件具备时，可做好充分准备，审慎实施。临床上采用风险指数积分法进行判定（表4-6）。

表 4-6 病例选择风险指数积分表

风险指数（分）	年龄（岁）	体重（kg）	尘肺分期	并发症病情	肺功能
0	≤55	≤70	壹	无	正常
1	56 ~ 60	71 ~ 75	贰	轻度	轻度损害
2	60 ~ 65	86 ~ 100	叁	中度	中度损害
3	≥ 66	≥ 101	/	重度	重度损害

注：单项 3 分或累计 6 分以上，一般放弃肺灌洗治疗；单项 2 分以内、累计 5 分以内，可考虑肺灌洗，但需针对可能发生的情况，充分做好术前准备，做好手术风险评估

各期尘肺病伴有并发症：①已查清的轻度气管、支气管畸形；②非居于胸膜下的直径小于 2 cm 的厚壁肺大疱；③Ⅰ、Ⅱ级高血压；④心功能正常，无严重心律失常等各种心脏病；⑤经药物控制的糖尿病；⑥胃十二指肠溃疡病非活动期及慢性胃炎等患者；⑦超重者；⑧肺功能检查仅达到预计值 60%；⑨ PEF、FEV_1 仅达到预计值 50%；⑩ DLco 达到预计值 70%；⑪PaO_2≥8 kPa（60 mmHg）。

7. 大容量全肺灌洗术的禁忌证

（1）合并有活动性肺结核。

（2）胸膜下有直径大于 2 cm 的肺大疱。

（3）重度肺气肿。

（4）重度肺功能低下。

（5）严重气管及支气管畸形，致双腔支气管导管不能就位者。

（6）合并心、脑、肝、肾等主要脏器严重疾病或功能障碍。

（7）凝血功能障碍、恶性肿瘤或免疫功能低下等。

8. 大容量全肺灌洗术前风险评估

表 4-7 全肺灌洗术前风险评估表

科室:______ 床号:______ 姓名:______ 住院号:______

拟实施手术名称:______________ 日期:____年____月____日

项目		分值
一、适应证		
年龄（岁），体重（kg），病情（尘肺分期），并发症病情，肺功能		
五项风险相关因素得分 0 ~ 1 分	0	
五项风险相关因素得分 2 ~ 3 分	1	
五项风险相关因素得分 4 ~ 5 分	2	
二、术前准备		
术前各种检查按照操作规程 齐全	0	
不齐全	1	
三、麻醉		
颈短、口小等麻醉插管困难因素 无	0	
有	1	

续表

四、心理、营养状态		分值
佳、较佳、一般	0	
有严重的心理障碍	1	
五、其他风险因素		
无	0	
有	1	
WLL 术中风险评估　甲级（5 ~ 9）　乙级（2 ~ 4 分）　丙级（0 ~ 1 分）		级
主管医师 签字 年　月　日	主管麻醉师 签字 年　月　日	主管护师 签字 年　月　日

评估内容：

（1）肺灌洗适应证：按照《大容量全肺灌洗术医疗护理常规及操作规程》中病例选择风险指数积分表进行，并折算为肺灌洗手术风险分值：年龄（岁）、体重（kg）、病情（尘肺分期）、并发症病情、肺功能五项风险相关因素得分。0 ~ 1 分为手术风险分值 0 分，2 ~ 3 分为手术风险分值 1 分，4 ~ 5 分为手术风险分值 2 分。

（2）术前准备：术前准备按照 MWLL 医疗护理常规设为项目齐全和不齐全两项。

（3）麻醉分级：除按照病例选择风险指数积分表进行外，另加麻醉操作困难：无和有两项。

（4）心理状态和营养情况由责任护师填写。

（5）手术风险评估结果设为甲、乙、丙三级。具体计算方法是将适应证选择、术前准备、麻醉困难有无、心理营养状态及其他风险的分值相加，总分 0 ~ 1 分为丙级，2 ~ 4 分为乙级，5 ~ 9 分为甲级。

（6）手术风险评估流程：术前医师按照手术风险评估表对患者进行评估（图 4-13）。

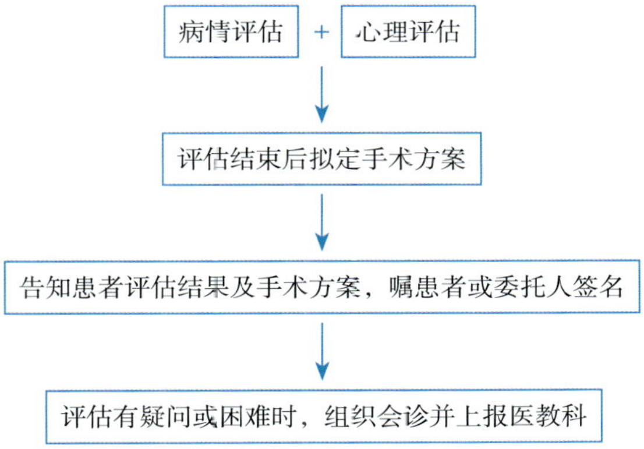

图 4-13　评估流程

9. 大容量全肺灌洗术的不良反应及并发症

（1）特殊不良反应及并发症

1）大容量全肺灌洗术特有的并发症：包括插管造成的不良反应与并发症（如声带、气道损伤，喉痉挛及双腔管就位与对位不良造成的通气肺漏水等）。

2）与大容量全肺灌洗直接有关的不良反应与并发症：如低氧血症、高碳酸血症、气胸、液胸及液气胸、水与电解质平衡失调、异物坠落气道、误吸等。

（2）相关不良反应与并发症：包括肺渗血、支气管痉挛、血压变化、心功能改变、静脉炎及深静脉血栓形成、应激性溃疡和枕后头皮血肿、尿道损伤等。

（3）其他并发症：包括麻醉并发症等。

（三）支气管肺泡灌洗治疗

支气管肺泡灌洗（bronchoalveolar lavage，BAL）是利用支气管镜嵌入到肺段或亚段支气管水平，反复以无菌生理盐水灌洗，并随即抽吸，收集肺泡表面分泌物，对其回收液进行细胞学、生化学、酶学和免疫学等一系列检测和分析的检查手段[43-46]。

1. 诊断性支气管肺泡灌洗

（1）方法：将支气管镜前端嵌入段或亚段支气管开口，经支气管镜吸引管滴注或推注生理盐水，每次注入 30 ~ 50 ml，随即负压吸引，总量为 100 ~ 150 ml。通常灌注部位在右中叶或左舌叶，对回收的灌洗液进行细胞计数和分类，用以测定多种蛋白质、酶、细胞因子等物质。

（2）适应证

1）肺部感染病原学诊断：通过 BAL 可进行肺部感染病原学诊断。除进行细菌定量培养、确定病原菌外，还可对免疫功能低下者机会感染的病原体，如巨细胞、肺孢子菌、分枝杆菌等进行诊断。

2）BAL 还可对外源性变应性肺泡炎、结节病、特发性肺间质纤维化及肺癌进行细胞学检查。

3）通过对 BAL 获取的支气管灌洗液的各种蛋白质、酶、磷脂成分、细胞因子等进行分析，可进一步研究其发病机制。

4）引流不畅导致的难以控制的肺部感染、肺脓肿，慢性阻塞性肺疾病、重症肺炎、吸入性肺炎的分泌物潴留，黏液痰栓阻塞气道的清洗。

（3）禁忌证

1）肺功能严重损害者，不能耐受检查。

2）心功能不全、严重高血压或心律失常。

3）全身状态不良或其他器官极度衰竭。

4）主动脉瘤。

5）未经抗结核治疗的活动性肺结核患者。

6）哮喘发作或大咯血。

7）出、凝血功能严重障碍。

（4）并发症及其处理

1）麻醉药物过敏：局部麻醉是支气管镜检查顺利进行的关键一步。良好的麻醉是支气管镜检查的良好开端，可以减轻患者痛苦，减轻咳嗽，减少喉支气管痉挛的发生，从而提高患者的依从性。但麻醉不当或患者对麻醉药过敏可引起严重并发症，甚至死亡。麻醉前要询问患者有无麻醉药物过敏史，麻醉过程中密切监测患者反应，如出现不适，及时停止麻醉并给予相应处理。对发生严重过敏反应或毒性反应者，应立即进行对症处理并使用血管活性药物、抗抽搐药物，对心搏缓慢者应用阿托品，喉水肿阻塞气道时立即行气管切开。

2）喉痉挛或喉头水肿：多见于插管不顺利或麻醉不充分的患者，大多在拔出支气管镜后病情可缓解，严重者需立即吸氧，给予抗组胺药或静脉给予糖皮质激素，或局部雾化吸入地塞米松。

3）支气管痉挛：多见于病情较重、肺功能较差、灌洗操作刺激所致，应立即停止操作，拔出支气管镜，按哮喘严重发作进行处理。

4）术后发热：多见于年龄较大、抵抗力弱及合并肺感染者。除了与组织损伤等因素有关外，尚可能有感染因素参与。治疗除适当使用解热镇痛药外，应酌情应用抗生素。

5）缺氧：支气管镜检查过程中动脉血氧分压下降十分常见，进行支气管镜检查时血氧分压一般下降 20 mmHg 左右，故对原来已有缺氧者应在给氧条件下施行检查。

6）出血：因操作不慎损伤气管黏膜导致出血。少量出血经吸引后可自行止血，或用肾上腺素 2 mg 加生理盐水 20 ml 局部灌注 5 ~ 10 ml 止血，亦可用麻黄碱局部止血，出血量大于 50 ml 者须高度重视，要积极采取措施。

7）心血管反应：插管过程中发生心肌缺血或心搏骤停，多见于严重的器质性心脏病患者或麻醉不充分行气管插入时。一旦发生立即拔出支气管镜，就地进行心肺复苏术。

2. 治疗性支气管肺泡灌洗

（1）方法：在鼻咽部、气道局部充分麻醉或镇静状态下，进行肺叶灌洗。将支气管镜前端嵌入叶、段支气管开口，经支气管镜吸引管推注生理盐水，每次注入 20 ~ 40 ml，随即负压吸引，总量为 500 ~ 1500 ml。每次灌洗一个肺叶，间隔 2 ~ 3 天再灌洗另外肺叶，病情允许条件下共灌洗 5 个肺叶；若某肺叶有肺大疱、空洞、管腔闭塞等情况，则放弃该肺叶灌洗。与大容量全肺灌洗相比，该法具有风险小、设备设施要求低、易于开展的特点，但需在清醒状态下完成，对患者刺激较大，应激反应较多，治疗不彻底，疗效差，不利于患者接受。

（2）适应证

1）尘肺病：对一些病变较重，一侧肺叶合并结核空洞、肺大疱、肺气肿等不适合进行大容量肺灌洗者，或一些未开展大容量全肺灌洗治疗、不具备尘肺病设施设备及技术力量的医疗机构。

2）肺泡蛋白沉积症。

3）引流不畅导致的难以控制的肺部感染、肺脓肿，慢性阻塞性肺疾病、重症肺炎、吸入性肺炎的分泌物潴留，黏液痰栓阻塞气道的清洗。

（3）禁忌证与并发症：同诊断性支气管肺泡灌洗。

二、干细胞治疗

（一）干细胞的基本概念

1. 干细胞的定义

（1）干细胞有无限的自我更新能力，可以在胚胎和（或）组织中持续分裂，并保持原本的未分化状态。

（2）干细胞具有分化的能力，在不同的培养条件下，可以分化成不同种类、具有不同功能的细胞。

（3）干细胞是一类在细胞发育过程中处于较原始阶段的、尚未充分分化的、尚不成熟的细胞。

2. 分类

（1）按分化潜能分类

1）全能干细胞：从一个细胞开始，经过分裂、增生、分化，最终可以得到一个完整的生物，形成一个新的生命个体。这样的细胞对人体目前来说只有两种：一是受精卵；二是四分体时期的细胞。

2）多能干细胞：可以分化成人体各种各样的细胞，可以分化成不同的细胞、组织、器官，却不能形成一个完整的生物个体。

3）单能干细胞：只能分化成一种至多是两种细胞的干细胞，是干细胞中等级最低的一种，比如“成肌细胞”。它也具备一些干细胞的特性，如自我更新能力、分化能力，也处于相对原始的阶段。

（2）按来源分类

1）胚胎干细胞：来自于胚胎的干细胞实际上是来源于胚胎早期的干细胞。在胚胎的早期有一个阶段叫做胚泡，在此阶段，胚胎形如一个“小泡泡”，在这个“小泡泡”里，有一小团细胞称为内细胞团，胚胎干细胞就是从这一小团细胞中分离出来的。胚胎干细胞是一类“全能干细胞”，具有分化成各种类型细胞的能力。

2）成体干细胞：来源于成体的干细胞，根据组织来源的不同，又可以分为骨髓干细胞、神经干细胞、脐血干细胞、间充质干细胞等。根据分化能力的不同，也可以分为造血干细胞、神经干细胞、肌肉干细胞、脂肪干细胞等。

3）诱导多能性干细胞：这种细胞的来源是成体细胞，甚至是终末分化的细胞（也就是没有任何分化能力的细胞），比如胃腺细胞、淋巴细胞等。通过体外人工诱导的方法，比如用病毒向其中插入几个基因，使其回到最初的幼稚状态，重新具备多能性，成为多能性细胞。这种细胞理论上是与胚胎干细胞有着同样功能和特点的多能性干细胞。

（二）干细胞的临床应用

目前研究中应用干细胞治疗的疾病主要有：①神经系统：阿尔茨海默病、帕金森病、脑出血；②血液系统：白血病、镰状细胞贫血症、地中海贫血；③心：心肌梗死；④骨组织：软骨缺损、退化性关节炎；⑤肌肉：肌营养不良症；⑥胰腺：糖尿病；⑦肝：肝硬化；⑧皮肤：烧伤；⑨脊椎：脊椎损伤。

1. 间充质干细胞与慢性肺疾病 慢性阻塞性肺疾病（COPD）简称慢阻肺，是一种具有气流阻塞特征的慢性支气管炎和（或）肺气肿，可进一步发展为肺心病和呼吸衰竭的常见慢性疾病。世界卫生组织（WHO）报告显示，COPD 居全球死亡原因的第 4 位，是威胁人类健康的第 4 大杀手。2019 年死于 COPD 的人数占总死亡人数的 6%，仅次于缺血性心脏病和脑血管病，COPD 成为全球第三大死亡原因。目前，我国 COPD 患者总数达 8000 万（重症患者超过 3000 万），40 岁以上人群的患病率高达 8.2%，每分钟有 2.5 个人死于慢阻肺，每年超过 100 万人因 COPD 死亡。近年来，随着科技的进步，间充质干细胞疗法为 COPD 提供了新的治疗策略和方法。目前，已有越来越多的临床研究探讨了间充质干细胞治疗 COPD 的安全性和有效性，并且取得了很大的突破。

（1）间充质干细胞治疗 COPD 的随机、对照研究：

2013 年，全球首个干细胞药物 Prochymal™（成人骨髓间充质干细胞）完成了治疗中、重度 COPD 的安全性和有效性临床研究，相关结论发表在 *Chest* 杂志上。共有 62 名 COPD 患者参与了这项随机、对照、双盲、多中心的Ⅱ期临床试验，他们被随机分配到 Prochymal™ 组和对照组中。研究人员向 Prochymal™ 组的患者静脉输注异体骨髓间充质干细胞，每月 1 次，共 4 次。研究初步证实，MSC 治疗中、重度 COPD 是安全的，这为后续的细胞治疗提供了研究基础。

（2）自体骨髓间充质干细胞移植治疗重度肺气肿的Ⅰ期临床研究：

2016 年，荷兰莱顿大学医学中心的研究人员应用自体骨髓间充质干细胞治疗重度肺气肿，相关结论发表在 *QJM: An International Journal of Medicine* 杂志上。该研究表明自体 MSC 治疗重度肺气肿安全可行。间充质干细胞治疗慢性肺疾病是一种潜在的、强大的治疗方式。目前，研究仍处于起步阶段。未来，还需要大量的研究评估间充质干细胞的安全性和有效性。进一步研究间充质干细胞治疗慢性肺疾病的最佳剂量、给药时间和途径及阻止肺纤维化进程的治疗机制。

2. 间充质干细胞治疗肝硬化的新方向 肝硬化（liver cirrhosis，LC）是一种常见的慢性肝病。我国是全球肝硬化发病率和病死率最高的国家。病理表现为肝细胞变性坏死、纤维组织弥漫性增生、再生结节形成等，最终使肝逐渐变形、变硬。晚期常出现上消化道出血、继发感染、腹水、癌变等并发症。间充质干细胞移植治疗肝硬化正在成为一种损伤小、并发症少、疗效明显的治疗手段。2000 年，日本学者 Alison、Theise、Korbling 等研究证实间充质干细胞具有向肝实质细胞分化的潜能。

（1）肝纤维化及肝硬化的损伤与一般修复机制：肝受损后，典型的修复过程包括两个方面：

1）肝细胞再生，即新生的肝细胞替代受损、坏死的肝细胞发挥作用。新生肝细胞来源包括：①成熟肝细胞：通过有限的有丝分裂补充肝细胞的数量，其增生能力及修复作用有限；②肝前体细胞（肝卵圆细胞、肝干细胞）：肝受损时，肝前体细胞可定向增生分化为肝细胞或胆管上皮细胞，参与肝的修复，能起到一定的代偿修复作用，但其在肝内的数量有限，在增生分化能力上弱于多能干细胞；③非肝源性多能干细胞：如骨髓干细胞、骨髓间充质干细胞等，此类细胞具有强大的增生分化能力，在肝损害的微环境下可以增生分化出较多的肝细胞，因此是理想的肝修复细胞来源。

2）纤维组织增生，纤维结缔组织替代肝正常的实质组织。

（2）干细胞移植为肝硬化的治疗提供了新的手段

1）基础研究

A. 干细胞作为一种具有横向分化能力的多能干细胞，近年来大量研究表明，在合适的培养条件下，其在体内外均可以向肝细胞分化。

B. 2000 年，日本学者使用大鼠骨髓干细胞，加入不同浓度的 HGF（干细胞生长因子）进行体外诱导培养之后，发现了骨髓干细胞可以分化为肝样细胞。

2）临床研究：干细胞移植在肝病治疗方面的临床研究证实，经干细胞治疗后的患者，其临床一般情况好转，肝功能改善。

A. 国内曹葆强、许瑞云等对 40 例肝硬化门静脉高压症患者的研究表明，自体骨髓细胞经门静脉回输治疗组患者的肝功能和肝纤维化血清学指标有明显改善且无明显不良反应，证实了干细胞移植治疗的可行性。

B. 王福生等分析了 45 例慢性乙肝失代偿性肝硬化患者，其中 30 例患者接受脐带来源间充质干细胞（UC- MSC）经外周静脉输注治疗，15 例患者接受生理盐水作为对照组。随访 1 年后的结果显示，治疗组腹水明显减少，肝功能显著改善。

C. Terai 等报道了 9 例肝硬化失代偿期患者经外周静脉骨髓干细胞移植的临床疗效。随访 1 年后血清清蛋白、总蛋白水平显著提高，并且肝组织活检提示 AFP、PCNA（增生细胞核抗原）显著升高，说明有新的肝细胞生成。

D. 沈阳军区总医院消化内科郭晓钟等经股动脉肝内自体骨髓干细胞移植治疗肝硬化 102 例报告（表 4-8、表 4-9）。术后复查提示：血浆蛋白改善在各项指标中最显著，其次为凝血功能的改善，可改善肝合成蛋白质的功能，对目前肝硬化腹水的患者具有积极意义。第二个明显改善的指标为纤维蛋白原和凝血酶原时间，同样代表肝的合成功能提高。

表 4-8 102 例肝硬化患者自体骨髓干细胞移植前后实验室指标变化

	血清蛋白（g/L）	谷丙转氨酶（U/L）	谷草转氨酶（U/L）	总胆红素（μmol/L）	凝血酶原时间（s）	纤维蛋白原（g/L）
移植前	28.27 ± 4.29	109.17 ± 89.74	94.57 ± 53.28	37.39 ± 26.87	18.23 ± 4.58	1.96 ± 0.89
移植后	37.09 ± 6.15	77.27 ± 19.57	60.07 ± 17.38	35.81 ± 23.90	16.72 ± 4 33	2.42 ± 1.01
P 值	$P<0.01$	$P<0.05$	$P<0.05$	$P>0.05$	$P<0.05$	$P<0.01$

表 4-9 自体骨髓干细胞移植前后肝功能变化

项目	术前（n=45）	术后 2 周（n=45）	术后 4 周（n=45）	术后 8 周（n=42）
血清总蛋白（g/L）	31.70 ± 5.27	33.19 ± 4.97	36.94 ± 6.61	37.02 ± 5.42
血清蛋白（g/L）	31.70 ± 5.27	107.31 ± 103.72	75.20 ± 53.39	34.00 ± 24.18
谷丙转氨酶（U/L）	36.94 ± 6.61	75.30 ± 17.57	± 56.52 ± 15.65	33.23 ± 21.83
谷草转氨酶（U/L）	75.20 ± 53.39	67.31 ± 20.14	56.52 ± 15.65	52.34 ± 16.18
总胆红素（μmol/L）	34.00 ± 24.18	34.09 ± 22.04	33.23 ± 21.83	34.12 ± 21.93
总胆汁酸（μmol/L）	59.44 ± 21.15	41.19 ± 22.09	39.49 ± 25.04	40.19 ± 27.22
碱性磷酸酶（U/L）	152.73 ± 50.17	149.88 ± 52.17	150.33 ± 53.05	148.65 ± 49.34

（3）干细胞的移植途径

1）移植途径的选择可能会直接影响移植细胞在肝的定植量，进而影响治疗效果。

2）临床上细胞的移植途径主要包括经介入方法行肝动脉输入、门静脉移植、直接注入肝内、外周静脉移植、腹膜腔移植等。

（4）间充质干细胞发挥治疗作用的具体机制

1）直接分化：在肝损伤微环境的影响下定植、增生，并分化成为肝细胞发挥作用。

2）旁分泌途径：在肝损伤环境中间充质干细胞可以分泌不同水平的细胞因子相互影响，表现出抗炎症反应的作用，并可能激活肝内的肝干细胞，促进肝细胞再生。

3）细胞融合：间充质干细胞可能直接与肝细胞融合，进而启动细胞的增生过程。

4）间充质干细胞通过高表达基质金属蛋白酶降解细胞外基质，直接降解肝内过量沉积的细胞外基质，减轻肝纤维化。

5）间充质干细胞不仅能分化为肝细胞，而且在体内具有免疫调节的功能，可减轻肝炎症反应和损伤。

（三）间充质干细胞治疗尘肺病的临床前期研究

1. 间充质干细胞（MSCs）是一类具有自我增生和多向分化潜能的多能干细胞。大量研究表明，间充质干细胞（MSCs）能向多种细胞分化。在一定的微环境中，间充质干细胞（MSCs）可被诱导分化为肝细胞、成骨细胞、软骨细胞、脂肪细胞、骨骼肌细胞等。已经在骨髓、胎盘、脐带、脂肪等许多组织中分离出了间充质干细胞。间充质干细胞的特性及再生修复机制如下。

（1）分泌抗感染细胞因子和生长因子，具有抑制炎症、免疫调节和再生修复作用。

（2）具有向损伤的组织和器官聚集的趋化作用。

（3）具有向多种细胞分化的潜能，可以分化成骨、软骨、脂肪、肌肉、肌腱、神经、肝细胞、心肌细胞等多种组织细胞。

2. 人脐带间充质干细胞（hUC-MSCs）研究及应用

（1）按照 GMP 要求建立了人脐带间充质干细胞（hUC-MSCs），从供体筛查、标本采集，到生产制备、冻存复苏及质量检测的全过程质量管理体系，以及按照美国 AABB 血库标准建立了细胞库管理体系。

（2）研究结果显示现工艺分离培养的 hUC-MSCs 符合国际 ISCT 标准，hUC-MSCs 具有分化能力、旁分泌功能和免疫调节功能，可以作为临床研究用细胞来源。

（3）已经应用 hUC-MSCs 治疗数千例患者，包括神经系统疾病、免疫系统疾病、失代偿期肝硬化等在内的 80 余种疾病患者。

（4）临床安全性检测结果显示治疗前后血常规及肝肾功能等指标差异均没有统计学意义，不良反应发生率仅为 2.00%。

（5）主要表现为低热、头痛、腰椎穿刺后腰腿痛、呕吐等，未观察到严重不良反应。

（6）应用干细胞治疗 65 例失代偿期肝硬化患者，治疗前后腹水、黄疸、食欲等症状均有改善；干细胞治疗前后患者肝功能差异有统计学意义（$P<0.05$），ALT、AST、TBIL 降低，ALB 升高。

（7）其也曾尝试经颈外静脉导管行干细胞移植术治疗肺动脉高压患者数例，症状均有较大改善，动脉血气分析显示 PO_2 可明显恢复，PCO_2 下降，肺动脉压下降。

3. 基础研究

（1）鉴定分析人间充质干细胞的组织来源、类型或功能亚群。

（2）体外研究促进间充质干细胞定向分化。

（3）建立动物模型，建立安全性检测评价技术。

（4）获得临床研究伦理批准，开展初期临床研究。

（四）靶向治疗

吡非尼酮在特发性肺纤维化（IPF）治疗中显示可延缓用力呼气肺活量的下降速率，可能在一定程度上降低病死率，推荐轻到中度肺功能障碍的 IPF 患者应用。盐酸替洛肟是自原料芴生成 2, 7-双磺酸芴钾盐提取而得，口服可诱生干扰素，实验研究认为其对硅肺具有抑制磷脂增长、抑制 AM 吞噬二氧化硅颗粒时产生的化学发光量，从而有抑制肺纤维化的作用。此两种药物都已被批准进行硅肺治疗Ⅱ期临床试验，目前正在启动或开展中，待临床试验结果报告后，尘肺病治疗共识将及时跟进。

三、对症治疗

（一）咳嗽、咳痰

1. 咳嗽的定义、分类与发生机制 咳嗽是机体的防御性神经反射，有利于清除呼吸道分泌物和有害因子，但频繁剧烈的咳嗽会对患者的工作、生活和社会活动造成严重影响。咳嗽通常按发病时间分为 3 类：急性咳嗽、亚急性咳嗽和慢性咳嗽。急性咳嗽小于 3 周，亚急性咳嗽为 3 ~ 8 周，慢性咳嗽大于 8 周。咳嗽按性质又可分为干咳与湿咳。建议以每天痰量 >10 ml 作为湿咳的标准。不同类型的咳嗽具有不同的病因分布特点。慢性咳嗽病因较多，通常根据胸部 X 线检查有无异常可分为两类：一类为 X 线胸片有明确病变者，如肺炎、肺结核、支气管肺癌等；另一类为 X 线胸片无明显异常，以咳嗽为主要或唯一症状者，即通常所说的慢性咳嗽。国内慢性咳嗽患者以 30 ~ 40 年龄段最多，男女比例接近；而欧美地区以 50 ~ 60 年龄段最多，且女性比例明显高于男性。慢性咳嗽与空气污染密切相关。

非自主咳嗽反射由完整的咳嗽反射弧参与完成，咳嗽反射弧由咳嗽外周感受器、迷走传入神经、咳嗽高级中枢、传出神经及效应器（膈肌、喉、胸部和腹肌群等）构成。刺激支配气管、肺 C 纤维以及对机械和酸敏感的有髓机械受体（Aδ 纤维），能够直接诱发咳嗽。此外，分布于上呼吸道、咽喉、食管的迷走神经受到刺激亦可能导致咳嗽的发生。咳嗽受延髓咳嗽中枢控制，大脑皮质对此具有调节作用。咳嗽高敏感性是慢性咳嗽重要的病理生理机制，其机制与瞬时受体电位（TRP）通路如 TRPV1 以及 TRPA1 激活、气道炎症、神经通路及咳嗽中枢的易化有关。

慢性咳嗽可引起心血管、消化、神经、泌尿、肌肉骨骼等多个系统的并发症，如尿失禁、晕厥、失眠、焦虑等。

2. 病史与实验室检查 通过仔细询问病史和体格检查能缩小咳嗽的诊断范围，提供病因诊断线索，甚至得出初步诊断并进行经验性治疗，或根据病史提供的线索选择有关检查，从而能更快地明确病因诊断。

（1）询问病史：询问咳嗽的持续时间、时相、性质、音色，以及诱发或加重因素、体位影响、伴随症状等，了解痰液量、颜色及性状等和有无吸烟史、职业或环境刺激暴露史、服用 ACEI 类药物或其他药物史等对诊断具有重要价值。有特殊职业接触史者应注意职业性咳嗽的可能。咳嗽可按持续时间分为急性、亚急性或慢性咳嗽，以缩小诊断范围。急性咳嗽主要为普通感冒与急性气管 - 支气管炎，亚急性咳嗽最常见的病因为感染后咳嗽（postinfectious cough，PIC）。咳嗽发生的时相亦有一定的诊断价值，夜间咳嗽为主的患者应首先考虑咳嗽变异型哮喘（cough variant asthma，CVA）的诊断。干咳主要见于非感染性咳嗽，湿咳则以感染性咳嗽多见，特别是痰量较多、咳脓性痰者，应首先考虑呼吸道感染性疾病。慢性支气管炎常咳白色黏液痰，并以冬、春季咳嗽为主。痰中带血或咯血者应考虑结核、支气管扩张和肺癌的可能。有过敏性疾病史和家族史者应注意排除过敏性鼻炎和支气管哮喘（哮喘）相关的咳嗽。伴随鼻塞、流涕、喷嚏、鼻后滴漏感、咽后黏液附着感等，应首先考虑上气道咳嗽综合征（upper airway cough syndrome，UACS）的可能。伴随反酸、嗳气、胸骨后烧灼感等症状或者餐后咳嗽加重应考虑胃食管反流性咳嗽（gastroesophageal reflux-related cough，GERC）的诊断。

（2）体格检查：包括体型、鼻、咽、喉、气管、肺部等，双肺呼吸音及有无哮鸣音、湿啰音和爆裂音。肥胖体型者应注意睡眠呼吸暂停（OSA）或胃食管反流（GER）合并慢性咳嗽的可能。多数慢性咳嗽患者无异常体征。体格检查闻及呼气期哮鸣音时，提示哮喘。肺底闻及 Velcro 啰音，应考虑间质性肺疾病。如闻及吸气期哮鸣音，要警惕中心型肺癌或支气管结核。此外也应注意有无心界扩大、期前收缩、器质性杂音等心脏体征。

（3）相关辅助检查：主要包括影像学检查、诱导痰细胞学检查、肺功能检查和气道高反应性检查、FeNO 检查、24 小时食管 pH 值 - 多通道阻抗监测等。

1）影像学检查：建议将 X 线胸片作为慢性咳嗽的常规检查。如发现明显病变，根据病变特征选择相关检查。X 线胸片如无明显病变，则按慢性咳嗽诊断流程进行检查；X 线胸片如有可疑病变时，可进一步进行 CT 检查。胸部 CT 检查有助于发现纵隔前后肺部病变、肺内小结节、气管壁增厚、气管管壁钙化、气管狭窄、纵隔淋巴结肿大等，对于一些胸部 X 线检查不易发现的病变，一些少见的慢性咳嗽病因如支气管结石、复发性多软骨炎、支气管异物等具有重要诊断价值。高分辨率 CT 有助于诊断早期间质性肺疾病和非典型支气管扩张。怀疑鼻窦炎时，首选鼻窦 CT 检查。应避免短期内反复行 X 线检查。

2）肺功能检查：肺功能检查主要包括肺通气功能检查、支气管激发试验，对慢性咳嗽的病因诊断具有重要价值，推荐作为常规检测项目，支气管激发阳性是诊断 CVA 的重要标准。无条件行支气管激发试验的医院也可监测 PEF 变异率，PEF 平均变异率 >10% 则支持 CVA 的诊断。

3）诱导痰细胞学检查：是慢性咳嗽病因诊断和气道炎症最重要的一种无创检查方法，安全性和耐受性较好。诱导痰嗜酸性粒细胞增高是诊断嗜酸性粒细胞性支气管炎（eosinophilic bronchitis，EB）的主要指标，亦可用于 CVA 的辅助诊断。诱导痰检测有助于指导糖皮质激素（ICS）的应用，使慢性咳嗽患者获益。建议采用单一浓度的高渗盐水进行超声雾化，但应尽量避免在 48 小时内对患者行多次诱导痰检查。

4）FeNO 水平检查：这是近年来开展的一项无创气道炎症检查技术，FeNO 增高（>32ppb）提示嗜酸性粒细胞性炎症或激素敏感性咳嗽可能性大。但 FeNO 筛查慢性咳嗽相关嗜酸性粒细胞性炎症敏感性不高，大约 40% 的嗜酸性粒细胞增高的患者 FeNO 水平正常。

5）变应原皮试和血清 IgE 检查：检测患者是否存在特应质和确定变应原类型，有助于变应性疾病（如变应性鼻炎和变应性咳嗽）的诊断。有 60% ~ 70% 的 CVA 和 30% 的 EB 患者存在特应质。

6）24 小时食管 pH 值 - 多通道阻抗监测：这是目前判断胃食管反流最常用和最有效的方法。通过动态监测食管 pH 值的变化，获得 24 小时食管 pH 值 <4 的次数、最长反流时间、食管 pH 值 <4 占监测时间百分比等 6 项参数，最后以 DeMeester 积分表示反流程度。结合食管腔内阻抗可以识别弱酸或弱碱等非酸性反流。检查时实时记录反流相关症状，以获得反流与咳嗽症状的相关概率（symptom association probability，SAP），确定反流与咳嗽的关系。弱酸或弱碱等非酸反流检查需采用食管腔内阻抗监测。

7）支气管镜检查：不作为慢性咳嗽的常规检查，但对于常规检查未明确病因或针对常见病因治疗无效的不明原因慢性咳嗽患者，支气管镜检查可用于诊断或排除气道腔病变导致的咳嗽，如支气管肺癌、异物、结核、复发性多软骨炎等。

8）其他检查：外周血嗜酸性粒细胞增高提示变应性疾病，但多数 CVA 和 EB 患者的外周血嗜酸性粒细胞均在正常范围内。外周血嗜酸性粒细胞显著增高（>20%）提示寄生虫感染、嗜酸性粒细胞性肺炎。

3. 咳嗽诊断原则　慢性咳嗽的病因诊断应遵循以下几条原则：

（1）重视病史：包括耳鼻咽喉和消化系统疾病病史、职业和环境因素暴露史、吸烟史及用药史。如有职业和环境因素暴露史、吸烟史及用药史，停止暴露或用药后咳嗽缓解则可明确诊断。

（2）根据病史选择有关检查，由简单到复杂：EB、CVA 是慢性咳嗽的最常见病因，约占国内慢性咳嗽病因的 50%，因此建议将通气功能检查、支气管激发试验和诱导痰细胞学检查作为慢性咳嗽的一线检查。建议将 FeNO 检查作为诱导痰细胞学检查的补充手段。24 小时食管 pH 值 - 多通道阻抗监测是诊断 GERC 的重要方法，但由于其耗时费力，成本较高，建议列为二线检查。

（3）先考虑常见病，后考虑少见病：慢性咳嗽患者应首先考虑 UACS、CVA、EB、GERC、变应性咳嗽（atopic cough，AC）等常见病因的可能。支气管镜检查仅对一些少见的慢性咳嗽病因具有诊断价值。

（4）诊断和治疗应同步或顺序进行。如检查条件不具备时，根据临床特征进行诊断性治疗，并根据治疗反应确定咳嗽病因，治疗无效时再选择有关检查。如有典型的鼻炎、鼻窦炎症状或鼻后滴流症状、体征，可先按 UACS 进行治疗；如有典型胃食管反流相关症状或进食后咳嗽，则先按 GERC 进行治疗。

（5）治疗有效是明确病因诊断的前提。治疗部分有效但未完全缓解，应评估影响疗效的因素和是否存在其他慢性咳嗽的复合病因，如 UACS 合并 GERC、CVA 或 EB，GERC 合并 EB 或 CVA 等。

（6）治疗无效时应评估是否诊断错误，治疗力度和时间是否足够，有无影响治疗疗效的因素，如职业或环境暴露因素。

4. 咳嗽的评估　咳嗽的评估主要包括视觉模拟评分、咳嗽症状积分、生活质量测评、咳嗽频率监测及咳嗽敏感性检测等，有助于病情评估及疗效观察。

（1）VAS 评分系统具有两个特点：由患者根据自己的感受在标记 0 ~ 10 cm 的直线上划记相应刻度以表示咳嗽的程度，也可采用从 0 ~ 100 mm 标记。与咳嗽症状积分相比，VAS 的评分等级划分更细，有助于治疗前后的纵向比较。

（2）咳嗽症状积分：采用咳嗽症状积分表进行相对量化的症状评分，用于咳嗽程度和疗效的临床评定。咳嗽症状积分表分为日间积分和夜间积分两部分，但不同级别之间不容易区分。

（3）咳嗽生活质量测评：针对咳嗽的专用量表主要为慢性咳嗽影响问卷（CCIQ），包括咳嗽专用生活质量问卷（CQLQ）、莱切斯特咳嗽问卷（LCQ），均表现出良好的信度、效度及反应度，在系统评价咳嗽程度和疗效过程中逐渐显示其重要作用，推荐采用中文版 LCQ 对咳嗽相关生活质量进行评估。

（4）咳嗽频率监测：咳嗽症状积分、VAS 评分和咳嗽生活质量测评仍为主观评价工具。咳嗽频率监测是对患者一定时间内发生的咳嗽频次、强度及其特征所进行的客观记录和分析，是客观评估咳嗽病情及进行疗效观察的理想方法。受患者的主观耐受性影响，咳嗽频率不一定与患者自我感知的咳嗽严重程度呈正比。国内尚无此类仪器，临床应用受限。

（5）咳嗽敏感性检查：可用于药物的疗效判断和咳嗽机制的研究，尚不是临床常规检测项目。通过雾化方式使受试者吸入一定量的刺激物气溶胶颗粒，刺激相应的咳嗽感受器而诱发咳嗽，并以激发咳嗽≥2 次或≥5 次的吸入物浓度（C2 和 C5）作为咳嗽敏感性的指标。常用辣椒素吸入进行咳嗽激发试验。国内正常人辣椒素激发试验 C5 参考值≥125 μmol/L。咳嗽敏感性增高是慢性咳嗽的重要特征，UACS、CVA、EB、AC 及 GERC 等均可能出现咳嗽敏感性增高，以 GERC 和 AC 更为显著。另外，病毒感染后咳嗽（viral postinfectious cough，VPIC）的咳嗽敏感性也会明显升高。采用咳嗽激发试验评估咳嗽敏感性的安全性、耐受性和可重复性好，有助于识别咳嗽高敏患者，可作为定量评估慢性咳嗽的客观指标，但不能取代主观指标来评估咳嗽频率和严重程度。女性咳嗽敏感性较男性高。

5. 常用镇咳与祛痰药物 轻度咳嗽不需进行镇咳治疗。咳嗽可由多种原因所致，治疗的关键在于病因治疗，镇咳药物只能起到短暂缓解症状的作用。但严重的咳嗽，如剧烈干咳或频繁咳嗽影响休息和睡眠时，则可适当给予镇咳治疗。痰多患者宜用祛痰治疗。

（1）镇咳治疗：镇咳药物有中枢性和外周性两大类，前者直接抑制延髓咳嗽中枢而发挥作用，适用于干咳患者；后者抑制咳嗽反射感受器以及效应器而发挥作用。

1）可待因：该药为中枢性镇咳药，镇咳作用强，故不利于排痰，且有成瘾性和依赖性，可用于干咳和刺激性咳嗽，尤其伴有胸痛的患者。口服或皮下注射，每次 15 ~ 30 mg，每日 3 次。

2）右美沙芬：该药为中枢性镇咳药，是目前临床上应用最广的镇咳药，作用与可待因相似，但无成瘾性和镇痛作用。适用于痰量少或无痰的咳嗽，痰多者不宜使用。口服每次 15 ~ 30 mg，每日 3 次。

3）那可丁：该药属于外周性镇咳药，为阿片所含的异喹啉类生物碱，作用与可待因相当，但无依赖性，适用于不同原因引起的咳嗽。口服每次 15 ~ 30 mg，每日 3 次。

4）中药：具有镇咳作用的中药也可作为选择。

（2）祛痰治疗：粉尘对气道的刺激可致慢性非特异性炎症，如并发呼吸道感染，痰量明显增多，大量痰液阻塞气道引起气急，甚至窒息，同时又容易滋生病原菌引起继发感染，故祛痰治疗是重要的对症治疗措施之一。祛痰药物种类很多，其中黏液溶解剂因祛痰效果好，不良反应少，在临床上使用广泛。

1）蛋白分解酶制剂：此类药物裂解糖蛋白中的蛋白质部分，使痰液黏度降低。舍雷肽酶，口服每次 5 ~ 10 mg，每日 3 次。副作用主要为皮疹及消化道反应。

2）多糖纤维分解剂：此类药物可使酸性糖蛋白纤维断裂，从而降低痰液黏稠度，同时有一定镇咳作用。溴己新，口服每次 8 ~ 16 mg，每日 3 次，不良反应有轻度的胃肠道刺激作用，偶见血清转氨酶升高。氨溴索，溴己新衍生物，作用较溴己新更强。口服每次 30 ~ 60 mg，每日 3 次。静脉注射，每次 15 mg，每日 2 ～ 3 次。

3）二硫键裂解剂：此类药物可分裂糖蛋白分子间的二硫键，使痰液黏稠度减低。*N*- 乙酰半胱氨酸，有片剂、颗粒剂、泡腾片等剂型，每次 600 mg，每日 1 ～ 2 次。对胃肠道有刺激性，可引起恶心、呕吐。羧甲司坦，不良反应少，每次口服 500 mg，每日 3 次。

4）新型黏痰溶解剂：此类药物为挥发性植物油，强力稀化黏素，具有溶解黏液、促进浆液分泌和支气管扩张作用，并可提高纤毛清除功能，口服每次 300 mg，每日 3 次。

5）中药：具有化痰作用的中药也可作为选择。

（二）咯血

1. 概述　咯血（hemoptysis）是指喉及喉以下呼吸道任何部位的出血，经口排出。支气管、肺咯血是患者急诊就诊的常见症状，大咯血者常可因窒息而死亡，因此熟悉和掌握咯血尤其是大咯血的诊断和处理，具有重要的临床意义。

2. 病因　引起咯血的原因很多，以呼吸系统和心血管系统疾病为常见，其中肺结核、风湿性心脏病二尖瓣狭窄、支气管扩张和肺癌是我国临床咯血的常见病因，但仍有 5% ～ 15% 的患者咯血原因不明，称隐匿性咯血。部分隐匿性咯血可能是由于气管和支气管非特异性溃疡、静脉曲张、早期腺瘤、支气管小结石及轻微支气管扩张等病变引起。

3. 临床表现

（1）年龄：青壮年咯血多见于肺结核、支气管扩张、风湿性心脏病二尖瓣狭窄等；40 岁以上有较大量吸烟史（纸烟 20 支 / 日，20 年以上）者，应高度警惕支气管肺癌。

（2）咯血量：小量咯血，见于支气管炎、肺炎、支气管肺癌的患者；中等量咯血，见于支气管异物、外伤、急性肺水肿、支气管扩张、肺结核的患者；大量咯血，见于肺结核空洞内小动脉破裂等患者。

（3）临床症状：咯血前可先有喉痒、胸闷等症状；咯血时伴咳嗽、出冷汗、脉速、呼吸急促浅表、面色苍白或恐惧感。

（4）颜色与性状：咯出的血常与痰混在一起，不同疾病其颜色与性状不同。

（5）咯血伴随下列症状，有提示诊断的意义：

1）咯血伴发热：可见于肺结核、肺炎、肺出血型钩端螺旋体病、流行性出血热、支气管肺癌等。

2）咯血伴胸痛：可见于大叶性肺炎、肺梗死、肺结核、支气管肺癌等。

3）咳脓血痰：可见于肺脓肿、空洞型肺结核、支气管扩张症等。支气管扩张也有反复咯血而无咳痰者，此型称为干性支气管扩张。

4）咯血伴呛咳：可见于支气管肺癌、支原体肺炎等。

5）咯血伴有皮肤黏膜出血：需注意流行性出血热、血液病。

6）咯血伴黄疸：需注意肺梗死、钩端螺旋体病。

4. 检查　根据病史做必要的实验室检查。

（1）血常规、有关凝血机制的检查、尿液分析、痰内抗酸杆菌、瘤细胞、肺吸虫卵、痰普通培养及真菌培养等，对明确咯血的病因帮助很大。

（2）X 线检查：对每个咯血者均应进行胸部 X 线透视，必要时进行胸部后前位及侧位摄影、体层及 CT 摄影。

（3）支气管镜检查：是明确支气管、肺咯血原因的重要手段之一。

（4）支气管碘油造影：是诊断纤维支气管气管扩张症的主要方法，停止咯血 4 周后进行较为安全。对经支气管造影和纤维支气管镜检查仍不能确定咯血原因和部位的隐匿性咯血者，可采用选择性支气管动脉造影，以显示区域性支气管动脉异常，确定出血部位，有高度敏感性。但大多数血管异常是非特异性的，可与其他检查方法互为补充。对于某些疾病如支气管动、静脉蔓状血管瘤则是唯一诊断的手段。

5. 诊断 咯血的病因诊断不仅要注意常见病、多发病，还应考虑非呼吸系统疾病。对于咯血原因的诊断应结合患者年龄、性别、既往史、职业史、咯血量、伴随症状及体格检查、实验室检查结果，进行综合考量。

（1）病史和体格检查：详细询问病史，了解咯血量、性状、发生和持续时间及痰的性状，对咯血病因的诊断有重要价值。如患者较年轻、有咯血，并且有咳嗽、发热、消瘦等症状，以肺结核可能性最大；如患者有反复咯血，长期咳嗽、咳脓痰，可能为支气管扩张；如患者既往有心悸、气急、青紫等病史，检查时心界扩大、心脏有杂音，可能为心脏病引起的咯血。脓性痰伴咯血多见于支气管炎、支气管扩张或肺脓肿。肺水肿多见为粉红色泡沫痰。长期卧床、有骨折、外伤及心脏病、口服避孕药者，咯血伴胸痛、晕厥应考虑肺栓塞。40 岁以上吸烟男性突然出现咯血，伴刺激性咳嗽，要警惕肺癌的可能。女性患者于月经周期或流产葡萄胎后咯血，需要警惕子宫内膜异位或绒癌肺转移。对于年轻女性，若有反复慢性咯血，不伴其他症状，需考虑排除支气管腺瘤。另外，全面的体格检查对诊断也有很大帮助，应详细检查肺部，当胸部 X 线检查尚未能进行时，为尽早明确出血部位，可用叩诊法，当咯血开始时，一侧肺部呼吸音减弱和（或）出现啰音，对侧肺野呼吸音良好，常提示出血即在该侧。物理检查也能支持一些特异性的诊断，如二尖瓣舒张期杂音有利于风湿性心脏病的诊断；在局限性肺及支气管部位出现喘鸣音，常提示支气管腔内病变，如肺癌或异物；肺野内血管性杂音支持动静脉畸形的诊断；杵状指多见于肺癌、支气管扩张及肺脓肿；锁骨上及前斜角肌淋巴结肿大，支持转移癌。

（2）胸部 X 线检查：对肺部疾病诊断意义较大，如发现胸部平片有圆形支气管影、双轨征，有利于支气管扩张的诊断；有气液平面，支持肺脓肿的诊断；团块样阴影有利于肺癌的诊断；肺曲霉菌病在圆形团块阴影内可见一新月形 X 线透亮阴影，为真菌球。胸部 X 线阴影不是特异性病因的表现，需与病史、体征及其他检查综合分析，判断咯血的原因。

（3）痰液检查：在痰液中寻找结核分枝杆菌和其他细菌、寄生虫卵、癌细胞等，可以帮助确定诊断。

（4）支气管碘油造影：可确诊支气管扩张。

（5）血液检查：通过出血时间、凝血时间、血小板等检查，可以确定咯血是否由全身性疾病所引起。

根据上述各种检查方法，大多可以找到咯血原因。但有少数患者仍未能明确咯血原因，则这些患者的咯血很可能是由于支气管黏膜充血或血管损伤而引起的。

6. 鉴别诊断 咯血首先需与口腔、咽、鼻出血相鉴别。口腔与咽部出血易观察到局部出血灶。鼻腔出血多从前鼻孔流出，常在鼻中隔前下方发现出血灶，诊断较易。有时鼻腔后部出血量较多，可被误诊为咯血，如用鼻咽镜检查可见血液从后鼻孔沿软腭与咽后壁下流，即可确诊。大量咯血还需与呕血相鉴别。呕血为上消化道出血，经口腔呕出。咯血与呕血的鉴别一般不困难，但在有些情况下，如患者病史诉说不清，或出血急剧，则鉴别不易，需参考病史、体征及其他检查方法对其进行鉴别。

7. 治疗 咯血急诊治疗的重点在于及时制止出血，保持呼吸道通畅，防止气道阻塞，维持患者的生命功能，并同时进行病因治疗。

（1）一般疗法

1）卧床休息及对症处理：少量咯血，如痰中带血，一般无须特殊处理，适当减少活动量，对症治疗即可；中等量咯血者应卧床休息；大量咯血者应绝对卧床休息。取患侧卧位，避免吸入性肺炎或肺不张。出血部位不明时宜采取平卧位。

2）镇静：对精神紧张、恐惧不安者，应解除其不必要的顾虑，必要时可给少量镇静药，如安定 10 mg 或苯巴比妥钠 0.1 ~ 0.2 g 肌内注射，或口服地西泮 2.5 mg 或艾司唑仑 2 mg，每日 3 次。

3）镇咳：原则上一般不用镇咳药。剧咳者可给予喷托维林 25 ~ 50 mg，每日 3 次，或可待因 15 ~ 30 mg，每日 3 次，口服，作为对症处理，并有降低胸内肺循环压的作用。年老体弱肺功能不全者，咯血时慎用镇咳药，以免抑制咳嗽反射和呼吸中枢，使血块不能咯出而窒息。禁用吗啡、哌替啶等，以免抑制咳嗽反射，使血液及分泌物淤滞于气道内，引起窒息及继发感染。

4）严密观察与护理：应密切观察患者，随时做好大咯血和窒息的各项抢救准备。注意体温、脉搏、呼吸、心率和血压等生命体征，定期记录咯血量，若患者出现口渴、烦躁、厥冷、面色苍白、咯血不止或窒息表现，应及时抢救。

（2）止血治疗

1）止血药的应用：视病情选用下列药物：

A. 一般止血药：通过改善出凝血机制、毛细血管及血小板功能而发挥作用。实际临床上常见的咯血并非或不完全是上述原因所致，故其治疗效果并不确切，此类药物仅作为辅助止血药物，可酌情选择 1 ~ 3 种。①维生素 K_1：10 mg 肌内注射或缓慢静脉注射，每日 1 ~ 2 次，或维生素 K_4 4 ~ 8 mg，每日 2 ~ 3 次，口服；②酚磺乙胺：0.25 ~ 0.75 g 肌内注射或静脉注射，每日 2 ~ 3 次；或 1 ~ 2 g 加入 5% ~ 10% 葡萄糖液 500 ml 静脉滴注，每日 1 次；或 0.5 ~ 1.0 g，每日 2 次，口服；③6- 氨基己酸：4 ~ 6 g 加入 5% 葡萄糖液 250 ml 中静脉滴注，15 ~ 30 分钟滴完，继以 1 g/h 静脉滴注，维持 12 ~ 24 小时或更长时间；④氨甲苯酸：0.1 ~ 0.2 g 加入 25% 葡萄糖液 20 ~ 40 ml 中静脉注射，每日 2 ~ 3 次；或 0.3 ~ 0.6 g 加入 5% ~ 10% 葡萄糖液 500 ml 中静脉滴注，每日 1 ~ 2 次；⑤巴曲酶：1 kU 第 1 日静脉注射，第 2、3 日 1 kU 肌内注射各 1 次；⑥云南白药：0.3 ~ 0.5 g 口服，每日 3 次。

B. 垂体后叶素：大咯血时，可用 5 ~ 10 U 加入 25% 葡萄糖液 20 ~ 40 ml 中缓慢静脉注射（10 ~ 20 分钟），2 ~ 6 小时后可重复静脉注射，或继以 10 ~ 20 U 加入葡萄糖液 250 ~ 500 ml 中静脉滴注，每日总量以不超过 40 U 为宜，大咯血控制后仍可继续用药 1 ~ 2 日，每日 2 次，每次 5 ~ 10 U 肌内注射，以巩固止血效果。高血压、冠心病、心力衰竭、动脉硬化、肺心病、孕妇等原则上禁用，若非用不可，宜从小剂量开始，并应在密切观察下进行。

C. 血管扩张剂：可扩张血管，降低肺动脉压及肺楔压，以减少回心血量，起到“内放血”的作用。对垂体后叶素禁忌者尤为适用，应在补足血容量的基础上运用血管扩张剂，临床上常用的药物有：①酚妥拉明：为 α 受体阻滞剂，可用 10 ~ 20 mg 加入 5% 葡萄糖液 250 ~ 500 ml 中静脉滴注，可连用 5 ~ 7 日，大咯血患者也可先静脉注射 5 ~ 10 mg；②硝酸甘油：可用 5 ~ 10 mg 加入 5% ~ 10% 葡萄糖液 250 ~ 500 ml 中静脉滴注，尤适用于与垂体后叶素合用；③ M 受体阻滞剂：阿托品 1 mg 或山莨菪碱（654-2）10 mg，肌内或皮下注射 1 次 /6 ~ 8 小时；④普鲁卡因：常用 0.5% 普鲁卡因 10 ml（50 mg）加入 25% 葡萄糖液 40 ml 中静脉注射，每日 1 ~ 2 次，或 0.3 ~ 0.5 g 加入 5% 葡萄糖液 500 ml 中静脉滴注，每日 2 次，见效后减量，少数人对本品过敏，首次用此药时应做皮试，剂量过大，注射过快可引起颜面潮红、谵妄、兴奋和惊厥；⑤其他药物：如糖皮质激素、10% 高渗盐水、西咪替丁、甲硝唑等均有一定的疗效。

2）经纤维支气管镜局部止血疗法：咯血期间及早行纤维支气管镜检查不仅能明确出血部位，而且可以用硬质气管镜和纤维支气管镜插入出血侧支气管，将血液吸出行镜下止血。

A. 冷盐水灌洗：4 ℃冷盐水 500 ml 或加入肾上腺素 4 mg 分次注入出血肺段，停留 1 分钟后吸出，并行面罩给氧或高频通气，多数出血可停止。对内科保守治疗无效，未能明确病灶，又不拟行支气管动脉栓塞或手术者可采用。

B. 气囊导管止血：经纤维支气管镜将气囊导管送入相应出血支气管，使气囊充气或充水，堵塞出血支气管并压迫止血，且可防止出血淹溺健肺，24 小时后放松气囊，观察数小时无出血即可拔管。常用于不能手术的、咯血或纤维支气管镜检查后的大出血。

C. 局部给药：通过纤维支气管镜对出血灶喷洒 0.1% 肾上腺素或去甲肾上腺素 0.3 ～ 0.5 ml 或麻黄碱 30 mg，或凝血酶、止血酶等。

D. 激光冷冻止血：一般用于气管及第一、二级支气管部位明确的出血灶。

3）选择性支气管动脉栓塞术：经股动脉插管，将漂浮导管插入到病变区域支气管动脉分支的血管腔内，注入明胶海绵或氧化纤维素或无水乙醇等栓塞物。应将病变的支气管动脉主干 2 ～ 3 cm 以下支气管动脉及分支完全栓塞。应防止脊髓动脉栓塞和远端小动脉栓塞并发症。

4）人工气腹：对顽固性咯血，经常规治疗无效者可试用，部分患者可取得良好的效果。首次注气 500 ～ 600 ml，3 ～ 4 日后再注入等量的气体。

5）手术治疗

A. 适应证：① 24 小时咯血量超过 1500 ml 或 24 小时内单次咯血量达 500 ml，经内科治疗无效者；②反复大咯血，有引起窒息先兆时；③一叶肺或一侧肺有明确的慢性不可逆病变。

B. 禁忌证：①两肺广泛的弥漫性病变；②非原发性肺部病变所引起的咯血；③肺癌晚期的咯血；④全身情况差，心、肺功能不全；⑤出、凝血机制障碍。

（3）原发病的治疗：咯血的病因很多，应根据不同病因采取相应的措施，针对原发病进行治疗，如二尖瓣狭窄、急性左心衰竭所致的咯血，应按急性左心衰竭处理；全身性出血性疾病者，可少量多次输新鲜血；肺结核引起的咯血，应抗结核治疗；肺炎或支气管扩张引起的咯血，应选用敏感的抗生素控制感染；肺病所致者，有手术适应证时应及早手术。

（4）并发症的治疗

1）窒息：是咯血患者致死的主要原因，应及早识别和抢救。抢救的重点是保持呼吸道通畅和纠正缺氧。其具体措施为：

A. 体位引流：①对于一次大咯血窒息者，立即抱起患者下半身，倒置使身体躯干与床成 40° ～ 90°，由另一人轻托患者的头部向背部屈曲，并拍击患者背部，倒出肺内积血，防止血液淹溺整个气道；②对一侧肺已切除、余肺发生咯血窒息者，将患者卧于切除肺一侧，健侧肺在上方，呈头低足高位。

B. 清除积血：用开口器将患者口打开，并用舌钳将舌拉出，清除口咽部积血；或用导管自鼻腔插至咽喉部，用吸引器吸出口、鼻、咽喉内的血块，并刺激咽喉部，使患者用力咳出气道内的积血；必要时可用气管插管或气管切开，通过冲洗和吸引，亦可迅速恢复呼吸道通畅。

C. 高流量吸氧，同时注射呼吸兴奋剂如尼可刹米、洛贝林等。

D. 其他措施：包括迅速建立输液通道，使用止血药物及补充血容量、纠正休克、抗感染、准备气管插管及机械通气、加强监测和护理。

2）出血性休克：治疗上应迅速补充血容量（输液或输血），适当应用血管活性药，但血压不宜升得太高，以免加重或诱发咯血。

3）肺不张及肺炎：因大咯血血块堵塞支气管，或因患者过度紧张，镇静剂、镇咳剂用量过大，妨碍支气管内分泌物或血液的排出，阻塞支气管导致肺不张，且常合并感染。一旦出现应鼓励患者咳嗽，并行体位引流，停用镇静、镇咳剂，应用祛痰剂及解痉剂雾化吸入，并适当应用抗生素。有条件时可在纤维支气管镜下吸出血块。

（三）胸痛

1. 概述 胸痛是一种常见的症状，由胸腔内脏器或胸壁组织病变累及壁胸膜所致。常见于胸膜炎、自发性气胸、肺炎、肺癌、胸膜肿瘤、肺血栓栓塞症等。胸痛的程度因个体痛阈的差异而不同，与疾病病情的轻重程度不完全一致。胸膜炎为尖锐刺痛或撕裂痛，且在深呼吸和咳嗽时加重；自发性气胸在剧咳或屏气时突然出现剧痛；胸痛伴高热多有肺炎；肺癌出现隐痛、持续加剧，甚至刀割样痛；肺血栓栓塞症可有突发性胸痛伴咯血和（或）呼吸困难。

2. 病因与发生机制 引起胸痛的原因主要为胸部疾病。

（1）胸壁疾病：急性皮炎、皮下蜂窝织炎、带状疱疹、肋间神经炎、肋软骨炎、流行性肌炎、肋骨骨折、多发性骨髓瘤、急性白血病、胸壁外伤等。

（2）心血管疾病：冠状动脉硬化性心脏病（心绞痛、心肌梗死）、心肌病、二尖瓣或主动脉瓣病变、急性心包炎、胸主动脉瘤（夹层动脉瘤）、肺梗死（栓塞）、肺动脉高压，以及神经官能症等。

（3）呼吸系统疾病：胸膜炎、胸膜肿瘤、自发性气胸、血胸、支气管炎、支气管肺癌等。

（4）纵隔疾病：纵隔炎、纵隔气肿、纵隔肿瘤、膈下脓肿、反流性食管炎等。

（5）其他原因：各种化学、物理因素及刺激因子均可刺激胸部的感觉神经纤维产生痛觉冲动，并传至大脑皮质的感觉中枢引起胸痛。另外，除患病器官的局部疼痛外，还可见远离该器官某部位体表或深部组织疼痛，称牵涉痛。

3. 临床表现

（1）发病年龄：青壮年胸痛多考虑结核性胸膜炎、自发性气胸、心肌炎、心肌病、风湿性心脏瓣膜病；40岁以上胸痛者则需注意心绞痛、心肌梗死和支气管肺癌的可能。

（2）胸痛部位：大部分疾病引起的胸痛常有一定部位。

1）胸壁疾病所致的胸痛：常固定在病变部位，且局部有压痛。

2）胸壁皮肤的炎症性病变：局部可有红、肿、热、痛表现。

3）带状疱疹所致胸痛：可见成簇的水疱沿一侧肋间神经分布，伴剧痛，且疱疹不超过体表的中线。

4）肋软骨炎引起的胸痛：常在第1、2肋软骨处见单个或多个隆起，局部有压痛，但无红肿的表现。

5）心绞痛及心肌梗死所致疼痛：多在胸骨后方和心前区或剑突下，可向左肩和左臂内侧放射，甚至达环指与小指，也可放射至左颈或面颊部，易被误认为牙痛。

6）夹层动脉瘤引起的疼痛：多位于胸背部，向下放射至下腹、腰部与两侧腹股沟和下肢。

7）胸膜炎引起的疼痛：多在胸侧部。

8）食管及纵隔病变引起的胸痛：多在胸骨后。

9）肝、胆疾病及膈下脓肿引起的胸痛：多在右下胸，侵犯膈肌中心部时，疼痛放射至右肩部。

10）肺尖部肺癌引起的疼痛：多以肩部、腋下为主，向上肢内侧放射。

（3）胸痛性质：胸痛的程度可呈剧烈、轻微和隐痛。胸痛的性质可有多种，如带状疱疹呈刀割样或灼热样剧痛，食管炎多呈烧灼痛，肋间神经痛为阵发性灼痛或刺痛，心绞痛呈绞榨样痛并有重压窒息感，心肌梗死则疼痛更为剧烈，并有恐惧、濒死感，夹层动脉瘤常呈突然发生的胸部、背部撕裂样剧痛或锥痛，肺梗死亦可突然发生胸部剧痛或绞痛，常伴呼吸困难与发绀。

（4）疼痛持续时间：平滑肌痉挛或血管狭窄缺陷所致的疼痛为阵发性，炎症、肿瘤、栓塞或梗死所致疼痛呈持续性。如心绞痛发作时间短暂（持续 1 ~ 5 分钟），而心肌梗死疼痛持续时间很长（数小时或更长）且不易缓解。

4. 治疗原则 治疗原发疾病，消除和缓解胸痛，控制不良反应。

（四）呼吸困难

1. 概述 肺源性呼吸困难是指呼吸系统疾病引起的通气、换气功能障碍，引起缺氧和（或）二氧化碳潴留所致。患者自觉空气不足，呼吸费力，并伴有呼吸频率、深度与节律的异常。

2. 病因

（1）呼吸系统疾病：如慢性支气管炎、阻塞性肺气肿、支气管哮喘，喉、气管与支气管的炎症，水肿、肿瘤或异物导致狭窄或梗阻等呼吸系统阻塞性疾病，肺炎、肺脓肿、肺不张等肺部疾病。

（2）胸廓疾病：如气胸、大量胸腔积液、严重胸廓畸形等。

（3）也可见于神经肌肉疾病、药物导致的呼吸肌麻痹、膈运动障碍等。

3. 临床表现 临床上分三种类型：

（1）吸气性呼吸困难：吸气时呼吸困难明显，重者出现胸骨、锁骨上窝及肋间隙凹陷，即三凹征，常见于喉头水肿、炎症、异物和肿瘤引起的上呼吸道狭窄，伴吸气性喘鸣音。

（2）呼气性呼吸困难：呼气费力，呼气相延长，常伴有哮鸣音，多见于支气管哮喘和哮喘合并慢性阻塞性肺疾病引起的广泛支气管痉挛。

（3）混合性呼吸困难：呼气与吸气均感费力。呼吸频率增快、变浅，常伴有呼吸音减弱或消失。常见于重症肺炎、重症肺结核、特发性肺纤维化、大量胸腔积液和气胸等。

4. 治疗

（1）尽早明确病因：如心脏疾病、呼吸系统疾病、中毒等。

（2）对症治疗

1）安静休息、吸氧。

2）保持呼吸道通畅：及时吸痰，给祛痰药，如溴己新、氯化铵；支气管痉挛时给解痉药，如氨茶碱、麻黄碱。

3）必要时行气管切开。

4）呼吸衰竭者可给呼吸兴奋药，如尼可刹米（可拉明）、洛贝林，可皮下注射、肌内注射、静脉注射，必要时给予辅助呼吸。

（五）胸腔积液

1. 概述 正常人胸腔内含有微量液体（5 ~ 15 ml），在呼吸运动时起润滑作用，利于肺在胸腔内的扩张与回缩。胸膜腔中的积液每 24 小时有 500 ~ 1000 ml 的形成与吸收，并处于动态平衡。由于全身或胸、肺病变破坏了这种动态平衡，使胸膜腔内液体形成过快或吸收过缓，导致产生胸腔积液，简称胸液。

胸腔积液为胸部或全身疾病的一部分，病因治疗很重要。主要包括抗结核、抗感染、抗肿瘤治疗，胸腔抽液、冲洗、注药、胸腔闭式引流，以及支持疗法等。慢性脓胸必要时可手术治疗。

2. 临床表现 患者最初的表现多为不明原因胸痛，尤以吸气和变动体位时明显，炎性胸腔积液多为渗出性，患者常伴有胸痛和发热。结核性胸膜炎多见于青年人，常伴有低热，中年以上患者尤其伴有吸烟病史者应警惕原发性支气管肺癌胸膜转移。胸腔积液量少于 0.3 L 时患者症状一般不明显，由于积液量少、胸膜摩擦，患者感觉吸气时胸痛；但当积液量超过 0.5 L 时，患者逐渐感到胸闷，并随着积液量的增加，胸痛逐渐缓解，而胸闷加重。患者呼吸浅快，患侧胸廓饱满，呼吸运动受限，可有呼吸困难，大量胸腔积液时纵隔脏器受压迫，心脏和气管向健侧移位，患者可明显感觉到心悸和呼吸困难。

3. 检查及诊断 胸腔积液的体征与积液量多少有关。积液量少时可无明显体征，积液量较多时查体发现患者呼吸浅快，患侧胸廓饱满；语颤减弱；气管和心脏向健侧移位；叩诊呈浊音或者实音，顶点位于腋后线上，由此向内、向下形成弧线；听诊时发现呼吸音减弱，甚至完全消失，积液上方可闻及支气管呼吸音。

胸腔积液量少于 0.5 L 时，X 线检查仅见肋膈角变钝，对患侧摄片有助于进一步诊断；当积液量较多时，可在 X 线平片上显示有向外侧、向上的弧形上缘的积液影。平卧时积液散开，整个肺野透亮度减低。大量积液时整个患侧阴暗，纵隔被推向健侧，积液常掩盖原发病灶，抽液后可发现肺内肿瘤或其他病变。包裹性积液不随体位改变而变动，边缘光滑饱满。CT 检查胸膜病变的敏感性和密度分辨率均高于 X 线，可以较容易地检查出 X 线平片上难以发现的少量胸腔积液，且不同性质胸腔积液在 CT 片显影上的密度不同，有助于区别胸腔积液的性质，还可以检查出肺内肿块、气管旁肿大淋巴结，以及胸膜间皮瘤。超声检查对于诊断胸腔积液的准确性优于 X 线检查，且无痛苦，可以反复检查，是判断有无胸腔积液的主要方法，并且可于胸腔积液穿刺时行定位指导，同时可进一步发现被积液掩盖的肿块组织。临床上只要怀疑胸膜炎可能，不难得到证实。但是，在下列情况下容易忽视胸腔积液的存在，导致延误治疗，包括：①冠心病、高血压心脏病等隐匿性心力衰竭引起胸液，可能误诊为结核性胸膜炎；②机械通气患者出现胸液，由于患者卧床，胸液体征不明显而漏诊；患者多呈现潮气量下降，气道峰压升高，但呼吸道分泌物不多，解痉平喘无效，只有清除胸液才能改善。

胸腔积液的定性诊断需要借助胸腔积液检测。液体的外观有助于确定病因，漏出液多透明清亮，无色或略有淡黄色，静置时不凝固，比重小于 1.016 ~ 1.018；渗出液多混浊，呈现深浅不一的颜色，结核性胸膜炎时多为草黄色，恶性胸腔积液多为血性，可从洗肉水样至静脉血样，比重大于 1.018。渗出液因含纤维组织，静置时可凝固。脓胸时可呈脓样，不透明。乳糜胸时呈现乳白色。漏出液细胞计数常小于 $0.1 \times 10^9/L$，多为淋巴细胞及间皮细胞。渗出液细胞计数常大于 $0.5 \times 10^9/L$，多为白细胞，白细胞计数在（0.5 ~ 2.5）$\times 10^9/L$，以淋巴细胞为主者多为结核性或恶性胸腔积液；细胞计数大于 $10 \times 10^9/L$，以中性粒细胞为主多为脓胸。漏出液蛋白定量小于 30 g/L，以白蛋白为主，黏蛋白定性试验阴性；渗出液蛋白定量大于 30 g/L，以浆液黏蛋白为主，黏蛋白定性试验阳性。胸腔积液中乳酸脱氢酶（LDH）大于 200 U/L，且胸腔积液 LDH/ 血清 LDH>0.6，提示多为渗出液。LDH>500 U/L 常提示为恶性肿瘤或积液并发细菌感染。化脓性胸腔积液中 LDH>1000 U/L。胸腔积液中癌胚抗原大于 10 ~ 15 μg/L 或胸液与血清中比值大于 1，提示为恶性胸腔积液。此外，还可通过抽出积液离心后做革兰氏染色或抗酸染色及病原体培养，行细胞学检查确定病因诊断。疑似恶性胸腔积液时取大量（200 ml）胸液去红细胞处理后离心，行沉渣病理细胞检测能明显提高确诊率，而只取几滴上清液检测的检出率显著下降；同时也可进行胸腔积液肿瘤细胞和狼疮细胞的检查。

如果上述检查还不能确定胸腔积液的病因，则可进一步进行胸膜活检。用活检针，经皮针刺取出壁胸膜标本进行活检，胸膜活检标本做病理检查和微生物培养，可提高感染性胸腔积液的诊断率。胸腔镜检查是诊断胸膜腔疾病最直接、准确、创伤性小和安全性高的侵入性手术，原因不明的胸腔积液病因诊断和慢性持续性胸腔积液的治疗是胸腔镜检查的主要指征，可以直接在镜下看到胸膜病变并取病变部位活检，取检部位准确、标本组织较大，可同时切除小病灶或封闭支气管胸膜瘘。经胸腔镜注入滑石粉粘连胸膜治疗成功率较高。

有时支气管镜检查对确定胸腔积液的病因有一定帮助。尽管采用多种检查，仍有 20% 的患者其病因无法明确。

4. 治疗 胸腔积液是胸部或者全身性疾病的一部分，病因治疗尤为重要。漏出性胸腔积液常可在纠正病因后自行吸收。渗出性胸腔积液的常见病因为结核病、恶性肿瘤和肺炎，必须进行病因治疗。

结核性胸膜炎少量胸腔积液患者一般不必进行抽液或仅做诊断性穿刺。一旦诊断为结核性胸膜炎，必须进行正规抗结核治疗，如不正规治疗，可能发展成为活动性肺结核。抗结核治疗的方案可参照肺结核痰菌涂阴的抗结核方案。由于结核性胸膜炎抗结核治疗后可出现胸膜增厚，影响肺功能，应尽量行抽液治疗，一般每周可抽液 2 ~ 3 次，直至胸腔积液完全吸收。大量胸腔积液，特别是出现呼吸困难者，必须进行胸液引流。为缩小创伤和减少继发细菌感染，建议放置中心静脉导管或类似的无菌导管，在 1 周内持续或间断放液直至彻底清除胸液。抽液后可减轻毒性症状，使体温下降，有助于被压缩的肺复张，从而缓解呼吸困难的程度。对于结核毒性症状严重、胸腔积液量多的患者，在使用抗结核治疗和胸腔积液穿刺术的同时加用糖皮质激素，可以减轻机体的变态反应和炎症反应，促进积液吸收，减少胸膜粘连增厚。一般选用泼尼松或泼尼松龙 25 ~ 30 mg/d，分 3 次口服，随着积液减少，全身中毒症状减轻，逐渐减量并停用，一般疗程为 4 ~ 6 周。对于伴有肺结核的患者，则应慎重使用糖皮质激素。

脓胸是指由各种病原微生物引起的胸膜腔感染性炎症，形成脓样胸腔积液。按起病的急缓可分为急性脓胸和慢性脓胸。细菌是脓胸最常见的病原体。急性脓胸需要积极给予抗生素控制胸膜感染、引流胸腔脓液及促使肺复张。在急性期控制胸膜感染，首先应结合临床经验选用适当的抗生素。待胸液实验室培养出细菌，根据细菌培养结果和药敏试验选用敏感有效的抗生素。急性期以静脉给药为主，也可胸腔内注射给药。给药剂量要足够充分，疗程宜长，通常于体温正常后再给药 2 周以上，总疗程共 3 ~ 6 周。引流是脓胸最基本的治疗方法。最常选用的是反复胸膜腔穿刺抽脓及用生理盐水或 5% 碳酸氢钠溶液冲洗引流脓腔，并于胸膜腔内注入抗生素。急性大量胸腔积液伴有呼吸衰竭者，可经肋间切开放置引流管，引流管另一端接水封瓶持续胸腔闭式引流。如果脓液过于黏稠或存在纤维分隔，引流更加困难，可做肋床切开置入大的引流管行胸腔引流，同时可加用生理盐水冲洗脓腔，必要时可注入溶纤维素酶（如尿激酶）稀释脓液。包裹性脓胸可于胸腔镜下冲洗脓腔、置入引流管、注入抗生素、清除坏死组织。慢性脓胸多由急性脓胸迁延而致，脓性炎症长期慢性存在，胸膜纤维素沉着机化增厚，引起广泛胸膜增厚。胸膜增厚后包裹肺组织，限制肺组织扩张，长期感染不愈可引起肺纤维化，导致呼吸运动受限和影响肺功能，甚至引起呼吸衰竭，须进行外科手术治疗。病程较短未发生广泛纤维化，肺组织尚能复张者可做壁胸膜剥脱术消除脓腔，复张肺组织。慢性脓胸合并肺组织广泛病变，或形成支气管胸膜瘘者，可行胸膜肺切除术，并加胸廓成形术。

恶性胸腔积液多为恶性肿瘤胸膜转移所致，是晚期恶性肿瘤的常见并发病，胸膜肿瘤所致的液体积聚可因液体增长迅速而难以处理。胸腔引流和给予抗肿瘤药物有时可预防胸液增长。但胸膜肿瘤所致的胸腔积液增长迅速，抽液后很快积聚并导致呼吸衰竭，需要反复穿刺放液。对胸液不断积聚或伴有呼吸困难的患者，先用引流管将全部胸液引流后，向胸腔内注入胸膜粘连剂（如四环素、滑石粉）使两层胸膜粘连，消除液体积聚的空间。也可向胸腔内注入阿霉素和顺铂等化疗药物，有助于杀伤肿瘤细胞，减缓胸液的产生，并可引起胸膜粘连。滑石粉粘连会引起明显胸痛，需要同时注入利多卡因等麻醉药，但粘连效果很确切。

不论何种原因引起的胸腔积液，当积液量较大时，都可引起呼吸困难，甚至呼吸衰竭。除了病因治疗及抽取胸腔积液缓解肺受压程度、改善肺通气外，一般支持治疗和对症治疗也很重要，给予高能量、高蛋白及富含维生素的饮食，吸氧，酌情应用利尿剂，纠正水、电解质紊乱与酸碱平衡。

胸腔积液并非机械通气的禁忌证，如脑液本身是呼吸衰竭的直接因素，只有放液减压才能缓解；如患者除胸液外还伴有呼吸肌无力和呼吸道感染，甚至某种程度的心功能不全，且吸氧不能缓解呼吸衰竭情况，可酌情应用无创，甚至有创呼吸机辅助呼吸治疗，并选择合适的呼吸机模式和参数。

四、并发症的治疗

（一）慢性肺源性心脏病的治疗

1. 积极控制肺部感染 尽早确定病原诊断及药敏试验结果。在病原未明情况下，可首选抗耐药性革兰氏阴性细菌药物或联合应用抗生素。

2. 保持呼吸道通畅 清除痰液（翻身、拍背、吸痰、湿化气道、祛痰剂等），应用气道扩张解痉剂（茶碱类静脉滴注、β_2受体激动剂气雾吸入、短程使用糖皮质激素类）。

3. 呼吸衰竭治疗 详见（二）呼吸衰竭的治疗。

4. 心力衰竭治疗 洋地黄应用毛花苷C、毒旋花苷K为佳，剂量为常用剂量的1/3 ~ 1/2。利尿剂选用氢氯噻嗪，间歇、少量投用，无效时间断使用袢利尿剂（如呋塞米）。血管扩张剂：酚妥拉明、硝普钠、硝苯地平、卡托普利等有一定效果，但须防止肺通气 / 血流比值恶化。

5. 及时发现肺性脑病和弥散性血管内凝血（DIC）的并发症，给予早期用药治疗。

（二）呼吸衰竭的治疗

1. 病因和诱因治疗 主要是抗肺部感染。

2. 呼吸支持 通过呼吸支持，使PaO_2>8.0 kPa，并控制高碳酸血症，使pH值维持在正常范围。

（1）氧疗：用鼻导管、鼻塞或面罩吸O_2，采取低浓度O_2吸入，提高并维持PaO_2>8.0 kPa或SaO_2>90%即可。有CO_2潴留者，用低流量吸O_2。

（2）改善通气方法如下：

1）呼吸兴奋剂：有CO_2潴留者，可用呼吸兴奋剂，如尼可刹米（可拉明）2.25 g，加入5%葡萄糖500 ml静脉滴注，以刺激通气。

2）机械通气：可先试用经面罩机械通气，如效果不佳，可建立人工气道，先用气管插管，必要时行气管切开，一般选用间歇正压通气（IPPV），出现急性呼吸窘迫综合征（ARDS）可用呼气末正压通气（PEEP）。在离呼机时，应用同步间歇指令通气（SMV）或压力支持通气。

3. 并发症的控制

（1）电解质和酸碱平衡的紊乱：呼吸性酸中毒应通过增加通气来纠正，合并代谢性酸中毒时可补充碳酸氢钠，呼吸性酸中毒合并代谢性碱中毒且有碱血者，可适当补充氯化钾或氯化钠溶液，血清电解质浓度异常者酌情治疗。

（2）上消化道出血：先暂时禁食，然后酌情给流质或半流质，氢氧化铝凝胶10 ml口服，每日3次，西咪替丁（甲氰咪胍）0.4 g加入40 ml溶液静脉注射，每日2次。必要时输血。

（3）肾衰竭：水肿、少尿者应低盐饮食，并用氢氯噻嗪（双氢克尿噻）25 mg，口服，每日3次，呋塞米（速尿）20 ~ 40 mg静脉滴注。若有高血压，可静脉滴注高渗葡萄糖液，每日2 ~ 4 g，葡萄糖中加入正规胰岛素1 U，必要时行透析治疗。

（4）营养不良：经胃肠道摄入不足者可合并静脉营养。气管插管后，常规应用鼻饲饮食。有通气衰竭者，应适当控制糖类摄入。三大营养素的比例一般为：糖类50% ~ 60%，蛋白质15% ~ 20%，脂肪20% ~ 30%。应用传统公式计算每日所需能量往往低于呼吸衰竭者实际需要量，应适当纠正。

（三）尘肺病合并气胸的治疗

1. 闭合性气胸 肺压缩面积小于30%的气胸通常对症治疗，卧床休息，一般1～2周内可自行吸收痊愈，有气闷、气急感觉者可给鼻氧吸入，肺压缩面积大于50%的气胸，通常要求卧床、吸氧，胸腔穿刺可为首选治疗。

（1）胸腔穿刺：于患者患侧锁骨中线外侧第2肋间进行，先行普鲁卡因皮试，阴性后注于局部皮内，皮下及胸膜外用1%普鲁卡因3～5 ml注射局麻，2～3分钟后沿第3肋骨上缘锁骨中线外侧渐渐推入胸腔穿刺针，并同时用针筒抽吸（胸腔穿刺针尾通常带一橡胶管或乳胶管，约10 cm，抽吸针常采用50 ml的冲洗针筒），当针筒抽满空气后，助手钳夹橡胶管，术者排空冲洗针筒内空气，然后继续抽吸胸腔内气体，直至肺复张为止。如胸腔穿刺抽气治疗后气胸又出现或症状未见好转，或体征、胸片未见改善，则必须行闭式胸腔引流术。

（2）闭式胸腔引流术排气：于患侧胸腔第2肋间锁骨中线外置引流管；如需排液体时，则于患侧第5～7肋间腋中线和腋后线之间置胸腔引流管，患者常取半卧位，局麻方法同上述胸腔穿刺法，局麻后术者将胸腔引流管头部剪成鱼口状，并于其下方剪1～2个侧孔有利于引流，于侧孔尾侧的5～7 cm处用一丝线结扎作为标记，以示引流管置入腔的深度（再根据患者胸壁的厚度适当调整）。大约局麻后3分钟，于上述部位切开皮肤约2 cm，用血管钳分开肌层，沿肋骨上缘进入胸腔，并用血管钳撑开切口，将已做好深度标记的引流管用一血管钳夹住其头部置入切口，在引流管标记处结扎、固定胸引流管，并与胸腔水封瓶相接，可加用0.98～1.47 kPa（10～15 cmH_2O）负压引流，如有持续漏气则暂停负压抽取，每6～8小时再试用负压吸引1次，至漏气停止时即持续负压吸引，直至肺膨胀。

2. 张力性气胸 病情紧急者立即于患侧胸腔第2肋间锁骨中线外侧插入一粗针头，使肺内张力减低。粗针头尾部可续扎一橡皮指套，指套末端开一小孔用于排气。此橡皮指套可起水封瓶作用，随即行闭式胸腔引流术。

（1）一般处理：包括氧气吸入、止咳、镇痛、化痰及抗生素治疗等。

（2）手术适应证：张力性气胸如闭式胸腔引流术仍不能缓解，或持续有大量气体引流出来，说明有较大的气管、支气管或肺裂伤，需开胸手术治疗。

五、康复治疗

尘肺病的康复治疗是综合治疗的重要内容。通过康复治疗，可以增强机体的抵抗力，预防或减少并发症的发生，减轻症状，改善肺功能，提高生命质量，延长寿命[46-47]。肺康复治疗方法包括下面几种。

（一）卫生指导和咨询

通过各种形式向患者介绍尘肺病特点及有关戒烟和预防并发症的知识，鼓励患者增强战胜疾病的信心，积极配合治疗。

（二）全身康复锻炼

尘肺病患者日常可以采取做呼吸操、慢走、打太极拳等锻炼耐力为主的运动，循序渐进地增加运动量。坚持适度锻炼，可以有效增进心、肺功能，增加机体抵抗力。

1. 步行和慢跑 在最大呼吸耐受水平上连续步行或慢跑，逐渐延长时间，尽可能达到30分钟。

2. 打太极拳 打太极拳能使呼吸自然、细长、慢均。由于速度缓慢，动作柔和，使人体的微循环得以扩张。

3. 其他　气功、骑脚踏车等对增加活动能力、提高生命质量有帮助。

（三）呼吸肌功能康复

1. 腹式呼吸　进行腹式呼吸时，要心情宁静，颈背部肌肉放松，先练习呼气，将肺内的残气尽可能多地排出。这样多次练习，可以改善人体的缺氧情况。每次腹式呼吸应重复 8 ～ 10 次，每天 2 ～ 4 次。

2. 缩唇呼吸

（1）缩唇呼吸是指先用鼻吸气，再用口呼气，呼气时尽量将口唇缩拢似吹口哨状，持续缓慢呼气。

（2）缩唇呼吸可促使肺泡扩张，阻止小气道过早内陷，有利于肺泡内气体交换。

3. 呼吸操　呼吸操锻炼主要是通过腹式呼吸，增强膈肌、腹肌和下胸部肌肉的活动度，加深呼吸幅度，增大通气量，利于肺泡残气排出，从而改善肺通气功能，增加气体交换。

4. 立式呼吸操　步骤如图 4-14 至图 4-21 所示。

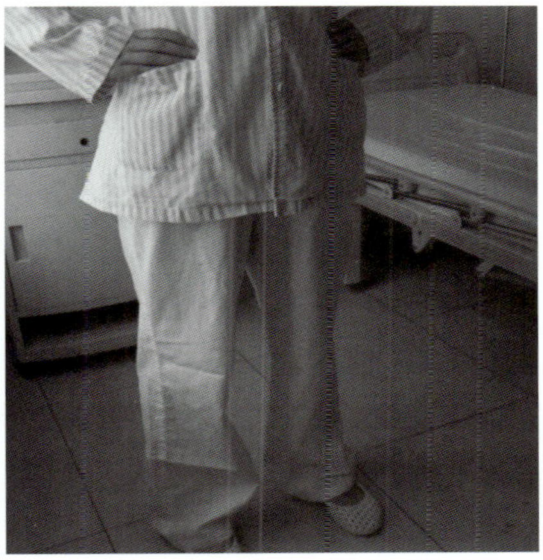

图 4-14　站立位，两脚分开与肩同宽，双手叉腰呼吸 4 ～ 8 次

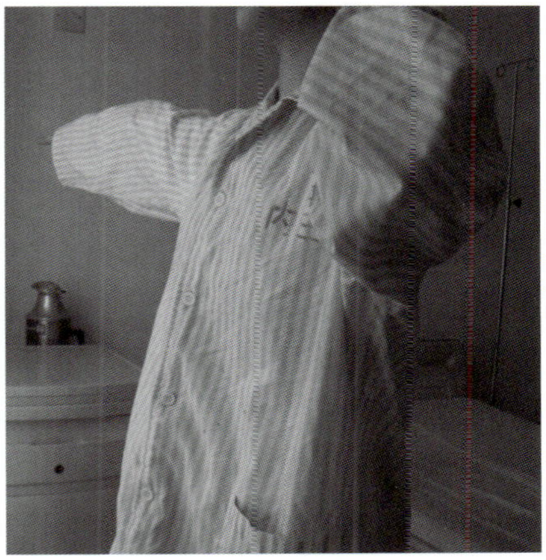

图 4-15　一手搭同肩，一手平伸旋转上身，左右交替 4 ～ 8 次，“旋呼复吸”

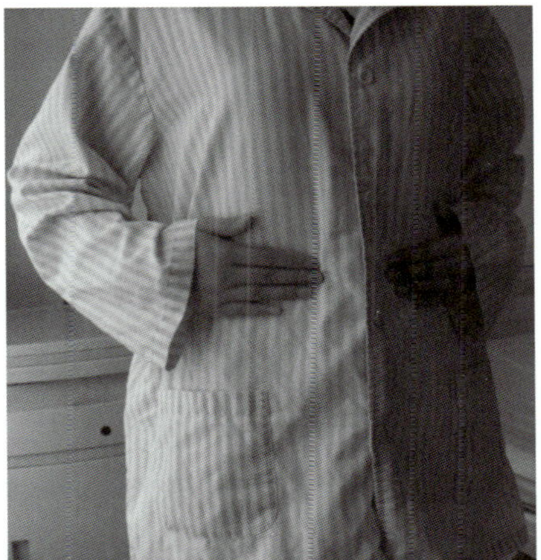

图 4-16　双手放于肋缘吸气，压胸时呼气 4 ～ 8 次

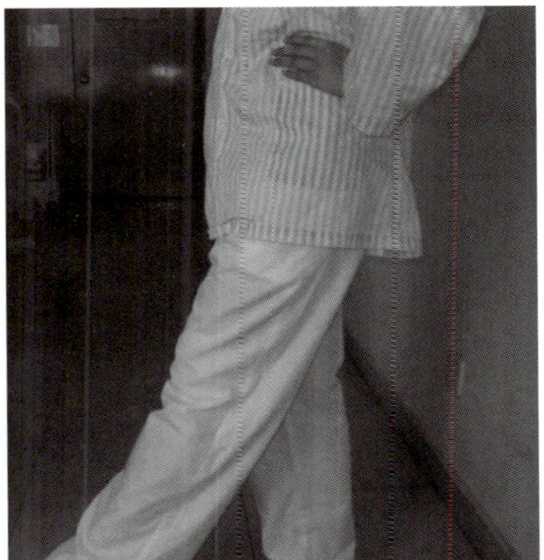

图 4-17　双手叉腰，交替单腿抬高 4 ～ 8 次，“抬吸复呼”

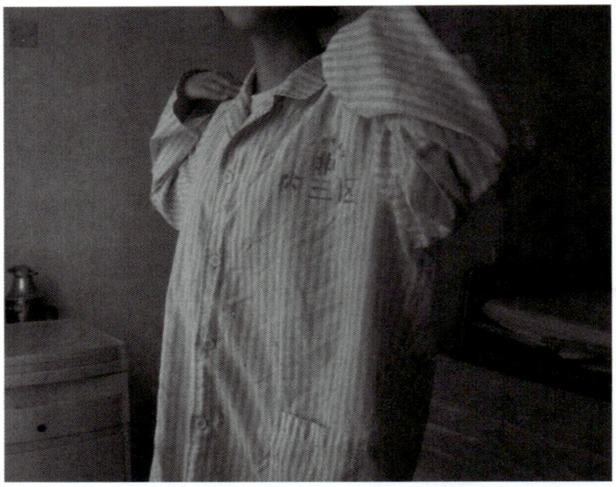

图 4-18　双手搭肩，旋转上身 4 ～ 8 次，“旋呼复吸”

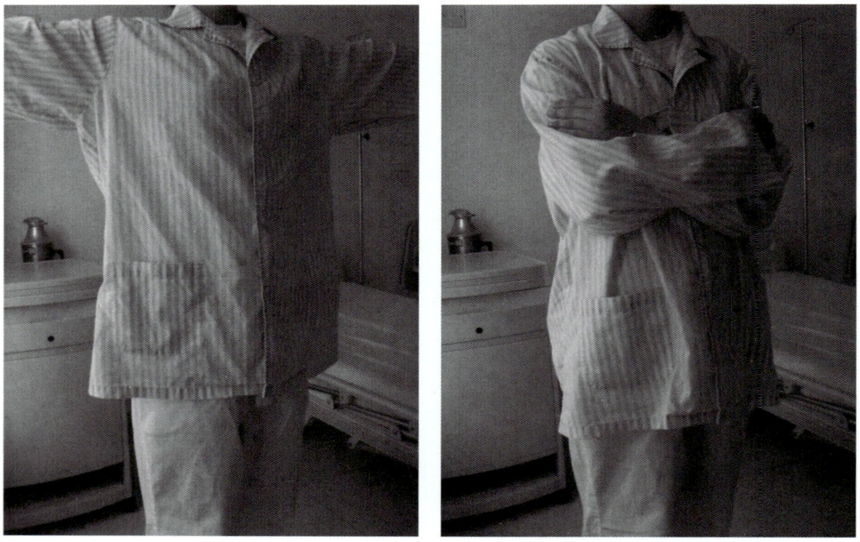

图 4-19　展臂吸气，抱胸呼气 4 ～ 8 次

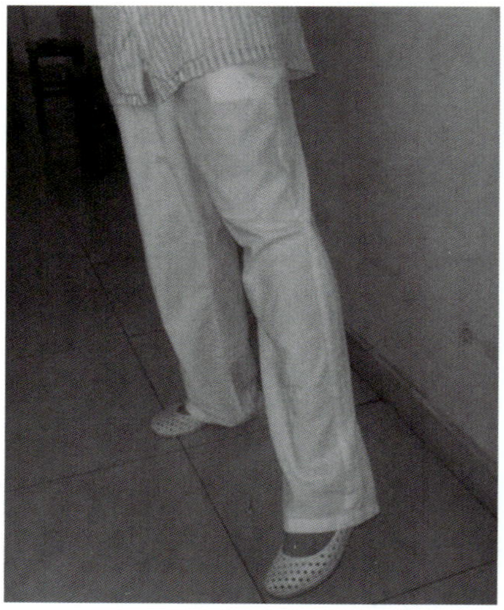

图 4-20　双腿交替外展 4 ～ 8 次，“展吸复呼”

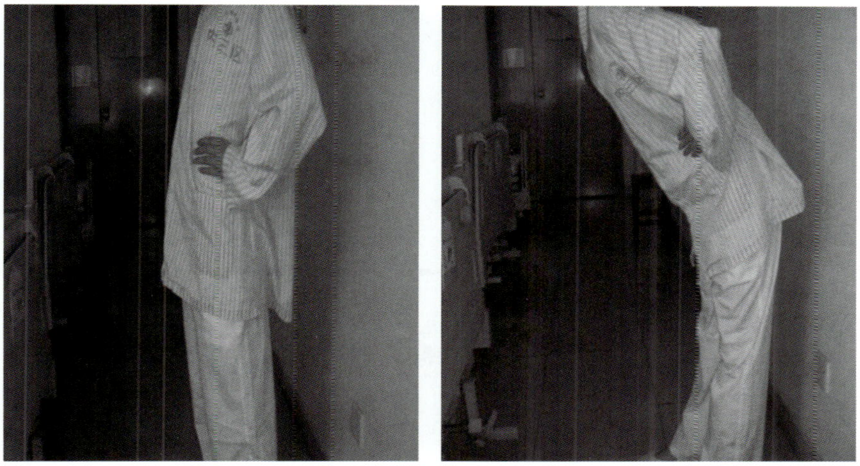

图 4-21 隆腹深吸气，弯腰缩腹呼气 4 ～ 8 次

（四）营养支持

营养支持主要是调整饮食习惯和食谱，除给予足够的热量外，还应考虑糖类、脂肪和蛋白质的适当配比，同时给予足够的维生素和微量元素。这对增强机体免疫力、预防呼吸道感染都是有益的。

（五）家庭氧疗

长期家庭氧疗指患者在日常生活中需要长期或终生低流量吸氧，常用于慢性阻塞性肺疾病、睡眠性低氧血症和运动性低氧血症的患者，也同样适用于尘肺病这种需长期治疗的职业病患者。慢性阻塞性肺疾病者每天连续使用氧气不得少于 15 小时。

1. 长期家庭氧疗适应证 休息状态下存在动脉低氧血症，即呼吸室内空气时，其动脉氧分压≤ 7.355 mmHg 或动脉血氧饱和度≤88%，这是长期氧疗最主要的适应证。

2. 长期家庭氧疗的益处

（1）提高生存率：这是长期家庭氧疗的最主要目的。长期家庭氧疗改善预后的机制尚不清楚，可能的原因有：

1）吸氧后肺动脉压稳定，而不吸氧者肺动脉压呈不断上升的趋势。

2）根据氧解离曲线，在严重缺氧时，血氧分压略有下降，血氧饱和度即迅速下降，氧疗后使血氧分压维持在 60 mmHg 以上，即可避免上述情况发生。

（2）延缓疾病的进程：美国和英国的相关研究都发现，肺疾病患者在开始家庭持续氧疗时，肺动脉压逐年进行性上升，但在随后的几年中，肺动脉压又逐渐恢复至入院时的水平，但未降至正常。这说明长期家庭氧疗在一定程度上能稳定肺动脉高压的发展，从而延缓肺心病的发展。

（3）改善生活质量：家庭氧疗可使患者的生活质量得到提高。氧疗的作用：①组织氧输送增加，使心肺工作效率提高；②组织氧利用增加后减少了无氧酵解，减轻了骨骼肌的疲劳；③血氧分压上升后，解除了低氧张力对化学感受器的刺激，从而降低了通气的需要；④由于通气需求减少，组织氧供增加，使膈肌疲劳发生延迟。因此长期家庭氧疗可以减轻呼吸困难，提高运动耐力。夜间氧疗法试验（nocturnal oxygen therapy trial）也证明，长期氧疗还可以改善患者的运动能力和肺结构，以及精神状态等。同时可以减少患者因病情加重需要住院治疗的次数和时间，进而减少医疗费用。

3. 家庭氧疗的注意事项

（1）合理选择吸氧时间：对伴明确肺功能异常、氧分压持续低于 60 mmHg 的患者，每日应给予 15 小时以上的氧疗。例如可以安排在夜间休息时间，下午 5:00 左右开始使用，经过夜间休息到次日上午 8:00，可以连续使用 15 个小时。对部分平时无或仅有轻度低氧血症的患者，在活动、紧张或劳累时，可随时进行氧疗，短时间给氧即可减轻“气短”的不适感。

（2）注意控制氧气流量：一般为 1 ~ 1.5 L/min，且应先调好流量再佩戴鼻氧管使用，因为高流量吸氧可加重慢性阻塞性肺疾病患者的二氧化碳蓄积，引发肺性脑病。

（3）注意用氧安全：供氧装置应防震、防油、防火、防热。氧气瓶搬运时要避免倾倒撞击，防止爆炸；因氧气能助燃，故氧气瓶应放于阴凉处，并远离烟火和易燃品，至少距离火炉 5 m，距离暖气 1 m 以上。

（4）注意氧气的湿化：从压缩瓶内放出的氧气湿度大多低于 40%，低流量给氧一般应用气泡式湿化瓶，湿化瓶内应加 1/2 的冷开水，用后及时补充，每日更换湿化水。长时间不用时应倒弃瓶中湿化水，清洗后晾干备用。

（5）注意氧气瓶压力刻度：氧气瓶内氧气不能用尽，一般需留 1 MPa，以防再充气时灰尘杂质进入瓶内引起爆炸。

（6）鼻导管、鼻塞、湿化瓶等应定期消毒。

（7）购买制氧机的患者应仔细阅读说明书后再使用。制氧机一般采用的是物理制氧原理，利用分子筛对空气中氧气、氮气的吸附性不同，选择性吸附空气中的氮气，根据吸附氮气的能力随氮气分压提高而增大的特性，通过变更吸附操作压力，实现在较高压力下吸附、降低压力使其解脱，达到分离氧气和氮气的目的，直接从空气中提取氧气。

制氧机的产气量与氧浓度成反比，即流量越大、氧浓度越低。家庭购买制氧机时要考虑到吸氧的目的，选择合适产氧量的机器，不要盲目求大，特别要注意在核定流量下是否能达到国标要求的氧浓度。制氧机使用时应放置在室内空气比较流通的地方，有利于提高制氧效果。

4. 长期家庭氧疗的疗效预计 虽然研究发现长期家庭氧疗能够影响尘肺病患者的预后，但是决定尘肺病患者预后的重要病理因素是肺功能下降和肺心病的发展，因此即使坚持长期家庭氧疗的患者，其预后也是受多种因素影响的，综合判断后可使治疗更加有的放矢，对那些有可能对氧疗无益的患者可选择更合适的治疗，如家庭机械通气治疗等方法。

人们普遍认为肺功能对患者的预后影响最大，FEV_1 是判断预后最好的预测参数。当呼吸衰竭严重、FEV_1<0.6 L 时，长期家庭氧疗对患者的预后改变不大。对一组长期家庭氧疗的患者历时 12 年的观察发现，5 年生存率提高，而 10 年生存率与对照组并无差异，并与 FEV_1 相关。此外，如果缺氧程度和气流受限程度相当，发现 CO 弥散系数严重下降者较正常者预后差。

英国国家健康协会和其他一些研究认为，基础肺动脉压与长期氧疗后的生存无明显相关，而氧疗后 6 个月肺动脉压下降者生存率高。Ashutosh 等人的研究通过把患者分为氧疗反应组（持续吸入 28% O_2 24 小时，肺动脉压下降≥7.54 mmHg）和无反应组，然后给予持续家庭氧疗，证实氧疗反应组 1 ~ 4 年的生存率明显高于无反应组。多数报告认为血氧分压对家庭氧疗效果无预计作用，但是在 1 年内生存和死亡的患者之间血氧分压有显著差异。血细胞比容在氧疗后下降也有意义。综上所述，长期家庭氧疗能够延缓对死亡率的影响，但是不能逆转基本病变。

氧疗在尘肺病治疗中的康复作用是显而易见的，对于出现低氧血症的尘肺病患者，给予合理的氧疗可以延缓病情的发展。近年来大量的研究表明，长期氧疗可以提高患者生存率，改善活动能力，在睡眠和活动过程中维持 SpO_2>90%，长期氧疗在尘肺病治疗中同样具有重要意义。符合氧疗指征的患者因 PaO_2 改善而停止吸氧可能是有害的。氧疗的时间至少需要每天大于 15 小时。教育患者在家庭中坚持合理应用长期氧疗，可以减轻临床症状，改善肺功能，增加运动耐力，减少住院次数，提高生活质量。因此，长期氧疗是最重要的康复治疗手段。

（六）中医中药康复治疗

1. 辨因、辨证、分型论治 中医在临床上根据患者的自身反应，总结出以下几点病机和治疗方法。

（1）粉尘燥毒劫伤肺阴：湖南省新化中医院治疗55例硅肺患者疗效显著。运用喻嘉言“清燥救肺”的方法，结合他们自己的经验，用萝卜汁、栀子、金银花、牛蒡子、天花粉、牡丹皮、麦冬清热解毒养肺阴，用三七、鸡内金、荸荠汁化金石、消积聚。甘肃省兰州中医进修学校治疗白银厂矿18例硅肺患者，治疗后有14例患者自觉症状完全消失，体力恢复，2例明显好转，2例无效。在治疗的同时也充分考虑了粉尘的毒性，采用具有解毒、排除并溶解异物功能的鸡内金、贯众、生栀子、杏仁泥、五味子、乌梅等，辨证配伍在分期分型治疗的方剂中。上海中医学院中医研究班硅肺研究小组，治疗了上海职业病防治所8例硅肺患者，治疗3个月后，患者主要症状改善或消失，其中2例出现X线胸片上硅肺结节明显减少，1例稍减少。治疗中也充分考虑了粉尘导致的燥毒，用玄参、麦冬、沙参养阴解毒。研究显示，由金银花、蒲公英、大青叶、鱼腥草制成的注射剂具有稳定溶酶体膜和清除自由基的作用，防止脂质过氧化反应，对SiO_2引起的溶酶体和线粒体膜损伤有明显保护作用，并能延缓肺泡巨噬细胞吞噬SiO_2后的崩解、死亡，能有效地保护肺泡巨噬细胞，用于治疗实验性硅肺疗效明显。此研究成果证实了尘肺病由于粉尘造成的肺内毒热内盛是普遍存在的。有研究者在其治疗硅肺的系列方案中，大量应用清开灵注射液静脉滴注，也起到了抑制粉尘引起的肺内毒热作用，在此基础上依病情的治疗进展，应用大剂量活血、化痰、宣肺、软坚散结、健脾、补肾系列中药，在缓解症状和改善肺纤维化程度上取得了较好的疗效。

（2）粉尘燥毒损伤肺络，痰瘀互阻：粉尘燥毒郁阻肺内，损伤肺络，造成肺内气滞血瘀，络脉郁阻；而且燥毒灼津为痰，血瘀也造成津停为痰，痰瘀互相加重，阻于肺脏之内，肺气宣降日渐困难。所以在上述各家治疗尘肺病的过程中，还都不同程度地应用了活血、化痰、软坚散结法。尹衍玲等用瓜芪合剂治疗硅肺36例，有3例表现为胸片上硅肺小结节与纤维团块融合的高密度影较前降低，泡性肺气肿有不同程度减轻。其中有两例合并糖尿病的硅肺患者服药后血糖、尿糖升高，这是加重了原来阴虚火旺失衡状态的明证，而且36例中有10例患者服药后有口干，可见此药性偏于温燥，对尘肺病患者肺内热毒阴虚的病机未加考虑。樊智勇等用抗硅冲剂治疗了50例壹期煤工尘肺患者，在临床症状的改善方面作用明显，其中蚂蚁搜风通络化瘀补肾，瓜蒌化痰，白花蛇舌草解毒，丹参活血，黄芪补气，活血化痰也是其中重要的组方原则。

（3）风火相煽，流窜全身：尘毒损络，肺络瘀阻，肺气郁阻，气郁化火，火、热、毒耗竭肺阴，肺内气郁生风、血瘀生风和阴虚生风同时存在。所以，阴虚毒热火邪和血不通、气不通所形成的风邪共生于肺，风助火邪，火乘风势，不但呈现肺纤维化病灶的快速增生，而且使多种抗原 - 抗体复合物弥漫全身，毒害肾脏、关节等器官组织，形成其他并发症。尘肺病在很大程度上是自身免疫性疾病，故应泻火凉血、养阴活血息风。有学者发现，若患者喜欢吃辛辣、温燥助火的食品，往往在同工种工人中率先发病，且肺纤维化程度较重。

（4）久病及肾，肺肾两虚：尘肺病患者的体质虚弱有一大部分是长期内邪阻碍气血生化和外邪消耗正气导致，有一小部分是先天不足或者后天过劳造成。中医认为慢性病失治后的自然转归是“久病及肾”。长期咳喘本身就造成肺肾气虚。中医治疗肺气虚损，除了用黄芪、阿胶等直接补益肺脏气血之外，在治疗体质虚弱的硅肺患者时还采用冬虫夏草、白芨、马兜铃、阿胶、龟甲、鳖甲等补益肺肾。偏于阳虚者加白术、茯苓、山药、干姜等；偏于阴虚者加天冬、麦冬、枸杞子、生地黄等。

2. 分期论治 临床上，面对尘肺病患者多种多样的症状表现，有学者将尘肺病的中医治疗分成四个阶段。

（1）未成形期：清热解毒，凉血活血，促进机体对粉尘的耐受和排除。此阶段多为热毒壅肺、血瘀血热、阴虚火旺的状态，应用清热解毒、凉血活血、滋阴降火药物，如金银花、连翘、蒲公英、白花蛇舌草、虎杖、生地黄、玄参、麦冬、黄柏、黄芩、牡丹皮、白茅根、丹参、蜂房等，多可以把肺纤维化消灭在萌芽状态。因为这种干预可以极大地调动机体对粉尘的耐受与排除功能。

（2）热毒闭肺期：泻火解毒，养阴润肺为主，配合活血、化痰、通络。此期已经是尘肺病诊断明确期，虽然有相当比例的煤工尘肺患者还没有明显的呼吸道症状，但是肺内毒火旺盛，血瘀、痰凝、络阻的病态产物已经形成，若不进行干预，势必持续加重，闭阻正气运转，消耗元气。有一半以上的患者出现阴天胸憋或劳力后胸憋。此时可以借鉴湖南新化中医院治疗尘肺病的经验，用大量的萝卜汁或者荸荠汁清热解毒滋阴理气，同时配合化痰、滋阴、宣肺、活血化瘀消积之品，如白茅根、川贝母、瓜蒌仁、枳壳、枇杷叶、三七、鸡内金等，若再配合动物药如鳖甲、水蛭、地龙、川芎等可以进一步增强疗效。有学者用蒲公英、金银花、生地黄、玄参、虎杖、麻黄、防己、杏仁、麦冬、白芨、海藻、昆布、三棱、莪术、丹参等，经过3个月以上治疗者，效果都十分明显，不但主症减轻或消失，而且肺纤维化程度也有所下降。

（3）并发症期：急性肺部感染、肺结核、肺性脑病、肺心病、心力衰竭、关节炎、肾炎等明显痛苦症状发生时，必须以治疗并发症为主。在辨证论治基础上，辅以宣肺化痰、解毒化瘀、活血通络，虚损明显者祛邪与扶正并行。

（4）肺肾两虚期：补益肺肾，辅以剔除内生、外感邪气。这是尘肺病发展的终末期，虚实错杂，寒热互见，处理起来比较棘手。但是治疗上若有外邪引发的咳喘痰憋为主，则以祛邪为主，补益肺肾为辅；若以肺肾虚衰为主，外邪为次，则在补益肺肾的基础上，酌加宣肺、化痰、化瘀、通络、止咳、祛邪之品；若正虚很重、外邪也很重的情况下，则组方时需要扶正祛邪并重。

总之，尘肺病是一个病机错综复杂的疾病，寒热虚实互见，外邪内邪并存，绝非一方一药可以治愈。

六、心理干预

心理护理是指护理人员在建立良好的护患关系基础上，应用心理学的知识和技术，通过言行举止影响和改变患者的认知、情绪与行为，解决患者的心理问题，以促进患者康复的护理过程[48-49]。

尘肺病是一种慢性进展性疾病，目前尚无特效的治疗药物，只能对症治疗。临床表现为咳嗽、咳痰、胸痛、呼吸困难，病程长，并发症多。很多患者，尤其老年患者会出现一些心理健康问题，如失落感、孤独感、恐惧感、抑郁、健忘等，在对症治疗的同时辅以科学、细致的心理干预，可减轻患者症状，提高患者的生存质量。

（一）尘肺病患者的心理特征

1. 恐惧、悲观心理 患者一旦确诊尘肺病，就要反复住院，易产生恐惧心理，意志消沉，对生活失去信心，特别是新诊断的年轻患者。

2. 痛苦、急躁心理 尘肺病患者入院后，环境、生活、睡眠都受到扰乱，还需要承受长期的疾病折磨，往往产生极为复杂的心理活动。迟迟不愿进入患者角色；接受现实，又易产生急躁情绪，恨不得立即服上灵丹妙药，于朝夕之间把病治好，常有急躁心理。

3. 失望、自卑、孤独心理 有一部分患者，因反复住院治疗，远离社会生活和群体，人际关系的范围缩小，基本脱离社会，很难再正常参加社会活动，同时因子女亲友忙于工作，疏于交流，难享天伦之乐，使得患者更迫切希望得到家人及朋友的关注，自我意识增强，因而感到孤寂，想念亲朋好友，变得消沉、少言、懒言、情感淡漠，多见于60岁以上的老年患者。

4. 控制力下降，易怒心理 有些患者早年参加工作，环境艰苦，生活条件较差，他们年轻时为家庭、国家做出了极大的贡献，总认为自己曾经是功臣，而现在却得病了，希望多得到照顾，并索要贵重药品及补药，甚至提出一些额外要求。若达不到其要求，则内心不甘。同时因老年人大脑皮质功能减退，导致出现自私、多疑、孤僻，所以极易发怒。

（二）心理干预措施

1. 对症护理 针对不同尘肺病患者的心理特点，制订合理、科学的心理护理计划，并配备专门的、相对固定的、具有一定医学心理学知识的护士为患者进行心理疏导。根据病情变化，做出相应的心理护理计划实施方案。给予患者贴心的心理抚慰及精神调养，以及必要的生活指导。充分调动其自身内在的积极因素。

2. 爱心护理 护理人员对患者应有深厚的同情心和爱心，这是心理护理的重点和难点。针对患者的不同心理特征，有的放矢，对患者进行心理护理工作，给予对症下“心”药，在生活上主动关心、体贴患者，在医疗方面让患者满意和放心，使患者保持一个良好的心理平衡状态。与患者沟通时，注意语言性沟通与非语言性沟通的结合，理解、尊重患者，使其感到亲切，以最佳的心理状态配合治疗护理工作，早日康复。

心理干预的效果还需要来自社会、家庭、单位的支持。根据马斯洛的需求论，患者需要家庭的温暖，家人的帮助，同事朋友的鼓励、探视、交谈也会积极调动机体的免疫系统，社会相关机构的关爱、支持也会有很大影响。患者社会、家庭等支持度越高，各方面的主观感觉就越好，生活质量也会越高，机体自身的免疫力就会增强。研究证明，良好的社会家庭支持能够很好地改善抑郁情绪。

3. 娱乐护理 设置一个安静、整洁、舒适的疗养环境能使患者较快地适应医院生活，对于行动不便，特别是生活不能自理、丧偶或无子女的老人，护士更应加倍地对其关心、照顾，在平时的工作中多关心他们的生活需要，鼓励患者力所能及地参加娱乐活动，如下棋、看电视、散步等，鼓励病友间协作活动、加深友谊，消除消极心理，转移对疾病的注意力，活跃病房生活。为患者营造良好的生活氛围，树立战胜疾病的信心，平时要预防感冒，合理膳食，均衡营养，并养成良好的生活习惯，以达到延缓疾病进展、预防并发症的目的。

经过心理护理，患者在治疗上都能积极配合，提高对职业性尘肺病的治疗效果，加快疾病的好转和恢复。心理因素可以致病，系统科学的心理护理可以医病，护理人员除了提供整体护理外，还要了解和掌握患者的心理，消除不良的心理因素，以和蔼的态度、可亲的语言、关心体贴的行动，抓住有利时机，及时有效地对患者进行心理疏导和情感交流，让患者看到治愈的光明前途，使悲观情绪得以消除，在精神上得到支持，其治疗效果令人满意。

心理干预的最终目的是健康生活，最终要教会患者健康的心理和健康的生活方式，提高患者生活质量。健康是身体上、心理上和社会上的完好状态。热爱美好事物，充实自己的日常生活，关爱家人，关爱社会，学会理解宽容他人，淡化患者角色，放松精神，以更乐观积极的态度面对疾病，增强心理适应能力。面对疾病，既不自闭孤独，也不自暴自弃，树立信心，正确面对，加强锻炼，积极向上，可促进早日康复。

心理干预是有组织、有计划、有目的的健康教育活动。对尘肺病患者进行心理干预的目的是维护健康，使患者早日康复。作为健康行为，要表现得相对明显、相对稳定，有力度、有规律，能理解、能适应。强调以患者为中心，以患者的利益和需求为中心，既不能有心理冲突，也不能有环境冲突，而且要循序渐进，有持续性，短暂的心理干预效果并不明显。

七、治疗后评价

国内外文献表明，尘肺病患者的平均寿命低于同期同一地区健康人群的平均寿命水平。影响尘肺病患者预后的因素有：尘肺病的类型、是否有尘肺病合并症、年龄、工龄、开始接尘年份和尘肺病期别。虽然尘肺病的病程呈慢性进行性，但是如果不治疗、治疗方案不合理、患者依从性差，最终会发展为肺心病、呼吸衰竭等严重影响预后的疾病。尘肺病患者并发多器官功能衰竭是最重要的死亡原因，包括呼吸衰竭、心力衰竭、肾功能不全、水电解质紊乱、肺性脑病。尘肺病患者与健康人群相比，年龄越大、存活率差别越大，因此预防肺心病、呼吸衰竭的发生，加强尘肺病并发症的治疗，是提高尘肺病患者存活率的关键。在尘肺病患者门诊就诊、住院治疗期间，一定要积极控制肺部感染，减少哮喘、慢性阻塞性肺疾病的急性发作，避免并及时纠正呼吸衰竭。

有研究表明，尘肺病患者的死因主要是呼吸系统疾患，特别是尘肺病引起的呼吸衰竭（38.64%）和肺结核（18.18%）。因为呼吸道感染、肺结核、继发性气胸等得不到及时治疗，使病情迅速恶化从而导致死亡，是目前影响尘肺病患者存活率的重要因素。尘肺病患者及时脱离粉尘作业，对于延缓尘肺病进展、减少呼吸系统不良事件发生、提高患者生活质量有着积极的作用。吸烟也是加速尘肺病恶化的重要因素，吸烟增加粉尘在体内的滞留，能导致尘肺病患者哮喘、慢性阻塞性肺疾病患病率的增加，同时与粉尘联合作用造成肺功能的损伤，从而导致尘肺病患者病情恶化。通过对尘肺病患者认知和行为干预，可改善患者症状，提高患者治疗依从性。

综上所述，尘肺病患者的预后，与尘肺病分期、肺功能情况、是否有合并症（如肺部感染、肺心病、肺结核、气胸、肺肿瘤以及是否长期吸烟等）有明显关系。因此，及时脱离生产性粉尘作业，改善尘肺病患者的医疗条件，开展对尘肺病患者的病情评估，及时控制并发症，改善生活方式，以及对尘肺病患者进行健康教育，提高其对自身疾病的认知水平均有利于改善预后。

（李宝平　周云芝　孙治平）

第七节　职业性尘肺病的鉴别诊断

一、肺癌

目前，支气管肺癌是人类恶性肿瘤中死亡率最高的疾病，发病率也在日益增高，是 21 世纪医学中的几大难题之一。病因学研究显示，90% 的肺癌与空气污染、吸烟有关，一些职业因素在肺癌的发生中也有重要作用。长期吸入砷化物可引起以鳞癌为主、未分化小细胞为次的肺癌。我国云南某个旧锡矿肺癌的高发病率就与其坑下作业环境中砷的含量过高有关。WHO 的研究认为，短纤维的石棉粉尘可引起肺癌和胸膜间皮瘤。据估计，有 20% ~ 25% 严重吸入石棉粉尘的石棉工人会发生肺癌，且吸入量愈大，发生肺癌的机会愈大，吸烟有协同作用，一般发病潜伏期为 20 年。肺癌的发生在组织学上与石棉肺有强烈的相关性，而这种石棉肺常不能在影像上显示。吸入非石棉性的硅尘或煤矿粉尘也被认为可增加肺癌的危险性。在一项针对 563 例非石棉性尘肺病的研究中有 19% 发生了肺癌，其中 10% 有弥漫性间质纤维化，而在弥漫性间质纤维化的病例中有 53% 发生了肺癌，主要为周围性鳞癌。其他易致肺癌的无机物还有铬、镍、铍等。

（一）病理改变

在病理上，肺癌从组织学上可简略地分为鳞癌、腺癌、大细胞癌和小细胞癌 4 类，也可将细支气管肺泡癌从腺癌中分出，另列为一类。近年来腺癌在发病比例上有逐渐上升的趋势。在大体形态上可分为管内型、管壁型、球型、巨块型和弥漫型。其中后三种特别要注意与尘肺病进行 X 线鉴别诊断。

（二）临床表现

临床表现与肿瘤的部位、大小、病理类型、病程长短、有无转移和有无并发症有关，常见的有咳嗽、咯血、痰中带血、胸痛和胸闷等。当有转移时多表现为锁骨上下、颈部和腋下淋巴结呈单个或多个坚硬的结节状转移，其他不同部位的远处转移也可引起相应的症状。

（三）X 线表现

根据肿瘤的发生部位可分为中央、周围型和弥漫型肺癌。典型中央型肺癌的 X 线表现为向肺内突出的肺门肿块，在病变后期，肿块常包括了转移的淋巴结，还可合并阻塞性肺炎和肺不张。周围型肺癌主要表现为肺内结节或肿块，多呈类圆形，边缘呈分叶状，有细小的毛刺，肿块内很少有钙化。弥漫型肺癌多见于支气管肺泡细胞癌，在两肺形成广泛的结节性或浸润性病变，结节的大小多在 1 ~ 2 mm 至 3 ~ 5 mm，密度均匀，轮廓清楚，有融合倾向。其在肺内的分布常不对称和不均匀，在一部分肺内病变较密集，当融合时，病灶内有支气管空气征。

因为石棉肺的纤维化多位于下叶，因此当其合并肺癌时也多位于下叶，这与一般人群中的肺癌多见于上叶、上叶 2 ~ 3 倍于下叶不同，石棉肺中的肺癌上、下叶发生机会相等。由于石棉肺病例胸片上的胸膜斑、圆形肺不张和各种石棉肺表现的存在，使从胸片上检出结节状肺癌比较困难，此时，做动态 CT 增强扫描或 PET 有助于对 6 ~ 10 mm 以上结节的定性，对较小的结节则需做定期 CT 随访。

（四）与尘肺病的鉴别

胸片上表现为弥漫型肺癌者要与壹期、贰期尘肺病相鉴别，后者除有职业史外，发病较缓慢，病程较长，小阴影的大小较一致，在肺内分布较均匀。周围型肺癌则要与叁期尘肺病中的大阴影区别，肺癌中的肿块多为单个，发生在肺的前部，如上叶前段、中叶等处，呈类圆形，边缘有分叶毛刺，肿块内钙化少见。有尘肺病大阴影的病例肺内大多有壹期或贰期尘肺病小阴影，大阴影多为两侧性，位于两上肺后部较多，正位片上可呈长条状，侧位片上多呈棱形，边缘无毛刺，内部常可见钙化，肺部周围可有瘢痕旁型肺气肿，在复查中可见大阴影逐渐向肺门部移动。

在石棉肺病例中常可见由于瘢痕而致的良性的、小的、以胸膜为基底的结节，其形态多呈楔状、线状或不规则状，有时和肺癌难以鉴别，与其他肺部肿块一样，其良性的标志为在 2 年内无改变。大部分与石棉有关的胸膜斑都和壁胸膜有关，但有些病例的胸膜斑起源于叶间裂胸膜，可与肺内结节混合，此时，HRCT 常可证实胸膜斑和细线状的叶间裂胸膜的关系。

二、肺结核

肺结核（pulmonary tuberculosis）是发生在肺组织、气管、支气管和胸膜的结核病变。

结核分枝杆菌（mycobacterium tuberculosis）简称结核杆菌，是人类结核病的病原菌。结核分枝杆菌的形态为细长直或稍弯曲、两端圆钝的杆菌，长 1 ~ 4 μm，宽 0.3 ~ 0.6 μm。

（一）流行病学史

有肺结核患者接触史。

（二）临床表现

1. 症状 咳嗽、咳痰≥2周，或痰中带血，或咯血，为肺结核可疑症状。

肺结核多数起病缓慢，部分患者可无明显症状，仅在胸部影像学检查时发现。随着病变进展，可出现咳嗽、咳痰、痰中带血或咯血等，部分患者可有反复发作的上呼吸道感染症状。肺结核还可出现全身症状，如盗汗、疲乏、间断或持续午后低热、食欲缺乏、体重减轻等，女性患者可伴有月经失调或闭经。少数患者起病急骤，有中、高度发热，部分伴有不同程度的呼吸困难。

病变发生在胸膜者可有刺激性咳嗽、胸痛和呼吸困难等症状。

病变发生在气管、支气管者多有刺激性咳嗽，持续时间较长，支气管淋巴瘘形成并破入支气管内或支气管狭窄者，可出现喘鸣或呼吸困难。

少数患者可伴有结核性超敏感症候群，包括结节性红斑、疱疹性结膜炎/角膜炎等。

儿童肺结核还可表现为发育迟缓，儿童原发性肺结核可因气管或支气管旁淋巴结肿大压迫气管或支气管，或发生淋巴结-支气管瘘，常出现喘息症状。

当合并有肺外结核病时，可出现相应累及脏器的症状。

2. 体征 早期肺部体征不明显，当病变累及范围较大时，局部叩诊呈浊音，听诊可闻及管状呼吸音，合并感染或支气管扩张时，可闻及湿啰音。

病变累及气管、支气管，引起局部狭窄时，听诊可闻及固定、局限性的哮鸣音，当引起肺不张时，可表现为气管向患侧移位，患侧胸廓塌陷，肋间隙变窄，叩诊为浊音或实音，听诊呼吸音减弱或消失。

病变累及胸膜时，早期于患侧可闻及胸膜摩擦音，随着胸腔积液的增加，患侧胸廓饱满，肋间隙增宽，气管向健侧移位，叩诊呈浊音至实音，听诊呼吸音减弱至消失。当积液减少或消失后，可出现胸膜增厚、粘连，气管向患侧移位，患侧胸廓可塌陷，肋间隙变窄，呼吸运动受限，叩诊为浊音，听诊呼吸音减弱。

原发性肺结核可伴有浅表淋巴结肿大，血行播散性肺结核可伴肝脾大、眼底脉络膜结节，儿童患者可伴皮肤粟粒疹。

（三）胸部影像学检查

1. 原发性肺结核 主要表现为肺内原发病灶及胸内淋巴结肿大，或单纯胸内淋巴结肿大。儿童原发性肺结核也可表现为空洞、干酪性肺炎，以及由支气管淋巴瘘导致的支气管结核。

2. 血行播散性肺结核 急性血行播散性肺结核表现为两肺均匀分布的大小、密度一致的粟粒阴影；亚急性或慢性血行播散性肺结核的弥漫病灶，多分布于两肺的上中部，大小不一，密度不等，可有融合。儿童急性血行播散性肺结核有时仅表现为磨玻璃样影，婴幼儿粟粒病灶周围渗出明显，边缘模糊，易于融合。

3. 继发性肺结核 其胸部影像学表现多样。轻者主要表现为斑片、结节及索条影，或表现为结核瘤或孤立空洞；重者可表现为大叶性浸润、干酪性肺炎、多发空洞形成和支气管播散等；反复迁延进展者可出现肺损毁，损毁肺组织体积缩小，其内多发纤维厚壁空洞、继发性支气管扩张，或伴有多发钙化等，邻近肺门和纵隔结构牵拉移位，胸廓塌陷，胸膜增厚粘连，其他肺组织出现代偿性肺气肿和新旧不一的支气管播散病灶等。

4. 气管、支气管结核 气管及支气管结核主要表现为气管或支气管壁不规则增厚、管腔狭窄或阻塞，狭窄支气管远端肺组织可出现继发性不张或实变、支气管扩张及其他部位支气管播散病灶等。

5. 结核性胸膜炎 分为干性胸膜炎和渗出性胸膜炎。干性胸膜炎为胸膜的早期炎性反应，通常无明显的影像学表现；渗出性胸膜炎主要表现为胸腔积液，且胸腔积液可表现为少量或中大量的游离积液，或存在于胸腔任何部位的局限积液，吸收缓慢者常合并胸膜增厚粘连，也可演变为胸膜结核瘤及脓胸等。

（四）实验室检查

1. 细菌学检查

（1）涂片显微镜检查阳性。

（2）分枝杆菌培养阳性，菌种鉴定为结核分枝杆菌复合群。

2. 分子生物学检查 结核分枝杆菌核酸检测阳性。

3. 结核病病理学检查

（1）结核病病理学特征：病理学改变表现为上皮细胞样肉芽肿性炎，光学显微镜下可见大小不等和数量不同的坏死性和非坏死性肉芽肿。肉芽肿是由上皮样细胞结节融合而成。典型的结核病变由融合的上皮样细胞结节组成，中心为干酪样坏死，周边可见朗汉斯多核巨细胞，外层为淋巴细胞浸润和增生的纤维结缔组织。证明结核性病变需要在病变区找到病原菌。组织病理学通常可采用抗酸染色方法。切片染色后显微镜下观察，常常可以在坏死区中心或坏死区与上皮样肉芽肿交界处查见红染的、两端钝圆并稍弯曲的短棒状杆菌；用金胺罗达明荧光染色，在荧光显微镜下也可查见杆菌。利用聚合酶链反应（PCR）技术能对石蜡包埋组织中结核分枝杆菌DNA进行检测并与其他抗酸杆菌相鉴别。对一些陈旧性结核病变，仅有凝固性坏死和纤维化病变，在抗酸染色未找到结核分枝杆菌情况下，应用PCR对结核分枝杆菌进行DNA检测，敏感性和特异性高，对于确定诊断有较大帮助。

（2）临床病理学诊断

1）穿刺物涂片检查：利用细针穿刺，吸取病变部位的少量体液及细胞标本，通过对穿刺物涂片行萋-尼（Ziehl-Neelsen）氏抗酸染色法染色、镜检找抗酸阳性杆菌，方法简便易行，结果较为可靠，广泛应用于临床。

2）活检组织病理学诊断：结核分枝杆菌引起的慢性感染属于特殊性炎症，可引起细胞免疫反应和Ⅳ型变态反应，具备一般炎症的渗出、坏死和增生三种基本变化，亦有其特殊性，具体如下：

A．渗出性病变：主要表现为浆液性或浆液纤维素性炎。病变早期局部有中性粒细胞浸润，但很快被巨噬细胞所取代，在渗出液和巨噬细胞中可查见结核分枝杆菌。

B．增生性病变：形成具有诊断价值的结核结节，由上皮样细胞、朗汉斯多核巨细胞以及外周聚集的淋巴细胞和少量增生的成纤维细胞构成，典型者结节中央有干酪样坏死。

C．变质性病变：上述以渗出为主或以增生为主的病变均可继发干酪样坏死，结核坏死灶由于含脂质较多而呈淡黄色、均质细腻，质地较实，状似奶酪，故称干酪样坏死。干酪样坏死对结核病病理诊断具有一定的意义。显微镜下为红染无结构的颗粒状物，干酪样坏死物中常见少数结核分枝杆菌。渗出、坏死和增生三种变化往往同时存在，而以某一种改变为主，而且可以互相转化。

典型结核（结核结节）的病理诊断较容易，而不具备典型结核病理变化的病例则常需借助抗酸染色找到结核分枝杆菌才能明确诊断。多数结核病灶特别是干酪样坏死组织及其周围组织内可查到结核分枝杆菌。还可采用现代分子生物学检测手段，如聚合酶链反应（PCR法）、原位杂交和基因测序等进行辅助诊断。

尽管如此，仍有少数病例可能因组织取材以及处理不当等因素不能明确诊断，还需参考临床表现、结核菌素试验、影像学检查及诊断性治疗等才能明确诊断。

4. 免疫学检查

（1）结核菌素皮肤试验中度阳性或强阳性。

1）结核菌素皮肤试验方法：在左前臂掌侧前1/3中央皮内注射5IU结核菌素纯蛋白衍生物（PPD），以局部出现7 ~ 8 mm大小的圆形橘皮样皮丘为宜。

2）查验反应：72小时（48 ~ 96小时）后检查反应。以皮肤硬结为准。

阴性（–）：硬结平均直径<5 mm或无反应者为阴性。

阳性反应（+）：硬结平均直径≥5 mm者为阳性。硬结平均直径≥5 mm，<10 mm为一般阳性；硬结平均直径≥10 mm，<15 mm为中度阳性；硬结平均直径≥15 mm或局部出现双圈、水泡、坏死及淋巴管炎者为强阳性。

3）结核菌素皮肤试验的假阴性反应

A．变态反应前期：从结核分枝杆菌感染到产生反应约需1个月，在反应前期，结核菌素试验无反应。

B．免疫系统受干扰：急性传染病，如百日咳、麻疹、白喉等，可使原有反应暂时受到抑制，呈阴性反应。

C．免疫功能低下：重症结核病、肿瘤、结节病、艾滋病等可导致反应降低或无反应，但随着病情好转，结核菌素试验可又呈阳性反应。

D．结核菌素试剂失效或试验方法错误，也可出现结核菌素试验阴性。

4）感染判断标准

A．一般情况下，在没有卡介苗接种和非结核分枝杆菌干扰时，PPD反应硬结≥5 mm应视为已受结核分枝杆菌感染。

B．在卡介苗接种地区和（或）非结核分枝杆菌感染流行地区，以PPD反应≥10 mm为感染标准。

C．在卡介苗接种地区和（或）非结核分枝杆菌流行地区，对HIV阳性、接受免疫抑制剂>1个月、PPD反应≥5 mm为感染标准。

D．与涂片阳性肺结核有密切接触的5岁以下儿童，PPD反应≥5 mm为感染标准。

E．PPD反应≥15 mm及以上，或存在水疱、坏死、淋巴管炎等为感染强反应。

（2）γ-干扰素释放试验阳性。

（3）结核分枝杆菌抗体阳性。

（五）支气管镜检查

支气管镜检查可直接观察气管和支气管病变，也可以抽吸分泌物、刷检及活检。

（六）诊断原则

肺结核的诊断是以病原学（包括细菌学、分子生物学）检查为主，结合流行病史、临床表现、胸部影像、相关的辅助检查及鉴别诊断等，进行综合分析做出诊断。以病原学、病理学结果作为确诊依据。

儿童肺结核的诊断，除痰液病原学检查外，还要重视胃液病原学检查。

（七）与尘肺病的鉴别

1．血行播散性肺结核与壹、贰期尘肺病的鉴别 急性血行播散性肺结核起病急，并有严重结核中毒症状和呼吸道症状。结核分枝杆菌检查阴性，X线胸片上显示分布均匀，大小、密度一致的粟粒状阴影，直径2 ~ 3 mm，与尘肺病不同的是，粟粒阴影分布更加广泛，包括肺尖区、肋膈角处均有结节阴影分布，但缺乏尘肺病的纤维化和网状结构改变。另外，X线胸片的表现变化迅速，经治疗仅1 ~ 2个月即可出现吸收或病灶融合，而尘肺病患者均有明确的粉尘作业史，呼吸道症状呈渐进性加重，特别是呼吸困难尤为明显，但无全身结核中毒症状，由于尘肺病是粉尘通过呼吸道吸入并经气管、支气管进入肺，故所形成的粟粒结节多沿支气管分布，呈现两中内带较密集、周边较稀疏的分布不均、结节大小不等的特征。病灶一般须 2 ～ 3 年以上才有较为明显的改变。

亚急性血行播散性肺结核是结核分枝杆菌多次、反复、小量经血液循环播散致肺所造成的病变，当初次的播散病灶趋向愈合时又发生新一轮的播散，使病灶数目增多，范围加大，呈现新旧病灶混合状态。因此，X 线胸片显示病灶分布、大小、密度均不一致的影像。病灶分布显示肺的上部较多、并有向中下肺野逐渐减少的现象。在抵抗力较差和治疗不当的情况下，可有程度不等的病灶融合而成斑片阴影，进一步发展则会出现大片渗出、干酪、空洞等影像。

贰期尘肺病可出现类圆形小阴影和不规则形小阴影，直径 <10 mm，并伴有胸膜改变，早期多分布于两肺中下肺野，随着病情进展，尘肺结节逐渐增大、增多，密度增加，波及双上肺野，与结核病变不同，随着小阴影的增多，出现灶周肺气肿，肺纹理可减少或严重变形，甚至可完全被尘肺病小阴影所掩盖。

当尘肺病合并结核时，部分小阴影变大、边缘不清，密度增高，如一侧肺合并肺结核时可使两肺病灶显得很不对称。尘肺病一旦合并肺结核，尘肺病变的进展将会加速，结核的治疗也会更为困难。

2. 浸润性肺结核球形阴影与贰、叁期尘肺病的鉴别　浸润性肺结核除大叶实变外，主要 X 线胸片影像是大小、范围不等的斑片影和结核球，且多分布在两肺上野，因而与尘肺病大阴影有相似之处。其鉴别点在于结核球往往单发，好发于上叶尖后段、下叶尖段，直径多 <3 cm，很少超过 5 cm，常有纤维包膜形成，因而 X 线显示边缘清晰光滑，结核球内可有透光区或空洞形成。有时结核球内有钙化存在，呈同心环形、弧形或点状钙化，结核球邻近区域常有许多小病灶（卫星灶），统计有 42.2% 结核球有卫星病灶，也可有引流支气管呈细长条状阴影，并可出现相应区域胸膜粘连。

尘肺病大阴影的大小一般长径超过 20 mm，宽径超过 10 mm，密度较高并较为均匀，大都呈对称性分布，形态多为椭圆形（长条形），常呈纵轴排列，往往在肺的外带，其动态变化极为缓慢，周边伴有肺气肿影像，早期大阴影密度较低，继续发展则大阴影逐渐密实、向心性收缩，这些特点均可与浸润性肺结核结核球相鉴别。

单纯贰、叁期尘肺病少有中毒症状。如出现发热、盗汗等结核中毒症状，血沉增快，咯血时，应考虑尘肺结核可能已经存在。根据上述这些特点即可鉴别两者。

3. 单发或多发尘肺病大阴影与浸润性肺结核斑片影的鉴别　两者都可发生在肺上野，病灶呈斑片样分布，并可有动态变化。尘肺病的斑片影多出现在两肺上野外带，呈对称性纵向排列，密度较低且均匀；浸润性肺结核具有多种形态病灶并存的特点，因此肺部阴影除表现为斑片状阴影外，还可有结节状、索条状和空洞及点状播散病灶混合存在，并以 1 ～ 2 种病变为主。肺结核早期的浸润阴影多发生在锁骨下，肺部病灶往往双侧不对称，斑片影密度不均，病灶周边模糊，可出现空洞。当病灶以纤维增生成分为主时，则可有纤维硬结或钙化的表现，病灶周边可出现卫星灶，并产生相应的胸膜粘连，病灶无定向排列顺序。除纤维硬结病灶和包膜完整的结核球外，动态变化都较迅速。

4. 肺结核空洞与尘肺病空洞的鉴别　肺结核和尘肺病在疾病发展的过程中均可出现空洞，但两者有很大差异。单纯尘肺病空洞较为少见，大都发生在上中肺野的大阴影中，空洞多为单发、中心性，厚壁，直径较小，其他肺野有网状、圆形小阴影和不规则小阴影的背景改变。结核性空洞可为单发，也可呈多发的形态不一的空洞，多在上叶尖后段、下叶尖段。如在大块干酪样病灶或结核球内出现空洞，往往有偏心溶解现象。尘肺病患者团块状阴影发生空洞也常常是在尘肺病的基础上合并肺结核的结果。

三、胸膜间皮瘤

近几十年来，间皮瘤的发病率逐步增加，尸检报告的发病率为 0.2%，而在石棉工人中的发病率高达 5% ~ 7%。间皮瘤中以胸膜间皮瘤最为多见，在 40 岁以上的间皮瘤患者中，80% 为胸膜间皮瘤，男性多于女性。流行病学调查证明，间皮瘤和石棉接触史有密切关系，恶性间皮瘤是最常见的胸膜肿瘤。

（一）病理改变

胸膜间皮瘤可分为孤立型和弥漫型两种，前者多为良性，后者则多为恶性。孤立型者为几厘米到十几厘米圆形或椭圆形坚硬肿块，可发生于包括叶间裂在内的胸膜任何部位，肿瘤表面血管丰富，镜下观察主要由棱形细胞和胶原纤维交织而成，可有玻璃样变和钙化。恶性者的组织学改变与弥漫型相同。弥漫型者可见胸膜呈扁平状或粗大结节状增厚，质较硬，胸腔内常有血性胸腔积液。50% 患者镜下可见肿瘤细胞排列呈腺腔状或乳头状，细胞质内有空泡，核仁粗大，细胞间质内为纤维组织或异形成纤维细胞，属于上皮样型；20% 肿瘤细胞呈梭形，分布密度不等，有多形性和有丝分裂活动，间质中无丰富的胶原纤维，属于纤维型；其余 30% 为混合型，表现为上述两型掺杂存在。

（二）临床表现

有石棉接触史者，其潜伏期可达数十年之久。良性孤立型者多无症状，弥漫型者则可有胸痛、呼吸困难、咳嗽、咯血和体重减轻等。70% 患者有胸腔积液，有的有明显的胸膜增厚，30% ~ 40% 患者因胸壁受侵而出现胸壁肿块。

（三）X 线表现

孤立型间皮瘤表现为与胸壁连接、边界清楚的孤立性圆形或椭圆形软组织肿块。恶性弥漫型者早期表现为胸腔积液，局限性胸膜增厚，常侵犯壁胸膜并向膈肌延伸，致肋膈角消失。以后在胸壁上出现一系列高低不一的结节，同时可出现大量胸腔积液。在随访期间，大量胸腔积液中可出现不规则的大片胸膜增厚，这是恶性间皮瘤的最常见表现，发生率为 43% ~ 77%，呈片状、分叶状和结节状，形成环状胸膜，当肿瘤沿浆膜面播散，侵犯脏胸膜时，出现广泛的叶间裂增厚。恶性胸膜间皮瘤也可发生散在的胸膜肿块，多为多发性，较大，直径常在 5 cm 或以上，并常侵犯胸壁或纵隔，同侧肺门肿块提示肺门淋巴结转移，但更多的是肿瘤直接侵犯纵隔的结果。恶性胸膜间皮瘤可侵犯邻近组织，导致纵隔固定，虽有大量胸腔积液，但并不出现纵隔移位。在石棉工人中，如见到伴有大量胸腔积液的钙化胸膜，而无纵隔移位或同侧胸腔积液减少，则高度提示为恶性胸膜间皮瘤。

CT 在检出间皮瘤的早期异常方面优于胸片，它可显示在胸片上被肺内病变掩盖的胸膜肿块和胸腔积液，当胸片上有可疑间皮瘤时，CT 可明确其形态和范围。在恶性间皮瘤的 CT 表现上，92% 可出现胸膜增厚，86% 出现叶间裂增厚。CT 还可显示环状、结节状胸膜增厚，而这在胸片上并不易辨认。CT 对确定包括心脏、大血管、食管和气管等在内的恶性间皮瘤周围组织有无受侵有用，当周围组织的脂肪层消失或血管被间皮瘤包围达 50% 以上时，即为组织受侵的强烈证据，胸壁受侵可通过脂肪层模糊、肋间肌和肋骨被破坏诊断。

（四）与尘肺病的鉴别

孤立型胸膜间皮瘤和邻近胸膜的周围型肺癌相区别，后者常呈分叶状，边缘不太光滑，且有细毛刺，而良性孤立型胸膜间皮瘤多表面光滑。弥漫型恶性胸膜间皮瘤需与胸膜转移性肿瘤，特别是来源于腺癌和胸腺瘤者相鉴别，但两者的鉴别很困难。如为两侧性，结节大小不一，而且互相分离者可能为转移瘤，而连续的峰样大结节样病灶则可能为弥漫型胸膜间皮瘤。

四、特发性肺间质纤维化

特发性肺间质纤维化又名隐源性致纤维化肺泡炎或 Hammen-Rich 综合征，多发生在 40 ～ 50 岁人群，偶见于儿童及青年，性别不限。多数病例进展较快，2 ～ 6 年内死亡，少数慢性病例，病程可长达 10 年以上。

（一）病理改变

早期为肺泡炎改变，肺泡腔内肺泡巨噬细胞、淋巴细胞、Ⅱ型肺泡上皮细胞及中性粒细胞浸润，间质水肿、纤维素渗出、成纤维细胞增生累及肺泡腔及间隔。晚期为纤维增生性改变，肺泡结构紊乱，发生囊性变或呈蜂窝样改变，肺间质弹性纤维断裂，广泛纤维病变，肺动脉肌层肥厚及管壁胆固醇沉积。

（二）临床表现

主要症状为进行性呼吸困难和缺氧表现，随病变进展逐渐加剧。可有轻或阵咳，也可有少许白痰，偶带血丝。早期肺部可无异常体征，晚期于两下肺闻及爆裂音（Velco 啰音），出现杵状指，且易并发感染、肺心病和呼吸衰竭。

肺功能检查可见肺顺应性降低，弥散功能减退和限制性通气损害。

实验室检查约 40% 患者血细胞抗核抗体及类风湿因子阳性，血沉增快，血中可发现冷凝免疫球蛋白。支气管肺泡灌洗液中中性粒细胞增多，嗜酸性粒细胞也可增加，IgG 含量增高。

（三）X 线表现

早期可呈毛玻璃样改变，有时可为模糊小片状阴影。主要是由肺间质的炎性反应及细胞渗出所致，在尘肺病中则很少出现，晚期可见广泛的细网状和索条状阴影，主要在肺底部。有时也可出现小斑片状或蜂窝状阴影，可出现泡性肺气肿、肺大疱、细支气管扩张等改变。肺门阴影增大。CT 显示早期病变可有小叶状阴影，后期可见胸膜下弧线状阴影，两中、下肺线状阴影和蜂窝状阴影。

（四）与尘肺病的鉴别

本病无矿物粉尘的接触史，这是与尘肺病鉴别的关键。在肺部 X 线征象方面则不具备特征性，与尘肺病的 X 线表现较难鉴别，但胸片上发现团块样改变和肺门淋巴结蛋壳样钙化，则有利于硅肺的诊断。

病变进展快，肺部有 Velco 啰音，血细胞抗核抗体阳性、支气管肺泡灌洗液中中性粒细胞数明显增多，均有助于本病的诊断。

如鉴别仍有困难，则应选择纤维支气管镜肺活检或 CT 引导下经皮穿刺肺活检，甚或开胸进行肺活检以获取标本，进行病理鉴定，如证实具有胶原结节，则可最终明确尘肺病的诊断。

五、外源性过敏性肺泡炎

本病急性期是由于吸入各种有机粉尘而引起的特异性免疫反应，主要病理表现为肉芽肿性炎症反应。反复发作则可导致慢性病程而致肺纤维化。

（一）临床表现

吸入相关抗原后数小时发病，为发作性呼吸困难，伴有干咳、发热、胸闷不适。听诊双肺底可闻及捻发音或细小的湿啰音。急性期后有的可自行缓解，好转至痊愈。有的由于反复发生自身免疫反应，病变继续发展，出现以进行性呼吸困难、缺氧为特征的临床表现。

血常规示血白细胞数增高及核左移，但嗜酸性粒细胞一般不增高。血清检查可有特异性的沉淀素抗体，皮肤试验 Arthus 反应呈阳性。

支气管肺泡灌洗液中细胞总数增高，淋巴细胞明显增高，肥大细胞增加超过 1%，CD4/CD8 比值降低，IgM 增高。

（二）X 线表现

可见双下肺纹理增粗，呈毛玻璃状，广泛的或以双下肺为主的小结节阴影（<3 mm），结节可融合成片。一些慢性病例表现为索条状阴影，蜂窝肺，两下肺代偿性肺气肿。

（三）与尘肺病的鉴别

急性病例内有小结节阴影，可经 4 ～ 6 周后逐渐消失，慢性病例产生肺纤维化改变。尘肺病的 X 线改变较难鉴别，若结合病史，发病前有有机粉尘接触史，起病时有发热、喘息性支气管炎表现，则有利于本病的诊断。血清检查证实有特异性的沉淀素抗体为确诊本病的有力佐证。

六、肺含铁血黄素沉着症

肺含铁血黄素沉着症包括特发性和继发性两种。前者是指原因未明的肺组织内含铁血黄素沉着，主要在儿童中发病，多见于女性；后者多继发于风湿性心脏病二尖瓣狭窄的患者，由于肺毛细血管扩张、淤血和破裂出血，导致含铁血黄素在肺组织中的沉积并引起异物反应。

（一）临床表现

特发性肺含铁血黄素沉着症的主要特征为肺毛细血管反复出血，临床表现为咳嗽、痰中带血或小量咯血，伴气短、乏力，体检面色苍白、发绀，肺部可闻及干、湿啰音。

实验室检查有贫血，血红蛋白减低，但出、凝血时间正常，痰和胃液中可查出含铁血黄素细胞。

继发性肺含铁血黄素沉着症的症状主要为心源性充血性心力衰竭淤血的表现，气短、咯血或咳棕褐色血痰、胸闷、心悸，可有青紫、肝大及下肢水肿。

（二）X 线表现

特发性肺含铁血黄素沉着症所见为两肺中、下野内带有散在的、边缘不太清楚的融合性斑点状阴影，也可呈片状或云絮状阴影，肺出血停止的缓解期，肺内阴影可在数周内有所消退。肺淋巴结多不肿大。慢性病例在肺门周围可出现少量纤维索条状阴影。

继发于二尖瓣狭窄的肺淤血者，胸部 X 线呈典型的二尖瓣狭窄的心影，肺内可有直径 1 ～ 3 mm 大小的粟粒状阴影，密度一般较高，多密集于肺门附近，肺纹理粗大，走行呈肺门向外带分布。

（三）与尘肺病的鉴别

有风湿性心脏病病史和反复发生的心力衰竭是本病的特点和发病基础。二尖瓣狭窄肺淤血后形成的含铁血黄素沉着症胸部 X 线特点是肺内结节阴影大小不等，密度一般较高，且密集于肺门周围，心影呈典型的二尖瓣形，特发性患者肺内病变于缓解期可有所消退或变异，痰和胃液中检出含铁血黄素细胞有助于确诊。

尘肺病晚期患者可发生心力衰竭，肺内可出现肺淤血的 X 线征象，但很少产生含铁血黄素沉着。

七、肺泡微石症

本病临床上比较少见，可发生于任何年龄，多见于 30 ～ 50 岁，无性别差异，病因未明。有家族高发倾向，与遗传有关。本病的主要特征是肺泡内充满细砂状结石，患者常无症状或症状轻微，多在胸部 X 线检查时发现。

（一）临床表现

多数患者自觉无不适，少数患者可有活动后气短、胸闷、干咳，或咳少量黏痰。咯血者罕见，体征大多无异常，或呼吸音略低，偶闻及干啰音。本病病程较长，可长达数十年，晚期因慢性缺氧和肺部反复感染，可并发肺心病，呼吸衰竭。

本病实验室检查无异常。晚期严重病例肺功能示限制性通气功能损害，弥散功能降低，动脉血氧分压下降。

（二）X 线表现

两肺上下满布细小砂粒状阴影，直径 0.3 ~ 1 mm，密度很高，边缘光滑，形态不规则。砂粒状阴影多孤立、不融合，下肺野较上肺野多，特别是肺底部和靠近心缘区域更多，细小阴影一般长期无变化，有时上肺可出现气肿性肺大疱。胸膜表面有致密的钙化层，形成索条状。

（三）与尘肺病的鉴别

胸部 X 线的主要鉴别点，在于尘肺病肺内为圆形小阴影和不规则小阴影，通常混合存在，且小阴影较本病为大，但密度较本病肺内的砂粒阴影低，动态观察小阴影有变化，这些特点和本病不同，可资鉴别。病史中本病多有同胞发病的家族史，是诊断的主要线索。

支气管肺泡灌洗液沉淀物在高倍显微镜下可见大量磷酸钙的结晶，是提示本病的重要证据。另外经纤维支气管镜行肺活体组织检查，阳性率也较高。

八、肺结节病

本病是一种全身性肉芽肿性疾病，可侵犯肺部、皮肤、眼、淋巴结及肝、脾等器官，但以侵犯肺部和肺门淋巴结为多见。本病可在任何年龄男女中发病，但以 30 ~ 40 岁者为多见。结节病的预后大多较好，早期轻症患者约 80% 可自行消退，晚期重症患者的病死率约 5%。本病对皮质激素有良好的反应，不仅可以减轻症状，还可抑制炎症和结节的发展。

（一）临床表现

早期多无症状，多于健康体检时发现。部分患者可有干咳、胸闷、胸痛、气短等呼吸系统症状，伴乏力、食欲缺乏、消瘦、心悸等表现，但一般罕见发热及咯血。晚期因广泛间质纤维化而出现明显的呼吸困难、发绀，甚至继发肺心病而出现右心衰竭体征。

实验室检查血清血管紧张素转化酶（ACE）增高。支气管肺泡灌洗液中细胞总数增加，主要是 T 淋巴细胞增加，淋巴细胞亚群 CD4 和 CD4/CD8 增加。另外，Kveim 皮内试验阳性，而结核菌素皮内试验则为阴性或弱阳性。

（二）X 线表现

早期双侧肺门和纵隔淋巴结肿大，可伴有肺粟粒状、结节状或棉团状阴影，晚期呈肺弥漫性纤维化改变，两肺见广泛的网状、斑片状或结节样阴影，可并发肺大疱、囊性支气管扩张、纵隔增宽等改变。

（三）与尘肺病的鉴别

本病多见于年轻人，肺内病变通常伴有肺门淋巴结肿大且可自行消退。除胸部 X 线改变外，可有浅表淋巴结（颈部、腋下）肿大，肝、脾大或皮肤及眼部损害。

血清 ACE 增高，Kveim 试验阳性而结核菌素试验阴性对确诊本病的帮助很大。皮质激素治疗的满意效果也是重要的佐证。

极少鉴别困难者可进行浅表淋巴结（颈部、腋下或前斜角肌脂肪垫淋巴结）的组织活检或纤维支气管镜肺组织活检（TBLB），可获得满意的阳性结果。

九、肺组织胞浆菌病

本病是由荚膜组织胞浆菌引起的系统性真菌病，主要侵犯肺部，其他如淋巴结、肝、肾、消化道、皮肤、中枢神经系统、心脏亦可受累。病理改变为类上皮或组织细胞肉芽肿，形成结核样结节，可有坏死，空洞形成。

（一）临床表现

吸入大量组织胞浆菌孢子后，可有急性发作，表现为发冷、发热、咳嗽、咳痰、胸痛、肌肉酸痛，重者有呼吸困难、高热、消瘦，体格检查全身淋巴结肿大、肝脾大，可并发脑膜炎、心包炎、心内膜炎。

慢性型发病缓慢，临床酷似肺结核，可有低热、乏力、消瘦、咳嗽、咳痰、胸痛、肌肉酸痛等症状。体格检查可发现浅表淋巴结肿大，皮肤可有肉芽肿结节。

实验室检查急性期血白细胞数可增高，慢性型可有贫血、红细胞沉降率增快。血补体结合试验阳性。

（二）X 线表现

急性期胸部 X 线表现为肺内散在的斑片状阴影或粟粒状阴影，直径 1 ~ 3 mm，有肺门淋巴结肿大。肺内阴影无增大和融合趋势。病灶可逐渐变小、消散和钙化，与结核性钙化的粟粒结节相似。

慢性型可表现为浸润性炎性片状阴影，也可形成结节状阴影，结节阴影开始密度不高，以后逐步增高，有空洞形成，最后导致肺纤维化。

（三）与尘肺病的鉴别

肺内出现粟粒结节阴影时，需与贰期尘肺病相鉴别。本病患者肺门淋巴结常肿大、结节不增大也不产生融合，可有空洞形成。除胸部 X 线改变外，患者常有发热、淋巴结和肝脾大、贫血等表现，血补体结合试验阳性有重要提示作用。必要时淋巴结或肺活体组织检查可辅助确诊。

（孙治平　李宝平　周云芝）

第八节　职业性尘肺病的预防

尘肺病是严重危害工人身体健康的一种职业病，控制和减少尘肺病的关键在于预防[50]。我国不但规定了生产场所空气中粉尘容许浓度，还颁布了一系列防止粉尘危害的政策、法规和办法。多年来我国已总结出“革、湿、密、通、防、监、教、检”八项措施，用以预防尘肺病，并取得了良好的效果[51]。

“革”，就是对生产工艺进行技术革新、技术改造。

“湿”，就是采用湿式作业。

“密”，就是密闭尘源。

“通”，就是通风除尘。

“防”，就是搞好个人防护。

“监”，就是对防尘设备维护管理，建立防尘规章制度。

“教”，就是加强宣传教育，使操作人员自觉遵守各项有关预防尘肺病的制度。

“检”，就是定期测尘和健康检查及评比。

具体说来有如下几点。

一、改善生产过程和防尘设备

（一）机械化、自动化、遥控化生产

机械化、自动化、遥控化生产是减少工人体力劳动量、劳动强度以及减少呼吸量或吸入粉尘量的好办法，同时也是减少接触粉尘的有效措施。在自动化方面，如采用自动秤、自动装载机、自动升降装置等。

（二）改善局部排风系统

防止粉尘等有害物质污染室内空气最有效的方法是在有害物质产生地点直接将其收集起来，经过净化处理，排至室外，这种通风方法称为局部排风。局部排风系统需要的风量小、效果好，设计时应优先考虑。局部排风系统主要由收集有害物质的局部排风罩、输送含尘气流的风管、净化设备和向机械排风系统提供动力的风机共 4 部分组成。

（三）通风降尘

如果由于生产条件限制、有害物源不固定等原因，不能采用局部排风，或采用局部排风后，室内有害物质浓度仍超过标准，在这种情况下可以采用全面通风。全面通风是对整个车间或者工作场所进行通风换气，用新鲜空气把整个有害物质浓度稀释到最高容许浓度以下，并供给新鲜空气。全面通风所需的风量大大超过局部排风，相应的设备也比较庞大。

（四）湿式作业

无论是金属矿还是煤矿，目前最主要的防尘方法都与水是分不开的（同时配合有效的通风）。根据经验证明，在现有的技术水平上，只有广泛使用水，才能使矿井空气的粉尘浓度大大降低。如工厂湿式作业有湿式研磨或粉碎，使用湿的原料喷雾和洒水等。

（五）改善工艺过程

采用无尘、低尘的新技术、新工艺、新设备。例如，提高凿岩风压，能增加凿岩时的冲击力，因此穿孔速度很快，破碎的岩石来不及再粉碎，就会被排出来，这种较大的颗粒矿尘比粉末状的细粒矿尘对人体危害小。

二、及时维护检修防尘设备

产生粉尘的设备密闭后，其轴承容易因粉尘而发生故障，另外有些粉尘的摩擦力大，密闭管道及防尘罩容易被磨损，因此及时检修是很重要的，这样才能使防尘设备维持高效率的运行。可通过对巷道、车间等处的清扫防止粉尘沉积。

三、调整工作时间

工作时间的调整包括缩短工作时间，缩短每天接触粉尘的时间，或者调整工人作业时间，使其

在产生粉尘量少的时段工作。例如，矿井井下爆破可在工人上井后进行，而工人在第二天才进入工作面；铸造厂的喷砂、打光等工序单独安排在夜间生产。

四、加强个人防护

在加强个人防护的同时，还要注意工人宿舍及食堂等生活场所的粉尘问题。

五、增强机体对疾病的抵抗力

1. 加强营养，合理使用保健津贴。

2. 注意预防感冒、支气管炎以及结核病，这些疾病都会使工人身体抵抗力下降，尤其肺结核会使硅肺病情发展，所以应做好对结核病的预防工作。

3. 增加日光、灯光照射。这种方法可增强工人的免疫力。因为紫外线能促进新陈代谢，增强人体抵抗力。但一定要注意照射的禁忌证。

4. 保持安静舒适的睡眠。

5. 定期脱离粉尘作业，轮换工种。有研究认为停止吸入粉尘期间，肺有自净作用。那么将发病工人调转到无尘作业环境工作，不单纯是起预防作用，而且可在一定程度上起到治疗作用。

6. 适当地进行轻体力劳动和体育活动，坚持每天做广播体操和呼吸操。

六、加强行业管理

建立严格的卫生监督和环境监测制度，建立和健全防尘机构，包括评价防尘措施效果。

（李宝平　孙治平　侯博文）

第九节　职业性尘肺病患者的呼吸功能诊断与劳动能力鉴定

一、呼吸功能判定标准及各项指标的临床意义

尘肺病是致残性疾病，主要是由于组织广泛纤维化引起心肺功能损伤，致使患者劳动能力减低甚至丧失。因此，尘肺病的综合诊断应包括对患者心肺代偿功能的诊断，即对尘肺病患者呼吸功能及心功能不全程度进行分级。尘肺病的心肺代偿功能诊断不仅对观察尘肺病患者病情、指导治疗和判定预后是必要的，而且也是对尘肺病患者进行劳动能力鉴定、安置、适用工伤保险法规不可缺少的重要依据。

尘肺病患者劳动能力鉴定的依据是国家标准《劳动能力鉴定——职工工伤与职业病致残等级》（GB/T 16180—2014）。由于尘肺病的纤维化病变是进行性的，即使停止粉尘暴露，纤维化病变仍可能进展，且肺纤维化病变目前尚不可能逆转，所以尘肺病患者呼吸功能、心功能的损伤基本是慢性

进行性加重。鉴于这些原因，尘肺病患者的劳动能力鉴定不应是一次性的。根据规定，自劳动能力鉴定结论做出之日起 1 年后，患者或者其直系亲属、所在单位或者经办机构认为伤残情况发生变化的，可以申请劳动能力复查鉴定。

（一）呼吸功能判定标准

呼吸功能判定的依据是国家标准《劳动能力鉴定——职工工伤与职业病致残等级》（GB/T 16180—2014）（以下简称《标准》）。《标准》附录 B 劳动能力鉴定——职工工伤与职业病致残等级分级，B.2 分级表的“表 B.5 职业病内科门”规定，尘肺病患者呼吸功能损伤的判定依据为肺功能测定结果及（或）血气测定结果，《标准》的 6.5.1.2 规定了肺功能的分级标准（表 4-10），肺功能分为正常、轻度损伤、中度损伤、重度损伤，“标准”的 6.5.1.3 规定了低氧血症的分级标准，分为正常、轻度、中度、重度低氧血症。

1. 肺功能损伤分级 见表 4-10。

表 4-10 肺功能损伤分级（单位：%）

损伤级别	FVC	FEV_1	MVV	FEV_1/FVC	RV/TLC	DLco
正常	>80	>80	>80	>70	<35	>80
轻度损伤	60 ~ 79	60 ~ 79	60 ~ 79	55 ~ 69	36 ~ 45	60 ~ 79
中度损伤	40 ~ 59	40 ~ 59	40 ~ 59	35 ~ 54	56 ~ 55	45 ~ 59
重度损伤	<40	<40	<40	<35	>55	<45

注：FVC、FEV_1、MVV、DLco 均为占预计值百分比

2. 低氧血症分级

正常：PO_2 为 10.6 ~ 13.3 kPa（80 ~ 100 mmHg）。

轻度：PO_2 为 8.0 ~ 10.5 kPa（60 ~ 79 mmHg）。

中度：PO_2 为 5.3 ~ 7.9 kPa（40 ~ 59 mmHg）。

重度：PO_2<5.3 kPa（<40 mmHg）。

（二）呼吸功能判定标准中各项指标的临床意义

1. 肺功能损伤 肺不仅具有呼吸功能，还有防御、滤过和代谢的非呼吸功能。完整的呼吸功能包括外呼吸、内呼吸和气体运输功能。本章所述尘肺病患者的呼吸功能诊断，仅限于对尘肺病患者的外呼吸功能进行评定。外呼吸包括肺通气和肺换气两个基本环节。肺通气是通过呼吸运动使肺泡气与外界气体进行交换的过程；肺换气则是肺泡气与血液之间的气体交换过程。尘肺病的主要病变是肺部纤维化，严重的肺纤维化使肺泡扩张的弹性阻力增大，肺顺应性降低，引起阻塞性通气不足。尘肺病变常侵犯小气道，使外周气道阻力增高，引起阻塞性通气不足。严重的肺纤维化、肺气肿导致肺弥散功能障碍，还可造成部分肺泡通气与血流比例失调，引起气体交换障碍。《标准》规定了 6 个判定肺功能损伤程度的指标，其中肺容量指标 1 个，肺通气功能指标 4 个，肺换气功能指标 1 个。

（1）肺容量指标 RV/TLC（残气 / 肺总量）：健康青年人残气 / 肺总量比在 25% ~ 30%。《标准》规定 36% 以上（包括 36%）为肺功能损伤。残气 / 肺总量是反映肺气肿程度的一个重要指标，但残气 / 肺总量增加可由残气绝对值增加（如肺气肿）或肺总量减少（如限制性肺疾患）所致。残气 / 肺总量大于 35% 并不一定有肺功能不全，应结合其他指标综合分析。例如随着年龄的增长，残气量增加，而肺活量减少更甚，老年人残气 / 肺总量可大于 50% 而无任何心肺系统的症状。

（2）肺通气功能指标 FVC（用力肺活量）、FEV_1（第 1 秒用力呼气量）、FEV_1/FVC、MVV（最大通气量）。

FVC 反映肺泡通气量，《标准》规定小于正常预计值 80% 为肺功能损伤。FEV_1、FEV_1/FVC 有时间的因素，可测定呼出气的流率，反映气道阻塞情况。《标准》规定 FEV_1 小于正常预计值 80% 为肺功能损伤，FEV_1/FVC 小于 70% 为肺功能损伤。由于 FVC、FEV_1、FEV_1/FVC 测定只需用力呼一口气，对患者负担不大，测定方法简便，因此是判定肺功能损伤的常用指标。MVV 反映呼吸动态功能，是测定通气功能中较有意义的一种。但 MVV 是一项剧烈的呼吸运动，晚期尘肺病患者难以承受。此外，受试者配合程度对测定值影响也较大。因此，在判定肺功能测定结果时，首先必须确认测定结果是否合格。

（3）换气功能指标 DLco（一氧化碳弥散量）：一氧化碳弥散量降低，反映弥散面积减小（如肺气肿），呼吸膜增厚（如肺间质纤维化）。《标准》规定小于正常预计值 80% 为弥散功能障碍。

2. 低氧血症　血气分析指标 PO_2（动脉血氧分压）指物理溶解于血液中的氧分子所产生的压力，临床以小于 8 kPa 作为呼吸衰竭的诊断指标。《标准》规定小于 10.5 kPa（包括 10.5 kPa）为低氧血症。

二、呼吸功能的诊断

（一）肺功能损伤分级

《标准》规定对功能正常、轻度损伤、中度损伤、重度损伤进行分级的指标有几个，关于如何应用这些指标进行分级，是完全符合所有指标，还是符合其中任一项指标，还是符合某几项指标（某组指标），“标准”没有详细规定。国内有一些学者对此进行了有益的采取单项与多项功能测定指标进行肺功能损伤分级的对比研究，结果显示，由于不同类型尘肺病功能损伤特点不完全相同，单项肺功能指标反映功能损伤并不全面，故测定单项肺功能进行分级不甚合理。采用一组指标与多项功能测定指标进行肺功能损伤分级的比较，有研究显示用 FVC、FEV_1、FEV_1/FVC、VC 四项指标与用多项指标评定结果的符合率大于 80%。有研究认为用 FVC、FEV_1、RV/TLC 组合指标或 FVC、FEV_1、DLco 组合指标进行肺功能损伤分级较为合理。

采用全面测定标准中规定的各项肺功能指标，综合评定尘肺病患者肺功能损伤程度是比较理想的方法。但鉴于我国多数医疗单位没有测定 RV、DLco 的设备条件，且多数研究表明尘肺病患者早期功能损伤主要是通气功能的损伤，据此，有学者认为，一般测定 FVC、FEV_1、FEV_1/FVC，对该组指标进行综合分析，即可作出合理的肺功能损伤分级的判定，只在必要和可能时再增测 RV、DLco。

肺功能损伤评定的关键是肺功能测定的准确性。肺功能检查结果受操作者熟练程度、受试者配合等人为因素的影响。每次测定前均要做好肺功能仪的校正，并且要对被测者进行训练。制定各实验室肺功能正常预计值公式，FVC、FEV_1 至少要有两次合格的测定记录，且两次测定结果相差不得超过 5%。因为 FVC、FEV_1 两次测定结果相差超过 5% 常常是受人为因素影响所致，因此要查清原因并纠正后，再行测定，直至符合要求。此外，对肺功能测定结果进行综合评定也是必要的，首先肺功能测定结果应当与动脉血氧分压测定结果相一致，其次肺功能损伤类型与尘肺病病理类型、X 线胸片表现应相关。综合评定有助于发现肺功能测定技术质量问题，使评定结果更符合客观真实情况。

（二）低氧血症分级

《标准》规定对低氧血症进行分级的指标是 PO_2。《标准》附录 C《正確使用本标准的说明》（C.6.6）规定，对职业病患者进行肺部损伤鉴定时要求：①必须持有职业诊断证明书；②必须有近期胸部 X 线平片；③必须有肺功能测定结果及（或）血气测定结果。规定尘肺病患者呼吸功能的判定依据为肺功能损伤及（或）低氧血症。肺功能损伤、低氧血症两者用于判定呼吸功能是同等重要的，用任何一个指标都可对尘肺病患者的呼吸功能进行评定，做出尘肺病患者呼吸功能诊断。所以凡能承受肺功能检查的尘肺病患者，均应做肺功能测定，进行肺功能损伤程度分级，有条件的应同时进行 PO_2 测定，进行低氧血症分级。尘肺病晚期患者有严重肺气肿、肺心病等并发症，难以承受肺通气功能检查，此时血气测定结果是十分重要的。尽管 PO_2 测定结果较少受人为因素影响，能更客观地反映呼吸功能，但由于我国基层目前尚未普及血气测定装备，因此肺功能测定结果仍是呼吸功能评定的主要依据。

（三）质量控制

1. 基础医疗质量的控制 肺功能测定原始资料客观真实是尘肺病患者呼吸功能诊断质量的保证。为保证功能测定结果的准确可靠，关键是培养临床医生的基本素质，使其正确理解肺功能损伤分级判定标准的含义，了解肺功能测定方法，严格掌握肺功能判定标准，综合判断，对患者认真负责，对病情仔细、认真观察。

2. 预计值 《标准》规定，用 FVC、FEV_1、MVV 占预计值百分数作为判定肺功能损伤分级指标。目前所用的肺功能测试仪器，多是根据 Baldwan 公式推算出预计值，直接显示或打印计算结果。该公式是以正常轻体力劳动者为对象，而不是将重体力劳动者作为对象进行推算。尘肺病患者皆属重体力劳动者，故《标准》规定“肺功能的正常预计值公式宜采用各实验室的公式作为预计正常值”，因此，最好用肺功能测试仪测得的尘肺病患者的 FVC、FEV_1、MVV 绝对值，除以各实验室的相应正常预计值，来判定肺功能损伤程度。

3. 心肺功能综合测定 通过运动试验综合测定心肺功能，即动态肺功能测定，较静态肺功能测定能减少主观因素的干扰，更客观地反映患者的呼吸功能。运动试验国外近年来研究较多，主要用于呼吸困难评价、心肺功能估计和伤残程度鉴定。

三、劳动能力的鉴定

尘肺病患者的劳动能力鉴定是劳动能力鉴定机构根据国家工伤保险条例的规定，在评定伤残等级时通过医学检查对劳动功能障碍程度（伤残程度）和生活自理障碍程度做出的判定结论。劳动功能障碍分为十个伤残等级，最重的为一级，最轻的为十级；生活自理障碍分为三个等级，生活完全不能自理、生活大部分不能自理和生活部分不能自理。尘肺病患者的待遇和安置以评定的伤残等级为主要依据。

（一）鉴定指标参数

根据国家标准《劳动能力鉴定——职工工伤与职业病致残等级》（GB/T 16180-2014）规定，尘肺病患者伤残等级评定的指标参数如下。

1. 尘肺病分期 尘肺病分为壹期尘肺、贰期尘肺、叁期尘肺。

2. 肺功能损伤分级及（或）低氧血症分级 肺功能损伤分为肺功能正常、轻度损伤、中度损伤、重度损伤；低氧血症分为正常、轻度、中度、重度低氧血症。

3. 合并活动性肺结核 分为涂阳活动性肺结核诊断和涂阴活动性肺结核判定。

（1）涂阳活动性肺结核的诊断：符合以下三项之一者：①直接涂片镜检抗酸杆菌阳性 2 次；②直接涂片镜检抗酸杆菌阳性 1 次，且胸片显示有活动性肺结核病变；③直接痰涂片镜检抗酸杆菌阳性 1 次加结核分枝杆菌培养阳性 1 次。

（2）涂阴活动性肺结核的判定：直接涂片检查三次均阴性者，应从以下几方面进行分析、判断其活动性：①有典型肺结核临床症状和胸部 X 线表现；②支气管或肺部组织病理检查证实结核性改变。

此外，结核菌素（PPD 5IU）皮肤试验反应≥15 mm 或有丘疹水疱；血清抗结核抗体阳性；痰结核分枝杆菌 PCR 加探针检测阳性，以及肺外组织病理检查证实有结核病变等可作为参考指标。

（二）鉴定标准

根据国家标准《劳动能力鉴定——职工工伤与职业病致残等级》（GB/T 16180—2014）规定，尘肺病患者伤残等级鉴定标准如表 4-11 所示。

表 4-11 内数字为尘肺病患者伤残等级。如贰期尘肺病患者，伤残等级评定为四级；若贰期尘肺病患者伴肺功能中度损伤或中度低氧血症或合并活动性肺结核，伤残等级评定为三级；若贰期尘肺病患者伴肺功能重度损伤或重度低氧血症，伤残等级评定为二级。

表 4-11　尘肺病患者伤残等级鉴定标准

尘肺病期别	伤残等级	肺功能				低氧血症				合并活动性肺结核
		正常	轻度损伤	中度损伤	重度损伤	正常	轻度	中度	重度	
壹期		七	六	四			六	四		四
贰期	四			三	二			三	二	三
叁期	三			二	一			二	一	二

（三）尘肺病患者的劳动能力鉴定

1. 鉴定机构 《工伤保险条例》（中华人民共和国国务院令第 375 号）规定，省、自治区、直辖市能力鉴定委员会和设区的市级劳动能力鉴定委员会分别由省、自治区、直辖市和设区的市级劳动保障行政部门、人事行政部门、卫生行政部门、工会组织、经办机构代表以及用人单位代表组成。劳动能力鉴定委员会建立医疗卫生专家库。列入专家库的医疗卫生专业技术人员应当具备下列条件：①具有医疗卫生高级专业技术职务任职资格；②掌握劳动能力鉴定的相关知识；③具备良好的职业品德。

2. 鉴定程序 尘肺病属工伤。为了做好尘肺病患者的劳动能力鉴定，保障尘肺病患者享有国家规定的职业病待遇和获得健康损害赔偿的合法权益，各省、自治区、直辖市劳动能力鉴定委员会对鉴定程序都有具体规定，一般尘肺病患者劳动能力鉴定程序包括工伤认定和劳动能力鉴定两方面程序。

（1）工伤认定程序

1）用人单位应当自劳动者被诊断、鉴定为职业病之日起 30 天内，向统筹地区劳动保障行政部门提出工伤认定申请。遇有特殊情况，经报劳动保障行政部门同意，申请时限可以适当延长。用人单位未在规定的时限内提交工伤认定申请，在此期间发生符合工伤保险条例规定的工伤待遇等有关费用由该用人单位负担。

2）用人单位没有提出工伤认定申请的，尘肺病患者或直系亲属、工会组织在尘肺病确诊后1年内，可以直接向用人单位所在地统筹地区劳动保障行政部门提出工伤认定申请。

3）劳动保障行政部门应当自受理工伤认定申请之日起60天内作出工伤认定的决定，并书面通知申请工伤认定的职工或者其直系亲属和该职工所在单位。劳动保障行政部门工作人员与工伤认定申请人有利害关系的，应当回避。

4）提出工伤认定申请应当提交以下材料：①尘肺病患者的工伤认定申请表；②与用人单位存在劳动关系（包括事实劳动关系）的证明材料；③尘肺病诊断证明书或尘肺病诊断鉴定书。

（2）劳动能力鉴定程序

1）用人单位、工伤职工或者其直系亲属向设区的市劳动能力鉴定委员会提出申请，并提供工伤认定决定和职工工伤医疗的有关资料。

2）设区的市级劳动能力鉴定委员会从医疗卫生专家库中随机抽取3名或者5名相关专家组成专家组，由专家组提出鉴定意见，根据专家组的鉴定意见做出工伤职工劳动能力鉴定结论。必要时，可以委托具备资格的医疗机构协助进行有关的诊断。

3）设区的市级劳动能力鉴定委员会自收到劳动能力鉴定申请之日起60天内做出劳动能力鉴定结论，必要时，做出劳动能力鉴定结论的期限可以延长30天。劳动能力鉴定结论应当及时送达申请鉴定的单位和个人。

4）申请鉴定的单位或者个人对设区的市级劳动能力鉴定委员会做出的鉴定结论不服的，可以在收到该鉴定结论之日起15日内向省、自治区、直辖市劳动能力鉴定委员会提出再次鉴定申请；省、自治区、直辖市劳动能力鉴定委员会做出的劳动能力鉴定结论为最终结论。

5）自劳动能力鉴定结论做出之日起1年后，尘肺病患者或者其直系亲属、所在单位或者经办机构认为伤残情况发生变化的，可以申请劳动能力复查鉴定。

（四）关于“合并活动性肺结节”作为尘肺病致残程度鉴定的依据

《标准》规定尘肺病致残程度鉴定的依据是尘肺病分期、肺功能损伤分级和（或）低氧血症分级以及是否合并活动性肺结核，“合并活动性肺结核”作为尘肺病致残程度鉴定依据，在实际工作中难以操作。主要是因为尽管尘肺病合并肺结核较单纯肺结核的治疗难度大，但实际情况是，在壹期、贰期尘肺病合并活动性肺结核患者中，有相当一部分可以经过积极、适当的治疗，变为非活动性肺结核，有的甚至可达到临床治愈。这就导致了一些问题，一是这部分经治疗变为非活动性或临床治愈的患者的伤残等级，要不要做相应的变更，在实际工作中，将这部分尘肺病患者的伤残等级待遇变更为较低的等级，难度是极大的，实际执行情况是，一旦诊断为活动性肺结核，即成为终生享受合并活动性肺结核的伤残待遇。二是若不变更这部分患者享受的较高等级伤残待遇，那么因种种原因未能诊断合并活动性肺结核，而确有非活动性肺结核X线征象者，能不能补充诊断，使他们也享受较高等级的伤残待遇。如果做了补充诊断，那么活动性肺结核作为尘肺病致残程度鉴定的依据就毫无意义了；如果不做补充诊断，那么就应该更正经治疗变为非活动性或临床治愈的那部分患者的诊断，变更他们的伤残等级待遇。三是尘肺病患者合并活动性肺结核经治疗可变为非活动性，这些变为非活动性肺结核的患者，在某些情况下有的又可变为活动性肺结核，导致其伤残等级待遇反复随之变来变去。

《标准》规定，判断伤残等级的依据是“器官损伤、功能障碍及其对医疗与护理的依赖程度，适当考虑了由于伤残引起的社会心理因素影响”。肺结核是尘肺病最主要和最常见的并发症和重要死因；尘肺病合并肺结核会促进尘肺病的进展和X线胸片上病变的融合；尘肺病合并肺结核的患者存在一般医疗依赖，如何在劳动能力鉴定标准中较好地体现活动性肺结核对尘肺病患者造成的严重危害，同时又能在尘肺病患者劳动能力鉴定工作中便于操作，仍有待进一步探讨研究。

参考文献

[1] 鲍含诚，范雪云 . 尘肺病 . 北京：煤炭工业出版社，2010.

[2] 李德鸿 . 职业病医师培训教材 . 北京：人民日报出版社，2004.

[3] 王焕强，李涛 . 尘肺病的定义与历史 . 南京：江苏人民出版社，2017.

[4] 彭娟娟，吴世达，江伟良 . 上海市 1949—2004 年尘肺病发病情况研究 . 环境与职业医学，2006，23（3）：220-223.

[5] 沈国安，兰亚佳，李宏 . 四川省尘肺流行病学调查研究（1949—1998）. 职业卫生与病伤，2001，16（2）：65-72.

[6] 刘颖辉 . 唐山市尘肺病危害现状及对策 . 职业与健康，2009，25（2）：1251-1252.

[7] 张晓敏，李济超，张建成，等 . 武钢尘肺病例的流行病学分析——尘肺的病程、分布及并发肺结核等特征 . 工业卫生与职业病，2005，31（5）：320-324.

[8] 吴永权，曾庆民，陈才 . 某灯饰玻璃厂硅肺流行病学调查 . 中国职业医学，2006，33（2）：105-107.

[9] 廖萍泰，包福真，何玉红 . 2002—2009 年某石英砂厂农民工硅肺随访情况分析 . 中国工业医学杂志，2012，25（3）：193-194.

[10] 王忠旭，赵秀君，于冬雪 . 鞍钢 1951—1999 年尘肺病发病特征的流行病学调查分析 . 工业卫生与职业病，2001，27（5）：261-266.

[11] 郭长轩，蒋文中，丁新平 . 淮北矿区煤矿工尘肺发病及现况的调查 . 中华劳动卫生职业病杂志，2001，19（1）：20-22.

[12] 范丽珠 . 厦门市尘肺病流行病学调查 . 中国公共卫生，2006，22（11）：1364-1365.

[13] 马麟 . 沈阳市 6 年尘肺发病情况的调查分析 . 中国工业医学杂志，2006，19（1）：42-43.

[14] 曾士典，章笑微，陈瑞生 . 民营陶瓷业工人尘肺流行病学调查分析 . 中国预防医学杂志，2006，7（3）：205-207.

[15] 翟炜 . 六安农民工群发硅肺病事件分析及对策 . 安徽医学，2007，28（1）：22-23.

[16] 王红宇，葛宪民，邱毅 . 2002—2007 年广西新发尘肺病特点分析 . 中国工业医学杂志，2008，21（5）：323-325.

[17] 任爱国，刘玲，井丽荣 . 煤工尘肺死亡的回顾性队列研究 . 中华劳动卫生职业病杂志，1997，15（4）：214-217.

[18] 赵龙，贾凤云 . 石棉肺死因分析 . 吉林预防医学，2004，7（1-2）：10-11.

[19] 高俊玲，崔建忠，田艳霞 . 煤尘超微结构特征与其毒性的关系 . 卫生研究，2000，29（4）：209-211.

[20] 孔海霞，陈娟娟，刘伟，等. 肺巨噬细胞在硅肺肺纤维化发生发展中的作用. 中华劳动卫生职业病杂志，2012，30（4）：318-320.

[21] 余杰，毛丽君，赵金垣. 二氧化硅通过肺泡巨噬细胞的识别反应启动肺内炎性损伤的机制. 中国工业医学杂志，2015，28（4）：265-269.

[22] 高俊玲，田艳霞，张宇新 . 煤尘致肺泡巨噬细胞氧化损伤的细胞化学研究 . 解剖学报，2000，31（2）：160-164.

[23] 蔡文臣，张诗汇，魏中秋 . Ac-SDKP 抑制 SPP1/TGF-β_1 信号拮抗实验性硅肺的机制 . 实用医学杂志，

2021，37（2）：159-164.
［24］Mao N，Xu H，Jin F. Proteomic profile of TGF-β_1 treated lung fibroblasts identifies novel markers 2 of activated fibroblasts in the silica exposed rat lung. Experimental Cell Research，2019，375：1-9.
［25］Driscoll KE，Costa DL，Hatch G，et al. Intratracheal instillation as an exposure technique for the evaluation of respiratory tract toxicity：uses and limitations. Toxicological Sciences An Official Journal of the Society of Toxicology，2000，55（1）：24-35.
［26］高俊玲，田艳霞，崔建忠 . SiO_2 致肺巨噬细胞产生 H_2O_2 的电镜显示技术 . 电子显微镜报，2000，19（5）：735-738.
［27］姚三巧，张林，何艳玲，等 . 活性氧介导的肺组织细胞线粒体凋亡在染硅尘大鼠肺纤维化中的作用 . 工业卫生与职业病，2015，41（1）：1-6.
［28］周君富，朱永平，吴丹参 . 硅肺与抗氧化剂，抗氧化酶关系的探讨 . 卫生研究，1999，2：69-71.
［29］王簃兰，刚葆琪 . 现代劳动卫生学 . 北京：人民卫生出版社，1994.
［30］李颖，唐细良，肖雄斌 . 尘肺病治疗的研究新进展 . 职业与健康，2013，29（19）：2561-2563.
［31］张永红，张晨宁，郑涛 . 尘肺病的发病机制与药物治疗研究进展 . 中南药学，2019，17（7）：1051-1055.
［32］廖谦和 . 54 例煤矿工人尸检肺病理分析 . 中国职业医学，2004，31（3）：58-59.
［33］杨方，孙影，刘和亮 . 煤工尘肺病理学图谱 . 北京：人民卫生出版社，2020.
［34］李琪佳，李洪珍，王洪源 . 42 例煤矿尘肺块状纤维化病理观察 . 中华病理学杂志，1993，22（4）：204-206.
［35］王炳森 . 水泥尘肺及其水泥小体 . 中华劳动卫生职业病杂志，1996，6：1.
［36］李萌，余建明 . 医学影像技术学 X 线摄影技术卷 . 北京：人民卫生出版社，2011.
［37］盛炳墉，毛翎，周韶伟 . 尘肺病诊断中数字化 X 线摄影图像后处理的优化 . 中华劳动卫生职业病杂志，2013，31（11）：825-829.
［38］周云芝，李宝平，刘建新 . 煤工尘肺高仟伏胸片和 DR 胸片对比研究分析 . 职业与健康，2014，30（11）：1450-1456.
［39］王峥，张建芳，钱青俊 . 我国职业性尘肺病诊断标准的演变和发展 . 中国工业医学杂志，2017，30（1）：69-71.
［40］陈子平，宿文革，闰永健 . 汉防己甲素对尘肺病患者疗效探究 . 临床肺科杂志，2012，17（7）：1226-1227.
［41］张振国，陈刚 . 大容量全肺灌洗术医疗护理常规及操作规程 .2 版 . 北京：中国科学技术出版社，2016.
［42］孙玉香 . 大容量全肺灌洗术麻醉恢复期的精细化护理 . 中国煤炭工业医学杂志，2017，20（1）：72-76.
［43］王洪武，金发光，柯明耀 . 支气管镜介入治疗 . 北京：人民卫生出版社，2012.
［44］张杰 . 支气管镜检查并发症的处理 . 中华结核和呼吸杂志，2011，34（5）：327-328.
［45］李登瑞，高官聚 . 电子支气管镜临床应用图谱 . 北京：人民军医出版社，2013.
［46］李爱华，朱建英，宁琼，等 . 尘肺病的康复治疗研究进展 . 中国城乡企业卫生，2016，8：21-23.
［47］李智民，刘璐，张健杰 . 尘肺病的护理与康复 . 北京：人民卫生出版社，2016.
［48］王焕强，李涛 . 加强研究职业健康监护与职业病诊断制度的现实意义 . 工业卫生与职业病，2012，38（4）：193-196.

[49] 李艳丽．综合肺康复对尘肺病患者负性情绪和生活质量的影响．职业与健康，2014，30（6）：744-746.
[50] 张传成，李岩．尘肺病防治的现状和策略探讨．世界最新医学信息文摘，2016，16（20）：122-123.
[51] 吴爱军．通风与除尘技术．重庆：重庆大学出版社，2015.

（陆 尤　李宝平　孙治平）

第五章

其他职业性呼吸系统疾病

第一节　职业性过敏性肺炎

一、概述

职业性过敏性肺炎（occupational hypersensitivity pneumonitis，OHP）是指劳动者在职业活动中短时间内或反复多次吸入生物性有机粉尘或特定的化学物质后所引起的、以肺泡和肺间质炎症改变为主的免疫介导性肺部疾病，也称为外源性过敏性肺泡炎（extrinsic allergic alveolitis，EAA）。OHP是一种在全球范围内普遍存在的呼吸疾病，具有暴露原隐匿、种类繁多等特点。最初被认为是农民在晾晒麦秆、稻草时吸入真菌、细菌或有机粉尘所引起的过敏反应，随着研究的不断深入，致病因素变得更多且更为复杂。多年来，过敏性肺炎（HP）的分类根据1989年的临床评估指南，分为急性、亚急性和慢性3个类型。由于影像学和组织病理学检查是否出现纤维化是决定HP预后的首要因素，2020版HP诊断指南将HP分为两种类型：非纤维性HP（单纯炎性病变）和纤维性HP（炎性病变合并纤维化或单纯纤维化）。

二、发病机制

（一）致病原

目前已报道多种致病原和数百种含有这些致病原的职业环境因素。常见致病原包括微生物抗原、动植物蛋白抗原和低分子量化合物、药物、金属等非蛋白抗原。

（二）免疫失调

机体暴露于抗原后诱发的免疫反应包括体液免疫反应（如抗原特异性IgG抗体）和细胞免疫反应，进而导致以淋巴细胞为主的炎症和肉芽肿性炎症。中性粒细胞炎症可影响病程早期和随后的纤维化进程。Treg细胞功能异常与过度免疫反应相关，Th1细胞免疫反应向Th2细胞免疫反应转化、上皮细胞凋亡和成纤维细胞的异常活化也参与了肺纤维化过程[1]。

（三）易感性

目前研究最多的 HP 易感性因素是基因变异。文献报道主要组织相容性复合体Ⅱ、蛋白酶体、转运蛋白和基质金属蛋白酶组织抑制因子的基因多态性与 HP 发生相关，MUC5B 启动子基因多态性与纤维化型 HP 和较短生存期相关，约 10% 的慢性 HP 患者存在端粒相关基因突变。

三、病理与生理学改变

非纤维性 HP 和纤维性 HP 的关键差异在于组织病理学上有无纤维化表现[2]。

（一）典型非纤维性或细胞性 HP

通常至少 1 处活检组织病理提示以下 3 种特征：

1. 细胞性间质慢性炎

（1）细支气管中心性（气道中心性）。

（2）细胞性 NSIP（非特异性间质性肺炎）样模式。

（3）淋巴细胞为主。

2. 细胞性细支气管炎 淋巴细胞为主（淋巴细胞 > 浆细胞），且程度上不超过局灶性伴生发中心的细支气管周围淋巴聚集，可能存在伴 Masson 小体的机化性肺炎和（或）终末气腔内泡沫状巨噬细胞。

3. 形成不良的非坏死性肉芽肿

（1）松散的上皮样细胞团和（或）多核巨细胞团，可能存在胞质内包涵体。

（2）位于细支气管周围间质、终末气腔和（或）机化性肺炎（Masson 小体）中。

同时，任何活检部位的组织病理均没有以下特征：①浆细胞 > 淋巴细胞；②广泛的淋巴组织样增生；③广泛的形成良好的结节病样肉芽肿和（或）坏死性肉芽肿；④吸入颗粒物。

（二）典型纤维性 HP

通常至少 1 处活检部位组织病理满足第 1 条或第 2 条 + 第 3 条病理特征：

1. 纤维性间质慢性炎

（1）结构扭曲，成纤维细胞灶可能伴有胸膜下蜂窝。

（2）纤维化性 NSIP 样模式。

2. 气道中心性纤维化，可能伴有：

（1）细支气管周围化生。

（2）桥接纤维化。

3. 形成不良的非坏死性肉芽肿，可能伴有：

（1）细胞性间质慢性炎。

（2）细胞性细支气管炎。

（3）机化性肺炎。

同时，任何活检部位的组织病理均没有以下特征：①浆细胞 > 淋巴细胞；②广泛的淋巴组织样增生；③广泛的形成良好的结节病样肉芽肿和（或）坏死性肉芽肿；④吸入颗粒物。

四、诊断

依据《职业性过敏性肺炎的诊断》（GBZ 60-2014）的诊断原则：根据短时间或反复多次吸入生

物性有机粉尘或特定的化学物质的职业史，出现以呼吸系统损害为主的临床症状、体征和胸部影像学表现，结合实验室辅助检查结果，参考现场职业卫生学调查，综合分析，排除其他原因所致的类似疾病后，方可诊断[3]。

由于 HP 有许多其他急性或慢性肺疾病的特征，并且临床表现和病程复杂多变，尤其是纤维性/慢性 HP 容易被误诊为 IPF 或其他特发性间质性肺炎，故需要一个确定的诊断评估流程。除了常规影像学和肺功能检查，支气管肺泡灌洗和病理学检查也是判断的重要手段。

（一）致病抗原的识别

首先是详细的病史询问，明确环境中与 HP 相关的致病抗原，重点询问职业暴露史。除了询问详细的暴露史外，许多潜在抗原可采用针对特定 IgG 抗体的血清学试验来检测。

（二）肺功能检测

肺功能检测的效用主要是描述生理异常和功能下降强度。通过肺功能检查并不能准确地鉴别 OHP 与其他间质性肺疾病。过敏性肺炎急性发作期间，肺功能检查通常提示限制性通气功能障碍，但是有些病理提示阻塞性表现。肺功能通常在数周后改变为限制性或混合性（阻塞性和限制性）通气功能障碍，伴有一氧化碳弥散功能减退（DLco）。

（三）影像学诊断

胸部 X 线检查往往是患者的首要检查，其目的是排除肺部可能存在的其他疾病。HRCT 是过敏性肺炎重要的检查手段，能够为正确诊断提供重要线索。HP 的放射影像学特征取决于诊断时所处的疾病阶段。HRCT 的表现因组织病理学的改变而不同，但其特征性表现是以中上肺野为主的小叶中心性磨玻璃样或结节样不透光区伴空气潴留征。

非纤维性 HP 在 HRCT 上的典型表现为同时存在肺实质浸润征象和小气道疾病，通常累及双侧肺野且呈弥漫性对称分布。HRCT 的肺实质浸润征象包括磨玻璃样不透光区（GGO）和马赛克衰减。小气道疾病则包括边界不清的小叶中央型小结节（<5 mm）和空气潴留征（比较吸气相与呼气相的图像可证实）。

纤维性 HP 在 HRCT 上的典型表现为同时存在肺纤维化和小气道疾病，主要分布于中上肺野，下肺野相对正常。肺纤维化在 HRCT 上的特征包括小叶间隔增厚、牵拉性支气管扩张和蜂窝征，相比特发性肺纤维化（IPF），其主要位于肺底的情况较少见。小气道疾病则包括小叶中央型小结节（<5 mm）和（或）GGO、马赛克衰减、肉皮冻征（现称“三密度征”：即磨玻璃密度影、血管纹理减少的低密度影和正常肺组织密度 3 种不同密度影像同时存在）和（或）空气潴留征（通常位于小叶分布区）[2]。

（四）支气管肺泡灌洗

支气管肺泡灌洗（BAL）已被证明对于肺部间质性疾病的诊断有一定的帮助。OHP 患者 BAL 细胞中淋巴细胞所占百分比显著增高，往往会超过 50%。一般情况下，BAL 细胞中淋巴细胞所占百分比小于 30% 对诊断 OHP 尚不明确。OHP 患者的 $CD4^{+}/CD8^{+}$ 比值是可变的，暴露于烟草烟雾的类型和剂量、吸入抗原的种类与时间等都可能会对结果产生影响。对于非纤维性 HP 和纤维性 HP 的患者，均推荐获取支气管肺泡灌洗液（BALF）进行淋巴细胞分析。

（五）组织病理标本的获取

HP 组织病理标本的获取方式包括经支气管肺活检（TBLB）、经支气管冷冻活检（TBLC）以及手术肺活检（SLB）。

经支气管肺活检（TBLB）所获取的活检标本小，非纤维性 HP 病变的小叶中心分布可增加检出率，但纤维性 HP 检出率较低，不一定能确诊。

经支气管冷冻活检（TBLC）采用冷冻探针来获取组织标本，其标本比 TBLB 标本大，但比手术肺活检标本小。对于弥漫性实质性肺疾病，TBLC 的诊断准确度与手术肺活检接近。

因此，对于非纤维性 HP 的患者，建议选择经支气管肺活检，而不建议选择经支气管冷冻活检，仅当所有其他诊断方法均无法明确诊断时进行手术肺活检。而对于纤维性 HP 的患者，不建议进行经支气管肺活检，而是建议进行经支气管冷冻活检，当所有其他诊断方法均无法明确诊断时进行手术肺活检[1]。

五、临床表现

急性过敏性肺炎是最常见和最具有特征性的类型。病程特征为突然发病（暴露后 4 ～ 6 小时），出现“流感”样症状，如寒战、发热、出汗、肌痛等，6 ～ 24 小时达到高峰，症状最典型，持续数小时或数天后恢复，再次接触刺激性抗原可能导致复发。咳嗽、胸部紧缩感和呼吸困难等呼吸系统症状常见，但并不是普遍的。体检两肺可闻及弥漫性细湿啰音，但很少出现哮鸣音。急性过敏性肺炎一般是间歇性的，在避免接触抗原后病情可得到改善。

慢性过敏性肺炎是长期暴露于低水平抗原所致，或是经过数月到数年的潜伏期后发作，表现为慢性进展性咳嗽、劳力性呼吸困难、疲劳和体重减轻。患者可能缺乏急性发作的病史，起病隐匿，至疾病晚期才能确诊为慢性，有的是因误诊导致最后发展为慢性。此时脱离致病原接触只能部分改善症状，需要持续进行类固醇治疗。晚期病例可出现杵状指、严重肺纤维化，伴有肺动脉高压、发绀及右心功能不全，病死率较高。部分慢性过敏性肺炎表现为慢性支气管炎的症状[4]。

六、并发症

疾病晚期出现蜂窝肺，即多种晚期肺疾病形成以蜂窝样为特征的肺部改变。病变常累及中下肺野，形成直径 1 cm 左右的囊泡，逐个排列，宛如蜂窝或蜂巢样的外观。

七、临床治疗

避免与可疑的或确定的致病原接触是过敏性肺炎治疗的基石和预后的决定性因素。然而，研究显示，许多过敏性肺炎患者不脱离致病原工作，疾病也没有明显进展，提示疾病是依赖环境和宿主（基因）的相互作用的。有些患者避免与致病原接触后，也没能完全康复，对此应予以皮质类固醇治疗以改善症状、控制进展和提高预后。

对于急性 HP 一个较合理的经验性治疗方案是泼尼松 0.5 ～ 1 mg/（kg·d）（最大剂量 60 mg/d），连用 1 ～ 2 周；亚急性 / 慢性 HP 患者使用 4 ～ 8 周，然后逐渐减量或者以适当的维持量 10 mg/d。除非是 OHP 急性发作，否则不提倡使用糖皮质激素进行治疗，因为糖皮质激素并不能长期改善 OHP。患者自觉症状完全缓解即可停药。遇到阻塞性通气功能障碍的患者，也可以吸入激素或者使用支气管扩张剂进行治疗。长期治疗应注意观察患者的临床反应、肺功能和影像学检查改善情况。如果慢性 OHP 发展至肺纤维化阶段，激素治疗无效，最后可考虑的办法是肺移植。

对于慢性 HP 患者进行刺激性抗原的认定也是非常重要的。然而，针对慢性 HP 识别致病抗原颇具挑战性。有学者提出，有 200 余种抗原可引起过敏性肺炎，不过目前国内外对此的研究并不充分[5]。

八、鉴别诊断

表 5-1　过敏性肺炎和支气管哮喘的鉴别

项目	过敏性肺炎	支气管哮喘
过敏体质	无	有
病史	吸入抗原史多与职业有关	部分与职业有关
发病	吸入抗原后数小时发病	多即刻发病
症状	发热，呼吸困难	喘息为主，无发热
血象	中性粒细胞增多	少数嗜酸性粒细胞增多
血清学	IgE 不高，无特异 IgE，有沉淀抗体	IgE 升高，有特异 IgE，无沉淀抗体
影像学	弥散性网状、结节阴影，晚期可有蜂窝肺	过度充气改变，无蜂窝肺，可有肺气肿
免疫反应	Ⅲ型和Ⅳ型	Ⅰ型

表 5-2　过敏性肺炎和结节病、特发性间质纤维化的鉴别

项目	过敏性肺炎	结节病	特发性间质纤维化
职业因素	有	无	无
病因	致病抗原	不明	不明
起病	可急性	缓慢	缓慢
发热	发热	少有发热	无发热
其他部位侵犯	无	侵犯肾、皮肤、眼	可有杵状指
纵隔、肺门淋巴结肿大	无（蘑菇肺除外）	有	无
BALF	T 细胞增多，T 辅助亚群增多	T 细胞增多，T 辅助亚群增多	中性粒细胞增多
激发试验	阳性	阴性	阴性

九、预防

过敏性肺炎最重要的长期治疗是避免抗原暴露。减少接触有机粉尘的机会、时间和作业场所粉尘浓度，主要采取密闭、通风或湿式作业等措施。如果工作环境中有机粉尘浓度超过职业卫生标准，必须改进生产工艺或防护措施。如无法彻底改变环境，尤其是对农民和其他工人，此时可采取粉尘控制措施（如扰动各组分前先湿化）或使用空气过滤器或保护性面罩。作业人员要进行上岗前和在岗时职业健康检查，有过敏史或禁忌证人员，不宜从事该类工作或将其调离岗位。

（李宝平　孙治平　汪　伟）

第二节 职业性哮喘

一、概述

职业性哮喘（occupational asthma，OA）是职业活动中因接触某些化学物质引起的由多种细胞（包括嗜酸性粒细胞、肥大细胞、T 淋巴细胞、中性粒细胞、平滑肌细胞、气道上皮细胞等）和细胞组分参与的气道慢性炎症性疾病，伴有可变的气流受限和气道高反应性，是一种异质性疾病[6]。发病因素包括宿主因素（遗传因素）和环境因素两方面，及时脱离所暴露的化学物质后，多数可自行缓解或经治疗缓解。根据 OA 的发病机制，大致可分为变应性哮喘（变应原引起）和刺激性哮喘（气道刺激物引起，也被称为职业性反应性气道功能不全综合征）两类。

北美、欧洲等发达国家对发生职业性哮喘风险性较高职业工人的流行病学研究认为，职业性哮喘的发病率有逐渐增高的趋势，已超过尘肺病成为最常见的职业性肺部疾病。随着工业发展，我国职业性哮喘的发病率也在逐年增加。

二、发病机制

1. 变应性哮喘的发病机制 变应性哮喘通常是由过敏原致敏导致的慢性气道炎症。机体经过敏原致敏后，启动机体自身的免疫应答反应。通常开始于特异性 Th2 细胞的激活和分化，产生各种细胞因子，并由过敏原触发，随后针对过敏原产生免疫球蛋白 E（IgE）。依赖 IgE 的肥大细胞被激活，嗜酸性粒细胞聚集在过敏性炎症部位如肺部，最终出现炎症表现及哮喘相关症状。

目前公认的哮喘免疫学发病机制是由于 Th1/Th2 细胞因子免疫调节失衡导致的，Th1 细胞分泌 IFN-γ、IL-2、IL-12 等细胞因子，促进细胞免疫应答，抵御细胞内病原体如细菌、病毒等，并介导迟发型超敏反应，对哮喘有保护作用。Th2 细胞分泌 IL-4、IL-5、IL-13、粒细胞 - 巨噬细胞集落刺激因子（GM-CSF）等细胞因子，促进体液免疫应答，抵御细胞外病原体如寄生虫等，并介导速发型超敏反应。Th2 型细胞因子影响 T 细胞分化，促进 B 细胞产生大量 IgE，参与哮喘发病及气道炎症形成，健康者 Th1 和 Th2 的免疫学功能相互调节，处于一种平衡状态。变应性哮喘患者 Th1 细胞功能相对抑制，Th2 细胞功能相对亢进，出现 Th2 占优势的反应。

2. 非变应性哮喘的发病机制 非变应性哮喘为非 Th2 型炎症患者，导致非 Th2 型反应的主要机制是由于不规则的先天免疫反应，包括内源性中性粒细胞异常和 IL-17 介导途径的激活。中性粒细胞参与的哮喘始于肥胖、吸烟、污染等，通过气道上皮细胞分泌的 IL-1β 和 IL-23，诱导 Th17 细胞和Ⅲ型固有淋巴样细胞（ILC3）发挥作用。Th17 和 ILC3 分泌的 IL-17 是 T 细胞诱导炎症反应的早期启动因素，通过释放前炎症细胞因子放大炎症反应，具有聚集中性粒细胞的作用，并可促进多种细胞产生细胞因子，是 T 细胞调节中性粒细胞参与哮喘炎症反应的中介，最终引发气道炎症、气道高反应性及气道重塑[7]。

三、病理与生理学改变

（一）细胞水平的炎症

职业性哮喘典型的病理特征是：炎症细胞的浸润、呼吸道平滑肌的肥大、基底膜的增厚。气道壁的增厚与疾病的严重程度相关。这种增厚源于多种组织结构，包括平滑肌、上皮组织、黏膜组织、外瓣膜和黏液腺体。炎症水肿涉及整个呼吸道，尤其是黏膜下层，杯状细胞显著肥大增生。

（二）上皮组织的破坏

支气管上皮组织的破坏是慢性哮喘最主要的特征。柱状上皮细胞从基细胞中分离出来，导致上皮组织的破坏和脱落，这是一个漫长而且伴随严重炎症反应的过程。上皮组织的破坏伴随着修复的增加，这种长期的创伤会导致永久性的无法正常修复。

（三）上皮下基底膜的增厚

光学微检测发现，死于哮喘的患者其呼吸道基底膜的面积是非哮喘的两倍多。胶原蛋白是胞外基层的主要组成成分，气道壁结构主要由胶原Ⅰ、Ⅲ、Ⅴ组成，而胶原Ⅳ是基底膜的主要组成成分，免疫组织化学显示，网状的基底膜的增厚成分是胶原Ⅲ、Ⅳ以及少量的胶原Ⅳ和纤维蛋白连接素。

（四）平滑肌的肥大

在哮喘患者中，平滑肌层的增厚遍及整个气道，甚至达孔径只有 2 mm 的膜样细支气管。因此，如果平滑肌缩短相同的程度，对末端气管孔径的影响要比大气道大得多。这种增加的肌聚集，可能是由于递质介导肌肉连续的刺激，或者是失去了对自发肌活性的抑制。支气管上皮细胞是可以正常再生的，但是基膜下的增生却不正常。平滑肌的肥大和杯状细胞的增生永久且不可逆[8]。

四、诊断

（一）诊断原则

依据《职业性哮喘的诊断》（GBZ 57-2019）：根据在职业活动中较长时间变应原接触史，或短时间内吸入大剂量气态、烟雾等呼吸道刺激性化学物，出现反复发作性喘息、气急、胸闷或咳嗽等哮喘症状，且哮喘症状的发生、发展与致喘物暴露存在因果关系，结合特异性变应原试验结果，参考现场职业卫生学调查，排除其他病因所致的哮喘或其他呼吸系统疾患后，方可诊断。

1. 职业性变应性哮喘的诊断要求

（1）有确切的数月以上的职业性变应原接触史。

（2）出现发作性喘息、气急、胸闷或咳嗽等症状，并符合支气管哮喘的临床诊断。

（3）早期哮喘发生与工作具有相关性，症状、体征多发生于工作期间或班后数小时，经脱离或治疗后可缓解，但再次接触后又可发作。

（4）接触常见职业性变应原之外的化学物者，应进行特异性吸入试验且结果阳性。

（5）对于职业接触与哮喘发作关系不明确者，应进行特异性吸入试验且结果阳性。

（6）对于职业接触与哮喘发作关系不明确者，且不具备开展特异性吸入试验的条件和要求，可进行变应原特异性 IgE 抗体检测或特异性变应原皮肤试验，结果阳性。

（7）符合上述（1）（2）（3）、或（2）（3）（4）、或（1）（2）（5）、或（1）（2）（6）项者，可诊断为职业性变应性哮喘。

2. 职业性反应性气道功能不全综合征的诊断要求 应同时满足以下条件：

（1）短时间内有确切的大剂量刺激性化学物等职业吸入史。

（2）接触后即出现流泪、咽痛、咳嗽等黏膜刺激症状。

（3）吸入后 24 小时内出现支气管哮喘症状，且症状持续时间大于 3 个月。

（4）肺功能检查表现为可逆性阻塞性通气功能障碍或非特异性气道高反应性。

（5）既往无慢性支气管炎、慢性阻塞性肺疾病等呼吸系统疾病史[1]。

（二）肺功能试验

测定常用的肺功能指标主要为第一秒用力呼气容积（FEV_1）和最大呼气流量（MEF）以及 $FEF_{25\sim75}$、用力肺活量（FVC）、1 秒率（FEV_1/FVC）等。2021 版全球哮喘管理和预防策略（GINA2021）指南明确肺功能评估应在诊断和治疗时进行，控制及治疗 3 ~ 6 个月后评估最佳，并且应每年检测一次。

1. 通气功能检测 哮喘发作时呈阻塞性通气功能障碍表现，FVC 正常或下降，$FEV_1/FVC\%$ 及 PEF 均下降。以 $FEV_1/FVC\%<10\%$ 或 FEV_1 低于正常预计值的 80% 为判断气流受限的最重要指标。

2. 连续肺功能测试 在工作期间至工作后的连续 PEF 和 FEV_1，有助于判断职业暴露与气道反应之间的关系。经过质量控制后取得的数据，对于哮喘的特异性可达到 82%、敏感性达到 88%。

3. 支气管舒张试验（BDT） 用于测定气道的可逆性改变。吸入支气管扩张剂后 FEV_1 增加 >12%，且 FEV_1 绝对值增加 >200 ml，判断为阳性，提示存在可逆性的气道阻塞。

4. 最大呼气流量 又称呼气流量峰值（PEF）。平均每日昼夜变异率（连续 7 日 PEF 昼夜变异率之和 /7）>10%，或周变异率 {（2 周内最高 PEF 值 – 最低 PEF 值）/［（2 周内最高 PEF 值 + 最低 PEF 值）× 1/2］× 100%} > 20%，提示存在可逆性的气道改变。

（三）影像学检查

1. 胸部 X 线 哮喘发作时胸部 X 线可见两肺透亮度增加，呈过度通气状态，缓解期多无明显异常。

2. 胸部 CT 部分患者可见气管壁增厚，黏液阻塞。

（四）免疫学试验

免疫学试验主要指测定抗原特异性免疫指标的异常，包括抗原皮肤试验（A-ST）、特异性 IgE（S-IgE）、特异性 IgG（S-IgG）抗体测定、抗原刺激组胺释放试验、特异性单核细胞衍生组胺释放因子（HRF）测定等，主要用于证实对职业物质的过敏。该种检查手段使用方便，特异性及敏感性均较高。S-IgE 对铂复合盐、TDIPA、酶洗剂、谷物、木尘等哮喘的阳性率可达 50% ~ 100%，并与其他指标如 S-IgG4、A-ST 等相一致。抗原特异性抗体检查的阳性率不仅取决于机体的免疫状况，也取决于使用抗原的纯度、效价以及测试方法等因素。

（五）支气管激发试验

支气管激发试验被认为是评价气道直径的金标准，一般有非特异性激发试验和特异性激发试验。非特异性激发试验（NS-BPT）是吸入组胺或乙酰甲胆碱，以刺激浓度（PC_{20}）下降 20% 时所需最低组胺或乙酰甲胆碱的浓度作为指标，呈阳性表明有气道高反应性，但不能确认是由何种物质所致。反应类型分为渐进型、波浪型和延长即刻反应。特异性支气管激发试验（A-BPT）包括实验室内变应原支气管激发试验和工作场所支气管激发试验，是在吸入特异性抗原后，观察其所引发的效应，可以直接确认职业性致喘物。该试验可在室内或工作环境中进行，第 1 小时设 10 ~ 15 分钟、第 2 小时每 30 分钟观测 1 次，之后，每 1 小时一次，应观测至少 8 小时。气道对变应原的反应的典型形式为即刻反应、迟发性反应及双向反应。

（六）生物标志物

检测支气管哮喘患者痰中嗜酸性粒细胞和呼出气中 NO 的含量，可以作为一种非损伤性的评价气道炎症的方法。对可疑红刺柏诱发的职业性哮喘患者进行支气管激发试验，在试验前和试验过程中，测定痰中嗜酸性粒细胞和呼出气中 NO 的含量，支气管激发试验（BPT）6 小时和 24 小时后，哮喘患者痰中嗜酸性粒细胞明显增多，与 FEV_1 的下降相关，但呼出气中 NO 的量和肺功能之间无相关关系。

五、临床表现

典型的职业性哮喘表现为工作期间或工作后出现咳嗽、喘息、胸闷或伴有鼻炎、结膜炎等症状。症状的发生与工作环境有密切关系。由高分子量职业性致喘物诱发的速发性哮喘反应，表现为患者进入工作环境即出现哮喘症状，离开现场后症状迅速缓解，具有接触工作环境 - 哮喘发作 - 脱离工作环境 - 哮喘缓解 - 再接触再发作的特点。由低分子量致喘物诱发的职业性哮喘则表现为迟发性哮喘反应，哮喘症状出现在下班后某段时间，因而易被忽视或误诊。职业性哮喘的临床特征如下：

1．职业性哮喘早期发作 - 好转 - 再发作 - 慢性持续。

2．职业性哮喘通常在接触 2 年内发生，但暴露于致喘原的工人可能在任何时间发病。有时先发生工作相关的鼻炎和结膜炎。

3．早期咳嗽和轻微的气短症状会被误认为是反复发作的感冒，但随着暴露持续，可出现明显的哮喘症状，疾病与工作之间的联系也随之显现出来。

4．症状可以在进入工作环境的几分钟内发生，也可以延迟数小时后发生。

5．迟发性哮喘反应在开始暴露 2 个多小时后发作，4 ~ 8 小时后达高峰，症状在工作日的傍晚或夜间加重，可能在工作周逐渐恶化，在周末和假期改善[9]。

六、并发症

严重发作时可并发气胸、纵隔气肿、肺不张，长期反复发作或感染可致慢性阻塞性肺疾病、支气管扩张和肺源性心脏病。

七、临床治疗

职业性哮喘的诊断确立后，应尽早将患者调离原职业活动环境，避免和防止哮喘再次发作，长时间暴露与预后较差相关。哮喘的治疗需联合多项措施，包括避免进一步暴露于致敏原，减少相关刺激因素暴露（如吸烟环境、浓烈的烟雾及香精、极端温度和湿度等），以及根据哮喘严重程度给予药物治疗。

职业性哮喘发作期的治疗，研究认为与内科一般哮喘处理相同，其主要目标是解除气道平滑肌痉挛，控制变应性炎症，增加氧进入量。常见的治疗方法为止咳、平喘、抗感染。哮喘慢性持续期的治疗以患者病情严重程度和控制水平为基础，选择相应的治疗方案，尽可能维持肺功能接近正常。治疗药物分为控制药物和缓解药物，ICS 是哮喘治疗的基石。控制药物有吸入性糖皮质激素（ICS）、全身性激素、白三烯调节剂、长效 β_2- 受体激动剂（LABA）；缓解药物又称急救药物，包括速效吸入和短效口服 β_2- 受体激动剂（SABA）、全身性激素[10]。

以常规剂量长期使用吸入糖皮质激素会带来较小的不良反应，主要为引发白内障及身高轻微变低。

八、鉴别诊断

（一）左心衰竭引起的呼吸困难

患者多有高血压、冠状动脉粥样硬化性心脏病、风湿性心脏病等病史和临床表现，胸部影像学检查可见心脏增大、肺淤血征。

（二）慢性阻塞性肺疾病（COPD）

患者多有长期吸烟或接触有害气体的病史和慢性咳嗽史，肺气肿征。可用支气管舒张剂或激素试验性治疗帮助鉴别。如同时有哮喘和慢性阻塞性肺疾病特征，可诊断哮喘 - 慢性阻塞性肺疾病重叠（ACO），推荐以治疗哮喘的方案作为起始治疗。

（三）上气道阻塞

患者可出现喘鸣或类似哮喘样呼吸困难，但根据病史和吸气性呼吸困难不难鉴别，进一步采取胸部影像学、痰液检查、支气管镜等检查可明确诊断。

（四）弥漫性泛细支气管炎

患者多有鼻窦炎病史，有咳嗽、咳痰、活动时呼吸困难及发绀、杵状指、捻发音，胸部影像学检查表现为弥漫性小结节，FEV_1/FVC 低于 70% 及 PaO_2<80 mmHg，血清冷凝集试验效价≥1 ： 64。

九、预防

遵循三级预防的原则。一级预防主要是降低或消除工作环境中的有害物质，主要包括：将作业环境中的过敏原或刺激物降到尽可能低的水平，并进行定期监测；用无害的或低毒性的物质代替；制定职业接触限值（OEL）和职业接触指南（OEG）并严格执行；对工人进行培训和教育；就业前体检，将高危人群（特应性体质等）排除在接触人群之外。二级预防是早发现、早诊断、早治疗，对接触职业性致喘物的工人进行定期的医学监护。如果发现致敏人群（易感人群），应使其脱离接触或佩戴个人防护用品，并加强医学监护。三级预防是对职业性哮喘患者进行药物治疗，同时应脱离接触致敏原。

虽然在多数情况下哮喘发作与剂量无关，但是降低生产环境中的有害物质浓度仍是预防职业性哮喘的根本方法。

（李宝平　孙治平　汪伟）

第三节　职业性金属及其化合物粉尘（锡、铁、锑、钡及其化合物等）肺沉着病

一、概述

在金属冶炼、研磨、加工、制造和使用过程中，以及一些特殊金属矿产的开采、粉碎加工过程中，常常会有大量金属及其化合物颗粒产生。其中能较长时间悬浮在空气中的金属及其化合物细小颗粒物称为金属及其化合物粉尘，简称金属粉尘。我国矿产资源丰富，在金属冶炼、加工、研磨、

制造和使用过程中，以及某些特殊金属矿产的开采和粉碎加工过程中，常有大量的金属粉尘产生。目前认为职业性接触的金属粉尘有铝、铍、锡、铁、锑、钡、铜、钴、镍、钛等30多种，其中有20多种金属粉尘可造成职业危害。造成金属及其化合物粉尘沉着病的常见金属有铁、钡、锡、锑及其相关化合物等。锡主要用于制造黄铜、青铜及巴必脱合金等。锡尘的接触主要是锡及其制品在研磨、焙烧、筛粉、包装的过程中产生细小的锡及其氧化物的微粒子。铁尘接触的行业包括铁矿的开采、运输、粉碎、冶炼及合金生产等。此外，钢的研磨可产生金属铁粉尘，在焊接作业中可产生氧化铁烟尘。机械铸件的铲边、磨光，金属研磨（铁丸、钢球）以及工业漆料氧化铁红（Fe_2O_3）的生产、加工均可产生铁尘或含铁混合尘（含二氧化硅、石棉等）。锑的用途很广，广泛用于制造各种合金、合成橡胶、纺织工业的煤染剂、油漆、玻璃、陶瓷工业的颜料以及其他一些工业。工业上，硫酸钡的用途非常广泛，主要作为扩充剂和充填剂，应用在造纸业、纺织业、染料业、油印业、玻璃陶瓷制造、电子工业等行业中。由于硫酸钡的广泛应用，不论在钡矿的开采还是在硫酸钡的合成、加工及应用过程中，工人均有长期吸入钡尘的机会。

职业性金属及其化合物粉尘肺沉着病（occupational pulmonary thesaurosis induced by dust of metal and its compounds），简称金属粉尘沉着病（thesaurosis of metal dust），是在职业活动中长期吸入锡、铁、锑、钡等金属及其化合物粉尘，引起的吞噬金属及其化合物粉尘的肺巨噬细胞在终末细支气管及周围肺泡腔内聚集并沉积的肺部疾病，可伴有轻度肺组织纤维增生[11]。

一般认为，锡、铁、锑、钡等金属及其化合物粉尘的致纤维化能力较弱，属惰性粉尘（inert dust）或厌恶性粉尘（nauseous dust），这些粉尘所致肺部疾患有一些共同特点：

1. 有长期金属粉尘接触史，多数接触者无明显呼吸系统症状，少部分可伴有慢性呼吸道炎症。

2. 肺通气功能正常或稍减退，多无严重的呼吸系统并发症，特别是结核并发率低。

3. X线胸片上可见散在的密度较高、边缘锐利的小圆形阴影及不规则阴影，无融合块状影，当停止接触该种金属粉尘后，经过一段时间（3～5年），部分可见上述X线征象有不同程度的消退或好转，肺门阴影的表现尤为明显（自净）。

4. 动物实验给大鼠分别吸入或气管内注入一定量的粉尘后，在肺泡及肺间质有大量金属粉尘沉着和多量金属尘细胞灶产生，其周围可产生少量网织纤维，但基本无胶原纤维，更无广泛的肺间质纤维化。

二、发病机制

（一）锡及其化合物粉尘肺沉着病

当锡尘或烟雾被吸入或沉积于肺部时，可产生致密X线阴影，称锡末沉着症或锡肺。工人接触锡尘15～20年，胸部X线检查显示整个肺部离散不透明阴影，归因于氧化锡尘灶封闭巨噬细胞的网络效应，从而影响支气管功能。发病工龄最短为6年，多则10余年。锡尘不会导致淋巴管堵塞而致病，也不会刺激支气管上皮细胞或肥大黏液腺而引起慢性支气管炎。金属锡末可经肺泡、细支气管、支气管随呼吸道的分泌物机械地排出体外，故脱离作业后，可见肺内类圆形阴影逐渐“自净”，并向肺门转移形成肺门金属样块状阴影。目前尚没有临床病例及动物实验研究显示从呼吸道吸入无机锡及其化合物会引起心血管、血液及肌肉骨骼系统的改变。

（二）铁及其化合物粉尘肺沉着病

目前已知接触铁的混合性粉尘可致肺纤维化，但单纯铁粉尘能否引起肺纤维化尚有不同报道。有报道根据10例有明显临床症状的电焊工人肺病理学改变，发现在电焊工肺内有大量的铁沉着，认为电焊工肺内间质纤维化与硅无关。另有报道从电焊工尘肺尸解材料证明了肺间质纤维化的出现与吸入焊尘中含有大量的氧化铁导致其在肺内滞留有着密切关系。肺组织中焊尘主要沉着在呼吸性细支气管及其所属的肺泡群以及血管、支气管周围肺间质，并可引起纤维组织增生，形成结节和肺间质的纤维化。肺组织元素分析发现肺内铁和锰的含量明显高于非接尘组。大量铁、锰等金属元素的沉积可能引起肺纤维化。

（三）锑及其化合物粉尘肺沉着病

大鼠长期吸入三氧化二锑粉尘后，有局部肺间质纤维化改变。炼锑工人可出现锑肺沉着症，肺部 X 线可见肺门增大、肺网纹增多、透明度下降等变化。但人肺组织学检查未观察到明显纤维化改变。虽然吸入锑可引起肺的 X 线异常，但肺功能并未受累，明显的锑致纤维化作用未见报道，具体机制有待探讨。

（四）钡及其化合物粉尘肺沉着病

由于硫酸钡化学性质稳定，不易被体液所分解，吸入肺内的钡尘大多沉积于肺泡和肺间质，一般不引起肺纤维化或仅引起轻微的纤维增生。早期可见中性粒细胞增多的轻微炎症反应，有巨噬细胞和尘细胞，肺泡间隔有渗出反应，肺泡壁和细支气管均有钡尘存在[12]。

三、病理与生理学改变

（一）锡及其化合物粉尘肺沉着病

长期吸入氧化锡粉末或锡蒸气可引起锡粉尘在肺内的大量沉着，病理上无明显的纤维化。肺切面可见 1 ~ 3 mm 大小的灰黑色圆形病灶，分散于全肺，不突出于切面。肺门淋巴结色黑，但不硬。镜下可见大量含尘巨噬细胞聚集在肺泡壁、血管和支气管周围及胸膜下。大量粉尘颗粒沉积在肺门淋巴结中。可见少量网织纤维和胶原纤维，无明显肺气肿和纤维化改变。X 线衍射分析可鉴定肺内粉尘性质，锡尘具有较强的双折射性。Dundon 等的研究报告显示，锡沉着症患者肺部粉尘中二氧化锡的含量为 13.4% ~ 20.4%，且可以长期存在而不影响肺功能。

（二）铁及其化合物粉尘肺沉着病

肺表面呈铁锈褐色，赤铁矿工肺颜色可能是深砖红色，为氧化铁沉积于灶胸膜淋巴管所致。肺切面见灰色或铁锈褐色尘斑，直径 1 ~ 4 mm，质软，分布均匀，但很难区分单个病变。镜下可见大量铁尘颗粒和含尘巨噬细胞沉积在血管和支气管周围及其肺泡腔、肺泡壁内，轻度网状纤维增生，无胶原纤维化。通过铁尘（试剂 Fe_2O_3）对红细胞和肺泡巨噬细胞的毒性研究、三例船厂除锈工“铁尘肺”病理尸检分析和铁尘致大鼠肺纤维化病理研究，发现 Fe_2O_3 粉尘与电焊烟尘的作用类似，表现为尘斑和尘性结节，时有融合，但致病性要比焊尘低。铁尘主要沉着在呼吸性细支气管，与煤尘的病理表现相似。

（三）锑及其化合物粉尘肺沉着病

患者支气管肺活检（TBLB）组织病理检查，光镜下肺泡壁和肺间质可见成纤维细胞和纤维细胞弥漫增生为主的慢性增生性炎性改变。在活检组织块中可见折光性较强的金属粉尘样颗粒沉着，周围伴有程序不等的纤维化组织增生和炎细胞浸润，并可见纤维细胞性结节形成。结节主要由大量的成纤维细胞和少量的纤维组织组成，肺泡间质有轻度纤维化改变，肺泡内可见少许尘细胞。1 例患肺癌死亡的炼锑工人肺病理改变主要为肺泡腔内有大量的粉尘堆积，肺泡腔、肺泡间隔及血管周围有尘细胞浸润，未见炎症反应及纤维性病变。家兔吸入锑尘 1 个月时，肺表面可见散在性灰白色粟粒样病灶，分布均匀、质软，偶见周边部肺气肿。肺门淋巴结稍大，呈淡灰色。镜检、肺切片可见圆形、类圆形、不规则形分布均匀的粉尘 - 细胞性病灶。染尘 9 ～ 12 个月时，肺表面灰白色粟粒大小病灶的数量明显减少。镜下，粉尘 - 细胞性病灶不典型，无论是粉尘或细胞成分的数量均明显减少，分布稀疏[13]。

（四）钡及其化合物粉尘肺沉着病

病理检查肺表面可见多个孤立的灰色斑点，切面可见大量孤立的细小结节，无融合或纤维化，肺门淋巴结不大，镜下可见肺内有活跃的含钡尘的巨噬细胞反应，在肺间质及小支气管、血管周围有大量钡尘沉着。有研究者对 20 例钡尘肺进行尸检，发现肺表面可见许多分散、大小均匀、质地坚硬的斑点，灰色或黑色，直径为 1 ～ 3 mm。肺切面有许多散在、触之无感觉、类似含锡的斑点，没有融合团块，淋巴结不大。镜下所见肺损伤的形态学类似肺锡末沉着症和铁尘肺。

四、诊断

职业性金属及其化合物粉尘肺沉着病的诊断主要依据《职业性金属及其化合物粉尘（锡、铁、锑、钡及其化合物等）肺沉着病的诊断》（GBZ 292-2017）。诊断标准规定：根据可靠的锡、铁、锑、钡及其化合物粉尘职业接触史，以胸部 X 线影像学表现为主要依据，结合工作场所职业卫生学、流行病学调查资料及职业健康监护资料，参考临床表现和实验室检查结果，综合分析，排除其他类似肺部疾病，方可诊断。

诊断要求患者职业接触锡、铁、锑、钡及其化合物粉尘 5 年以上，X 线高仟伏或数字摄影（DR）后前位胸片表现为双肺弥漫性的小结节影。本病患者多无明显的临床症状，偶可伴有不同程度咳嗽、胸闷等呼吸系统损害的临床表现，但不具有特异性。

本病胸片表现为弥漫性的小结节影，是指双肺广泛分布的小结节阴影，多呈点状、圆形或类圆形，其直径通常小于 5 mm，可伴有不规则阴影，无融合团块影改变。患者脱离接触后病变多无进展，部分患者数年后肺内结节阴影可逐渐变淡、减少，甚至消失。必要时可进行胸部 CT 检查，有助于本病的诊断与鉴别诊断。本病的胸部 CT 表现为双肺弥漫分布小结节，可呈磨玻璃样或高密度结节，部分可表现为树芽征；小结节主要呈小叶中心性分布，也可沿淋巴管分布，可伴有支气管血管束增粗紊乱，以及小叶间隔增厚[11]。

五、临床表现

（一）锡及其化合物粉尘肺沉着病

早期无特异临床症状和体征，肺功能可无明显改变。根据职业史、X 线征象（肺野内可见指向肺门的条索状阴影，可能是锡尘沿支气管、血管周围沉着的阴影，宛如金属铸型，被称为“铸型征”，见于气管并沿其周壁凝集弥散者，被称为“凝霜征”。）等即可确诊[11]。金属粉尘沉着症发展缓慢，病程较长，发病早期症状少而轻微，随病程的进展可出现咳嗽、咳痰、疲倦和胸痛等。总体临床症状不及尘肺病明显。体征方面，部分患者可出现轻度肺气肿表现，其他均无特殊。但当合并有肺部感染时，则症状和体征增多。

检测血液、尿液、粪便及机体的总锡及有机锡的含量，可提示近期是否有接触过量的锡，但不能提示接触时间。支气管肺泡灌洗液测量有助于明确锡尘着病的诊断。

（二）铁及其化合物粉尘肺沉着病

病情发展缓慢，病程较长，发病早期症状少而轻微，随病程进展可出现咳嗽、咳痰、胸痛、胸闷、气喘、呼吸困难及呼吸道阻塞等症状。总体临床症状不及尘肺病明显。体征方面，部分患者可出现轻度肺气肿表现，其他均无特殊。但当合并有肺部感染时，则症状和体征增多。患慢性气管炎的危险性明显增加。肺功能测定可见通气功能损害，主要表现为肺活量减低。

（三）锑及其化合物粉尘肺沉着病

患者一般症状轻微，无明显体征。自觉症状有气急、咳嗽、咳痰、胸痛等。当患者合并锑中毒时，则可出现乏力、头晕、头痛、失眠、食欲减退、恶心、腹痛、广泛性肌肉痉挛、牙龈色素沉着。

肺通气功能可正常，或略有下降，无弥散功能损害。有学者对炼锑工人进行调查发现，肺功能改变以 VC、FVC、FEV_1 及 $FEV_{25\text{-}75}$ 指标为主，主要表现为气道阻塞，尤其小气道功能损害。

报道有约 5% 的炼锑工人轻度贫血，多形核白细胞及嗜酸性粒细胞减少，淋巴细胞相对增加，有的出现单核细胞增多症。

（四）钡及其化合物粉尘肺沉着病

患者的临床表现不明显，可有轻微咳嗽、咳痰，但一般无气促或呼吸困难。由于钡是一种强的放射性不透光体，所以胸部 X 线阴影密度较高，X 线可见大量散在不透明结节，为浓而孤立的小点状阴影（1 ~ 3 mm），分布于整个肺野，接尘几个月即可出现。当停止接触钡尘作业之后，随粉尘的清除，钡尘性结节可以缓慢消失，肺野逐渐清晰。

六、并发症

常见的并发症有肺气肿，合并感染。

七、临床治疗

这类疾病被认为是不会引起肺部纤维化的。虽然有时对肺功能也可造成影响，但是大多为可以自我恢复的变化，无须在临床上进行特异性治疗。但当患者暴露于混杂性粉尘时，还是会有明显的临床表现。例如当锡及其化合物与石英混合时，可大大加强石英的致病作用。

目前，临床上对金属及其化合物粉尘肺沉着病仍然缺乏特效的治疗方法，只能要求患者及时脱离职业性锡、铁、锑、钡及其化合物粉尘作业，必要时可给予对症支持治疗[14]。

八、鉴别诊断

排除其他 X 线影像学表现与本病相类似的疾病。主要与其他原因引起的电焊工尘肺、急性粟粒性肺结核、结节病、肺泡微结石症等疾病相鉴别。

（一）电焊工尘肺

电焊工尘肺均有粉尘接触史及胸片改变，但电焊工尘肺所接触粉尘为含二氧化硅的混合粉尘，可引起迟发性肺纤维化。金属粉尘沉着症的接触粉尘为金属及其化合物，一般脱离接触即有“自净”作用。可做肺部 CT 及支气管纤维镜冲洗液检查进一步明确诊断[15]。

（二）急性粟粒性肺结核

急性粟粒性肺结核无职业接触史，多见于儿童，是急性血行播散性肺结核的一部分，起病急，有严重中毒症状，有时可伴发结核性脑膜炎和其他部位的结核病。X 线胸片显示双肺野均匀分布，密度和大小均匀、边缘清楚的粟粒状阴影。金属粉尘肺沉着症临床表现无全身中毒症状，且小结节阴影在胸片上显现密度较高，同时有职业接触史。

（三）结节病

结节病为原因不明、非干酪性类上皮细胞肉芽肿性疾病，可侵犯全身多个脏器，但多发生在肺部及胸内淋巴结。早期常无明显症状或体征，Ⅱ期结节病肺门淋巴结肿大，伴有肺部浸润，肺部病变广泛对称地分布于两侧，呈结节状、点状或絮状阴影。结节病主要依据胸部 X 线和 CT 改变、组织学活检及 Kveim 试验阳性进行诊断。

（四）肺泡微结石症

肺泡微结石症一般多有家族史而无粉尘接触史。X 线胸片上两肺满布细砂粒状阴影，直径约 1 mm，边缘清楚，以肺内侧多见，肺门影不大，肺纹理无明显变化，病程进展缓慢[15]。

九、预防

首先需要降低工作环境中金属及其化合物的粉尘浓度，加快研磨、切割等流程机械化、自动化建设，建立健全粉尘监测、安全检查制度。加强劳动者的职业卫生培训，严格执行佩戴防护口罩等措施。对岗前和在岗人员定期拍摄胸片，对已脱离粉尘作业者应定期随访。有上呼吸道疾病、支气管肺部疾患特别是心血管疾病者不应接触粉尘作业。加强个人防护，加强体育锻炼等。

（李宝平　侯博文　汪　伟）

第四节　职业性刺激性化学物所致慢性阻塞性肺疾病

一、概述

慢性阻塞性肺疾病（chronic obstructive pulmonary disease，COPD）简称慢阻肺，是全球关注的慢性呼吸系统疾病，也是我国常见的多发病、慢性病之一。COPD 的定义是一种慢性气道阻塞性疾病的统称，以持续存在的气流受限为特点，常呈进行性发展，伴有气道和肺对有毒颗粒或气体所致慢性炎性反应的增强。据调查，我国北部及中部地区 15 岁以上人群中 COPD 患病率为 3%，估计全国有 2500 万人罹患此病。每年因 COPD 死亡的人数达 100 万，致残人数达 500 万 ~ 1000 万。

职业接触刺激性烟、雾、尘、气体是 COPD 不可忽视的重要病因。职业性刺激性化学物致慢性阻塞性肺疾病是指在职业活动中长期从事刺激性化学物高风险作业引起的以肺部化学性慢性炎性反应、继发不可逆的阻塞性通气功能障碍为特征的呼吸系统疾病。其中刺激性化学物是指由于自身特性，在小剂量即可对生物体黏膜、皮肤产生刺激毒性的化学物，包括氯气、H_2S 和 SO_2 等有害气体，矿尘、二氧化硅尘、煤尘、熔炉挥发的刺激性气体和烟雾如金属气体、金属氧化物、碳化物、硫化物和氮化物，以及多环芳香烃、石棉、铁末粉尘和焦炉逸散物等[16]。

二、发病机制

国内外对 COPD 的影响因素研究较多，但迄今为止，其发病机制仍不完全清楚。研究报道涉及炎症机制、氧化应激 / 抗氧化失衡机制、蛋白酶 / 抗蛋白酶失衡、细胞衰老与凋亡等。

（一）炎症机制

COPD 是以气道、肺实质、肺血管的慢性炎症为特征的病理改变。当机体吸入有害颗粒及气体时，可引起多种炎症细胞参与，同时释放多种炎性介质共同作用导致肺部不可逆性损伤。其中炎性细胞包括巨噬细胞、中性粒细胞以及 Tc1、Th1、Th17 及 ILC3 淋巴细胞等。激活的炎症细胞释放多种炎性介质作用于气道上皮细胞。在 COPD 患者体内，炎症对组织的损害是不中断的，即使患者戒烟后，炎症反应仍持续存在。有研究发现，巨噬细胞可能被香烟烟雾提取物激活，释放炎性介质，包括肿瘤坏死因子（TNF）-α、白细胞介素 -8、其他 CXC 趋化因子、单核细胞趋化肽（MCP）-1、LTb4 和活性氧。此外，肺泡巨噬细胞还可分泌弹性溶解酶，包括 MMP-2、MMP-9、MMP-12、组织蛋白酶 K、L 和 S 以及从中性粒细胞中提取的中性粒细胞弹性蛋白酶。

（二）氧化应激 / 抗氧化失衡机制

生理条件下，机体氧化与抗氧化保持动态平衡；病理状态下，则氧化与抗氧化失衡，产生氧化应激，引起脂质过氧化、蛋白质修饰、DNA 损伤，并激活 NF-κB 等体内调节氧化剂及促炎因子生成的转录因子，启动炎症反应，而炎症反应可进一步促进氧化应激。氧化物负荷的增加可通过激活核因子 E2 相关因子（nuclear factor erythroid 2-related factor2, Nrf2）启动抗氧化和抗炎基因的表达。研究表明，吸烟者和 COPD 患者肺部氧化产物及全身性氧化应激标记物（氧化型低密度脂蛋白、丙二醛等）显著高于非吸烟健康人群，且在急性加重期间有更高水平的上升[17]。

（三）蛋白酶 / 抗蛋白酶失衡

蛋白酶对组织有损伤、破坏作用，而抗蛋白酶对弹性蛋白酶具有抑制功能。直接证据是 α_1- 抗蛋白酶的缺乏可使蛋白酶与抗蛋白酶失衡，产生肺气肿。除中性粒细胞及巨噬细胞是肺部蛋白酶的主要来源外，基质金属蛋白酶家族（MMPs）在 COPD 的致病过程中也发挥重要作用。MMPs 几乎可以降解细胞外基质（ECM）的所有成分。目前已发现多个 MMPs 成员参与 COPD 的过程。其中 MMP-1 通常由成纤维细胞产生，MMP-8 主要由中性粒细胞表达，这两者具有胶原酶活性，可破坏肺泡间隔的正常结构；MMP-9 可由巨噬细胞、中性粒细胞、上皮细胞产生，不仅能降解 ECM，还可通过产生 *N*- 乙酰脯氨酸 – 甘氨酸 – 脯氨酸去化因子激活免疫反应。MMP-12（也称为巨噬细胞弹性蛋白酶）可将弹性蛋白降解成片段，而这些片段又对单核细胞和成纤维细胞有趋化作用，促进炎症反应，加速肺组织的损伤。目前也已发现 MMP-12 中的单核苷酸多态性可作为 COPD 的保护因素。

（四）细胞衰老与凋亡

细胞衰老是一种不可逆的细胞周期停滞状态，是正常的生理现象，可以分为复制型细胞衰老以及早发型细胞衰老。细胞凋亡又称程序性死亡，是由基因控制的细胞自主、有序的死亡，是机体清除不必要受损细胞的一种病理生理过程。与凋亡细胞相反，衰老细胞具有代谢活性，并可能通过多种炎症蛋白的分泌影响其他细胞，称为衰老相关分泌物表型（senescence-associated secretory phenotype，SASP）。随着年龄的增长，机体内衰老细胞的累积导致 SASP 诱导的促炎症状态在各种年龄相关的疾病中起着重要作用。目前，关于细胞衰老参与 COPD 的机制有氧化应激、端粒缩短、线粒体功能障碍、激活 mTOR 信号转导、抗衰老分子减少、干细胞衰竭及 DNA 损伤修复缺陷。据报道，肺气肿患者凋亡细胞清除缺陷致使肺部炎症持续存在，增加了患者急性加重的风险，也是导致患者肺功能进行性下降的重要原因之一。

三、病理与生理学改变

COPD 的特征是影响中央和外周气道、肺实质和肺泡以及肺血管的慢性炎症。反复损伤和修复导致结构和生理改变。肺部炎症和结构改变随疾病加重而增加，戒烟后持续存在。这些改变主要包括气道狭窄和重塑、杯状细胞数量增多、中央气道黏液分泌腺增大、肺泡消失，以及最终血管床改变导致肺动脉高压。有证据显示，宿主对吸入性刺激物的反应可产生炎症反应，导致气道、肺泡和肺血管发生变化。激活的巨噬细胞、中性粒细胞和白细胞是这一过程的重要细胞。氧化应激和蛋白酶过多会加剧慢性炎症的影响[18]。气道重塑会使管径小于 2 mm 的气道上皮、黏膜固有层、平滑肌和外膜增厚，导致通畅的终末和过渡细支气管进行性消失。弹性蛋白分解以及随后的肺泡完整性丧失会导致肺气肿[19]。纤毛功能异常以及杯状细胞变大、数量增加导致黏液过度分泌。

COPD 的生理学定义是气道阻力增加。弹性回缩力下降、肺实质纤维化改变以及气道腔被分泌物阻塞均会促使气道阻力增加。呼气气流受限促使过度充气的发生。过度充气和肺实质破坏使 COPD 患者更容易缺氧，在活动时尤其明显。进行性缺氧导致血管平滑肌增厚，继而出现肺动脉高压，一旦出现肺动脉高压这种晚期变化，提示预后不良。随着疾病进展，气体转移减少也可能导致高碳酸血症[20]。

四、诊断

（一）诊断要求

1. 诊断原则　根据长期高风险的职业性刺激性气体密切接触史、相应的呼吸系统损害临床表现和实验室检查结果，以及发病、病程与职业暴露的关系，结合工作场所动态职业卫生学调查和检测 / 监测资料、职业健康监护资料，综合分析职业病因权重，排除其他非职业病危害因素的影响，方可做出诊断。

2. 诊断依据　《职业性刺激性化学物所致慢性阻塞性肺疾病的诊断》（GBZ/T 237-2011），确定诊断一般应具备下列条件：

（1）有长期高风险职业性粉尘或刺激性化学物接触史。

（2）上岗前无慢性呼吸系统疾病史。

（3）发病早期症状的发生、消长与工作中接触粉尘或刺激性化学物密切相关。

（4）慢性咳嗽、咳痰，伴进行性劳力性气短或呼吸困难。肺部听诊：双肺呼吸音明显增粗，肺气肿时呼吸音减低，可闻及干湿啰音。

（5）X 线胸片可显示双肺纹理明显增多、增粗、紊乱，延伸至外带。可见肺过度充气征。

（6）除外已知原因的慢性咳嗽及心肺疾患。

（7）无明确长期吸烟或其他非职业性致病因素暴露史。

（8）肺功能存在持续性气流受限，应用支气管扩张剂后 $FEV_1/FVC<70\%$。

3. 诊断分级　在满足上述基本条件的基础上，根据 FEV_1 占预计值的百分比将职业性 COPD 分为四度：

（1）轻度：$FEV_1\geqslant 80\%$ 预计值。

（2）中度：$50\%\leqslant FEV_1\leqslant 80\%$ 预计值。

（3）重度：30%≤FEV_1≤50% 预计值。

（4）极重度：FEV_1<30% 预计值；或 FEV_1≤50% 预计值，伴慢性呼吸衰竭[16]。

（二）肺功能检查

肺功能检查是诊断慢阻肺和监测疾病进展的首要检查，也是判断气流受限最为客观且可重复性最好的方法。应在足量给予至少一种短效吸入支气管舒张剂后进行肺活量测定，以最大程度减小可变性。慢阻肺患者肺活量测定可见特征性改变，表现为 FEV_1 和 FEV_1/FVC 比值降低。存在气流受限的标准是吸入支气管舒张剂后 $FEV_1/FVC<0.70$。如果 FVC 难以测定，可以使用第 6 秒用力呼气容积（forced expiratory volume at 6 seconds，FEV_6）。

（三）影像学检查

胸部 X 线检查很少有诊断意义，但进行此检查有助于排除其他诊断。早期胸片一般无明显变化；疾病后期出现肺纹理增多、紊乱或稀疏等非特征性改变。偶可见双侧基底部的支气管血管影增多，这是支气管壁增厚的表现。肺门突出提示中心肺动脉扩张，可能是肺动脉高压的征象。肺心病的右心室扩大可被肺过度充气所掩盖，或表现为心影侵占胸骨后区，或与既往胸片相比心影横径增大。

胸部 CT 不但可以明确胸片检查不能明确的因素，而且可明确是否伴有合并症或并发症，如肺炎、尘肺病或肺癌。CT 可通过目测评分或肺密度分析，评估肺气肿的程度和分布。对 COPD 患者进行 CT 检查的适应证包括为评估肺减容术提供依据，排除其他胸片不能明确的并发症或合并症，疑诊肺癌的患者以及用于筛查肺癌[18]。

（四）其他辅助检查

1. 氧饱和度（SpO_2）监测和血气分析 当临床体征提示有呼吸衰竭或右心衰竭时，应监测外周 SpO_2，如果 SpO_2<92%，应进行动脉血气分析检查。

2. 痰液 对于频繁急性加重、严重气流受限和（或）急性加重以致需要机械通气的患者，应将痰液送培养。黄色或绿色痰是痰中有中性粒细胞的可靠证据，提示细菌定植或感染。

3. 血液 血红蛋白和血细胞比容对 COPD 的诊断价值很小，但是，如果患者伴有慢性缺氧，这项检查可表现为红细胞增多（血细胞比容 >48%）。如果患者患有贫血（非 COPD 引发），则会表现为异常严重的呼吸困难[21]。不同的白细胞计数可能有帮助。越来越多的证据表明，嗜酸性粒细胞增多提示对皮质类固醇有反应。

4. 超声心动图检查 此项检查对于评估右心室功能和肺动脉高压的严重程度意义重大。尤其对于怀疑合并左心室或瓣膜病变的患者更应行超声心动图检查。

5. 支气管肺泡灌洗液（BALF） 稳定期 COPD 肺组织中存在巨噬细胞及 $CD8^+T$ 淋巴细胞浸润。与健康非吸烟者相比，COPD 患者 BALF 中 $CD8^+T$ 细胞的百分比显著升高，而 $CD4^+T$ 细胞百分比明显减低。随着病情加重，嗜酸性粒细胞及嗜酸性粒细胞活化趋化因子及其受体的表达均增加。

五、临床表现

（一）症状

特征性症状是慢性和进行性加重的呼吸困难，咳嗽和咳痰。慢性咳嗽和咳痰常先于气流受限多年而存在，然而有些患者也可以无慢性咳嗽和咳痰的症状。

常见症状：① 慢性咳嗽：通常是晨起咳嗽，但随着疾病进展变为持续性。通常伴有咳痰，痰液的性质可能随着病情加重或者合并感染而改变。② 气短或呼吸短促：最初伴随运动发生，但可进展至静息时呼吸短促。患者可以出现说话不能成句。③ 咳痰：合并感染时痰量增多，常有脓性痰。④ 其他症状：病情较重者可能会出现扑翼样震颤、下肢水肿、疲劳、体重减轻、头痛、杵状指等。

（二）体征

COPD 患者早期体征可不明显，随疾病进展，可出现呼吸急促、慢性病容、肺气肿和肺源性心脏病的体征等。

体检可见胸廓形态异常，典型者呈桶状胸，呼吸变浅、频率增快、辅助呼吸肌参与呼吸运动，重症可见呼吸急促及胸腹矛盾运动，缩唇呼吸，呼吸困难加重时常采取前倾坐位。

叩诊可呈因呼气不完全造成的过度充气和气体陷闭所致的过清音。

听诊可闻及两肺呼吸音遥远，气流不畅，广泛的吸气相或呼气相哮鸣音。

六、并发症

（一）右心功能不全

当慢阻肺并发慢性肺源性心脏病失代偿时，可出现食欲缺乏、腹胀、下肢（或全身）水肿等体循环淤血相关的症状。

（二）呼吸衰竭

呼吸衰竭多见于重症慢阻肺或急性加重的患者，由于通气功能严重受损而出现显著的低氧血症和二氧化碳潴留（Ⅱ型呼吸衰竭），此时患者可有明显发绀和严重呼吸困难；当二氧化碳严重潴留，呼吸性酸中毒失代偿时，患者可出现行为怪异、谵妄、嗜睡甚至昏迷等肺性脑病的症状。

（三）自发性气胸

自发性气胸多表现为突然加重的呼吸困难、胸闷和（或）胸痛，可伴有发绀等症状[22]。

七、临床治疗

（一）治疗原则

职业性刺激性化学物致慢性阻塞性肺疾病患者，应脱离接触刺激性化学物的工作环境；尽量避免接触环境中刺激性烟、雾、尘等；急性加重期积极抗炎治疗、积极治疗并发症；病情稳定期以对症、支持治疗为主。

（二）药物治疗

减轻或控制症状，减少急性加重的频率和严重程度，改善患者的健康状况和运动耐量。根据病情确定个性化治疗方案。

1. 支气管舒张剂 控制 COPD 症状的主要措施。主要有 β_2 受体激动剂、抗胆碱药、甲基黄嘌呤类药物。首选吸入治疗，长效制剂方便、药效稳定，联合用药或复方制剂可以增强疗效，减少不良反应。

2. 糖皮质激素 不推荐对慢阻肺患者采用长期口服激素及单一吸入激素治疗。长期规律吸入激素治疗适用于 FEV_1 占预计值 %<50%（Ⅲ级和Ⅳ级）且有临床症状及反复加重的 COPD 患者。吸入激素和 β_2 受体激动剂联合应用较分别单用的效果好。

3. 磷酸二酯酶 -4 抑制剂 罗氟司特是一种口服磷酸二酯酶 -4 抑制剂，可抑制 cAMP 分解，能够改善肺功能，并降低症状加重的可能性。然而，其对生活质量或症状几乎没有改善作用。

4. 其他药物 包括祛痰药物、抗氧化剂、免疫调节剂、疫苗和中医药等。

（三）氧疗

符合以下条件的COPD稳定期患者可长期家庭氧疗，能够提高慢性呼吸衰竭患者的生存率，对血流动力学、血液学特征、运动能力、肺生理和精神状态都会产生有益的影响[18]。

PaO_2≤7.3 kPa（55 mmHg）或SaO_2≤88%（3周内出现两次，无论有无高碳酸血症）；或者PaO_2在7.3 kPa（55 mmHg）和8.0 kPa（60 mmHg）之间或SaO_2为88%。

（四）手术

手术治疗（肺大疱切除术、肺减容术和肺移植）是COPD治疗的最后一步。采取手术治疗是为了改善肺动力、提高运动依从性和生活质量[23]。气流受限非常严重的患者需接受肺减容术，特别是局限性上叶病变且运动耐量低于正常的患者。对于存在呼吸困难且CT显示巨大肺大疱占据至少30%胸腔的COPD患者，肺大疱切除术是一种选择。肺移植可以改善生活质量和功能容量。但是，肺移植似乎不能产生生存获益。

（五）肺康复

肺康复项目包括有氧运动、力量训练和宣教。如果患者接受支气管舒张剂治疗后仍有症状，应启动肺康复项目，建议在病程早期当患者日常活动或在平坦路面行走出现呼吸短促时开始进行。肺康复训练可缓解呼吸困难和疲劳、改善情绪功能，并能较大程度增强控制感，并将其改善到具有临床意义的程度。患者在因COPD急性加重入院治疗后进行大量肺康复训练能降低再次入院的风险、改善与健康相关的生活质量，并降低病死率。肺康复项目还可减少COPD相关抑郁和焦虑的发生，并降低COPD患者的住院率[24]。

（六）患者教育和自我管理

对所有患者进行关于疾病病程、急性加重或失代偿时症状方面的教育，使其对疾病的预期、治疗和预后不致过于乐观。目前没有药物可以修复长期下降的肺功能，药物治疗的主要目标是控制症状和预防并发症。

一项评价发现，若在自我管理干预措施中纳入针对COPD急性加重的行动计划，则可改善卫生健康相关的生活质量，并可减少由呼吸问题所致的入院次数。

自我管理计划应包含以下各方面的个体化建议：呼吸困难和压力管理技巧、节省能量、避免恶化因素、如何监测症状、如何管理恶化症状，以及在加重时使用的联系信息。

八、鉴别诊断

应注意与职业性COPD临床表现相似的疾病进行鉴别，如支气管哮喘、支气管扩张症、充血性心力衰竭、肺结核和弥漫性泛细支气管炎等。对一些慢性哮喘患者，不易与COPD进行清晰鉴别。慢性阻塞性肺疾病全球倡议（GOLD）提出哮喘-慢阻肺重叠综合征（ACOS）的概念，ACOS病情一般较重，肺功能下降快，急性加重反复发生，预后差[18]。

九、预防

（一）一级预防

对于存在刺激性烟雾尘气体的企业，应改进工艺，提高机械化、自动化、密闭化作业程度；完善全面通风、局部通风等通风排毒设施。工作人员应加强自我防范意识，加强个人防护，正确佩戴防毒口罩等个人防护用品。出现刺激性气体紧急泄漏等突发事件时，应及时撤离到上风口空旷位置，避免反复高浓度暴露导致的气道损伤。依法开展职业健康体检，对个体敏感者、有呼吸系统基础疾病伴肺功能异常等职业禁忌者，宜尽早脱离刺激性气体接触。

（二）二级预防

对所有慢阻肺患者，强烈推荐接种流感疫苗和肺炎链球菌疫苗。对于部分患者，可能需要补充钙和使用其他药物预防或治疗骨质疏松症，特别是对于长期接受皮质类固醇治疗的女性。对所有患者推荐进行体育活动。

（周云芝　秦　芳　李宝平）

第五节　职业性硬金属（钨、钛、钴）肺病

一、概述

硬金属的生产和使用始于1920年的德国，它是以碳化钨（≥80%）为主要成分，金属钴（5% ~ 20%）作为黏结剂，并加入少量镍、钛等金属，经粉末冶金工艺制成的一类超硬合金[25]。我国是硬金属生产大国，硬金属产量约占世界硬金属生产总量的40%。硬金属工具应用较广，可用于高速切削、钻空、研磨以及抛光其他金属或硬质材料。硬金属肺病是指由于反复或长期吸入硬金属粉尘引起的肺间质性疾病，其特征性病理改变为巨细胞间质性肺炎[26]。

1987年我国学者李弥图提出了“硬质合金肺病”的概念。吸入钨和钴等硬金属粉尘引起的相关间质性肺疾病被称为硬金属肺疾病（hard metal lung disease，HMLD）。2013年12月23日，国家卫生计划生育委员会、人力资源社会保障部、安全监管总局、全国总工会4部门联合印发《职业病分类和目录》，硬金属肺病作为新增职业病被列为我国法定职业病之一。

二、发病机制

对于硬金属肺病的发病机制，目前有多种观点：巨噬细胞通过CD163吞噬碳化钨颗粒，细胞毒性T细胞在HMLD的纤维化过程中发挥重要作用；钴、碳化钨与氧作用，形成损伤机体的活性氧类物质；硬金属能增加NO合成酶的活性，对氧化应激产生影响；硬金属中的钴可作用于线粒体脱氢酶，抑制细胞呼吸；另有学者认为钴引起肺纤维化的机制，系由吸入的硬金属微粒中的钴溶于肺泡细胞外富于蛋白的液体，这种含钴液体的吸收可能通过抑制酮酸氧化作用引起细胞缺氧而导致细胞死亡，最后由纤维化所代替。

近年来较多的研究认为硬金属的毒性是因为生成了活性氧自由基（ROS），Moorhouse等认为硬金属粉尘的毒性来自于羟基自由基，由于钴取代了二价铁，而形成类Fenton反应。Zanetti等认为ROS的形成是钴和碳化钨粒子共同作用的结果。钴本身难于被氧化，在单独存在的条件下，较难与氧发生反应。碳化钨是惰性物质，但可作为电子传递体，当钴和碳化钨同时存在时，钴的电子传递到碳化钨颗粒的表面，氧得电子形成氧自由基，钴被氧化生成钴离子，进而增强了钴的溶解度及生

物利用度。钴离子通过血液进入身体各部位，形成活性氧物质进而对身体产生影响。体外实验表明，硬金属粉尘能够产生大量活性氧物质，促进脂质过氧化[27]。

三、病理与生理学改变

巨细胞间质性肺炎（GIP）样改变是硬金属肺病的特征性病理改变，肺泡腔内可见巨噬细胞和大量的多核巨细胞聚集，多核巨细胞胞质不均匀，其内可见被吞噬的炎症细胞和较小的多核巨细胞，病变多位于围绕细支气管周围的间质。但 GIP 并不是硬金属肺病所特有，查不到多核巨细胞也不能排除硬金属肺病的诊断。其他组织病理学改变包括：过敏性肺炎样改变、结节病样肉芽肿改变、肺间质纤维化及蜂窝肺等多种组织学改变。为提高肺组织病理检查阳性率，应注意挑选病变密集部位，尽量避开纤维化严重的区域[26]。

硬金属肺病的发病和预后与硬金属粉尘接触剂量和持续时间没有相关性，过敏反应和个体易感性在发病中起作用，与过敏性肺炎或慢性铍病相类似。部分患者在组织病理学上具有过敏性肺炎的表现，提示二者合并存在。

四、诊断

诊断标准依据《职业性硬金属肺病的诊断》（GBZ290-2017）：

（一）职业史

有明确的反复或长期吸入硬金属粉尘的职业接触史。如果硬金属粉尘接触史不明确，可行下列实验室检测，符合其中一项者可确诊：

1. 测定所接触粉尘中含有钨、钴成分。
2. 肺组织或肺泡灌洗液中检测出钨、钴成分。

（二）具有相应的呼吸系统临床表现

1. 多数患者慢性起病，出现不同程度的咳嗽、咳痰、胸闷或胸部紧束感、进行性呼吸困难等症状。肺部可闻及爆裂音、捻发音或哮鸣音。
2. 部分患者表现为过敏性哮喘和过敏性肺炎，参照 GBZ57 和 GBZ60 诊断。

（三）肺部影像学表现

1. 胸部 X 线 急性期典型改变为双肺野磨玻璃样改变，可见边缘模糊的粟粒样或腺泡状小结节影，或片状致密影。慢性期主要表现为线状、细网状或网结节影。晚期或严重病例可见弥漫性间质纤维化、牵拉性支气管扩张及蜂窝状肺。

2. 高分辨率 CT（HRCT） 急性期可表现为肺野薄雾状密度减低或磨玻璃影、斑片状影、弥漫模糊小结节影。慢性期可见磨玻璃影、线条影、网格影、小结节影及实变影，可局限或弥漫分布。可见小叶间隔不规则增厚，支气管血管束增粗、僵直、扭曲，不规则索条影，局限性肺气肿征，晚期可见囊状影和（或）蜂窝样改变。

（四）肺组织病理学检查

特征性病理表现为巨细胞间质性肺炎（GIP）样改变，少数表现为其他间质病变。

需要同时符合（一）（二）（三）方可诊断为硬金属肺病，如仍不能明确，需加做（四）[26]。

（五）实验室检查

钴为硬金属肺病主要致病因素，主要经尿液排泄。尿钴不仅体现机体内暴露剂量，而且与作业场所钴尘暴露浓度平行，所以尿钴可作为硬金属肺病的生物标志物。目前我国尚未制订尿钴生物接触限值。日本 JSOH 尿钴生物接触限值（BEIs）为：工作周末班末尿钴 35 μg/L。美国 ACGIH 尿钴生物接触限值为：工作周末班末尿钴 15 μg/L。

五、临床表现

根据国内外资料，硬金属肺病通常在暴露后 10 ~ 20 年发病，平均为 12.6 年。国内报道病例发病时间为 3 ~ 9 年。

（一）皮肤损害

硬金属粉尘所造成的皮肤损害包括皮肤过敏和刺激性皮炎，大部分工人在接触 1 年内即可发病，以红斑样丘疹为特征，主要发生在皮肤摩擦处，多见于脚踝、肘部及颈部等部位。

（二）呼吸系统损害

临床上硬金属粉尘引起的呼吸系统疾病主要包括上呼吸道刺激症状、职业性哮喘和间质性肺部疾病。

1. 职业性哮喘 硬金属粉尘所致哮喘主要发生在工作期间，可出现于暴露后 48 小时，症状表现为喘息、咳嗽、胸部紧束感及气短等，听诊可闻及哮鸣音。但在周末或节假日一般无症状。肺功能试验和支气管激发试验证实。其机制可能是钴与白蛋白结合，形成钴结合蛋白，后者作为半抗原，促使 IgE 升高，引起 I 型超敏反应。关于硬金属所致哮喘，除依据职业史和临床表现外，还应做皮肤和血清学试验及特异的支气管激发试验。

2. 肺间质纤维化 硬金属所致的肺间质疾病可以在暴露后的 2 年发病，但通常在暴露后 10 ~ 20 年发病，平均为 12.6 年。国内报道病例发病时间为 3 ~ 9 年。在硬金属作业工人中，HMLD 患病率为 0.13%~3.8%。HMLD 初期主要表现为过敏性肺泡炎，可出现鼻炎、咳嗽、胸部紧束感、进行性呼吸困难、虚弱、食欲减退和体重减轻等症状，如离开作业环境，症状、体征可消失，重复接触、致敏可发展为不可逆的肺间质纤维化。早期影像学表现为两肺磨玻璃影、实变影和弥漫性小结节影，晚期表现为广泛的网状影、囊状阴影和牵引性支气管扩张[28]。

六、并发症

硬金属中的钴可能对心肌功能产生影响。另外，近年来大量体外实验和动物实验表明，钴及其化合物可能导致癌症的发生[29]。

七、临床治疗

目前尚无特殊治疗药物。一经确诊，需要尽早脱离硬金属作业环境。与过敏有关的患者，根据病情，早期可适量使用糖皮质激素治疗，并给予吸氧、抗过敏、抗感染、止咳、平喘、抗纤维化等对症处理[30]。

有文献报道，糖皮质激素治疗后患者的临床症状可缓解，胸部影像学异常可改善甚至完全吸收。硬金属肺病早发现、早脱离、早治疗，多可治愈，重症患者或反复发作、迁延不愈的患者多有肺功能损伤。

八、鉴别诊断

应注意与其他病因引起的间质性肺病、结节病、慢性铍病、间质性肺炎等进行鉴别。

九、预防

硬金属肺病的预防最重要的是减少接触硬金属粉尘，改进硬金属生产工艺，提高机械化、自动化、密闭化程度，避免扬尘。加强生产环境通风除尘，如需人工作业，需增加局部密封罩和局部通风装置，尽可能地降低职工暴露水平。由于硬金属致病与个体敏感性关系密切，建议通过上岗职业健康检查筛查有过敏病史者。在岗期间进行职业健康检查，对有呼吸系统症状或 X 线胸片发现异常者，应注意动态观察，及时调离。

参考文献

[1] 王平，邵池，黄慧，等. 成人过敏性肺炎诊断临床实践指南摘译. 中华结核和呼吸杂志，2020，43（10）：896-899.

[2] RaghuG，Remy-JardinM，RyersonCJ，et al. Diagnosis of hypersensitivity pneumonitis in adults. An official ATS/JRS/ALAT clinical practice guideline. Am J Respir Crit Care Med，2020，202（3）：e36-e69.

[3] GBZ 60—2014. 职业性过敏性肺炎的诊断. 2014.

[4] 孙丽娜，张莹，马伟虎，等. 过敏性肺炎的研究进展. 慢性病学杂志，2020，21（9）：53-57.

[5] 周珊，刘钊，郭宁，等. 职业性过敏性肺炎研究进展. 职业与健康，2015，31（15）：2147-2149.

[6] GBZ 57-2019. 职业性哮喘的诊断. 2019.

[7] 王超. 变应性哮喘与非变应性哮喘发病机制的差异. 国际儿科学杂志，2020，47（12）：866-870.

[8] 李烁，陈小梅，钱迪. 过敏性哮喘病理生理学机制研究进展. 中国误诊学杂志，2011，11（18）：4304-4305.

[9] 彭仁和. 认识职业性哮喘. 湖南安全与防灾，2015（4）：38-39.

[10] 中华医学会呼吸病学分会哮喘学组，中国哮喘联盟. 支气管哮喘急性发作评估及处理中国专家共识. 中华内科杂志，2018（1）：4-14.

[11] GBZ 292-2017. 职业性金属及其化合物粉尘（锡、铁、锑、钡及其化合物等）肺沉着病的诊断. 2017.

[12] 张伊莉，陈育全，刘薇薇，等. 金属粉尘肺沉着病研究进展. 中国工业医学杂志，2016，29（1）：53-57.

[13] 陈育全，林毓嫱，刘薇薇，等. 锑及其化合物粉尘肺沉着病的研究概况. 职业卫生与应急救援，2015，33（6）：425-428.

[14] 刘钊，徐应军，李宝平，等. 锡、铁、锑、钡及其化合物等致尘肺沉着病研究进展. 职业与健康，2015，31（1）：125-127.

[15] 毛翎，周泽深，陈小维，等. 3 例含铁颜料制造工尘肺报告. 中国职业医学，2005，32（4）：34-35.

[16] GBZ/T 237—2011. 职业性刺激性化学物致慢性阻塞性肺疾病的诊断. 2011.

[17] 李锋，周新 . 慢性阻塞性肺疾病的发病机制研究进展 . 中国呼吸与危重监护杂志，2019，18（1）：88-92.

[18] GOLD Executive Committee. Global strategy for the diagnosis，management and prevention of chronic obstructive pulmonary disease：2021 report. [Internet] . 2021.

[19] Eapen MS，Sohal SS. Update on the pathogenesis of COPD. New England Journal of Medicine，2019：2483-2484.

[20] O'donnell DE，Revill SM，Webb KA. Dynamic hyperinflation and exercise intolerance in chronic obstructive pulmonary disease. American journal of respiratory and critical care medicine，2001，164（5）：770-777.

[21] National Institute for Health and Care Excellence. Chronic obstructive pulmonary disease in over 16s：diagnosis and management. 2019 [internet publication] .

[22] 中华医学会呼吸病学分会慢性阻塞性肺疾病学组，中国医师协会呼吸医师分会慢性阻塞性肺疾病工作委员会 . 慢性阻塞性肺疾病诊治指南（2021 年修订版）. 中华结核和呼吸杂志，2021，44（3）：170-205.

[23] van Agteren JEM，Hnin K，Grosser D，et al. Bronchoscopic lung volume reduction procedures for chronic obstructive pulmonary disease. Cochrane Database of Systematic Reviews，2017，3（2）.

[24] 李长桂，贺斌峰，孙晓容 . 肺康复训练改善慢性阻塞性肺疾病患者焦虑抑郁的研究进展 . 中华肺部疾病杂志（电子版），2021，14（3）：380-383.

[25] Okuno K，Kobayashi K，Kotani Y，et al. A case of hard metal lung disease resembling a hypersensitive pneumonia in radiological images. Internal medicine（Tokyo，Japan）. 2009，49（12）：1185-1189.

[26] GBZ 290-2017. 职业性硬金属肺病的诊断 . 2017.

[27] 刘尚军，李西西，罗英男，等 . 硬金属粉尘职业暴露危害的研究进展 . 实用预防医学，2016，23（4）：509-512.

[28] Sisodia SM，Bendale K，Khan WAZA，et al. Giant cell interstitial pneumonia：an unusual finding in a case of preoperative death. The American journal of forensic medicine and pathology，2013，34（2）：110-114.

[29] Linna A，Oksa P，Groundstroem K，et al. Exposure to cobalt in the production of cobalt and cobalt compounds and its effect on the heart. Occupational and environmental medicine，2004，61（11）：877-885.

[30] 谢丽庄，王鑫，许忠杰，等 . 钴，钨及其化合物毒性与硬金属肺病 . 职业卫生与应急救援，2015，33（6）：416-419.

（李宝平　侯博文　汪　伟）

第六章

化学物质与职业病

第一节　矿山化学物质的类型及来源

一、瓦斯

瓦斯（gas）是古代植物在堆积成煤的初期，由纤维素和有机质经厌氧菌的作用分解而成。在高温、高压的环境中，在成煤的同时，由于物理和化学作用，继续生成瓦斯。瓦斯是无色、无味的气体，对空气的相对密度是 0.554，在标准状态下瓦斯的密度为 0.716 kg/m^3。瓦斯的渗透能力是空气的 1.6 倍，难溶于水，不助燃也不能维持呼吸，达到一定浓度时，能使人因缺氧而窒息，并能发生燃烧或爆炸。瓦斯在煤体或围岩中是以游离状态和吸着状态存在的[1]。

广义上，矿井瓦斯是煤矿生产过程中，从煤、岩内涌出的以甲烷为主的各种有害气体的总称。主要成分是烷烃，其中甲烷占绝大多数，另有少量的乙烷、丙烷和丁烷，此外一般还含有硫化氢、二氧化碳、氮气和水，以及微量的惰性气体，如氦和氩等。在标准状况下，甲烷至丁烷以气体状态存在，戊烷以上为液体。如遇明火，即可燃烧，发生“瓦斯”爆炸，直接威胁着矿工的生命安全。瓦斯中甲烷所占比重最大，在 80% 以上，所以狭义上的矿井瓦斯单指甲烷，瓦斯爆炸即为甲烷燃烧的放热反应，化学方程式为：

$$CH_4 + 2O_2 \xlongequal{\text{点燃}} CO_2 + 2H_2O$$

矿井瓦斯爆炸是一种热 - 链式反应（也叫链锁反应）。当爆炸混合物吸收一定能量（通常是引火源给予的热能）后，反应分子的链即行断裂，离解成两个或两个以上的游离基（也叫自由基）。这类游离基具有很大的化学活性，成为反应连续进行的活化中心。在适合的条件下，每一个游离基又可以进一步分解，再产生两个或两上以上的游离基。这样循环不已，游离基越来越多，化学反应速度也越来越快，最后就可以发展为燃烧或爆炸式的氧化反应。所以，瓦斯爆炸就其本质来说，是一定浓度的甲烷和空气中的氧气在一定温度作用下产生的激烈氧化反应。

瓦斯爆炸产生的高温高压，促使爆源附近的气体以极大的速度向外冲击，造成人员伤亡，破坏巷道和器材设施，扬起大量煤尘并使之参与爆炸，产生更大的破坏力。另外，爆炸后生成大量的有害气体，可造成人员中毒死亡。

（一）瓦斯爆炸的三要素

瓦斯爆炸的条件是一定浓度的瓦斯、高温火源的存在和充足的氧气，三者缺一不可。

1. 瓦斯浓度 瓦斯爆炸有一定的浓度范围，空气中瓦斯遇火后能引起爆炸的浓度范围称为瓦斯爆炸界限。瓦斯爆炸界限为5%～16%。当瓦斯浓度低于5%时，遇火不爆炸，但能在火焰外围形成燃烧层；而当浓度高于5%时，瓦斯爆炸的可能性逐渐升高；当瓦斯浓度介于9%～9.5%时，瓦斯和氧充分混合，会产生最强的爆炸威力；当瓦斯浓度在16%以上时，则失去其爆炸性，但在空气中遇火仍会燃烧。瓦斯爆炸界限并不是固定不变的，还受温度、压力以及煤尘、其他可燃性气体、惰性气体的混入等因素的影响。

2. 引火温度 瓦斯的引火温度，即点燃瓦斯的最低温度。一般认为，瓦斯的引火温度为650～750 ℃。但受瓦斯的浓度、火源的性质及混合气体的压力等因素影响而变化。当瓦斯含量在7%～8%时，最易引燃；当混合气体的压力增高时，引燃温度即降低；在引火温度相同时，火源面积越大，点火时间越长，越易引燃瓦斯。高温火源的存在，是引起瓦斯爆炸的必要条件之一。在矿井下，电气火花、违章放炮、煤炭自燃、明火作业、杂散电流、赤热的金属表面、撞击或摩擦等都能使瓦斯引爆火源。另外，火柴的明火温度可达1 200 ℃，点燃香烟温度600～800 ℃，它们都可成为瓦斯引爆的火源。

3. 氧气浓度 实践证明，空气中的氧气浓度降低时，瓦斯爆炸界限随之缩小，当氧气浓度减小到12%以下时，瓦斯混合气体即失去爆炸性。这一性质对井下密闭的火区有很大影响，在密闭的火区内往往积存大量瓦斯，且有火源存在，但因氧气浓度低，并不会发生爆炸。如果有新鲜空气进入，使氧气浓度达到12%以上，就可能发生爆炸。因此，对火区应严加管理，在启封火区时更应格外慎重，必须在火熄灭后才能启封。

（二）瓦斯的危害

1. 窒息 甲烷虽然无毒，但如果其浓度超过57%，使空气中氧气浓度降低至10%以下，此时如果人员误入其中，短时间内就会因缺氧而昏迷、窒息，直至死亡。

2. 瓦斯爆炸 产生高温高压火源、冲击波，造成人员伤亡，破坏矿井设施及设备，产生有毒有害气体。

（1）高温危害：在密闭的空间里，当瓦斯浓度为9.5%时，爆炸时产生的瞬间温度可达2150～2650 ℃，这样高的温度不仅会烧伤人员、烧毁设备，还可能点燃木材、支架和煤尘，引起井下火灾和煤尘爆炸事故，扩大灾情。

（2）高压危害：经实验和理论计算，瓦斯爆炸的气体压力是爆炸前的7～10倍。气体压力的骤然增大，将形成强大的冲击波（每秒几百米至几千米）向前冲击，从而推倒支架、损坏设备，使巷道或工作面顶板坍塌，对人员造成直接或间接损伤。如果产生二次爆炸，破坏力将会更猛烈。

（3）有毒有害气体危害：甲烷爆炸后，不仅空气中的氧气含量大大减少，而且会产生大量有毒有害气体，使大批人员窒息、中毒甚至死亡。据分析，瓦斯爆炸后的气体中，氧气占6%～10%，氮气占82%～88%，二氧化碳占4%～8%，一氧化碳占2%～4%。而当空气中一氧化碳浓度达到0.4%时，就会使人中毒死亡；当氧浓度降低到10%～12%时，人就会失去知觉，窒息而死。倘若有煤尘参与爆炸，则生成的一氧化碳更多。在瓦斯爆炸所造成的伤亡事故中，一氧化碳中毒者往往占有很大的比重。

二、一氧化碳

井下一氧化碳的来源主要有以下几方面：

（一）瓦斯、煤尘爆炸

当瓦斯爆炸发生后，空气中一氧化碳浓度高达 2% ～ 4%；当煤尘爆炸发生后，空气中一氧化碳浓度一般为 2% ～ 3%，个别高达 8%。

（二）煤炭的氧化和火灾

当发生煤炭氧化自燃及井下外因火灾时，空气中一氧化碳浓度上升很快。在一般情况下，1 kg 煤燃烧可生成 2 m^3 的一氧化碳。同时，用水进行直接灭火时，也会生成大量的一氧化碳。

（三）采掘工作面的爆破作业

爆破后会生成大量一氧化碳。经测定，每千克硝铵炸药爆炸能生成 100 ～ 300 L 一氧化碳。

三、二氧化碳

二氧化碳主要来源：

1．动植物和微生物的呼吸作用所排出的二氧化碳。

2．早期碳酸类矿物分解生成的二氧化碳。

3．燃烧化石燃料生成的二氧化碳。

四、硫化氢

（一）物理性质

硫化氢是一种无色、有腐败鸡蛋气味的气体，密度比空气大，有剧毒。常温常压下可以 1∶2.6 的比例溶于水，其水溶液称为氢硫酸。

（二）化学性质

1．不稳定性 由于 H—S 键能较弱，300 ℃左右温度即可使硫化氢分解。

2．易燃 遇明火能引起燃烧甚至爆炸。

3．还原性 硫化氢是还原剂。

4．二元弱酸性 氢硫酸是二元弱酸，具有酸的通性。

（三）煤炭中硫化氢的成因

1．生物化学成因 指在微生物的作用下，有机质被分解而产生硫化氢，这种方式出现在煤化作用早期。

2．热化学成因 指当煤系中的硫酸盐和气态烃接触时，发生氧化还原反应，硫酸盐被还原，气态烃被氧化，产生硫化氢气体。

3．岩浆成因 由于地球内部硫元素的丰度远高于地壳，岩浆活动使地壳深部的岩石熔融并产生含硫化氢的挥发成分。

五、氮氧化物

氮氧化物指的是只由氮、氧两种元素组成的化合物。常见的氮氧化物有一氧化氮（NO，无色）、二氧化氮（NO_2，红棕色）、一氧化二氮（N_2O）、五氧化二氮（N_2O_5）等。其中除五氧化二氮常态下呈固体外，其他氮氧化物常态下都呈气态。作为空气污染物的氮氧化物（NO_x）常指 NO 和 NO_2。

氮氧化物（NO_x）种类很多，包括一氧化二氮（N_2O）、一氧化氮（NO）、二氧化氮（NO_2）、三氧化二氮（N_2O_3）、四氧化二氮（N_2O_4）和五氧化二氮（N_2O_5）等多种化合物。其中 NO 和 NO_2 是常见的大气污染物。

N_2O_3 和 N_2O_5 都是酸性氧化物，N_2O_3 的对应酸是亚硝酸（HNO_2），N_2O_3 是亚硝酸的酸酐；N_2O_5 的对应酸是硝酸，N_2O_5 是硝酸的酸酐。NO、N_2O、N_2O_4 和 NO_2 都不是酸性氧化物。

天然排放的 NO_x 主要来自土壤和海洋中有机物的分解，属于自然界的氮循环过程。人为活动排放的 NO，大部分来自化石燃料的燃烧过程，如汽车、飞机、内燃机及工业窑炉的燃烧过程；也来自生产、使用硝酸的过程，如氮肥厂、有机中间体厂、有色及黑色金属冶炼厂等。20 世纪 80 年代初，全世界每年由于人类活动向大气排放的 NO_x 约有 5300 万吨。NO_x 对环境的损害作用极大，既是形成酸雨的主要物质之一，也是形成大气中光化学烟雾的重要物质和消耗 O_3 的一个重要因子。

在高温燃烧条件下，NO_x 主要以 NO 的形式存在，最初排放的 NO_x 中 NO 约占 95%。但是，NO 在大气中极易与空气中的氧发生反应，生成 NO_2，故大气中 NO_x 普遍以 NO_2 的形式存在。空气中的 NO 和 NO_2 通过光化学反应，相互转化而达到平衡。在温度较高或有云雾存在时，NO_2 进一步与水分子作用形成酸雨中的第二重要酸分——硝酸（HNO_3）。当有催化剂存在时，如加上合适的气象条件，NO_2 转变成硝酸的速度加快。特别是当 NO_2 与 SO_2 同时存在时，可以相互催化，则形成硝酸的速度更快。

此外，NO_x 还可以因飞行器在平流层中排放废气，逐渐积累，而使其浓度增大。NO_x 再与平流层内的 O_3 发生反应生成 NO 与 O_2，NO 与 O_3 进一步反应生成 NO_2 和 O_2，从而打破 O_3 平衡，使 O_3 浓度降低，导致 O_3 层的耗损。

第二节　一氧化碳中毒

一氧化碳（carbon monoxide，CO）是无色、无臭、无刺激性的气体，对空气比重是 0.967，分子量 28.01，凝点 −207 ℃，沸点 −190 ℃，难溶于水，但易溶于氨水。在空气中燃烧呈蓝色火焰。一氧化碳是工业生产中分布最广的一种有毒气体。含碳物质不完全燃烧时能产生一氧化碳，如炼焦、化铁、制铜、炼钢、印刷、纤维、化工等工厂以及锅炉房等均有一氧化碳存在。在城市，由于各种内燃机动车排出的废气，导致在街道的空气中也能检出一氧化碳；家庭用煤气或天然气管道漏气、炉灶故障等皆可产生一氧化碳，从而造成中毒；冬季室内取暖，炉子如果没有烟囱或者烟囱失效，可导致一氧化碳弥散于室内，常造成中毒。煤矿中，煤的高温氧化可以产生一氧化碳，并能引起爆炸；矿井中瓦斯爆炸造成的伤害事故中，一氧化碳中毒者占很大比重。

一、CO 毒性与毒理作用

在日常生活或生产中，含碳物质不完全燃烧产生一氧化碳（CO），经人体吸入后，血液碳氧血红蛋白（HbCO）浓度升高，引起机体不同程度的缺氧表现，即为急性一氧化碳中毒。

CO 经呼吸道入肺，过肺泡入血，迅速与血红蛋白结合，形成碳氧血红蛋白，阻碍正常血红蛋白对 O_2 及 CO_2 的输送，引起组织缺氧及碳酸蓄积，形成内窒息。CO 与血红蛋白的亲和力比 O_2 大 200 ~ 300 倍，而碳氧血红蛋白的解离又比氧合血红蛋白慢 3600 倍。所以过量 CO 一旦进入血液，一方面可影响氧合血红蛋白的生成，另一方面血液中的碳氧血红蛋白又会减缓氧合血红蛋白向组织释放 O_2 的速度，从而加重组织缺氧程度而发生中毒。此外，CO 还可以与还原型细胞色素氧化酶的二价铁结合，直接抑制组织细胞的内呼吸。中枢神经系统对缺氧特别敏感，故首先受累而产生症状。这就是一氧化碳中毒的基本原因。空气中 CO 浓度在 0.23 mg/L 时，人吸入数小时后血液中大约形成碳氧血红蛋白 20%；在浓度 0.46 mg/L 时，经 4 小时碳氧血红蛋白可达 30%。当血中碳氧血红蛋白达全血红蛋白的 20% 时，即出现症状；达 30% 时，有头痛、头晕、疲劳及呼吸困难；达 40%~50% 时，渐呈意识恍惚，神志不清，甚至晕厥或虚脱；达 60%~70% 时，意识丧失、昏迷、呼吸微弱，以及死亡；达 80% 时，能急速致死。综上所述，CO 毒理作用特点首先是由于碳氧血红蛋白的形成和影响氧合血红蛋白的解离，从而干扰 O_2 的传递；其次是 CO 与肌球蛋白结合，影响 O_2 从毛细血管弥散到线粒体，CO 与线粒体中细胞色素 A 结合，阻断电子传递链，延缓还原型烟酰胺腺嘌呤二核苷酸（NADH）的氧化，于是 NADH 和 NAD+ 增加，造成脂肪酸合成增加烟酰胺腺嘌呤二核苷酸（NAD+）。

一氧化碳对各种动物的致死浓度：小白鼠为 2300 ~ 5700 mg/m^3，豚鼠为 1000 ~ 3300 mg/m^3，兔为 4600 ~ 17 200 mg/m^3，猫为 4600 ~ 45 800 mg/m^3，狗为 34 400 ~ 45 800 mg/m^3[1]。

二、临床表现

一氧化碳中毒的轻重与空气中一氧化碳浓度及吸入时间成正比。体力活动时，肺换气量增加，一氧化碳吸收速度也增快，故容易中毒；剧烈活动时，血中达到相同的一氧化碳饱和程度所需的时间相当于休息时的一半；年迈体弱伴有冠心病或贫血者易中毒；高温、低气压或现场同时存在其他有毒气体（氮氧化物、氰化氢、苯）时，中毒较迅速，后果也严重。空气中一氧化碳浓度与中毒症状的关系见表 6-1。

表 6-1 空气中不同浓度一氧化碳对人体的影响

空气中一氧化碳的含量	中毒的程度
0.02	2 ~ 3 小时发生头痛
0.04	1 ~ 2 小时出现头痛、恶心
0.08	约 40 分钟内发生头痛、头晕、恶心，2 小时内丧失意识或虚脱
0.16	20 分钟内头痛、头晕、恶心，2 小时内昏迷、虚脱或致死
0.32	5 ~ 10 分钟发生头痛、头晕，30 分钟昏迷或致死
0.64	1 ~ 2 分钟即头痛、眩晕，10 ~ 15 分钟昏迷以至死亡
1.28	1 ~ 3 分钟即能死亡

一氧化碳中毒致死的患者病理解剖所见：尸体可长时间不腐败；血液鲜红色，不易凝固；尸体皮肤一般呈鲜红色，肌肉也呈鲜红色；各脏器多见出血，脑出血更多，有时还能识别出脑软化灶；胸膜腔有渗出液，常有支气管肺炎；各脏器可见脂肪变性。一氧化碳对心血管系统的影响主要为心肌损害，可致动脉硬化，并可加重冠心病的发作，重度中毒者可致心肌片状坏死。

临床表现主要为缺氧，其严重程度与HbCO的饱和度呈比例关系。轻者有头痛、无力、眩晕、劳动时呼吸困难，HbCO饱和度达10% ~ 20%。症状加重，患者口唇呈樱桃红色，可有恶心、呕吐、意识模糊、虚脱或昏迷，HbCO饱和度达30% ~ 40%。重者呈深昏迷，伴有高热、四肢肌张力增强和阵发性或强直性痉挛，HbCO饱和度>50%。患者多有脑水肿、肺水肿、心肌损害、心律失常和呼吸抑制，可造成死亡。某些患者的胸部和四肢皮肤可出现水疱和红肿，主要是由于自主神经营养障碍所致。部分急性CO中毒患者于昏迷苏醒后，经2 ~ 30天的假愈期，会再度昏迷，并出现痴呆木僵型精神病、震颤麻痹综合征、感觉运动障碍或周围神经病等精神神经后发症，又称急性一氧化碳中毒迟发脑病。长期接触低浓度CO，可有头痛、眩晕、记忆力减退、注意力不集中、心悸等表现。

1. 急性中毒

（1）轻度中毒：中毒时间短，血液HbCO浓度介于10% ~ 20%。表现为中毒的早期症状，头晕、头胀痛、眼花、耳鸣、恶心、呕吐、全身乏力、心搏加快、嗜睡、意识模糊、视物不清、感觉迟钝、谵妄、幻觉、抽搐和口唇黏膜呈樱桃红色，甚至出现短暂的昏厥。一般神志尚清醒，吸入新鲜空气，脱离中毒环境后，症状可迅速消失，通常不留后遗症。

（2）中度中毒：中毒时间稍长，血液中碳氧血红蛋白占30% ~ 40%。在轻型症状的基础上，出现胸闷、气短、呼吸困难、幻觉、视物不清、意识丧失、昏迷，运动失调，对疼痛刺激可有反应，瞳孔对光反射和角膜反射迟钝，键反射减弱。皮肤和黏膜呈现煤气中毒特有的樱桃红色，出汗多。初期血压升高，以后下降，心率快，偶有心律不齐、期前收缩、奔马律、心力衰竭等。心电图可出现T波倒置或变小、S-T段下降等。有时有烦躁不安及精神症状。如抢救及时，氧疗后可迅速清醒，数天内完全恢复，一般无后遗症状。

（3）重度中毒：发现时间过晚，吸入煤气过多，或在短时间内吸入高浓度的一氧化碳，血液碳氧血红蛋白浓度常在50%以上，患者呈现深度昏迷，各种反射消失，去大脑皮质状态，睁眼无意识，二便失禁，呼之不应，推之不动，肌张力增强，四肢厥冷，血压下降，呼吸急促，会很快死亡。受压部位可出现红肿和水疱，眼底检查可见视神经盘水肿。一般昏迷时间越长，预后越严重，常留有痴呆、记忆力和理解力减退、肢体瘫痪等后遗症。

2. 慢性中毒 慢性中毒患者有面色苍白、易疲劳、消化不良、全身不适、体重减轻、气短、头痛、头部压迫感、知觉异常、忧郁、失眠神经痛、步行障碍、视野缩小、色觉障碍、记忆力减退、性欲低下等。总之，主要呈神经衰弱症候群的表现。长期受到低浓度一氧化碳作用的患者，常发生皮肤损伤，初期变化是色素沉着及红疱，类似一、二度烧伤。水疱一般局限于胸部、臀部和四肢，易破裂，有时可能合并皮肤化脓症。

3. 合并症和后遗症 本病病程中可并发肺热病、肺水肿、心脏病变等；重度中毒常留有痴呆、记忆力和理解力减退、肢体瘫痪等后遗症。

（1）恢复后的虚脱：患者恢复知觉后，因血中氧张力仍很低，仅能维持休息状态下组织的需要。所以，如果患者起床活动或步行，即可因脑组织缺氧而发生晕厥。此外，由于中毒后的心肌损害，患者也有突然虚脱的危险。因此昏迷患者苏醒后，不要立即活动，必须继续观察数小时或一天，以免发生意外。

（2）褥疮：患者由于昏迷及组织缺氧，常在足跟、骶部及枕部发生褥疮，下肢也可发生坏疽。

（3）肌肉坏死：严重中毒者因长时间昏迷，循环血中含氧量减少，常造成肌肉坏死，多累及下肢的某一组肌肉。由于肌红蛋白被释出，形成肌红蛋白尿，可造成肾小管坏死、少尿及急性肾衰竭。

（4）迟发型神经精神综合征：急性一氧化碳中毒（acute carbon monoxide poisoning，ACOP）不仅可以表现为早期的多个系统受累，同时还可以在经历一段假愈期后（数日、数周甚至长达2个月）再发病，并遗留严重的神经精神症状，主要表现有精神异常、神经症状和震颤麻痹等，称为急性一氧化碳中毒迟发性脑病（delayed encephalopathy after acute carbon monoxide poisoning，DEACMP），是最常见且严重的并发症，发病率为 0.2% ~ 47%[2]，死亡率可达 31%[3]。主要临床表现为：①精神意识障碍：呈现痴呆木僵、谵妄状态或去皮质状态；②锥体外系神经损伤：由于基底神经节和苍白球损害，出现震颤麻痹综合征（表情淡漠、四肢肌张力增强、静止性震颤、前冲步态）；③锥体系神经损害：如偏瘫、病理反射阳性或尿失禁等；④大脑皮质局灶性功能障碍：如失语、失明、不能站立及继发性癫痫；⑤脑神经及周围神经损害：如视神经萎缩、听神经损害及周围神经病变等。

ACOP 后患者亦可出现抑郁综合征的表现，可见情绪低落、兴趣下降、睡眠质量差、记忆力减退、精力差、反应迟缓等表现，其中部分患者伴有明显的焦虑症状。

三、辅助检查

1. 血中碳氧血红蛋白测定 正常人血液中碳氧血红蛋白含量可达 5% ~ 10%，其中有少量来自内源性一氧化碳，为 0.4% ~ 0.7%；轻度一氧化碳中毒者血中碳氧血红蛋白可高于 10%，中度中毒者可高于 30%，严重中毒者可高于 50%。血中碳氧血红蛋白测定必须及时，脱离一氧化碳接触 8 小时后碳氧血红蛋白即可降至正常，且与临床症状可不呈平行关系。

目前临床上常用直接分光光度计法定量测定 HbCO 浓度。另外也可用简易方法进行定性分析，如加碱法：取患者血液 1 ~ 2 滴，用蒸馏水 3 ~ 4 ml 稀释后，加 10% 氢氧化钠溶液 1 ~ 2 ml，混匀；血液中 HbCO 增多时，加碱后血液仍保持淡红色不变，正常血液则呈绿色；通常在 HbCO 浓度高达 50% 时才呈阳性反应。

2. 脑电图 据报道 54% ~ 97% 的急性一氧化碳中毒患者可以发现异常脑电图，表现为低波幅慢波增多。一般以额部及颞部的 θ 波及 δ 波多见，常与临床上的意识障碍有关。有些昏迷患者还可出现特殊的三相波，类似肝昏迷时的波形；假性阵发性棘慢波或表现为慢的棘波和慢波。部分急性一氧化碳中毒患者后期出现智能障碍脑电图的异常，并可长期存在。

3. 心电图 可出现 ST-T 改变，也可见室性期前收缩、传导阻滞或一过性窦性心动过速等。

4. 大脑诱发电位检查 一氧化碳中毒的急性期及迟发脑病者可见视觉诱发电位 VEP100 潜时延长，异常率分别为 50% 和 68%，恢复期则可分别降至 5% 及 22%。肘部正中神经体感诱发电位（SEP）检查，见 N32 等中长潜时成分选择性受损，两类患者的异常率皆超过 70%，并随意识好转而恢复。听觉脑干诱发电位（BAEP）的异常与意识障碍的程度密切相关，与中毒病情的结局相平行。

5. 脑影像学检查 一氧化碳中毒患者于急性期和出现迟发脑病时进行颅脑 CT 检查，主要异常为双侧大脑皮质下白质及苍白球或内囊出现大致对称的密度减低区，后期可见脑室扩大或脑沟增宽，异常率分别为 41.2% 和 87.5%。脑 CT 无异常者预后较好，有 CT 异常者，其昏迷时间大都超过 48 小时。但迟发脑病早期并无 CT 改变，上述 CT 异常一般在迟发脑病症状出现 2 周后方可查见，故不如脑诱发电位及脑电图敏感。

6. 血、尿、脑脊液常规化验 周围血红细胞总数、白细胞总数及中性粒细胞数增高，重度中毒时白细胞数高于 $18 \times 10^9/L$ 者预后不良。1/5 的患者可出现尿糖，40% 的患者尿蛋白阳性。脑脊液压力及常规多数正常。

7. 血液生化检查 血清 ALT 活性及非蛋白氮一过性升高。乳酸盐及乳酸脱氢酶活性于急性中毒后即增高。血清 AST 活性于早期即开始增高，24 小时升至最高值，如超过正常值 3 倍时，常提示病情严重或有合并症存在。合并横纹肌溶解症时，血中肌酸磷酸激酶（CPK）活性明显增高。血气检查可见血氧分压正常，血氧饱和度可正常，血 pH 降低或正常，血中二氧化碳分压常有代偿性下降，血钾可降低。

四、诊断

根据病史及现场环境，尤其是一氧化碳浓度测定，结合临床表现及实验室所见，诊断并不困难。患者颜面粉红，口唇及黏膜呈樱桃红色。这种表现常具有一定的特征性，但不足以作为确诊的依据，因为有些一氧化碳中毒者并没有这种樱桃红色，而氰化物中毒、幼儿冻伤也可表现为皮肤粉红色，应注意鉴别。患者静脉血颜色较正常人鲜艳，取患者血液一滴加水 5 ml，与稀释同样倍数的正常血液比较，如果显示粉红色，则有助于诊断。碳氧血红蛋白在分光镜上显示特殊的吸光带，具有诊断意义。眼底检查可能见到小动脉痉挛现象。本病应与巴比妥盐类、冬眠灵或其他安眠药中毒以及脑血管意外相鉴别。前者有服药史，胃内容物或尿液中可查出药物，后者有偏瘫等体征，脑脊液检查有时红细胞增多。

五、治疗

（一）终止 CO 吸入

迅速将患者移出中毒场所，安置于空气流通处，保暖并解开衣服以利呼吸，清除口腔内食物残渣，必要时行人工呼吸。

（二）氧疗

1. 吸氧 迅速让患者吸入氧气，以克服缺氧状态及加速 CO 的排出。通常以每分钟 3 L 的速度给氧，使用 5 分钟，间断 5 分钟。也有人主张使用含 2% ~ 5% 二氧化碳的混合氧，以刺激呼吸中枢，使每分钟呼吸量增大，促进体内碳氧血红蛋白的解离。

2. 高压氧治疗 高压氧对 CO 中毒有良好效果，能促使 CO 迅速排出，从而加速血中碳氧血红蛋白的解离。另外，在高压下氧被迫以物理状态大量溶解于血浆中，在碳氧血红蛋白大量存在使血红蛋白不能充分供氧时，短时间内提供一个不需血红蛋白的供氧途径，提高总体氧含量，促进氧释放和加速 CO 排除，可迅速纠正组织缺氧，缩短昏迷时间，预防 CO 中毒引发的迟发性脑病。

目前尚无高压氧舱统一治疗指征，多数高压氧舱中心把头痛、恶心、HbCO 浓度 >25% 作为选择高压氧治疗的主要参考标准。临床医师也常用下述情形作为选择高压氧治疗的重要参考标准：昏迷、短暂意识丧失、EGG 提示心肌缺血表现、局灶神经功能缺陷等；孕妇 HbCO 浓度超过 20% 或出现胎儿窘迫也应该考虑高压氧治疗。

（三）重要器官功能支持

1. 及早使用抗生素，防止继发感染，并注意水、电解质平衡。注意营养，应给予大量维生素

C，必要时输入能量合剂。

2. 血压下降时可用去甲肾上腺素或间羟胺静脉滴注。兴奋呼吸可用尼可刹米 15 ml、山梗茶碱 3 ~ 6 mg，每 1 或 2 小时交替肌内注射，也可用尼可刹米静脉滴注。为了兴奋中枢神经，可以肌内注射苯甲酸钠咖啡因 0.5 g。

3. 有人报告，使用双氧水静脉注射，有助于驱除体内一氧化碳及改善症状。使用 0.3% ~ 0.5% 双氧水 100 ml，静脉注射 5 ~ 10 分钟，间隔 30 分钟反复注射。

4. 在缺氧情况下使用人工冬眠可减少脑组织对氧的需要量，并降低机体代谢，维持机体的正常功能活动。

5. 盐酸普鲁卡因 500 ml 溶于 10% 葡萄糖 500 ml 中静脉滴注，每日一次，可用 5 ~ 7 天。可解除脑血管痉挛，改善脑血液循环。

（四）防治脑水肿

CO 严重中毒后，脑水肿可在 24 ~ 48 小时发展到高峰。在积极纠正缺氧的同时，给予脱水疗法很重要。最常用 20% 甘露醇 1 ~ 2 g/kg 静脉快速滴注（10 ml/min），待 2 ~ 3 天后颅内压增高现象好转可减量，也可注射呋塞米脱水。

三磷酸腺苷、肾上腺糖皮质激素也有助于缓解脑水肿。肾上腺皮质激素可减轻脑水肿，缩短昏迷时间，改善神经症状，并有抗炎作用。可用可的松、泼尼松或地塞米松，溶于 10% 葡萄糖内静脉滴注。重症者和细胞色素 C 合并使用，细胞色素 C 是一种蛋白制剂，静脉注射细胞色素 C，对于受损伤的细胞有重要作用。用前需做皮肤试验，一日可用 15 ~ 60 mg 溶于 10% 葡萄糖内静脉滴注或直接注射。如有频繁抽搐，目前首选药是地西泮，10 ~ 20 mg 静脉滴注，抽搐停止后再静脉滴注苯妥英 0.5 ~ 1 g，剂量可在 4 ~ 6 小时内重复应用。

六、预防

1. 接触 CO 的工人，要掌握 CO 中毒的自救、互救知识，以及 CO 快速测定方法，经常测定空气中 CO 浓度，及时将其纠正为 30 mg/m^3。

2. 到 CO 浓度较高的地点工作时，可戴防毒面具或送风式头盔，并且必须两人共同操作，一旦中毒可以迅速抢救。防毒面具滤料可用 60% 二氧化锰及 40% 氧化铜的颗粒。活性炭无效。

3. 生产过程中在经常有 CO 排出的地点装设 CO 警报器。

4. 日常生活中预防 CO 中毒也很重要。冬季注意室内通风；煤火炉一定要安装烟囱并注意烟道畅通；炭盆取暖时，门窗不要紧闭，临睡前要把炭盆搬出室外。

第三节　氮氧化物中毒

氮氧化物是氮和氧化合物的总称，包括多种化合物，如一氧化二氮（N_2O）、一氧化氮（NO）、二氧化氮（NO_2）、三氧化二氮（N_2O_3）、四氧化二氮（N_2O_4）和五氧化二氮（N_2O_5）等。除一氧化二氮和二氧化氮以外，其他氮氧化物均不稳定，遇光、湿或热变成二氧化氮及一氧化氮，一氧化氮又变为二氧化氮。因此，职业环境中接触的是几种气体混合物，常称为硝烟，主要为一氧化氮和二氧化氮，并以二氧化氮为主，也是煤矿生产中最常见的刺激性气体之一。氮氧化物的毒性作用取决于环境中二氧化氮和一氧化氮的存在，煤矿生产中接触到的氮氧化物主要是二氧化氮。

一、理化性质

（一）一般理化性质

1. 物质状态　除五氧化二氮为固体外，其余均为气体，分子式 NO_x。其中四氧化二氮是二氧化氮二聚体，常与二氧化氮混合存在，构成一种平衡态混合物。

2. 相对密度　一氧化氮熔质接近空气，一氧化二氮、二氧化氮比空气略重。

3. 熔点　五氧化二氮熔点为 30 ℃，其余均为零下。

4. 溶解性　均微溶于水，水溶液呈不同程度酸性。一氧化氮、二氧化氮在水中分解生成硝酸和氧化氮。

5. 氧化性　除了一氧化二氮在 300 ℃以上才有强氧化作用，其余均有不同程度氧化性，特别是五氧化二氮，在 −10 ℃以上可分解释放出氧气和硝气。

6. 可燃性　氮氧化物系非可燃性物质，但均能助燃，如一氧化二氮（N_2O）、二氧化氮和五氧化二氮遇高温或可燃性物质能引起爆炸。

（二）一氧化氮（NO）

NO 为无色气体，分子量 30.01，熔点 −163.6 ℃，沸点 −151.5 ℃，蒸气压 101.3lkPa（−151.7 ℃）。溶于乙醇、二硫化碳，微溶于水和硫酸，水中溶解度 4.7%（20 ℃）。性质不稳定，在空气中易氧化成二氧化氮（$2NO + O_2 \rightarrow 2NO_2$）。一氧化氮结合血红蛋白的能力比一氧化碳还强，更容易造成人体缺氧。研究发现，NO 在生物学方面具有独特作用，一氧化氮分子作为一种传递神经信息的信使分子，在使血管扩张、免疫、增强记忆力等方面有着极其重要的作用[4]。

（三）二氧化氮（NO_2）

NO_2 在 21.1 ℃时为红棕色刺鼻气体，在 21.1 ℃以下时呈暗褐色液体，在 −11 ℃以下温度时为无色固体，加压液体为四氧化二氮。分子量为 46.01，熔点 −11.2 ℃，沸点 21.2 ℃，蒸气压 101.3 kPa（21 ℃），溶于碱、二硫化碳和氯仿，微溶于水。性质较稳定，二氧化氮溶于水时生成硝酸和一氧化氮，工业上利用这一原理制取硝酸。二氧化氮能使多种织物褪色，可损坏多种织物和尼龙制品，对金属和非金属材料也有腐蚀作用。

二、危害

氮氧化物中氧化亚氮（笑气）作为吸入麻醉剂，不以工业毒物论；余者除二氧化氮外，遇光、湿或热均可产生二氧化氮，主要表现为二氧化氮的毒性作用。煤矿生产中氮氧化物以二氧化氮为主时，主要引起肺损害；以一氧化氮为主时，高铁血红蛋白血症和中枢神经系统损害明显。

1. 一氧化氮

（1）刺激作用：一氧化氮主要经呼吸道吸入，一氧化氮本身不活泼，但在空气中和体内均容易被氧化为二氧化氮，二氧化氮再与水慢反应为硝酸、亚硝酸经尿排出，表现出刺激作用，引起肺水肿。

（2）毒性反应：吸入低浓度一氧化氮几乎无毒性反应，吸入高浓度一氧化氮可产生毒性反应，使血红蛋白氧化生成高铁血红蛋白，致使组织缺氧，引起呼吸困难和窒息，导致中枢神经损害。

（3）其他：一氧化氮可舒张血管和支气管。一氧化氮是细胞抵抗致病因子的第一道防线，可以破坏有害因子，但作用过强则可以损害正常组织。

2. 二氧化氮

（1）对呼吸系统的损害：引起上呼吸道黏膜发炎、急性支气管炎，严重时咳嗽剧烈。在肺泡内逐渐与水作用形成硝酸与亚硝酸，对肺组织产生强烈刺激作用，引起肺水肿、虚脱等。

（2）引起组织缺氧：二氧化氮与体内氨基反应生成亚硝胺。亚硝酸根与血红蛋白生成高铁血红蛋白，引起组织缺氧。

（3）神经衰弱综合征：二氧化氮慢性毒作用为神经衰弱综合征，主要症状是头痛、食欲缺乏等。

（4）其他：二氧化氮能刺激皮肤，并引起牙齿酸蚀症等；对心、肝、肾以及造血组织等均有一定影响。

三、临床表现

（一）一氧化氮中毒

吸入低浓度一氧化氮几乎无毒性；长期接触超剂量一氧化氮，可引起上呼吸道刺激症状。一氧化氮中毒多为短时间内吸入高浓度一氧化氮引起高铁血红蛋白血症，导致中枢神经损害。表现为头痛、头晕、乏力、皮肤青紫、血压下降、烦躁、惊厥、瘫痪等。

（二）二氧化氮中毒

1. 急性轻度中毒

（1）症状及体征：发病一般较缓，常有潜伏期，吸入气体当时可无明显症状或有眼及上呼吸道刺激症状，然后突发病情恶化，出现胸闷、咳嗽、咳痰等，可伴有轻度头晕、头痛、无力、失眠、心悸、恶心、食欲减退、发热等症状。眼结膜及鼻咽部轻度充血，肺部可有散在的干啰音。

（2）实验室检查

1）胸部 X 线表现：可见肺纹理增强或纹理边缘模糊。

2）血气分析：吸入空气时，动脉血氧分压可低于预计值 1.33 ～ 2.67 kPa（10 ～ 20 mmHg）。

2. 急性中度中毒

（1）症状及体征：常经 6 ～ 7 小时潜伏期后，出现呼吸困难、胸部紧迫感、咳嗽加剧、咳痰或咳血丝痰、轻度发绀。两肺可闻及干啰音或散在湿啰音。可并发气胸及纵隔气肿。

（2）实验室检查

1）胸部 X 线表现：可见肺野透光度减低、肺纹理增多、紊乱、模糊呈网状阴影或斑片状阴影。

2）血气分析：在吸入低浓度氧气（小于 50%）时，动脉血氧分压大于 8 kPa（60 mmHg）。

3. 急性重度中毒

（1）症状及体征

1）肺水肿：可见呼吸窘迫，表现为咳嗽加剧，咳大量白色或粉红色泡沫痰，明显发绀。两肺可闻及干、湿啰音。

2）昏迷或窒息。

3）急性呼吸窘迫综合征（ARDS）。

4）并发较重程度的气胸或纵隔气肿。

5）迟发性阻塞性毛细支气管炎：无明显急性中毒症状或在肺水肿恢复阶段后 2 周左右出现迟发性阻塞性细支气管炎，突然发生咳嗽、胸闷、进行性呼吸困难、明显发绀。

（2）实验室检查

1）胸部 X 线表现：呈肺水肿的表现，斑片状阴影或呈大小不等的云絮状阴影，有的相互融合成大片状阴影。迟发性阻塞性毛细支气管炎时两肺满布粟粒状阴影。

2）血气分析：在吸入高浓度氧（大于 50%）时，动脉血氧分压小于 8 kPa（60 mmHg）。

4. 慢性中毒 长期接触低浓度的氮氧化物，可引起慢性咽炎、支气管炎，病程长者可发生肺气肿。少数病例，在吸入氮氧化物气体后，可无明显急性中毒症状，而在 2 周后出现以上病变。

四、诊断

（一）诊断原则

根据短期内吸入较大量氮氧化物的职业史，呼吸系统损害的临床表现和胸部 X 线征象，结合血气分析及现场劳动卫生学调查资料，排除其他原因所致的类似疾病，方可诊断。

（二）刺激反应

出现一过性胸闷、咳嗽等症状，肺部无阳性体征，胸部 X 线检查无异常表现。

（三）诊断和分级标准

1. 轻度中毒 出现胸闷、咳嗽等症状，肺部有散在干啰音。胸部 X 线征象表现为肺纹理增强，可伴边缘模糊，符合急性气管 - 支气管炎或支气管周围炎。

2. 中度中毒 胸闷加重，咳嗽加剧，呼吸困难，咳痰或咳血丝痰等症状；体征有轻度发绀，两肺可闻及干、湿啰音。胸部 X 线征象表现为肺野透亮度减低，肺纹理增多、紊乱、模糊呈网状阴影，符合间质性肺水肿；或斑片状阴影，边缘模糊，符合支气管肺炎。血气分析常呈轻度至中度低氧血症。

3. 重度中毒 具有下列表现之一者可诊断为重度中毒：①明显的呼吸困难，剧烈咳嗽，咳大量白色或粉红色泡沫痰，明显发绀；两肺满布湿啰音。胸部 X 线征象表现为两肺野有大小不等、边缘模糊的斑片状或云絮状阴影，有的可融合成片状阴影，符合肺泡性肺水肿。血气分析常呈重度低氧血症。②急性呼吸窘迫综合征。③并发较重程度的气胸或纵隔气肿。④窒息。

五、防治与处理

（一）现场处理

急性中毒患者应迅速脱离现场至空气新鲜处，静卧，避免活动，立即吸氧，并对症治疗。

（二）密切观察

对密切接触者观察 24 ~ 72 小时。及时观察胸部 X 线变化及血气分析。保持呼吸道通畅，解除气道痉挛，祛痰。

（三）合理氧疗

一般吸氧或面罩给氧，注意不要盲目加大吸氧浓度，防止高浓度氧对呼吸道浓度的损伤。

（四）防止肺水肿

给予合理氧疗，积极防治肺水肿；应用支气管解痉剂，保持呼吸道通畅；肺水肿发生时给去泡沫剂；必要时行气管切开、机械通气等。

（五）预防并发症

早期、适量、短程应用糖皮质激素，如可按病情轻重程度，给地塞米松 10 ~ 60 mg/d，分次给药，待病情好转后即减量；大剂量应用一般不超过 3 ~ 5 日，重症者为预防阻塞性细支气管炎，可酌情延长小剂量应用的时间。

（六）对症治疗

合理应用抗生素，脱水剂及吗啡应慎用；强心剂应减量应用；出现高铁血红蛋白血症时可用 1% 亚甲蓝 5 ~ 10 ml 缓慢静脉注射。

第四节　硫化氢中毒

硫化氢是无色、有腐败鸡蛋的特殊刺激性气味的气体，分子量 34.08，比重 1.19，凝点 –82.9 ℃，沸点 –62.80 ℃，溶于水、乙醇及甘油。化学式为 H_2S，比空气重，因极易溶于水，因此易积聚在低洼积水处。化学性质不稳定，在空气中遇火可燃烧，产生淡蓝色火焰，并生成有刺鼻臭味的二氧化硫，能与大部分金属形成硫酸盐。由于硫化氢可溶于水及油，有时可随水或油流至远离发生源处而引起意外中毒事故。

硫化氢多是石油、采矿、冶金、染化、化学及化学纤维、煤气、橡胶等工业生产过程中逸出的废气。同时也是有机物质腐败过程中的产物，如在制糖、制革、造纸、亚麻浸渍等过程中可遇到硫化氢。发生硫化氢中毒多数是由于防护设备不全、失效或违反操作规程所致。

一、毒性和毒理

（一）毒性

硫化氢是强烈的神经系统毒素，对皮肤黏膜有明显的刺激作用。硫化氢急性毒性特点是，低浓度对局部刺激作用明显，高浓度全身作用明显。动物实验证明，硫化氢浓度为 900 mg/m^3 时，有 66% 小鼠死亡；浓度为 1 000 mg/m^3 时，100% 小鼠死亡[5]。浓度为 200 mg/m^3 时，人即出现中毒症状；1 000 mg/m^3 或更高浓度时，可使人“闪电样”死亡。高浓度的硫化氢，其毒性作用大于氰化物。

（二）吸收、分布、排泄

硫化氢主要由呼吸道进入机体，在体内无蓄积作用。少部分由呼吸道排出，大部分迅速氧化成硫酸盐或硫代硫酸盐等不活泼的化合物从肾排出。如过多地吸入硫化氢，同时机体的解毒功能不良时，可引起全身中毒。

（三）毒理

1. 血中高浓度硫化氢可直接刺激颈动脉窦和主动脉区的化学感受器，致反射性呼吸抑制。

2. 硫化氢可直接作用于脑，低浓度起兴奋作用，高浓度起抑制作用，引起昏迷、呼吸中枢和血管运动中枢麻痹。硫化氢的毒理作用在于能与细胞色素氧化酶结合，引起细胞内窒息。细胞色素氧化酶有氧化型和还原型两种，其构造与血红蛋白相似。细胞色素氧化酶（cytochromeoxidase，COX）位于呼吸链的末端，催化以细胞色素 C 和氧为底物的氧化还原反应，是细胞有氧呼吸的限速酶。大部分硫化氢在体内解离成 HS—，可与 COX 中的 Fe^{3+} 结合，阻碍其还原为含 Fe^{2+} 的还原型 COX，阻断呼吸链的电子传递和分子氧的利用，导致组织细胞缺氧，三磷酸腺苷（ATP）合成障碍，从而引起脑、肺、心、肝等重要脏器的代谢障碍及病理性损伤。此外，缺氧状态又可进一步抑制 COX 的活性。硫化氢进入机体后，与细胞色素氧化酶的 Fe^{3+} 结合，能与线粒体内膜呼吸链中的氧化型细胞色素氧化酶中的 Fe^{3+} 结合，而抑制电子传递和氧的利用，引起细胞内缺氧，造成细胞内窒息。因脑组织对缺氧最敏感，故最易受损。关于内窒息的发生机制，还有人认为是硫化氢与细胞的还原型谷胱甘肽（GSH）的活性基团—SH 结合，使之失去活性，中断细胞的生物氧化过程。

3．硫化氢可刺激黏膜组织，特别是眼及上呼吸道黏膜。这是因为硫化氢从呼吸道进入机体后，沉着于黏膜组织表面，与组织液中的钠离子化合而成硫化钠。硫化钠对黏膜有剧烈而持久的刺激作用，直到刺激物完全被吸收或排出体外为止。

4．心肌损害，尤其是迟发性损害的机制尚不清楚。急性中毒出现心肌梗死样表现，可能是由于硫化氢的直接作用使冠状血管痉挛、心肌缺血、水肿、炎性浸润及心肌细胞内氧化障碍所致。

二、病理

急性硫化氢中毒致死病例的尸检结果常与病程长短有关，常见脑水肿、肺水肿，其次为心肌病变。一般可见尸体明显发绀，解剖时发出硫化氢气味，血液呈流动状，内脏略呈绿色。脑水肿最常见，脑组织有点状出血、坏死和软化灶等，神经元变性。肝、脾、肾中可能发现含铁血黄素，发生变性、坏死。

三、临床表现

（一）急性中毒

以急性中毒较常见，急性硫化氢中毒一般发病迅速，随接触浓度的不同，硫化氢中毒临床表现也有明显的差别。低浓度暴露时，眼和上呼吸道黏膜的刺激和腐蚀作用表现较明显；高浓度暴露时、以中枢神经系统症状和严重窒息症状最为突出，严重者可发生“电击样”死亡。

1．中枢神经系统损害　吸入低浓度硫化氢后可出现头痛、头晕、乏力、恶心、呕吐等症状。吸入高浓度硫化氢后，还表现为动作失调、烦躁不安、谵妄、抽搐、二便失禁、惊厥、意识障碍，可迅速进入昏迷状态，甚至在数秒内猝死。

2．眼部刺激　暴露于低浓度硫化氢后出现眼灼热、刺痛、流泪、畏光、眼部痉挛、视物模糊或视力障碍、视物时有彩晕。检查可见眼结膜充血，水肿，角膜浅表糜烂或点状上皮脱落。

3．呼吸系统损害　暴露于低浓度硫化氢后常表现为流涕、咽痒、咽痛、咽干、流涕、咳嗽、声音嘶哑等；较高浓度（200 ~ 300 mg/m^3）时，可出现气短、胸闷、呼吸困难，甚至发绀等；在浓度为 700 mg/m^3 时，经 15 ~ 30 分钟即出现发绀、心悸，进而引起痉挛，并发支气管肺炎或肺水肿时，咳嗽剧烈、咳大量粉红色泡沫样痰，甚至可有自口、鼻大量涌出等肺水肿的表现，常伴有发热、心跳加速及意识障碍。严重者可发生喉头痉挛。

4．“电击样”中毒　突然暴露于极高浓度（浓度在 1000 mg/m^3 以上）的硫化氢，可在中毒后数秒至数分钟，即发生眩晕、心悸、意识模糊、谵妄、躁动、抽搐，迅速陷入昏迷，最后可因呼吸和心肌麻痹而死亡，称“闪电样”死亡。

5．心肌损害　在硫化氢中毒病程中，部分患者表现为心悸、胸闷或心绞痛样等症状。

（二）慢性中毒

1．神经系统症状　长期暴露于低浓度硫化氢可引起头痛、头晕、记忆力减退、失眠、乏力等神经衰弱综合征，多汗、手掌潮湿等自主神经功能紊乱，也可损害周围神经导致感觉障碍、肌肉萎缩、视力减退、视野缩小、失明等。

2．黏膜刺激症状　经常暴露在含有硫化氢的作业环境中，可出现眼痒、砂粒感、流泪、畏光、视物模糊、结膜充血、角膜糜烂或发生点状角膜炎，甚至发生视力障碍。并有鼻炎、咽部烧灼感、支气管炎等。

3. 消化系统症状 恶心、消化不良、腹泻、牙齿有浅绿色斑。

4. 皮肤 可以引起皮肤红斑、发痒、湿疹、疥疮等。

（三）预后

轻度、中度硫化氢中毒经治疗可很快恢复，一般不留后遗症。部分严重中毒患者治疗后，可留有头痛、头晕、疲倦等后遗症。

四、诊断

1. 一般诊断 根据职业史、生产环境调查及典型的临床表现如黏膜刺激症状及神经系统症状等，可以诊断。

2. 硫化氢快速测定法 为了鉴定作业空气中是否有硫化氢，可用乙酸铅试纸简易测定法，即将试纸浸于2%乙酸铅乙醇溶液中，在现场暴露30秒钟，观察变色结果。试纸变色的深浅与空气中硫化氢浓度的关系如下：

10 ~ 20 mg/m^3，绿黄至棕色；

20 ~ 60 mg/m^3，棕黄至棕褐色；

60 ~ 150 mg/m^3，棕褐至黑色。

注意这一反应并不是特异性的，当环境中有磷化氢或锑化氢时，也会出现相似反应，故须注意鉴别。

3. 实验室检查

（1）血常规：红细胞大小不等，出现异形红细胞，初期网织红细胞增多，之后减少，并有贫血、红细胞及血红蛋白降低，中性粒细胞增多及白细胞数增多等。

（2）视力及眼底：可有视力障碍、角膜混浊，重症可出现视神经盘水肿。

（3）胸部X线检查：多数两肺纹理增加。

（4）尿常规：尿中可见蛋白、管型和少数红细胞。

五、治疗

（一）急性中毒

1. 立即使患者脱离现场，移至空气新鲜处，必要时行人工呼吸或吸入含5% ~ 7%二氧化碳的氧气，注射强心剂及呼吸兴奋剂，如山梗茶碱、尼可刹米等。

2. 维生素C 500 ~ 1000 mg加入50%葡萄糖40 ~ 60 ml，静脉注射，或10%葡萄糖缓慢静脉滴注。亦可用10%硫代硫酸钠20 ~ 40 ml静脉注射。大量应用维生素C可改善心脏、脑供氧状况及血管通透性，并对应激情况下大量耗竭的肾上腺皮质激素的补充有益。

3. 细胞色素C能使细胞色素氧化酶从氧化型向还原型转化，以减少硫化氢对该酶的毒性作用。一般用15 ~ 30 mg加入25%葡萄糖20 ml，混匀后缓慢静脉注射，用前要做皮肤试验。

4. 对躁动不安、高热的患者可采用亚冬眠或冬眠疗法。人工冬眠用于阻断各种恶性刺激对中枢神经系统的作用，降低脑及全身的代谢率及耗氧量，增强机体尤其是中枢神经系统对侵袭因子（特别是缺氧）的抵抗力。亚冬眠剂、氯丙嗪、异丙嗪各50 mg加入25%葡萄糖20 ~ 40 ml中，静脉注射，可4 ~ 6小时重复一次，以保持安静为度。

5. *L*-半胱氨酸盐酸盐100 mg，肌内注射，每日2次，可保护谷胱甘肽和—SH基酶类，此药对急性硫化氢中毒效果良好。

6. 可以大剂量使用亚甲蓝（10 ~ 15 mg/kg），目的是将正常的血红蛋白转变为高铁血红蛋白，此时高铁血红蛋白中的三价铁可与血中硫化氢结合，以减少硫化氢对组织细胞酶的直接毒害作用。然后再用供硫剂。

7. 积极防治化学性气管炎或化学性肺水肿

（1）保持呼吸道通畅。

（2）氨茶碱 0.25 g 加 25% 葡萄糖 20 ~ 40 ml，静脉注射。

（3）使用 20% 甘露醇或 25% 山梨醇静脉滴注。

（4）抗感染药物的应用

1）地塞米松 5 ~ 10 mg，肌内注射，每日 2 次或 3 次。

2）辅酶 A、三磷酸腺苷的应用。

3）给予大量 B 族维生素及氨基酸，每次 2~4 g，加 5% 葡萄糖 500 ml，静脉滴注。

8. 眼炎的处理

（1）立即用清水或生理盐水洗眼，再用 2% ~ 3% 硼酸水洗眼，并滴入无菌橄榄油。

（2）眼部刺痛时，用 0.5% 盐酸潘妥卡因或丁卡因等滴眼止痛。

（3）用温硼酸水湿敷。

（4）用醋酸可的松眼液滴眼，每次 2 滴，持续 24 小时，以后每日滴 4 次。应用抗生素滴眼，控制感染。

（二）慢性中毒

针对慢性中毒予以对症治疗。

六、预防

1. 硫化氢在生产环境中的最高允许浓度是 10 mg/m^3。

2. 实行就业前体检和定期查体，凡患下列疾病者应禁止接触硫化氢：神经系统和呼吸道各种疾病，精神疾患，结膜、泪管、角膜和眼睑有慢性炎症，慢性副鼻窦疾患和萎缩性鼻炎，时常加剧的慢性喉炎等。

3. 做好组织工作，粪坑、菜窖、下沟渠或其他地下作业，开始前应开放通风几小时以至几天。要戴好防毒口罩和防护眼镜，必要时还要戴隔离或防毒面具。入渠或下坑时应有人在外监护，并做好救生准备。

4. 加强密闭通风排气设备和安全装置，加强个人防护和安全操作规程教育。

第五节　放射性损伤

一般非煤矿山开采，即使不是生产铀等放射性矿石的矿山，都含有微量的放射性物质，如氡。氡的产生是 ^{226}镭原子衰变的结果，这种衰变是自然发生的，人们无法控制这种衰变，因而氡的产生是连续的，氡从岩石进入空气中的过程也是连续的。氡进入人体的主要途径是呼吸道。吸入的氡经上呼吸道进入肺部，并通过渗透作用至肺泡壁，进而溶于血液循环系统分布到全身，并积聚在含脂肪较多的器官或组织中，按其本身固有的规律进行衰变，损害肺部和上呼吸道，加速某些慢性疾病的发展，严重危害职工身体健康。

参考文献

[1] 王文岚，张瑜，李娅，等．一氧化碳中毒与一氧化碳中毒迟发性脑病的研究进展．中国急救医学，2012，32（11）：1041-1045.

[2] Wang B，Xiang W，Xue H，et al. Efficacy of N-Butylphthalide and hyperbaric oxygen therapy on cognitive dysfunction in patients with delayed encephalopathy after acute carbon monoxide poisoning. Med Sci Monit，2017，23：1501-1506.

[3] Jorge A. Carbon monoxide poisoning. Crit Care Clin，2012，28（1）：537-548.

[4] 马小龙，王宪，冯娟．一氧化氮对适应性免疫系统功能的调控及在相关疾病中的作用．生理科学进展，2020，51（6）：415-420.

[5] 吴娜，王涤新．硫化氢中毒机制及治疗研究进展．中国工业医学杂志，2010，23（6）：434-436.

[6] 张国宏，邱朝霞．急性一氧化碳中毒院前急救及临床观察．特别健康临床手记，2019，22（1）：106-107.

[7] 王蘋．一氧化碳中毒迟发性脑损害的分子机制研究．博士学位论文．

[8] 任敏立．急性一氧化碳中毒病人的急救护理．Chinese Nursing Research，2019，33（12）：2158-2159.

（阚　泉　高俊玲）

第七章

噪声与职业病

第一节 概 述

一、声波的产生及其传播

当一种弹性介质受到干扰时，就会引起振动，并且这一振动将在这种介质中向各个方向传播，这种传播过程称为声波。声波可以传播于不同的物体形态之中。例如：在空气中传播的空气声、在固体（如金属等）中传播的固体声；同样，声波也能在液体中传播。人耳并非能够感觉到所有的声波。例如，人们经常看到某些树叶在飘动而辐射声能，但听不到声音，这主要是由于人的听觉器官只能感觉到一部分声波。通常，把可以引起听觉的声波，称为可听声。

声波是靠介质密度的变化进行传播的，对于空气声，则是靠空气的弹性和空气分子的惯性作用而传播的。当空气受到扰动后，先是干扰处的空气密度发生变化，时而增加（稠密），时而减小（稀疏），而后这种稠密和稀疏的空气层因弹性作用，向其邻近分子层由近到远，层层传递，便形成空气中的声波。

引起介质发生振动的物体称为声源（sound source），有声波存在的空间称为声场（sound field）。均匀的、各向同性的、无边界影响的介质中的声场称为自由场。在客观实际中，绝对不可能存在没有边界影响的介质。因此，只要边界影响小到可以忽略不计，就可以认为是自由场。在自由场中，声源附近，声压和质点速度不同的场称为近场；离声源远处，瞬时声压和质点速度相同的场称为远场。

在声场中，有障碍物存在时，声波就会从障碍物上反弹回来，这种现象称为声波的反射。如果声波波长比障碍物大得多，从障碍物反射回来的声波很少，大部分声波可绕过障碍物，在障碍物后面稍远一点的地方，就好像没有障碍物一样地传播，这种现象称为声波的衍射。只要有障碍物存在，障碍物后面总会有一个区域没有声波存在，这个小区域称为声影区。声波波长与障碍物在垂直于声波传播方向产生声波的衍射。当声波波长大于障碍物或接近时，才发生明显的衍射。当声场中的障碍物是一个比声波波长大得多的刚性墙壁时，入射在壁面上的绝大部分声波像光波入射到平面镜上一样被反射回来。另外，声波在传播过程中，还有通过孔洞和通过介质的透射现象。

二、声音的基本性质

声音（sound）是由物体振动产生的，而振动在弹性介质中的传播形式就是声波。处于一定频率范围内（20 ~ 20 000 Hz）的声波作用于人耳就产生了声音的感觉。描述声音高低的物理量是频率，描述声音强弱的物理量有声压、声强、声功率以及各自相应的级，描述声音大小的主观评价量是响度、响度级。

（一）声波的频率、波长和声速

1. 频率和波长 物体在 1 秒内振动的次数称为这种物体的振动频率，记为 f，单位为赫兹（Hz），简称赫。频率为 1 Hz 的声波就是指声源在 1 秒内振动 1 次。也就是说，声波的频率就是声源的振动频率。频率的倒数称为周期，即声源的振动周期就是声源每振动一次所需要的时间，记为 T，单位为秒（s）。声波在一个周期内所传播的距离称为声波的波长，记为 λ，单位为米（m）。波长等于波速 v 和周期 T 的乘积，即 $\lambda=vT$。

声波的频率越高，人耳感觉到的声音就越尖，或者说音调越高；声波的频率越低，人耳感觉到的声音就越低沉，或者说音调越低。

一般说来，可听声的频率范围是 20 ~ 20 000 Hz，低于 20 Hz 的声音叫做次声（infrasound），高于 20 000 Hz 的声音叫做超声（ultrasound）。次声和超声是人耳所不能感觉的。但有些动物却能听到，例如，老鼠能听到次声，而蝙蝠则能听到超声。

2. 声速 声波在介质中传播的速度称为声速，记为 c，单位为米 / 秒（m/s），其大小取决于传播介质的弹性和密度。对于同一种介质，声速又与该介质的温度有关，随温度的升高而增加。在空气中，在常年温度变化范围内，温度每升高 1 ℃，声速大约增加 0.6 m/s。公式如下：$c = c_0 + 0.6t$，其中 $c_0 = 331$ m/s，是空气中温度为 0 ℃ 时的声速。在室温 20 ℃的正常条件下，空气中的声速为 343.4 m/s。进行一般计算时，如果没有特别说明温度条件，则常取声速为 340 m/s。另外，声波在不同介质中的传播速度是不相同的，例如：在氮气中 0 ℃时声速为 334 m/s，在氢气中 0 ℃时声速为 1284 m/s，在二氧化碳中 0℃时声速为 259 m/s。介质的密度 ρ 和声速 c 的乘积为介质的特性阻抗，写为 $Zo=\rho c$，单位是瑞利，其值等于 kg/（s·m^2）。声波在介质中的反射、透射等传播特性均与介质的特性阻抗有关，因此这是一个很有用的声学常数。对于不同的介质，Zo 具有不同的数值，它是介质的常数，是介质对振动面运动反作用的定量叙述。

（二）声压与声压级

1. 声压 当声波在空气中传播时，声场中某一点的空气分子在其平衡位置沿着声波前进的方向发生前后振动，使平衡位置处空气的密度时疏时密，引起平衡位置处空气的压力相对于没有声音传播时的静压发生变化。将该点空气压强相对于静压强的差值定义为该点的声压（sound pressure）。在连续介质中，声场中任一点的运动状态和压强变化均可用声压表示。由于声压的测量比较容易实现，通过声压的测量也可以间接求得质点速度等其他物理量，所以声学中常用这个物理量来描述声波。声压随时间变化而变化，实测声压是其有效值，单位是帕（Pa）或兆帕（MPa）。

声压是用来度量声音强弱的物理量。声音通过空气传入人耳，引起耳内鼓膜振动，刺激听觉神经，产生声音的感觉。声压越大，耳内鼓膜受到的压力越大，感觉到的声音也越强（图 7-1）。因为声波作用引起声场中某点介质压缩或膨胀，所以声压有正负之分。声压可用瞬时声压和均方根声压（亦称有效声压）表示。声场介质中某点在某瞬时相对于静压强的单位面积上的声压变化即瞬时声压（instantaneous sound pressure），用 $p(t)$ 表示；瞬时声压在某一时间周期内的均方根值，即均方根声压（root mean square sound pressure），用 p_{rms} 表示。计算方法见下式：

$$p_{rms} = (\overline{p^2})^{1/2} = \left[\frac{1}{T}\int_0^T p^2(t)\,dt \right]^{1/2} \quad (\text{Pa})$$

上式中符号上部的横线表示对时间加权平均，而 T 是测量的时间周期。

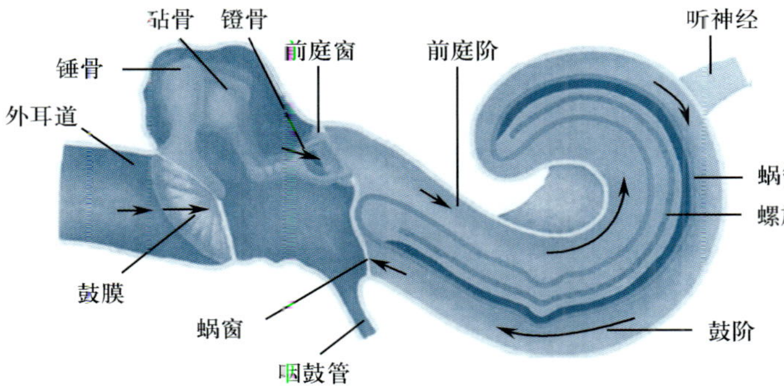

图 7-1　声波的传导
→表示声波的传导方向

人耳刚能听到的声压称为听阈声压，其值为 p_0=2 × 10^{-5} Pa，也称基准声压；使人耳感觉疼痛的声压称为痛阈声压，其值为 p=20 Pa，两者之间相差 100 万倍。一般声音的声压均介于两者之间。由于常用的声音大小相差悬殊，为了度量与记录，采用声压的倍比关系的对数量，即声压级（sound pressure level）来表示。

2. 声压级　人们日常生活中听到的声音，若以声压值表示，由于其变化范围非常大，可以达 6 个数量级以上；同时由于人体听觉对声音信号强弱刺激反应不是线性的，而是成对数比例关系，因此为了便于度量与记录，用声压级（sound pressure level）来表示，单位为分贝（decibel，dB），对于均方根声压为 P 的声波，其相应的声压级 L_P 为：

$$L_P = 20\lg(p/p_0) \quad (\text{dB})$$

常见的声压级范围如图 7-2 所示。

（三）声强与声强级

声音在介质中传播时，介质本身并不随着声波传播出去，而只是在其平衡位置附近来回振动。由此可见声音的传播实质上是振动的传播，传播出去的是物质的能量，而非物质本身。声强（sound intensity）I 定义为垂直于声波传播方向单位时间、单位面积上通过声波的平均声能，用 I 表示。I 与声功率 W 的关系为：

$$I = W/S \quad (\text{W/m}^2)$$

上式中，S 指垂直于声波传播方向的面积。声强以能量的方式来度量声音的强弱，声强越大，表示单位时间内人耳接受到的声能越多，声音就越强。在自由声场中，任一方向上的声强为：

$$I = p^2/\rho c$$

上式中，ρ 为介质的密度，单位为 kg/m^3；c 为声音在介质中的速度，单位为 m/s。

声波在弹性介质中传播的速度称为声速。声速随弹性介质温度的上升而增加，在温度为 0 ℃的空气中，声速为 331.4 m/s，声音在空气中传播时，声速与空气温度的关系为：

$$c = 331.4 + 0.607t \quad (\text{m/s})$$

上式中，c 为声速，单位为 m/s；t 为空气温度，单位为℃。

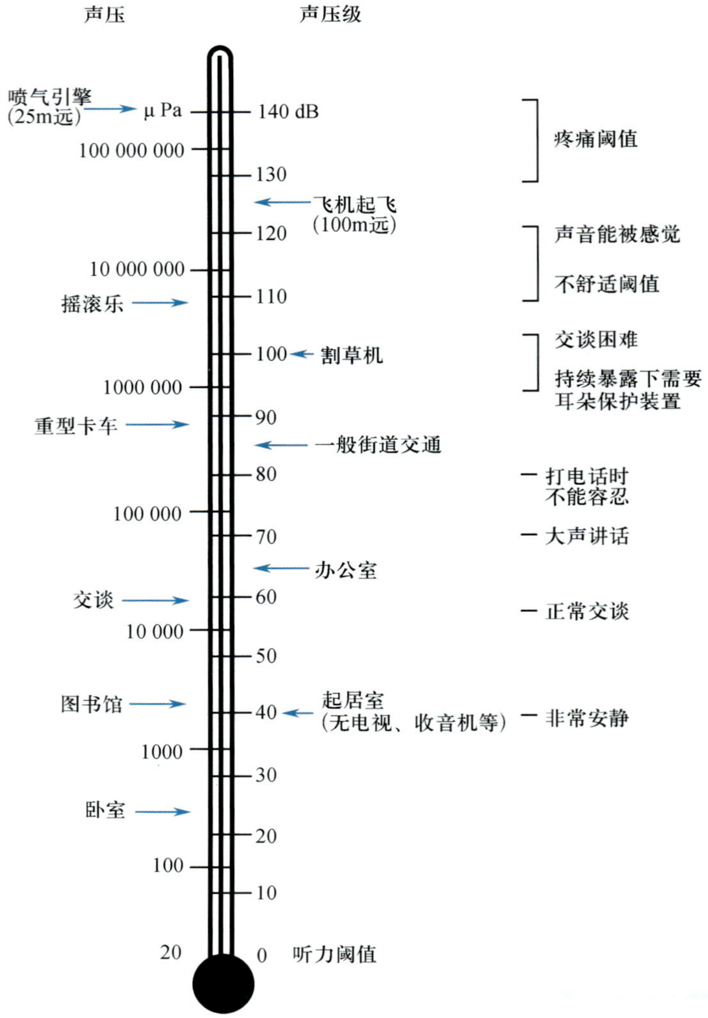

图 7-2　常见声压级相对范围

不同介质中的声速也是不同的，声速在水中约为 1450 m/s，在钢铁中约为 5000 m/s，在玻璃中为 5000 ~ 6000 m/s，在砖墙中约为 2000 m/s。

为使用方便，通常用声强级（sound intensity level）L_I 代替声强来描述声音的强弱，用 L 表示，其表达式为：

$$L_I = 10\lg(I/I_0)\ (\text{dB})$$

上式中，I_0 为基准声强，$I_0 = 10^{-12}\ W/m^2$

（四）声功率和声功率级

功的定义为物体位移的距离与作用在位移方向上力的乘积，因此把声波沿着声波传播方向传送能量即做功的速率定义为声功率（sound power），用 W 表示。声功率是反映声源特性的物理量，其大小反映声源辐射声能的本领。其与声强 I 的关系为：

$$W = \oint_S I dS\ (\text{W})$$

上式中，S 为包围声源的封闭面积，单位为 m^2。

声功率级（sound power level）L_W 的数学表达式为：

$$L_W = 10\lg(W/W_0)\ (\text{dB})$$

上式中，W 为对应于基准声强的基准声功率，$W_0 = 10^{-12}\ W$。

三、噪声

声波经空气介质传至人耳，使人产生感觉。当声源以某一固定频率振动时，人耳听见的是具有单一音调的声音，这种以单一频率振动而产生的声音称为纯音。实际上声源的振动是很复杂的，它是由各种不同频率的许多振动形式所组成的。我们把其中最低振动频率的声音称为基音。比基音高的各频率的声音称为泛音。频率为基音频率整数倍的泛音称为谐音。由基音和各次谐音组成的复合声音听起来很悦耳和谐，这种声音称为乐音。如果物体的复杂振动由许许多多频率组成，而各频率之间不成简单的整数比，那么由这种振动辐射的声音听起来就很不悦耳，也不和谐，还会使人烦恼，因而被视为噪声，它是由频率和强度均不规则的各种杂乱无章的声音组成的。从物理意义上来说，噪声是紊乱断续或统计上随机的声振动。

噪声无处不在，且常由多个噪声源形成。在某一环境中，所有这些组合成的总噪声称为环境噪声。噪声是一种环境污染，被认为是仅次于大气污染和水污染的第三大公害。

产生噪声的声源有很多，按产生机制分为机械噪声、空气动力性噪声和电磁性噪声三大类；按声源随时间的变化分为稳态噪声和非稳态噪声两大类，其中非稳态噪声又分为瞬态、周期性、脉冲和无规律的噪声四种；按污染源种类划分为工厂噪声、交通噪声、施工噪声、社会生活噪声和自然声五类；按污染源的分布和噪声传播的几何性状划分，将污染源分为点源、线源和面源三种类型。交通运输噪声、建筑施工噪声以及工业生产噪声是主要的城市环境噪声，电风扇、电冰箱、电唱机等各种家用电器设备噪声构成了家庭环境噪声；空气压缩机房、井下轴流式主风扇及局扇、气动凿岩机以及胶带输送机等井下设备噪声构成了井下环境噪声。

四、矿山噪声

矿山所使用的机械设备中，穿孔设备、凿岩设备、压风设备、铲装设备、装载机、推土机、破碎机等主要生产设备，及铣床、车床、磨床、刨床、锯床、钻床、镗床、空气锤、珩磨机、镗缸机、电动葫芦、砂轮机、电钻等辅助生产设备在工作时均会产生大量的噪声。其中露天矿山噪声以非稳态噪声和脉冲噪声居多，如钻机、挖掘机、装载运输机、推土机等。穿孔设备噪声主要是钻杆撞击岩石以及设备运转时各组件之间的摩擦而产生的机械性噪声。选矿厂的选矿设备噪声多数为稳态噪声，且为机械性噪声。地下采矿设备噪声比较复杂，风动凿岩机是井下采掘工作面采用的最普遍、噪声级最高的一种移动性设备，噪声级一般为 110~120 dB。风动凿岩主要由气缸、活塞、配气机构和回转机构组成。其主要噪声源包括：①压缩空气从凿岩机气缸强行排出时产生的排气噪声；②凿岩机活塞冲击钎尾时产生的冲击噪声；③钎头撞击和回转岩石产生的冲击噪声；④凿岩机机壳振动和零件之间摩擦产生的机械噪声。装载机械和运输机械是井下移动性声源，以机械噪声为主。通风机械和压气设备是固定声源，以气流噪声为主[1]。

矿山噪声的特点：

1. 稳态声源多　根据实测和调查，矿山噪声的大多数声源为稳态噪声。如凿岩机械、通风设备、压气设备、提升设备、选矿机械等。爆破和露天矿的穿孔机械，产生脉冲噪声，并伴随有振动。爆破还会产生冲击波。矿山运输属交通噪声，为非稳态声源。

2. 声源量大面广，声级高，超标严重　不管是地下开采还是露天开采，或是选矿工艺，到处都有噪声源，大于 100 dB 的约占 72 %。有的岗位噪声高达 110 ～ 120 dB。如各种类型的风动凿岩机、锻钎机、大型球磨机等，其产生的噪声使人难以忍受。据调查，在冶金行业中，矿山噪声超标率最高，为 64.10%，机械系统为 55.00%，动力系统为 50.00%，轧钢系统为 47.22%，冶炼系统为 41.75%。

3. 噪声频带宽 宽带噪声在矿山噪声中较普遍，噪声能量大多集中在 63 ～ 2000 Hz 的频段内。球磨机和风动凿岩机在 125 ～ 4000 Hz，噪声级都很高。

4. 噪声级波动范围大 凿岩机械噪声一般为 110 ～ 120 dB，通风机械为 95 ～ 105 dB，装运机械为 90 ～ 100 dB，压气设备为 85 ～ 90 dB，提升设备为 70 ～ 85 dB，露天矿机械为 85 ～ 105 dB，选矿机械为 85 ～ 110 dB。

5. 交通运输噪声多 井巷掘进和地下采矿，要用矿车、电耙、电机车等运送岩石和矿石，露天采矿的运输工具为卡车、机车，这些都是移动性噪声源。

6. 地下噪声比地面噪声大 由于井下巷道狭窄，声波在巷道中多次反射，周围岩壁越硬，反射声越大。同一种声源在井下巷道中的噪声级比地面大 4~8 dB。

7. 地下和地面噪声自然衰减不同 经过测试和计算，露天地面的噪声随着距离的增加，按不同的规律衰减。

五、噪声允许标准及制度

为了保护工人身体健康，我国早在 1979 年就颁布了《工业企业噪声卫生标准（试行草案）》。规定工业企业生产车间和作业场所的噪声标准为 85 dB。现有工业企业经过努力暂时达不到标准时，可适当放宽，但不得超过 90 dB。但该标准一直未能贯彻执行，并于 1994 年被废止[2]。我国 1986 年颁布的《工业企业噪声控制设计规范（GBJ87-85）》中有类似条款，将生产车间和作业场所的噪声限制值定为 90 dB。1999 年，卫生部颁发了《工业企业职工听力保护规范》，规定凡有职工每工作日 8 小时暴露于等效声级大于等于 85 分贝（以下简称“LAeq，8≥85 dB”）的企业，都应当执行此规范。

根据国家卫生健康委员会 2020 年 12 月 18 日发布的《国家卫生健康委关于宣布失效第四批委文件的决定》中“宣布失效的第四批委文件目录”，《卫生部关于发布《工业企业职工听力保护规范》的通知》（卫法监发〔1999〕第 620 号）已宣布失效。失效内容包括：

第三条 企业应根据本规范要求，结合自身实际情况制订本单位职工听力保护计划，并指定接受过专门培训的人员负责组织和实施。

第二十五条 企业应当提供三种以上护耳器（包括不同类型不同型号的耳塞或耳罩），供暴露于“LAeq，8≥85 dB”作业场所的职工选用。

第二十六条 职工佩戴护耳器后，其实际接受的等效声级应当保持在 85 dB 以下。

第二十七条 护耳器现场使用实际声衰减值，按以下方法计算：将护耳器声衰减量的实验室测试值或者厂家标称值，换算为国际标准《佩戴护耳器时有效 A 计权声级的评价》（ISO4869-2）所定义的护耳器单值噪声降低数（SNR），再乘以 0.6。护耳器单值噪声降低数可按该 ISO 标准或者有关国家标准进行计算。

后期评价时，可相应参考《噪声职业病危害风险管理指南》（WS/T754-2016）、《护听器的选择指南》（GB/T23466-2009）、《国家安全监管总局办公厅关于修改用人单位劳动防护用品管理规范的通知》（安监总厅安健〔2018〕3 号）等内容。如在《噪声职业病危害风险管理指南》（WS/T754-2016）

中，有下述内容：

5.2.1.1　当劳动者职业暴露的噪声强度等效声级大于等于 85 dB 时，用人单位应建立有效的听力保护计划。85 dB 为听力保护计划强制水平，80 dB 为听力保护计划行动水平。

5.2.4.3　选用的护听器有效声衰值可根据（NRR-7）/2 计算，并分析评价其对劳动者的听力保护效果。

5.2.4.4　应按 GB/T23466 的规定，利用有效 A 计权声压级 L′Ax 和护听器保护水平的对应关系进行护听器的保护水平评价。在选用护听器时，劳动者佩戴护听器后，其实际接受的等效声级应保持在 85 dB 以下，使用护听器后实际暴露的噪声强度在 75 dB 至 80 dB 之间，效果最佳。

六、噪声检测

广义的噪声检测，不但指对噪声源和噪声场基本特性参量的测量，还包括对噪声控制所用的各种功能材料声学及动态力学性能的测定和噪声控制措施技术效能的评定。此外，研究噪声对人体的影响、危害、主观评价和制定环境噪声标准等，也需通过测量提供科学依据。针对噪声本身的测量手段，从最简单的声级计到复杂的成套系统，原则上均可认为是由传声器、放大器、滤波器、检波器、指示器和电源 6 个部分组成。实验室条件下可采用精密测量仪器，而现场则宜采用普通便携式仪器。对稳态环境噪声可采用普通声级计，而对非稳态环境噪声则应采用积分声级计或可以进行定时取样的数字式声级计。大范围测量非稳态环境噪声时，最好采用多台声级计和多信道数据处理装置，或采用多信道磁带记录仪进行现场测量，然后回到实验室进行数据处理。普通稳态噪声的频谱分析可采用倍频带频率分析仪，而对包含纯音成分的噪声，则使用 1/3 倍频带或窄带分析仪较为适宜；对瞬态噪声（如枪、炮等脉冲声），可采用脉冲声级计测量脉冲峰值，或使用磁带记录仪在现场录音，然后回到实验室用示波器观察脉冲波形，测量峰值。如需进行频谱分析，则应使用实时分析仪。

第二节　噪声对健康的危害

噪声污染是一种无形的污染，是感觉性公害，也是影响面最广的环境污染，广泛地影响着人们的各种活动，具有局部性、暂时性和多发性的特点。由于噪声危害性大，故又被称为“致人死命的慢性毒药”。噪声对人的危害是多方面的，强噪声除了可导致耳聋外，还可对人体的神经系统、心血管系统、消化系统、免疫系统以及生殖功能等产生不良的影响，引起高血压、心脏病、神经官能症等疾病。噪声还可污染环境，影响人的心理，造成人的烦恼，降低人的生活质量和工作效率。特别强烈的噪声还能损坏建筑物、影响仪器设备等的正常运行。噪声对人的危害，主要有以下几个方面。

一、噪声对听力的损害

剧烈噪声对人体的严重影响自古以来就为人们所知：中世纪欧洲有一种刑法，让罪犯站在一口大钟下方，然后用大锤敲钟直至犯人死亡；中国古书也有记载，使犯人头套木桶，敲击木桶可至犯人“七窍出血”而死。人们都有这样的经验，从飞机上下来或从锻压车间出来，耳朵总是嗡嗡作响，甚至听不清对方说话的声音，过一会儿才会恢复，这种现象叫做听觉疲劳，是人体听觉器官对外界环境的一种保护性反应。如果人长时间遭受强烈噪声作用，听力就会减弱，进而导致听觉器官的器质性损伤，造成听力下降。据统计，当今世界上有 7000 多万耳聋者，其中相当部分是由噪声所致。专家研究已经证明，家庭室内噪声是造成儿童聋哑的主要原因。各典型声源的声压级和人耳主观感觉及影响见表 7-1。

表 7-1 典型声源声压级与人耳感觉

声压（Pa）	声压级（dB）	对人体影响	人耳主观感觉	环境
0.00002	0		听阈	
0.000064	10			专业消音室
0.0002	20			
0.00064	30		刚好听到	无人播音室
0.002	40	安全	安静	轻声耳语，很安静的房间
0.0064	50		一般环境	普通谈话，很安静的街道
0.02	60			普通对话，收音机
0.064	70		较吵闹	城市街道，汽车内大声说话
0.2	80		吵闹	车床加工
0.64	90	慢性听觉受损	很吵闹	50 kW 电动机
2	100	听觉较快受损	痛苦	纺织车间
20	120		很痛苦	锅炉车间，球磨机
200	140	其他生理损害	造成听觉损伤	喷气式飞机起飞
2000	160			耳边飞机发动机
20000	180			导弹发射

噪声主要损害听觉系统，噪声对听力的损伤是噪声危害中被认识最早的一种影响。早在 1886 年，英国格拉斯的一名医生托马斯·巴尔曾就噪声对人听力的影响进行了著名的研究。他通过对几组人员（轮船锅炉制造工、铸造工、邮递员）的比较，发现接触强噪声的锅炉制造工的听力受损最严重，而邮递员的听力最好。近年来关于噪声对听觉影响的研究有了很大的进展，大量的调查和研究证明，强噪声会造成耳聋。根据国际标准化的规定，暴露在强噪声下，人耳对 500 Hz、1000 Hz 和 2000 Hz 三个频率的平均年听力损失超过 25 dB，称为噪声性耳聋。高频听力下降为噪声聋的早期特征，特点是在 4000 Hz 左右（3000 ~ 6000 Hz）的听阈出现最早、最快上移，与听力曲线在 3000 ~ 6000 Hz（多在 4000 Hz）出现“V”型下陷相吻合，而后逐渐影响到语言频率。据美国学者观察，生活在嘈杂环境中的 8 个月婴儿，对大小、距离和方向的理解力均比正常儿童低；法国研究人员的试验也显示，噪声在 55 dB 时，孩子的错误理解率为 4.3%，60 dB 时上升至 15%[5]。

人耳听力损失的频率从 4000 Hz 左右开始，然后是其相邻的频率（2000 Hz、6000 Hz、8000 Hz ……）。一个人在 4000 Hz 或 6000 Hz 频率的听力损失 40 ~ 50 dB，往往是察觉不出来的，也不影响对日常语言的听觉。但对欣赏音乐是不利的，如长笛等乐器的高频声就可能听不到，而对一些辅音，特别是含有高频率的“si”“chi”等音，往往容易混淆。

长期工作在高噪声环境下而没有采取任何有效的防护措施，可导致永久性的、无可挽回的听力损失，甚至可导致严重的职业性耳聋。国内外现都已把职业性耳聋列为重要的职业病之一[4]。噪声首先会引起人们的听力损伤，在一些作业场所，噪声可达 80 dB 以上，噪声污染已被国际公认为是新的致人死亡的“慢性毒药”。在不同噪声级下工作 40 年后噪声性耳聋的发病率详见表 7-2。

表 7-2 不同噪声级下工作 40 年后噪声性耳聋的发病率

噪声级（dB）	80	85	90	95	100
发病率（%）	0	10	21	29	41

摘自李晓平，赵阳．生产性噪声的职业病危害分析．中国职业安全卫生管理体系认证，2004，6：57.

美国矿山安全与健康管理局（MSHA）对在高噪声环境中工作一段时间的井下工人的听力恢复情况进行了测试。在相当于顶板锚杆作业所产生的噪声中，工作 2 小时以后工人听力下降 50 dB，而且 24 小时后仍不能完全恢复。

我国学者对煤矿井下采掘现场 252 名工人进行的听力测试结果表明，有近 90% 的人有不同程度的听力损伤，且井下采掘工作面工作时间越长，听力损伤越严重。强烈的噪声对设备操作人员和维修人员的健康构成了一定的危害，噪声会引起心率加快，产生中枢神经功能障碍（如头痛、头晕）等生理影响，使人的注意力不易集中、反应迟钝等，容易引发安全事故。据阜新矿区 1974—1983 年 10 年间的统计，88 起死亡事故中有 9 起由噪声引起，占事故比例的 10.2%。在另外统计的 74 起事故中，与噪声有关的有 8 起，占 10.8%。因此，噪声对人及安全的影响不可忽视。

噪声对听力系统的损伤与噪声接触时间密切相关，高频听损和语频听损程度随接触噪声时间的延长而增高（表 7-3 和表 7-4）。有研究认为，性别是听力损伤的危险因素，男性听力损伤明显高于女性。另外，烟、酒嗜好对作业工人听力有一定影响，吸烟作业工人听力损伤检出率明显高于非吸烟者，故吸烟等不良嗜好可能是男性作业工人听力损伤检出率较高的原因之一。

表 7-3 不同声级稳态噪声连续暴露各工龄组高频听力损伤

噪声级（dB）	人数	2000 ~ 8000 Hz 听力损伤百分比（%）				
		0 ~ 5 年	~ 10 年	~ 15 年	~ 20 年	~ 30 年
80	521	9.79	18.8	28.5	44.1	44.1
85	545	12.2	25.0	30.3	47.4	57.6
90	673	19.1	22.5	30.3	47.1	52.3
95	459	41.3	61.2	55.7	80.5	87.7
100	396	69.5	94.9	97.8	98.6	100
105	230	81.8	93.1	97.9	100	100

表 7-4 不同声级稳态噪声连续暴露各工龄组语言听力损伤

噪声级（dB）	人数	语言听力损伤百分比（%）		
		0 ~ 10 年	~ 20 年	~ 30 年
80	521	0 ~ 1.4	0 ~ 2.6	0.2 ~ 5.3
85	545	0 ~ 1.4	0.1 ~ 3.8	0.4 ~ 5.4
90	673	0 ~ 1.2	0.2 ~ 3.0	0.6 ~ 6.4
95	459	0.3 ~ 4.0	1.0 ~ 5.1	3.8 ~ 18.9
100	396	1.1 ~ 5.6	5.4 ~ 16.2	12.3 ~ 29.8

摘自李晓平，赵阳．生产性噪声的职业病危害分析．中国职业安全卫生管理体系认证，2004，6：58.

噪声对听力的损伤表现为职业性耳聋和爆震性耳聋。职业性耳聋是渐近性的听力减退，表现为初期进入噪声环境中，常感到烦恼、难过、耳鸣，少数人可能反应较强，出现眩晕、恶心、呕吐。这些症状在脱离噪声环境后即可缓解或消失。在强噪声作用下，听觉皮质层器官的毛细胞受到暂时性的伤害，而引起听阈的暂时性迁移（听觉疲劳）。长期暴露在高噪声环境中，听觉器官不断受到噪声刺激，从而发生器质性病变，失去恢复正常听阈的能力，成为永久性的听阈迁移（听力损失）。如果噪声超过 140 dB，听觉器官发生急性外伤，致使鼓膜破裂出血，螺旋体就从基底膜急性剥离，从而使两耳失聪，即爆震性耳聋，也称为噪声外伤，并可伴有脑震荡[3]。

噪声损伤听觉系统的机制较复杂，目前大致可以归纳为机械性损伤学说、代谢性损伤学说和血管学说。机械性损伤学说[16]认为，高强度的噪声可引起蜗管内形成涡流，冲击耳蜗螺旋器，从而出现不同程度的机械性损伤，如螺旋器细胞的损伤、前庭膜破裂、螺旋器与基底膜分离、盖膜与毛细胞分离等。代谢性损伤学说认为，噪声暴露会给内耳带来代谢压力，噪声性听觉损伤是代谢失衡的结果。持续的噪声刺激影响耳蜗毛细胞，使其 ATP 需要量增加，毛细胞和支持细胞的耗氧量、葡萄糖消耗量增加，出现局部相对缺血，自由基含量增加及胞内 Ca^{2+} 的超载[17]。代谢性损伤主要与氧自由基、离子环境改变等有关。机体代谢过程中会形成多种性质活泼的氧自由基，自由基具有一定的生理功能，但由于其化学性质过于活泼，很容易与脂类、核酸和蛋白质等发生反应，造成细胞结构和功能的损害，因而可能是爆震性听觉损伤的致伤因素。史秀凤等[18]证实噪声暴露后，耳蜗的抗氧化体系平衡遭到破坏，引起自由基增加，过多的自由基导致脂质过氧化反应增强。过量的氧自由基出现，对耳蜗组织产生损伤，导致毛细胞的死亡[19]。不仅如此，实验证明预先给动物应用抗氧化剂可显著减少毛细胞损失，临床应用抗氧化剂的治疗方法可以减轻噪声引起的听力损伤，这些都进一步证实了暴露在噪声中产生的自由基增加是听力损伤的重要因素。现已发现毛细胞上存在着多种离子（Ca^{2+}、K^{+}、Na^{+} 等），会引起毛细胞内 Ca^{2+} 浓度升高，致使 Ca^{2+} 不平衡，由此认为 Ca^{2+} 浓度的变化与毛细胞损害有关[20]。此外，胞质内游离 Ca^{2+} 过多导致机 - 电转换过程发生病理改变，使耳蜗微音电位幅度降低，进一步论证了噪声对 Ca^{2+} 升高造成听力损伤的机制。血管学说认为噪声暴露后血管收缩、内耳血供不足是噪声性听力损伤的原因。大量动物实验表明，在强噪声刺激作用下，耳蜗血管可发生一系列改变，引起血管痉挛收缩或扩张，血流速度变慢。目前普遍认为，在噪声性听力损伤发生的过程中，此 3 种学说不可截然分开，噪声性听力损伤应是三者共同作用的结果。

二、噪声对心理、神经系统的损害

高噪声的工作环境，可使人出现头晕、头痛、失眠、多梦、全身乏力、记忆力减退以及恐惧、易怒、自卑甚至精神错乱，特别强烈的噪声还可导致精神失常、休克甚至危及生命。此外，强噪声会刺激内耳的前庭，使人出现晕眩、恶心、呕吐，如晕船一般的症状。超过 140 dB 的噪声甚至会引起眼球振动、视物模糊，呼吸、脉搏、血压都发生波动，全身血管收缩，使供血减少，甚至影响言语功能。

持续性强噪声能引起大脑皮质功能紊乱，使抑制和兴奋过程平衡失调，导致条件反射异常，出现头痛、头晕、失眠、多梦、乏力、心悸、记忆力减退等神经衰弱症状。噪声对神经系统的影响被认为是噪声对人体健康影响较早且较敏感的指标。噪声还会使人的交感神经异常，导致代谢或微循环失调，引起心室组织缺氧，血中胆固醇增高，并使交感神经紧张，从而使心率加快，心律不齐，出现缺血型改变、传导阻滞、血管痉挛、血压变化等表现[5]。

（一）行为功能的改变

噪声通过听觉器官可作用于人脑皮质和自主神经中枢，影响人的正常心理和生理功能，导致神经行为功能的改变。由于该变化出现在临床症状和生化指标改变之前，其测试又具有简便、灵敏、无创伤、易被接受等特点，所以，神经行为功能的改变作为一种反映神经系统亚临床损害的敏感指标，已被广泛应用于职业危害的早期评价。国内有学者以大鼠的神经行为表现及“Y”型迷宫实验、游泳实验、被动躲避实验为指标，观察强噪声暴露对动物行为功能、学习和记忆功能的影响，结果显示，噪声组大鼠活动力下降，体重增长缓慢，行为功能指标中代表学习、记忆能力和肌肉耐受力的指标均明显不同于对照组，且接触噪声后被动躲避实验与游泳实验指标之间呈现正相关关系。提示强噪声持续暴露，可引起运动神经行为的学习功能及神经肌肉活动能力与耐受持久性改变，且以抑制作用更为明显。也有学者认为噪声暴露能抑制人和动物的学习记忆功能。有动物实验表明，噪声只影响学习过程，而对学习记忆的保持没有影响，在噪声暴露下大鼠只是需要比正常动物更多的行为训练。通过对群体峰电位的测量亦证明了这一点。

国内外大量流行病学研究和文献报道认为，噪声可以引起作业工人神经行为功能的改变，主要表现在情绪状态、数字跨度、数字译码、视觉记忆、听觉记忆、注意力集中程度及手部运动速度精确性的目标追踪打点正确数方面，与对照组相比，实验组工人得分显著下降，且得分随噪声作业工龄的延长而降低。WHO 环境卫生标准也报告了噪声可引起明显的情绪障碍。国内学者研究接触稳态噪声在未引起神经系统损伤时的情绪改变，结果显示，稳态噪声对接触者的情感状态有较强的影响，主要引起紧张、忧郁及疲惫的负性情感因子变化，其次是愤怒和困惑，其得分均值都显著高于对照组，且噪声强度越高，五种负性情感因子均值越高，提示超过 85 dB 的稳态噪声，可以致使机体在未产生神经系统损伤的情况下出现负性情绪改变。

（二）噪声对心理状态的影响

人的心理活动是高级神经活动的产物，较高强度的噪声长期刺激，可使中枢神经系统的高级神经活动受到损害，必然导致心理活动的改变。国内许多学者采用评定量表 SCL-90 对接触高强度噪声的作业人员的生理状况进行评定，结果均证实了这一点。调查结果表明，噪声接触组总体心理健康水平和身心健康状况低于对照组和国内正常人，随着噪声强度的增加，职工心理问题有发生率逐渐增高、程度逐渐加重的趋势。各因子苦恼水平分析表明，躯体不适、强迫、抑郁、焦虑、睡眠、饮食障碍是噪声组普遍存在的心理健康问题，有 15.92%~35.91% 的作业人员苦恼水平达中度以上，有 13.90% 的工人总苦恼水平达重度以上。这一结果提示噪声作业对工人的心理影响是全面的，噪声作业人员身体的主观不适感觉、人际关系问题及潜在心理压抑等都明显高于非接噪人群。尤其是接触大于 95 dB 的高强度噪声者，其心理状态的各项得分都比其他组显著增高。华西医科大学采用自行研制的系统化职业心理测验软件，对接触噪声达 101.2 dB 的 98 名工人心理状况进行综合考察，结果提示噪声作业工人逻辑推理能力、知觉清晰度、注意持续性降低，职业满意度与工作生活质量均降低。

（三）神经衰弱和抑郁症

长期接触噪声可以引起头痛、头晕、失眠、多梦、耳鸣、记忆力减退等神经衰弱症候群，神经衰弱的阳性率随噪声级的增高而增高（表 7-5）。根据我国九省（市）1982 年对噪声的调查资料表明，噪声作业工人神经衰弱症候群阳性率为 24.35%，上海学者调查的阳性率为 43.10%，浙江学者报道为 24.00% ~ 48.00%。近年有学者报道高达 58.60%。这些研究结果均与 Borchgrevink 等[29]认为噪声可以导致暴露工人紧张、焦虑情绪增加的观点一致。

表 7-5 不同噪声级与神经衰弱症候群的关系

噪声级（dB）	不接触噪声组	噪声组 1	噪声组 2	噪声组 3
	—	80 ~ 85	90 ~ 95	100 ~ 105
阳性率（%）	11.0	16.2	20.8	28.3

噪声对人的睡眠质量和睡眠时长均有影响，人们休息时，要求环境的噪声小于 35 dB，若大于 64 dB，则难以入眠。睡眠对人是极其重要的，能够使人的新陈代谢得到调节，使人的大脑得到休息，从而消除体力和脑力疲劳。所以保证良好睡眠是关系到人体健康的重要因素。但是噪声会影响人的睡眠质量和睡眠时长，当睡眠受到噪声干扰后，人的工作效率和健康都会受到影响。老年人和患者对噪声干扰尤其敏感。干扰睡眠和休息的噪声级阈值白天为 50 dB，夜间为 45 dB。研究结果表明，连续噪声可以加快熟睡到轻睡的回转，使人多梦，熟睡的时间缩短，突然的噪声可使人惊醒。一般来说，40 dB 的连续噪声可使 10%的人睡眠受到影响；达到 60 dB 时，可使 70%的人惊醒。

北京大学的专家以噪声暴露与神经衰弱症状的剂量 - 反应体系，以及神经衰弱症状的聚集性为基础，应用多因素分析方法对噪声引起神经衰弱综合征的核心成分进行筛选与归类。结果发现，在众多神经衰弱症状中，耳鸣、头痛、头晕、失眠、多梦、乏力症、记忆力减退的患病率随声压级升高而增大。单因素 logistic 回归显示它们的 Odds Ratio（OR）为 1.020-1.104（$P<0.05$ 或 $P<0.01$），呈典型的剂量 - 反应关系，提示这些症状与噪声暴露有关，是噪声引起神经衰弱症候群的核心症状。以这个核心症状为基础，采用因子分析的方法，对它们的内在相互关系进行分析，可以分解出 4 个因子（核心成分），即头部症状因子、耳鸣因子、睡眠障碍及乏力因子和记忆力因子。这些认识比以往单纯罗列神经衰弱症状有了提高，使人们能够从更高层次观察、分析和总结神经衰弱的重点和特点，即核心症状和核心成分，以及神经衰弱与噪声暴露的联系[23]。

另有学者报道，噪声可使工人出现抑郁症，抑郁又会损害工人的学习、记忆和思维判断能力，进而影响工作和生活。作者采用经过张明园等改制后的美国国立精神卫生研究所的抑郁量表，对某纺织厂工人进行测试，结果显示，高、中、低噪声组的抑郁总均分及异常率均显著高于对照组，而且高噪声组抑郁总均分显著高于中、低噪声组。说明暴露噪声可使人的抑郁情绪总均分明显升高。随着噪声强度的增加，抑郁情绪总均分增大，呈明显的正相关，提示噪声和情绪异常之间存在着一定的剂量 - 效应关系。通过对噪声组与对照组单项得分的比较，发现其中烦恼、苦闷感、情绪低沉、乏力、睡眠障碍、言语减少、哭泣、忧愁、孤独感 9 项为噪声引起抑郁时较敏感的症状；其受噪声影响大小的顺序为忧愁 > 烦恼 > 情绪低沉 > 乏力 > 睡眠障碍 > 孤独感 > 哭泣 > 苦闷感 > 言语减少。并指出神经衰弱和抑郁症都为神经官能症，但在其主要表现及后果上，抑郁症因具有自我否定、自杀企图或行为等表现，要比神经衰弱严重得多。因此抑郁症的防治更应引起人们的关注[24]。

噪声引起神经系统亚临床损害，多方研究报告结果基本一致。但其作用机制还不十分明确，可能与噪声致使心理紧张、内分泌功能紊乱或神经系统的兴奋与抑制功能紊乱有关[7]。

三、噪声对心血管系统的损害

噪声是心血管疾病的危险因子，会加速心脏衰老，增加心肌梗死的发病率。医学专家经人体和动物实验证明，长期接触噪声可使体内肾上腺素分泌增加，从而使血压上升。在平均 70 dB 的噪声中长期生活的人，其心肌梗死发病率增加 30%左右，特别是夜间噪声会使其发病率更高。强烈噪声还可使血脂成分中三酰甘油含量上升，这对心脏极为不利。生活在高速公路旁的居民，心肌梗死发病率增加 30%左右。对 1101 名纺织女工的调查显示，高血压发病率为 7.2%，其中接触强度达 100 dB 噪声者，高血压发病率达 15.2%。赵立娜等对关于某大型煤矿作业工人的研究结果显示，长期高强度噪声接触（噪声强度为 82.8~100.1 dB）的工人总胆固醇、三酰甘油、高密度脂蛋白、低密度脂蛋白异常和脂肪肝的检出率均高于低强度噪声接触组（噪声强度为 53.9~71.0 dB）（$P<0.05$）；高强度噪声接触组工人的总胆固醇、三酰甘油和低密度脂蛋白胆固醇水平均随着工龄增加而升高（$P<0.05$）[30]。

噪声还会引起人体的紧张反应，使肾上腺素分泌增加，引起心率改变和血压升高。对一些工业噪声的调查结果表明，在高噪声条件下工作的钢铁工人和机械车间工人，比在安静条件下工作者其循环系统疾病的发病率要高。把实验兔放在 80 dB 的工业噪声环境下生活 10 周，结果发现实验兔的血胆固醇比同样饮食条件下未做实验的兔要高出 1 倍。对小学生的调查还发现，经常暴露于飞机噪声下的儿童比在安静环境下的儿童血压要高。20 世纪工业生产噪声和交通噪声的提高，是造成心脏病发病率升高的重要原因之一[5-6]。

（一）心血管疾病的实验研究

尽管自 20 世纪 60 年代以来，就已经开始探讨噪声对心血管功能的影响，但总体上实验数据并不多。Borg 回顾了前人的一些工作，总结了一些较为有意义的研究资料。在短时期的噪声暴露实验中未发现有意义的信息，而且在痛阈以下的噪声不会使人的血压产生规律性的改变，即有时观察到舒张压升高，有时观察到收缩压升高或下降。但长时期的噪声暴露实验却得出了一些较为肯定的结果。对猴进行的噪声暴露实验（400 Hz，100 dB SPL，每日 8 小时，间断暴露）发现，猴在急性期血压无变化，但暴露两个月后出现血压升高，而对照组血压仅为轻度下降。另一实验发现，将猴暴露在预先录制的交通噪声下，每日 12 小时，其中 10% 的时间噪声级大于 90 dB，实验初期心率增快，数周后减慢，后者主要是由于血压轻度升高，反射性地引起血管压力感受器的变化所致。

动物实验发现，噪声与某些化学因素（铅或镉）对心脏的危害具有加强作用。以大鼠为研究对象，实验观察到，68~72 dB 的白噪声与低水平的铅或镉较长时期联合作用后，动物除出现体重下降、皮肤变皱与皮毛变色外，还产生了心脏的实质性组织变化，其特征是心肌肥大、肌纤维断裂和溶解。方差分析表明，与对照组比较，实验动物的心脏病理改变是由于噪声与铅或镉联合而产生的相加作用。目前较为有说服力的实验资料当推以色列研究人员对近 4000 名工人所进行的研究工作[4]。他们在历时 2 年的工作中，让所有被试人员佩带自携式心电图机在噪声环境中监控 1 小时，其中可控分析的完整数据计有 3747 名蓝领工人的心电图记录。在排除了被试人员患有心脏疾患的病史后，分析结果显示，在 80 dB 环境噪声中暴露的工人，心电图在安静状态下呈现 ST 段压低的百分率，明显高于在 70 dB 环境中的对照人群。研究结论认为，心电图 ST 段压低，强烈提示噪声暴露下的工人存在短暂的心肌缺血现象。

在 4 个月的噪声暴露实验中，研究者对人体进行了脑血流图、运动试验后血压的恢复以及心电图的观察。被试者按每日 8 小时暴露的声级分成两组：高噪声组（92~109 dB，9 人）及低噪声组（70~73 dB，4 人）。对脑血流图的观察发现，高噪声组在实验开始后波幅迅速下降，在 10~20 天后较实验前下降 15%~16%，在 40 天后下降 20%，随后一直维持在低波幅水平；低噪声组的上述反应较轻，暴露 20 天后仅下降 2%，40 天后下降 11%。对血压及心电图的观察发现，高噪声组在实验中期及末期，运动后血压的恢复时间较实验前延长 10%~13%，按临床标准心电图运动试验呈缺血性变化的计有 10 人次；低噪声组未观察到运动后血压的恢复时间有明显改变，但心电图运动试验呈缺血性变化的计有 4 人次。这一研究表明，长时期的强噪声暴露会引起人体心、脑血管收缩及心肌缺血。

（二）心血管疾病的流行病学调查

与前述实验研究比较，流行病学的调查从一个重要的侧面为噪声引起的心血管疾病提供了更为可靠的数据。

荷兰学者对首都阿姆斯特丹 Schiiphol 机场附近的居民进行了较大规模的心血管疾病的调查。调查对象年龄在 35~64 岁，包括男性及女性总计约 6000 人[6]。调查对象分成低噪声区（3595 人）及高噪声区（2233 人）两组。航空噪声以 B 系数表示，具体公式如下：$B=20\log\sum(n\cdot10L^{/15})-157$，其中 $\sum$ 表示一年中的飞机总架次，n 代表昼间因素（白天为 1，夜间为 10），L 代表每架飞机的最大 A 声级。根据计算，低噪声区 B=20–40，高噪声区 B=40–60。调查结果用各种不同心血管疾病患者百分比表示，其中因心脏病接受治疗者，低噪声区（以下简称低区）为 1.8%，高噪声区（以下简称高区）为 2.5%；因高血压接受治疗者，低区为 7.3%，高区为 10.7%；人群中服用心血管药物者，低区为 5.5%，高区为 7.5%；X 射线显示有病理性心脏变形者，低区为 1.6%，高区为 2.5%；高血压患者，低区为 3.9%，高区为 6.7%。以上数据经统计学处理均有显著性差异。作者的结论认为，航空噪声是引起心血管疾病的重要因素。

法国学者对巴黎 7 901 名工人进行了长期职业噪声暴露后的高血压发病率调查[7]。在这些人群中，有 432 人长期在噪声级≥85 dB 的环境下工作，其中 40% 为女性，年龄为 38.8 ± 11.2 岁，高血压诊断以 160/95 mmHg 为标准。统计资料在去除了年龄、体重、饮酒等因素校正后，工人工龄在 10~19 年者高血压发病率为 8.2%，工龄在 20 ~ 24 年者上升至 19%，工龄 >25 年者上升至 37.8%。这一调查结果提示，长期暴露在噪声下，工人高血压的发病率随着工龄增加呈上升趋势。

类似的调查也发现，长期暴露在超过 85 dB 噪声环境下的工人（85 人），与对照组相比（<85 dB，85 人），不仅听力显著下降（>40 dB），而且血压也明显升高，达 145/93 mmHg，而对照组的血压仅为 130/85 mmHg。

埃及学者对一座发电站的工人（295 人）进行了调查，被调查的工人在 80 ~ 107 dB 噪声环境中工作。另选 74 人作为对照人群（在低噪声环境工作）。所有被调查人群在年龄、工龄、体重指数、体重、身高及吸烟史等方面均无显著差异。研究观察了噪声暴露引起的听力损失程度与高血压发病率的关系。观察结果表明，两组人群间的平均听阈阈移有明显差别，高噪声环境的人群其阈移高于对照组，而且高血压（包括收缩压及舒张压）的发病率也高于对照组，两者间差异显著。

在德国的调研发现，随着人体主观评定的噪声级增加，与低噪声（51 ~ 55 dB）组相比，心肌梗死（MI）的相对危险呈现显著的单调增加趋势[10]。当交通噪声为 66 ~ 70 dB 时，MI 为 1.1；如噪声高于 70 dB，则 MI 上升至 1.3，接近显著性的临界界线。

根据对上海 7 家棉纺织厂退休女工的调查，由于噪声引起耳聋的人群中高血压的检出率、收缩压与舒张压均值以及眼底血管硬化率等均高于对照人群（无职业噪声接触史），而且脑血流图平均波幅、左右波幅差异率等均与对照人群有显著差异。国内类似的调查资料也表明，长时期在 95 ~ 105 dB 噪声下工作的工人，高血压发病率为 6.9% ~ 8.8%，窦性心律不齐者达 40.8% ~ 47.3%，而且心电图呈缺血性改变的阳性率，随着声级增加和工龄延长，有明显增长的趋势。

噪声对心血管系统影响的机制迄今尚未明确，可能有两方面原因。一方面，长期的噪声刺激，在造成听觉系统损伤的同时，通过听神经的分支影响脑干网状结构，进而影响到大脑皮质各功能区及自主神经系统，引起下丘脑 - 垂体 - 肾上腺轴、蓝斑 - 交感 - 肾上腺髓质系统以及肾素 - 血管紧张素系统功能状态的改变，导致体内去甲肾上腺素、血管紧张素的释放增加，直接作用于血管壁，使外周阻力增加，血压升高；同时机体肾上腺素分泌增加，作用于心肌，导致心肌兴奋性和传导性发生变化，进而出现心电图的异常。北京大学高弘等[9]通过检测噪声暴露前后大鼠血清及脑内多巴胺β羟化酶（DβH）、去甲肾上腺素（NE）及其代谢产物的含量变化，提出A类大鼠（敏感大鼠）血压增高可能与其大脑中枢对外周交感神经活性功能抑制减弱，导致外周交感神经活性功能增强，合成和释放的NE增多有关。他们的研究还发现，噪声暴露后，A类大鼠血管平滑肌对NE和血管紧张素Ⅱ的收缩反应性增强，表明噪声引起A类大鼠血压升高可能有血管收缩反应性增强的机制参与。另一方面，长期噪声刺激导致工人精神紧张，出现焦虑、烦躁等情绪波动，使大脑皮质抑制和兴奋过程发生紊乱，引起皮质下血管舒缩中枢功能失调，造成血管舒缩功能障碍及心脏活动功能亢进，进而导致高血压及心电图异常[8]。

四、噪声对消化系统的损害

很早以前，就有人注意到长期暴露在噪声环境下的工人，其消化功能有明显的改变。一些研究表明，在某些嘈杂的工业行业中，溃疡症的发病率比环境安静的行业高5倍。人和动物的实验都表明，在高于80 dB的噪声环境中，肠蠕动要减少37%，随之而来的是胀气和肠胃不舒适的感觉。当噪声停止时，肠蠕动由于过量的补偿，其节奏大大加快，幅度也增大，结果会引起消化不良，长时间的消化不良往往会造成溃疡症。

余慧珠[10]等人的研究显示，噪声接触人群中反酸、烧灼感、上腹疼痛、上腹饱胀感等症状和消化道疾病患者检出率显著增高，这表明噪声接触工人中胃酸分泌增高者增多。这些临床检查的发现与实验室检查和胃电图检查结果是一致的。噪声接触人群基础胃酸分泌量（BAO）和尿胃蛋白酶浓度较对照组显著增高，直接说明噪声接触工人的胃酸和胃蛋白酶分泌增多。这也可能是接触高强度噪声工人中胃和十二指肠溃疡发病率较高的原因之一。噪声接触工人胃电图显示频率、振幅显著高于对照组，但频率基本还在正常范围，表明噪声对胃肌电节律有一定影响，可能倾向于引起胃排空障碍。张维森等人的研究亦表明，噪声接触可增加患慢性胃病的危险[11]。

噪声暴露除了可引起交感神经和副交感神经功能失调，导致胃肠蠕动功能紊乱外，影响胃肠激素分泌导致胃肠运动失调也是其中一个重要因素。胃肠激素可分为兴奋性（如胃动素和P物质）和抑制性（如血管活性肠肽和生长抑素）两类，血浆及组织中二者浓度的均衡是保障胃肠功能正常的重要前提。噪声声压级在一定范围内时，抑制性与兴奋性胃肠激素浓度处于平衡状态，可维持胃肠正常传输功能，当超过一定强度范围时，各种胃肠激素浓度比例失衡，胃肠功能发生紊乱。任何原因的胃排空延迟，均可引起胃窦部因食物潴留而膨胀，导致胃泌素增加，并兴奋壁细胞，使胃酸分泌增加，引起胃溃疡[11]。

五、噪声对女性生殖系统和女性生理的影响

20世纪80年代中期开始，我国劳动卫生工作者在全国各地开展了一系列噪声对女性月经影响的职业流行病学研究。所有涉及噪声暴露与女性月经周期的研究都显示相同的趋势。除少数研究由于样本量较小而尚无显著性外，多数研究结果表明噪声暴露可以导致女工月经周期紊乱，并以此为例，采用系统评述的方法将符合一定标准的研究数据集中后，观察到月经周期紊乱患病率随噪声暴露水平升高有上升的趋势，但无法确定明确的剂量-反应关系，也无法确定患病率在噪声达到何种水平时将出现明显的升高。将这些数据合并后发现，当噪声暴露水平低于95 dB时，月经周期紊乱患病率的水平变化不大，而当噪声超过95 dB后，月经周期紊乱的患病率明显升高。因此，95 dB是保护女工

月经周期不发生明显改变的安全界值[3, 12]。噪声对生育健康的影响集中于妊娠期并发症、自然流产、早产及新生儿低出生体重几个方面。调查显示，接触噪声的职业女工其不良生育发生率达 16.67%，其中，自然流产率达 8.33%，妊娠期并发症发生率为 9.03%，4.17% 有早产史，10.07% 具有新生儿低出生体重史，且不良生育发生率与噪声之间存在正向“剂量 - 反应”关系，即噪声强度越高，发生率越高。进一步剔除潜在混杂因素的 logistic 回归分析亦显示，接触噪声是引起女工出现不良生育的危险因素（$P<0.05$）[14]。噪声通过抑制褪黑素的分泌而抑制卵巢功能[15]。褪黑素是松果体分泌的一种重要的神经内分泌活性物质，它能控制女性性激素的分泌周期和分泌量，使体内雌、孕激素浓度比例不当，不能维持分泌期内膜的完整性，从而对月经周期及月经量造成影响。曾有一项针对纺织行业接触噪声女工的职业流行病学调查研究显示，当噪声强度达到 97 ~ 105 dB 时，这部分女工出现痛经和月经不调等表现的概率高于对照组；当噪声强度达到 85 ~ 94 dB 时，这部分女工发生痛经的概率亦较高；此外，在职业接触噪声的女工中，生殖系统异常检出率也随着接噪工龄的增加而显著提高。有国外研究显示，噪声可使女工的妊娠高血压综合征发病率出现增高趋势，同时先兆子痫及早产等风险也增加。

六、噪声对呼吸系统的损害

以往人们没有注意到噪声会对呼吸系统产生影响，但随着研究的深入，发现噪声也可对呼吸系统造成一定的损伤。外国现已把长期接触高声压、低频率（large pressure amplitude and low frequenly，LPALF）噪声［≥ 90 dB SPL（sound pressure level），≤500 Hz］所致的一种多系统损害疾病，命名为振动听觉病（vibroacoustic disease，VAD）。此病的听觉外系统损伤包括神经功能紊乱、呼吸系统疾病和心血管系统损害。国外学者调查发现，长期接触 LPALF 噪声，可引起的呼吸系统损害有咳嗽、支气管炎、上呼吸道感染等，有些接触时间超过 10 年者还会出现不明原因的胸腔渗出，并且恢复期很长，还发现长期接触 LPALF 噪声可对气管上皮细胞纤毛产生不良影响，引起胸膜病理学改变。流行病学研究则表明接触 LPALF 者的肺纤维化是职业性接触 LPALF 噪声所致，并提出肺纤维化是 VAD 的重要特征[13]。

七、噪声对视力的损害

人们只知道噪声影响听力，其实噪声还可影响视力。当噪声强度达到 90 dB 时，人的视觉细胞敏感性下降，识别弱光反应时间延长；当噪声达到 95 dB 时，有 40% 的人瞳孔放大，视物模糊；而噪声达到 115 dB 时，多数人的眼球对光亮度的适应有不同程度的减弱。所以长时间处于噪声环境中的人很容易发生眼疲劳、眼痛、眼花和视物流泪等眼损伤现象。同时，噪声还会使色觉发生异常，调查发现噪声可导致红、蓝、白三色视野缩小 80%。

八、噪声对人体免疫功能的干扰

噪声作业可干扰人体的免疫功能。有研究发现，接触噪声的工人其 IgA 水平与对照组接近，而 IgG 和 IgM 水平均低于对照组，尤其以 Ig M 降低明显，差异有显著性。通过对接触 90 ~ 100 dB 稳态噪声的木工进行 3 项免疫功能的测定，结果表明：工人末梢血中 T 淋巴细胞数量及血清免疫球蛋白含量均较对照组低，而且因噪声而致听力损伤者的血清免疫球蛋白含量比未有损伤者低，尤以

IgM 降低显著。接噪组末梢血中白细胞吞噬功能则有增强趋势。

（一）噪声对体液免疫的影响

机体通过 B 细胞产生抗体，行使体液免疫功能。胡军祥[25]等分别给予大鼠 80 dB 和 100 dB 的 1、5、10、15、20 天噪声刺激，研究发现，B 淋巴细胞的抗体形成及抗体效价在噪声暴露第 5 天开始，至第 20 天降低。

赵朔虹[26]等探讨了接触职业性噪声作业环境对人体体液免疫功能的影响。对接触稳态噪声和非稳态噪声的工人以及不接触职业危害因素的工人进行调查，测定血清 IgG、IgM、IgA、补体 C3、补体 C4 等免疫指标。结果显示，2 个接触组血清 IgG、IgM、IgA、补体 C3、补体 C4 均低于对照组。表明噪声作业可降低机体体液免疫功能，并且对其中非稳态噪声影响更为明显。3 周噪声暴露（88~100 dB）对大鼠体液免疫的影响，结果显示，24 小时后血清 IgM 升高，3 周时趋于稳定[27]。

以上结果提示，短时间急性噪声刺激使机体的体液免疫功能升高，长时间慢性刺激使机体的体液免疫功能降低。

（二）噪声对细胞免疫的影响

机体通过细胞免疫功能清除细胞内抗原，T 细胞是细胞免疫功能的主体细胞。T 细胞除介导细胞免疫反应外，还协同抗原提呈细胞激活 B 细胞。

研究发现[27]，3 天噪声应激引起脾 T 淋巴细胞增殖能力升高；而 4 周噪声暴露则引起脾淋巴细胞增殖、脾 $CD4^+$T 细胞降低，提示急性噪声暴露会增强细胞免疫反应，而慢性噪声暴露会抑制细胞免疫功能。胡军祥[25]等研究发现，从噪声暴露第 5 天开始，ConA 诱导的 T 淋巴细胞增殖能力降低，外周血酯酶染色阳性（$ANAE^+$）的 T 淋巴细胞百分率显著下降，$ANAE^+$ 是 T 淋巴细胞成熟的标志，提示噪声可抑制 T 淋巴细胞的成熟。

（三）噪声对非特异免疫功能的影响

单核巨噬细胞和 NK 细胞是免疫系统的重要组成成分，它们的功能代表了机体的先天免疫功能，也称非特异免疫功能，是机体免疫系统的第一道防线。单核巨噬细胞产生各种细胞因子，如 NO、IL-1α、TNF-α 等，发挥其免疫效应。Ffazieres 等发现，经过 3 天短时重复噪声 110 dB、1000 Hz 刺激后，小鼠肺泡和腹腔巨噬细胞产生的 IL-1α、TNF-α 与对照组相比显著下降。胡军祥[25]等研究发现，从噪声暴露第 5 天开始至第 20 天，巨噬细胞的 Fc 受体阳性百分率和对抗原的吞噬能力下降。大鼠暴露于 85 dB 白噪声，在暴露 24 小时和 7 天时脾 NK 细胞活性升高，而暴露 3 周后降低；而吞噬细胞活性在噪声暴露 24 小时后即开始降低[27]。

上述结果提示噪声对不同细胞的非特异免疫功能的影响不完全相同，但长时间的噪声可抑制非特异免疫功能。

九、噪声对内分泌系统的影响

环境噪声之所以能引起机体包括心血管系统在内的全身反应，其主要原因是噪声是一种应激源。根据学者们的看法，引起人体产生应激（stress）的刺激称为应激源（stresser），而且几乎任何事件（因素）都可成为应激源。按照大量的心理学文献，应激包括精神应激、社会应激及职业应激等，而在生物医学文献中，各种环境因素的变化也可产生应激。面对应激源的刺激，机体的反应主要是产生内分泌系统激素的变化，其中主要包括下丘脑 - 垂体 - 肾上腺（皮质）轴及自主神经系统激素的反应，前者主要有糖皮质激素（如皮质醇）及其他激素，后者主要为儿茶酚胺如肾上腺素、去甲肾上腺素及多巴胺等。

噪声作为一种应激源而引起上述内分泌激素的反应已经得到了许多实验研究的证实。研究人员对 34 名学生进行了测试，将他们暴露在嘈杂的噪声环境 90~103 dB 中 5 小时。被试者在第二天脱离上述环境后收集尿样。测定的生化指标有：尿中皮质醇及儿茶酚胺（肾上腺素、去甲肾上腺素及多巴胺），并同时检查血压、心率、立体视觉及反应时的变化。研究结果发现，与对照组比较，大多数被试者尿中上述激素的排出量增加，心血管参数呈中等度变化，立体视觉有显著损害。研究结果显示，噪声可启动神经内分泌系统并损害某些感觉功能[28]。

日本学者对 90 dB 白噪声及安静条件下的被试人员进行研究，在他们同时进行数学计算时检测其尿中肾上腺素的排出量及唾液中皮质醇的浓度。结果发现，在噪声及安静条件下进行脑力作业时，尿中肾上腺素的排出量均呈类似的增高，但唾液中的皮质醇浓度却有不同改变，在噪声环境下皮质醇较暴露前明显增高，然而在安静条件下未出现此种反应。被试人员主诉，在噪声下进行计算作业时易于激动。这一结果提示，环境噪声对脑力作业的内分泌反应类型具有一定影响。

一些研究认为，以往的数据大多为短时间的噪声暴露（15 分钟至数小时），很少有长期噪声暴露对皮质醇影响的报道，因此很难代表典型的工业噪声条件。该项研究的作者对纺织工人进行了长期噪声暴露的实验。被试者共 35 人（男 22 人，女 13 人），年龄 27 ~ 58 岁，平均工龄 11.7 年，且全都是早班工人，从事轻至中度体力劳动，工作岗位的噪声为 85~95 dB。实验在两种条件下进行：①在噪声条件下测试一天；②从第二天开始连续 7 天佩戴耳罩（低噪声对照），然后于最后一天进行检测。测试指标为尿中皮质醇，全天分三次采尿（上班之初、中间、上班之末），工作后进行主观疲劳评价计分以及应激性评价。研究结果发现，两种条件下尿中皮质醇在上班之初及中间均呈一致的下降趋势，但在上班之末却出现明显差别，噪声条件下尿中皮质醇升高，而对照条件下却持续下降，两者有显著差别；工作后的疲劳评价及应激性评价也均显示出明显差别（噪声条件下较重）。这一研究表明，慢性噪声暴露改变了皮质类固醇的分泌节律。在噪声暴露之末，皮质醇水平升高可归之于两种结果，疲劳的累积及应激性的增高[6]。

第三节 预防与保健

职业噪声严重影响职工的身心健康，也是企业生产的重大安全隐患，单靠某一企业或某一个人无法有效解决，需要政府、企业、个人三方面的共同参与，从宏观管理维、中观人机环境维以及微观技术维 3 个方面对我国职业噪声危害进行总体控制。

一、宏观管理维

宏观管理维包括政府宏观管理和企业微观管理两个部分。

（一）政府宏观管理

从安全管理的角度出发，政府各部门首先是负责劳动安全、卫生的部门，利用行政手段有计划、有步骤地采取一系列有效措施达到控制职业噪声危害的目的。可以采取以下 3 个方面的措施：

1. 制定职业噪声暴露标准 有关职业噪声暴露标准法规，自 20 世纪 70 年代以来，在一些工业较为发达的国家已日趋完善，并获得严格执行。《中华人民共和国环境噪声污染防治法》已于 1996 年 10 月 29 日在第八届全国人民代表大会常务委员会第二十二次会议上通过，并在 2018 年 12 月 29 日第十三届全国人民代表大会常务委员会第七次会议《关于修改〈中华人民共和国劳动法〉等七部法律的决定》修正。

2. 制定国家听力保护规定 为有效控制职业噪声危害，一些工业发达国家从 20 世纪 80 年代以来陆续制定了听力保护计划。听力保护计划应包括噪声监测、工人听力检查、工程控制、使用护耳器、工人培训与教育等方面的内容。

3. 加强噪声科研力度，支持噪声控制技术与设备的研究与开发 目前我国职业噪声领域需要研究的课题主要有：声强测量技术与应用，职业噪声预测技术以及微机在这方面的应用，机械撞击噪声控制理论与应用，主动噪声控制技术以及信号处理在这方面的应用，噪声控制产品工艺品质问题以及系列化、标准化问题。

（二）企业微观管理

企业是政府宏观管理政策的落实者与执行者。它需要根据政府所制定的职业噪声危害控制宏观管理政策，结合企业自身实际情况，制定出企业自己的职业噪声危害控制管理制度。具体有：

1. 企业应根据国家听力保护规范的要求，结合自身实际情况，制订和完善企业职工听力保护计划。

2. 为职工进行基础听力测定和定期听力跟踪测定，并保存噪声暴露监测的记录和听力测试记录。

3. 根据企业的噪声水平，结合自身实际经济情况，考虑选用一些噪声控制技术与设备，以降低噪声级。如采用低噪声设备、设置隔音操作间、室内的吸声降噪、采用噪声主动控制技术等。

4. 为职工配备有足够声衰功能的护耳器，并定期进行听力保护培训，检查护耳器使用和维护情况，确保听力保护有效。

二、中观人机环境维

在应用“人 - 机 - 环境”系统工程方法分析噪声危害成因的基础上，可以有针对性地分别从人、机、环境 3 个方面实施噪声危害的控制措施。

1. 促使人的行为有利于噪声危害的降低 加强对职工的听力保护培训与教育，提高职工的噪声危害防范意识。严格按照规定配戴护耳器，避免长时间连续噪声暴露，注意对机器的经常性维护。

2. 促进机械的状态有利于噪声强度的降低 淘汰陈旧的设备，引进噪声强度小的设备，避免同车间设备同时运转，尽可能减少噪声的迭加，采用阻尼等技术减少设备噪声的产生。

3. 提供有利于降低噪声危害的作业环境 噪声大的车间之间采用隔音技术。车间与外界之间也要采用隔音技术，一方面避免环境噪声，另一方面避免车间噪声扰民。车间内采用吸声、消声等无源噪声控制技术或者主动噪声控制等有源噪声控制技术，以降低车间的噪声。

三、微观技术维

噪声控制技术维主要包括噪声基本理论、噪声控制技术以及噪声测评技术 3 个方面。

（一）噪声基本理论

噪声基本理论主要包括噪声产生的机制、噪声的传播理论以及噪声的消失理论 3 个方面。它是噪声控制技术以及噪声测评技术的理论基础。

（二）噪声控制技术

噪声控制技术包括传统噪声控制技术和现代噪声控制技术。

1. 传统噪声控制技术 主要包括吸声、隔声、消声、隔振与阻尼等，这些技术能够从声源上或传播路径上将噪声控制住。控制噪声传播的噪控产品主要有各类消声器、各类吸声构件和材料、各类隔声门窗和拼装式隔声罩（间）、各类橡胶隔振器和弹簧隔振器、各种阻尼材料以及各类护耳器等。从声源上控制噪声主要是研制低噪声的机器，如低噪声风机、低噪声木工机械、低噪声冷却塔、低噪声电机等。

（1）吸声：由于室内声源发出的声波被墙面、顶棚、地面及其他物体表面多次反射，因此同一声源在室内产生的噪声级比在露天高。如果用吸声材料装饰房间的内表面，或在室内悬挂空间吸声体，房间内的反射声就会被吸收，噪声级就会降低。这种控制噪声的方法叫作吸声。

吸声材料是一些多孔、透气的材料。其吸声原理是：利用声波进入多孔材料后，引起材料孔隙中的空气振动，使一部分声能由于孔内的摩擦和黏滞阻力作用转化为热能被吸收。常用的吸声材料有玻璃棉、矿渣棉、泡沫塑料、毛毡、吸声砖、木丝板、甘蔗板等。

吸声材料对高频噪声有很好的效果，对于低频噪声则效果不是很好。对低频噪声往往采用共振吸声的方法加以控制。最常见的共振吸声结构是穿孔板共振吸声结构。在金属板、薄木板上穿一些孔，并在其后面设置空腔，这就是最简单的吸声结构。这种结构的制作与安装简便、费用低，但有较强的频率选择性，吸声频带窄。近年来研究出一种微穿孔板吸声结构，能在较宽的频率范围内有较好的吸声效果。

（2）消声：消声是消除空气动力性噪声的一种方法，主要靠消声器实现。消声器是一种能阻止或减弱噪声传播而允许气流通过的装置。将消声器安装在空气动力设备的气流通道上，就可以降低其噪声。好的消声器消声量大、空气动力性能好（即阻力损失小）、结构性能好（坚固耐用、体积小）。

消声器的结构形式有很多，按消声原理分为阻性消声器、抗性消声器和阻抗复合消声器。阻性消声器是利用消声材料消声的。将吸声材料固定在气流流动的管道内壁，或者按照一定方式在管道内排列组合，就构成了阻性消声器。当声波进入消声器时，一部分声能被吸声材料吸收，从而起到消声的作用。

抗性消声器是根据声学滤波原理设计的。利用消声器内声阻、声顺、声质量的适当组合，可以显著地消除某些频段的噪声。如扩张室式消声器、共振消声器以及弯头、屏障、穿孔片等组合而成的消声器。汽车、摩托车、内燃机的消声器就是抗性消声器。抗性消声器的优点是结构简单、耐高温、耐气体侵蚀，对低中频噪声有良好的消声效果，缺点是消声频带窄，对高频消声效果差。因此，抗性消声器常用于低频噪声的消声。

在生产实际中，很多噪声具有很宽的频率范围，单靠阻性或抗性消声器都不能解决问题，于是就出现了综合二者优点的阻抗复合消声器。它是既有吸声材料，又有共振腔、扩张室一类滤波元件的消声器。这种消声器消声量大，消声频率范围广，因此得到了广泛应用，缺点是不耐高温，怕水蒸气。

近年来，中国科学院声学研究所与北京市劳动保护科学研究所研制成功了微穿孔板消声器。这种消声器可以在一个较宽的频率范围内具有良好的消声效果，同时其阻损小，耐高温和气流冲击，不怕油雾和水蒸气，施工、维修方便。

（3）隔声：在许多情况下，可以把发声的物体或需要安静的场所封闭在一个小的空间中，使其与周围空间隔绝，这种方法叫隔声。典型的隔声措施是设置隔声罩、隔声间、隔声屏。隔声罩由隔声材料、阻尼涂料和吸声层构成。隔声材料采用 1 ~ 3 mm 的钢板，也可以用较硬的木板。钢板上要涂一定厚度阻尼层，以防产生共振。吸声层可用玻璃棉或泡沫塑料。

隔声间是在高噪声环境中提供给工作人员谈话、打电话或休息的地方。隔声间要采用隔声结构，并强调封闭性。此外，室内还要做吸声处理，为了换气还有必要加设通风设备，并在通风的进出管道上加装消声器。

隔声屏主要用在大车间或露天场合下隔离声源与人流集中的地方。如在居民稠密的公路、铁路两侧设置隔声堤、隔声墙等。

（4）振动与阻尼：为了减少机器振动通过其基础传给其他建筑物，通常的办法就是防止机械基础与其他结构的刚性连接，这种方法叫基础隔振。主要措施有三种：

1）在机器基础与其他结构之间铺设具有一定弹性结构的软材料，如橡胶板、软木、毛毡、矿渣棉等。当掀动由基础传至减振垫层时，这些柔韧材料中的分子或纤维之间发生摩擦，将部分振动能量转换成热能耗散掉，因而降低了振动的传递，起到隔振的作用。选用隔振材料时应考虑使用环境的要求，如耐高温、防火、防潮、防腐蚀等。

2）在机器上安装设计合理的减振器。减振器主要分 3 类：橡胶减振器、弹簧减振器和空气减振器，这三种可以组合使用。减振器具有安装方便、经济、减振效果好等优点。但需注意弹簧减振器必须根据机器的振动性质和减振量进行具体设计，以避免发生共振。

3）在机器周围挖一定深度的沟，这种沟称为隔振沟，也可以起到隔振的作用。隔振沟越深，隔振效果越好。沟深一般 1 ~ 2 m 为宜。沟宽对隔振效果影响不大，可在 10 cm 以上，沟中以不填材料为最好，也可填一些松散的锯末、膨胀珍珠岩（可耐火）或浇灌沥青、毛毡、矿渣棉等。

2. 现代噪声控制技术 传统的噪声控制多为被动控制，即“无源”控制，然而这种控制在低频段控制效果并不理想，故人们发展了噪声主动控制（active noise control，ANC）技术，即“有源”控制，它能在中低频段范围内有效地对噪声进行控制。其基本原理是，在原有噪声上迭加一反相的声音，形成相互抵消，从而降低原噪声。目前 ANC 技术的研究和应月仍停留在实验室阶段，但这种技术及其发展，在不久的将来必将发挥重要作用，为噪声控制技术锦上添花。

（三）噪声测评技术

要解决好噪声问题，首先应对该噪声进行测量、分析，搞清噪声的声级、频谱特性以及时间变化特性等。因此，噪声测量分析仪器是必不可少的。此外，需要强调的是，宏观管理维、中观人机环境维、微观技术维 3 方面之间并非相互孤立的，而是相互影响、相互促进。噪声危害控制的管理政策和制度以及人机环境措施需要噪声控制技术的支撑，没有噪声控制技术，许多噪声控制的制度与措施将无法落实和实现。噪声控制技术以及低噪声设备（机）的研发与生产需要政府的政策扶持。人 - 机 - 环境噪声控制措施是政府宏观管理以及企业微观管理的政策与制度的具体落实与体现。

（四）职业噪声控制的运行机制

职业噪声总体控制框架的实现涉及政府、企业与工人。在角色分工中，政府是宏观调控者，企业是组织实施者，工人是受益者以及回馈者。由于职业噪声总体控制框架具有层次性、复杂性、整体性、涉及面很广等特点，因此，需要政府的高度重视和全社会的关注，在实施过程中，政府、企业以及个人在分工的基础上密切配合，共同努力，从而最终实现对职业噪声危害的有效控制，保护劳动者的听力不受损害，保护身心安全与健康。

1. 政府的宏观调控作用 从经济学的角度上讲，职业噪声是一种环境公害，不仅可导致工人听力受到损害，还会引发安全事故，具有负的经济外部性，单纯依靠企业或个人无法妥善解决，因此，需要作为公共利益代言人的政府利用行政手段有计划、有步骤地采取一系列有效措施进行宏观调控，这是一条有效途径。主要的措施包括：建立、健全职业噪声相关的法规制度，制定职业噪声暴露标准，制定国家听力保护规定，制定有利于控制职业噪声的激励政策、加强职业噪声的宣传和教育，加大噪声科研投入力度，与科研部门以及生产企业密切配合，促进噪声基本理论和噪声控制技术的研究以及科技成果产业化，积极推广典型经验等。

2. 企业是职业噪声控制的实施者 工业企业的主要任务就是遵照和执行政府的有关法律和政策，切实把劳动者的身心安全和健康放在第一位，在应用人 - 机 - 环境方法对企业职业噪声危害进行系统分析的基础上，有针对性地采取各种噪声防治手段，保护劳动者的听力不受损害。具体的措施包括：通过噪声监测，识别暴露于超标噪声的工人，对在噪声超标环境下工作的工人进行听力测试，采取噪声控制技术改善职业噪声环境，加强宣传与教育，使工人理解职业噪声的危害性和控制的必要性，使他们自愿、积极参与企业的职业噪声防治工作。

3. 工人是职业噪声控制的受益者和回馈者 职业噪声控制最根本的目的在于保护工人的听力不受损害，保护工人的身心安全与健康，体现“以人为本”的思想。所有的措施，无论是政府的法律、政策还是企业的听力保护计划等，都是以工人为中心，围绕工人的听力和身心安全与健康而制定的，因此，毫无疑问，工人是职业噪声控制的受益者。此外，职业噪声所引发的听力下降、健康受损以及生产安全等问题又将回馈给企业以及政府，为政府制定相应的政策法规以及企业采取有针对性的措施提供依据。

总之，职业噪声控制问题是一个系统工程，它的实施需要政府、企业以及工人全方位、多层次的参与，在实施的过程中一定要遵循系统科学的原则，摸索出一套适应我国国情的职业噪声控制运行机制，切实保护我国劳动者的利益。

参考文献

[1] 李松盛 . 矿山噪声及其治理 . 工业安全与防尘，1992（4）：43-46.
[2] 牛凤岐 . 噪声污染与计量检测 . 中国计量，2010（2）：39-40.
[3] 吴婧，赵丹宇 . 噪声对人体健康影响分析 . 环境与可持续发展，2008（2）：11-12.
[4] 王罗春，周振，赵由才 . 噪声与电磁辐射　隐形的危害 . 冶金工业出版社，2011：20.
[5] 宋宇，张贤玉，杨敬荣，等 . 噪声对作业人员神经和心血管系统的影响 . 职业与健康，2007，23（15）：281-1283.
[6] 胡正元 . 噪声对心血管功能的影响 . 声学技术，2002，21（1）：25-28.
[7] 贾莉，程荔 . 职业噪声对神经系统亚临床的损害 . 中国城乡企业卫生，2003，20（3）：14-15.
[8] 麦卫华，彭虹，林道建，等 . 噪声作业对工人心血管系统的影响分析究 . 职业卫生与应急救援，2005，23（3）：305-307.
[9] 高弘，张书珍，韩启德 . 噪声对血管反应性的影响及其与血压的关系 . 中华劳动卫生职业病杂志，1992，10（6）：365-366.
[10] 余慧珠，顾祖维，黄世超，等. 噪声对接触工人消化系统的影响. 劳动医学，2001，18（4）：206-208.
[11] 张维森，廖阳，周浩，等 . 工业噪声与慢性胃病的相关性研究 . 中国工业医学杂志，2011，24（6）：403-405.
[12] 宋宏伟. 工业噪声对女工月经及生殖机能的影响. 中国职业医学，2007，34（5）：436.
[13] 宋琦如，金锡鹏 . 噪声与呼吸系统损伤. 劳动医学，2000，17（3）：153- 174.
[14] 兰容，张婉，任秀琼 . 某制药厂接触噪声对女工生殖健康的影响 . 工业卫生与职业病，2020，46（4）：327-329.

[15] MiyauchiF, Nanjok. Otsuka of nightshift on plasma concentrations of melatonin, LH, FSH and prolactin, and menstrual irregularity. Sangyolgaku, 1992, 34 (6): 545-550.

[16] BEDI R. Evaluation of occupational environment in two textile plants innorthern India with specific reference to noise. Ind Health, 2006, 44 (1): 112-116.

[17] Yamashita D, Jiang HY, LE PRELL C, et al. Post –exposure treatment attenuates noise -induced hearing loss. Neuroscience, 2005, 134 (2): 633-642.

[18] 史秀凤 . 窄带噪声暴露后豚鼠血 SOD, MDA 和 GSH 的变化 . 航天医学与医学工程, 1998, 11 (4): 282-285.

[19] Kopke RD, Weisskopf PA, Boone JL, et al. Reduction of noise-induced hearing loss using L-NAC and salicylate in the chin—chilla. Hearing Res, 2000, 149 (1): 138-146.

[20] Fridberger A, Flock A, Ulfendahl M, et al. Acoustic overstimulation increases outer hair cell Ca^{2+} concentrations and causes dynamic con tractions of the hearing organ. Proc Nati Acad Sci, 1998, 95 (12): 7127-7132.

[21] 刘志硕, 申金升, 卫振林 . 我国职业噪声危害成因分析及总体控制对策 . 中国安全科学学报, 2003, 12 (13): 53-56.

[22] Pedersen M, Halldorsson TI, Olsen SF, et al. Impact of road traffic pollution on pre-eclampsia and pregnancy-induced hyperten sive disorders. Epidemiology, 2017, 28 (1): 99-106.

[23] 赵一鸣, 张书珍 . 噪声暴露与神经衰弱征候群的剂量 - 反应关系研究 . 工业卫生与职业病, 1994, 20 (6): 335-337.

[24] 郭素芹, 郭云, 岳维梅, 等 . 纺织噪声对心理健康水平影响的研究 . 中原精神医学杂志, 1996, 2 (23): 126-128.

[25] 胡军祥, 黄佩龙, 姜玉新, 等 . 噪声应激对大鼠免疫功能的影响. 浙江大学学报: 理学版, 2009, 36 (2): 211-215.

[26] 赵朔虹, 熊俊 . 职业性噪声对机体体液免疫功能的影响 . 中国职业医学, 2009, 36 (4): 340-341.

[27] 司少艳 . 噪声对免疫系统影响的研究进展 .2015 编委会会议暨 2015 江苏国际医疗器械科技博览会学术 .2015.

[28] Bergomi M, Rovesti S, Vivoli G. Biological response to noise and other physical stressors in places of entertainment. Public Health Reviews, 1991, 19 (1-4): 263-275.

[29] Borchgrevink H. Does health promotion work in relation to noise?. Noise Health, 2003, 5 (18): 25-28.

[30] 赵立娜, 戴超, 成丽娟, 等 . 噪声暴露对某国有大型煤矿工人血糖和血脂水平的影响. 实用预防医学, 2018, 25 (8): 902-904.

（赵毓芳）

第八章

高温危害与职业病

第一节　概　述

人类具有强大的适应能力来适应不同气候和环境。例如健康成年人可以通过血管舒张和排汗来增加辐射、对流和蒸发散热，进行有效的热量调节，以应对达到特定阈值的温度升高。随着全球气候变暖，在大部分陆地区域，极端高温天气发生的频率、强度和持续时间逐渐增加，对人类的生产、生活、健康、安全等方面均造成较大危害，对公共卫生和民防服务提出挑战。研究表明，暴露在极端高温环境下会对人体健康产生不良影响，可直接导致疾病或间接使原有疾病加重，从而影响人的心理和情绪稳定，还可导致因行为改变而引发的事故，如溺水等[1]。

高温会导致中暑、热衰竭、热晕厥和热痉挛等临床综合征。当核心体温超过 40 ℃，并导致多器官功能障碍时，就会发生严重的中暑。中暑具有很高的病死率，而且进展到死亡的速度可能非常快（数小时内）。在幸存者中，器官系统的永久性损伤会导致严重的功能障碍，并增加早期死亡的风险[2-4]。

高温的风险因素分为内在因素（年龄、残疾）和外在因素（住房、行为），后者因地点和机体对当地气候的适应能力而异。风险因素可以在从高温环境到死亡的因果链的许多阶段起作用。有效的健康保护措施对人口层面的热相关死亡风险具有重要影响，并可能改变年龄组的风险。高温热浪是一种常见的气象灾害，通常是指一段持续性的高温过程，由于持续时间较长，容易引起人类以及动植物不适应并造成不良影响。它的发生受地理环境、社会及经济等多方面因素影响[5-6]。我国气象局定义，日最高气温 35 ℃称为高温天气，如果连续 3 天及以上日最高气温均超过 35 ℃，则称为高温热浪。《柳叶刀 2030 倒计时》中国版报告显示，与 1986—2005 年基准水平相比，2019 年我国热浪天数平均增加了 13 天。过去 20 年，中国热浪相关疾病（在实验条件下验证其发生率受气温影响较大的病种）死亡人数上升了 4 倍，去年该数字达 2.68 万。

气候本身是人口对温度敏感度的重要决定因素，因为它会影响个体的适应水平[7-10]。热相关死亡率影响的阈值温度与当地夏季温度有关。也就是说，与较冷的气候相比，在温暖气候中死亡率随温度升高而增高。然而，温度 - 死亡率相应的曲线斜率相当不均匀，通常无法通过纬度预测，如对美国、欧洲和世界各地城市的比较可知，老年人由于体质弱、身体功能下降、罹患慢性病、行动能力差、服用药物等原因，更容易受高温热浪的侵袭。热相关死亡率的流行病学研究表明，高温对老年人的影响更大，风险随着年龄的增加而增加。儿童和婴儿的体温调节能力有限，儿童也比成人更容易脱水。法国在 2003 年的热浪期间因中暑超额死亡人数达到 14 802 人。高温死亡风险因年龄和性别而异。大多数欧洲研究表明，无论是从相对角度还是绝对角度来看，女性在热浪中死亡的风险都更高。老年女性风险增加可能有一些生理原因，但社会因素也很重要。在巴黎，未婚男性中暑的风险增加，但未婚女性则不然。在美国，老年男性在热浪中的风险高于女性，这在芝加哥事件中尤为明显。这种脆弱性可能是由于老年男性的社会孤立程度。社会接触对于热浪死亡率保护的重要性的证据是基于在美国进行的病例对照研究。男性也更容易中暑，因为他们更有可能在炎热的天气里活动。

除了体内平衡机制的自然衰老（或衰老）模式之外，一些医疗条件会增加对热应激的脆弱性。流行病学研究表明，患有抑郁症、心脑血管疾病和糖尿病的人在炎热的天气中需要格外小心。关于热应激的病理生理学机制研究还不完整。许多因高温导致的死亡并不是由中暑引起的，甚至已表现出热应激临床症状的人也并非中暑所致。一个人在热浪中死亡的原因可能有多种，因为环境温度会给心血管系统带来额外的压力。人体脱水，表现出血液黏度增加和其他生理变化。从理论上讲，任何损害体温调节机制的疾病都会增加与高温有关的死亡风险。如果在高温下暴露足够时间或进行剧烈活动，即使是健康的人也会死于中暑。疾病还会损害活动能力、意识和行为。因此，一些疾病，例如痴呆症和帕金森病，也是中暑死亡的重要危险因素。此外，一系列常见药物也会干扰体温调节，如抗胆碱药会干扰出汗，利尿剂会导致脱水等。

下丘脑负责通过激活皮肤和内脏器官中的受体来促进热量散失并维持正常的核心温度，以此来调节体温。身体可以通过传导、对流、辐射和蒸发来交换热量。传导是通过直接接触将热量传递给温度较低的物体；对流是通过空气循环在体表传递热量；辐射通过电磁波的传输发生；当汗液从液体变为蒸汽时，即为蒸发，蒸发会冷却皮肤表面。在高环境温度和代谢需求增加的情况下，汗液蒸发是散热的主要机制。此外，运动期间心输出量增加，以满足骨骼代谢需求。循环血量从内脏器官分流到外周血管，以增强皮肤的冷却能力。蒸发出汗还会减少血浆循环量，导致血容量不足，进一步削弱身体散热的能力。当热量产生超过热量损失的速度时，核心温度会稳步上升，并增加与热量有关的疾病的风险。

热水肿、运动相关的肌肉痉挛（热痉挛）和热疹（痱子）是热相关疾病中最轻微的形式。热水肿的特征是依赖性软组织肿胀，通常涉及下肢，随着下肢抬高而消退。利尿剂在治疗中没有作用。运动相关的肌肉痉挛通常在长时间或剧烈的体力活动后触发。尽管对其病因知之甚少，但神经肌肉控制理论比脱水 / 电解质流失理论更受关注。受影响的主要是腹部肌肉、股四头肌和腓肠肌群。治疗包括适当的等渗液体置换、拉伸和按摩。当闭塞的毛孔将汗液滞留在皮肤中时，会引起热疹，从而导致红斑丘疹或脓疱。被衣服覆盖的皮肤最常受到影响。皮疹通常在移至较凉爽的环境、去除多余的衣服或装备并擦干皮肤后消退。这些情况是自限性的，很少需要医疗护理。

运动相关性虚脱（以前称为热晕厥）通常在剧烈运动后立即发生。一过性直立性低血压由血容量不足、外周血管舒张和血管舒缩张力降低引起，可导致晕厥。治疗主要是支持性的。如果担心中暑，应将人体置于仰卧位，双腿抬高，鼓励喝水，并使其凉爽。症状通常会在 15~20 分钟内消退。很难将运动相关的虚脱与心源性晕厥区分开来。心血管危险因素、年龄较大、晕厥前的心脏症状或恢复延迟，需要在重新参加活动前进一步评估。

热衰竭是最常见的与热有关的疾病，是中暑的前兆。剧烈运动加上暴露在高温环境下，由于热引起外周血管扩张和大量失水造成循环血量减少，超过了心输出量，导致晕厥前症状，出现疲劳、不适、胃肠道症状，尽管大量出汗但皮肤湿冷，以及核心体温 38.3~40 ℃，精神状态保持不变。无论人体核心温度如何，任何精神状态的下降都必须被视为中暑（在某些情况下，核心温度实际上可能会升高）。治疗包括降温（去除热量、去除过多衣物、使用风扇和水雾），需降至 38.3 ℃的核心温度、口服或静脉补液以及抬高腿的仰卧姿势。疑似热衰竭的人应在急诊科接受评估和治疗。有针对性的实验室评估包括全血细胞计数、基础代谢率测定、尿液分析、肝功能测试、凝血研究以及肌酸激酶和肌红蛋白水平的测定。除非有临床指征，否则不需要影像学检查。大多数保持稳定并获得令人放心的测试结果的患者可以在几个小时后安全出院。潜在的并发症包括电解质失衡（例如高钠血症、低钾血症）、横纹肌溶解、轻度肝细胞损伤和急性肾衰竭。这些症状在临床上被称为热损伤，通常需要入院。

中暑是一种医疗紧急情况，表现为核心温度达到 40.5 ℃或更高，以及中枢神经系统功能障碍。有两种类型：劳力性中暑和经典（非劳力性）中暑。本文重点介绍劳力性中暑。中暑的病理生理机制复杂，包括蛋白质变性、内毒素释放和体温调节功能障碍，引起全身炎症反应综合征（类似于感染性休克），导致多器官功能衰竭和死亡。医生在鉴别诊断时应考虑其他潜在情况对于体温过高和精神状态改变的影响。中暑的神经系统症状包括意识丧失、谵妄、意识模糊、激动、癫痫发作和昏迷。有些人可能会在中枢神经系统恶化之前经历一段清醒的时间。其他发现包括皮肤发烫，伴或不伴出汗、低血压、心动过速和呼吸急促。受升高的核心温度影响最大的器官是脑和肝，预后与热疗的时间有关。治疗从维持呼吸和循环开始，然后快速降温。如能在倒地后 30 分钟内完成冷却，则死亡率可接近于零。

一、高温的定义

所谓高温作业，就是指在环境温度很高的情况下进行生产劳动。通常高温环境的产生原因是多种多样的，有一些是夏季在太阳下直接进行工作，没有任何的防御措施，夏季高温环境可直接影响人的健康；有一些高温环境是在室内工作，但是由于内部存在热源或辐射的情况，使得室内温度远远高于人体能够承受的范围，形成了高温环境，如钢铁冶炼厂等室内环境。劳动环境中，气温超过 32 ℃，炎热地区超过 35 ℃，或气温在 30 ℃以上、相对湿度（RH）超过 80%，或辐射热强度超过 4.1841 J（1 cal）/（cm^2·min），或通风不良而导致热源散热量超过 83.7 kJ/（m^2·min），都属于高温劳动范畴。我国对于高温作业有着标准的分级性规定：对于有生产性热源的工作地点，当室外实际出现本地区夏季室外通风设计计算温度的气温时，工作地点气温高于室外气温 2℃或以上的作业，就称为高温作业。

在高温环境下劳动时，由于强烈的肌肉活动大量产热，必须加强散热才能维持人体的热平衡。但炎热的外环境使机体散热困难，甚至被迫接受大量的外加热（辐射热、对流热），可引起一系列的生理应激反应，主要表现为体温调节、水电解质代谢和心血管系统、消化系统、神经内分泌系统等方面的变化[11-13]。这些变化在一定范围内是人体对高温劳动的代偿性反应，如果热负荷超过机体调节适应的限度，则将影响人体的健康，甚至引起中暑等热性疾病。太阳辐射或在劳动环境中存在的热源放出的辐射热，除直接作用于人体外，还可使周围物体加热，再以辐射、传导、对流散热等方式作用于人体，因而太阳辐射和热辐射是热环境中的重要致热因素。

二、高温环境下机体生理功能的改变

（一）体温调节

人体在中枢神经系统和内分泌系统的调控下，通过心血管系统、皮肤、汗腺和内脏等组织器官的协同作用，维持着产热和散热的动态平衡。在高温下劳动，人体的体温调节主要受气象条件和劳动强度的复合影响，气象因素中以气温和热辐射起主要作用，这些内外环境的热应激，激发了机体参与体温调节的各个系统的生理应激反应[14]。

1. 温度感受器 对温度敏感的感受器称为温度感受器，温度感受器分为外周温度感受器和中枢温度感受器。外周温度感受器在人体皮肤、黏膜和内脏中，分为冷感受器和热感受器，它们都是游离的神经末梢。当皮肤温度升高时，热感受器兴奋；而当皮肤温度下降时，则冷感受器兴奋。从记录温度感受器发放冲动可看到，冷感受器在 28 ℃时发放冲动频率最高，而热感受器则在 43 ℃时发放冲动频率最高。当皮肤温度偏离这两个温度时，两种感受器发放冲动的频率都逐渐下降。此外，温度感受器对皮肤温度变化速率更敏感。

中枢温度感受器存在于脊髓、延髓、脑干网状结构及下丘脑中。用改变脑组织温度的装置（变温管），对不麻醉或麻醉的兔、猫或狗等的下丘脑前部进行加温或冷却，发现在视前区 - 下丘脑前部（preoptic anterior hypothalamus，PO/AH）加温，可引起动物出现喘息和出汗等散热反应，而局部冷却则引起产热量增加，说明 PO/AH 本身就可调节散热和产热这两种相反的过程。

2. 体温调节中枢 体温调节是涉及多方输入温度信息和多系统的传出反应，因此是一种高级的中枢整合作用。视前区 - 下丘脑前部是体温调节的基本部位。下丘脑前部的热敏神经元和冷敏神经元既能感受其所在部位的温度变化，又能对传入的温度信息进行整合。

3. 高温时体温调节过程 首先，热刺激皮肤热感受器，感受器由兴奋而转化为神经冲动，能以 0.7 m/s 的速度把信号传至下丘脑体温调节中枢；同时，外环境的附加热和劳动时机体产生的热使血液加温，通过血液循环直接加热视前区 - 下丘脑前部（PO/AH）中枢热感受器（下丘脑前区存在热敏神经元、冷敏神经元和不敏感神经元），此时热敏神经元放电频率明显增加，冷敏神经元则明显减少，导致散热中枢兴奋，引起心输出量增加，内脏血管收缩，皮肤血管扩张和汗腺分泌增强等反应；同时产热中枢受到抑制而减少产热，使体温保持在正常范围[15]。脑下垂体、中脑、脊髓中也有温度感受细胞。有人提出大静脉壁和肌纤维中也存在温度感受细胞，认为其均具有体温调节能力。

4. 调定点学说 热敏神经元的感受“温阈”在 37 ℃左右，该阈值被称为体温调定点。当皮肤受到过热刺激时，调定点下移，中枢温度在 36.6 ℃即可出汗。但体温调节能力有一定的限度，安静状态时，体温调节的极限为气温 31 ℃、相对湿度 85%，或气温 38 ℃、相对湿度 50%；在从事高强度的军事劳动或受到强烈的热辐射时，体温调节的极限还要大大降低。如果机体产热和接受外界附加热之和超过了机体的散热能力和空气的冷却能力，即可造成体内蓄热或过热，出现不同程度的体温升高。因此，体温升高是体温调节紧张的重要标志。在体力劳动后，体温升高 1 ℃以内（肛温低于 38.5 ℃或口温低于 37.4 ℃）可认为是正常范围的波动，有利于人体的散热。一般休息 30 分钟，体温即可恢复。如超过正常范围，则表示机体过热。通常当环境气温超过 35 ℃，尤其是 38 ℃时，体温超过正常范围的人数就增多。体温过高将破坏机体内环境的稳定，影响人的体力劳动能力。因此，在确定人体热负荷的最高耐受值时，一般以体温作为人体耐热阈的生理指标。

有学者提出从身体不同部位测定人体的中心体温。口温一般比肛温低 0.3 ~ 0.5 ℃，体力活动后降低 1.1（0.8 ~ 1.3）℃。肛温（直肠温度）是机体安静时的最高温度，但必须把传感器插入肛门 7 ~ 8 cm，才能测得真正的直肠温度。有人主张测量食管温度，较低部位的食管温度接近心脏温度，且较稳定；耳鼓膜温度接近脑下垂体温度，当外耳道封闭严密时，能测得准确的体温，其较肛温低；鼻咽腔温度近似颅底温度。我国能生产上述几种数字测温计。杜桂仙等提出体力劳动的生理安全上限值，口温为 37.4 ℃、肛温为 38.5 ℃，二者的耐受上限值分别为 37.8 ℃和 38.9 ℃，而耐受极限值口温为 38.3 ℃、肛温为 39.4 ℃；当肛温高达 39.5 ℃以上时，便预示出汗率和皮肤传热量不再上升，将面临生理危象或生理功能受损。热环境下静态受热的耐受肛温较低，有人认为是 38.4 ~ 38.6 ℃。而长跑、马拉松等剧烈运动时，肛温常达到 40 ~ 41 ℃，甚至 42.5 ℃，且并不一定发生生理危象或中暑。故根据活动强度不同，体温在 37 ~ 40 ℃可认为是适当的。

研究证明，体力活动使体温升高 2.5 ℃左右，对大多数人的机体功能影响不明显，且对机体还有许多有利的变化，如白细胞增高，网状内皮系统功能包括吞噬作用、抗体生成、肝解毒作用等增强，若代谢率不过高，还能加速组织物质交换和提高机体抵抗力。肌肉温度升高在一定范围内也伴有功能提高，能以更快速度和更大力量收缩，提高体力活动能力。万为人[16]等报告，热应激引起人体肛温达 38.5 ℃时，血浆中分子物质明显增加，而过氧化脂质 - 丙二醛（MDA）含量明显降低；小鼠热暴露时，体内抗氧化酶（谷胱甘肽过氧化物酶和超氧化物歧化酶，即 GSHpx 和 SOD）活性随肛温升高而增加，肛温 39 ~ 40 ℃时活力最高，超过 40 ℃时酶活力有下降趋势。大鼠热暴露 100 分钟，肛温升高 2.5 ℃左右时，胸腺、脾重量高于对照组，自身花环升高 2 倍多，而抗体生成细胞（OD）值变化不大；小鼠腹腔巨噬细胞 Fc 受体阳性率（%）、巨噬细胞吞噬阳性率和吞噬指数显著增高，而 T 淋巴细胞酯酶染色阳性细胞（$ANAE^+$）变化不大，其中点状颗粒型明显降低，而散状颗粒型明显增高。但小鼠热暴露 60 分钟，肛温升高不到 2.5 ℃时，上述指标变化明显低于对照组。高温对免疫功能的反应具有明显的时相性，热强度过高和受热时间过久引起体温过高时，会呈现免疫功能失调，免疫抑制增强。

皮肤温度是反映高温气象条件对人体综合作用和体温调节的敏感指标，一般比较稳定，躯干为 31 ~ 34 ℃，四肢较低，相差不超过 4 ℃。高温劳动时，体内产生的热量由血液传至体表，皮下血管反射性扩张，周围血流量增多，流速加大，皮肤温度升高。皮肤温度与环境温度差增大，有利于辐射、传导、对流散热。如外界气温过高和辐射热的直接作用使皮肤温度迅速升高，则皮肤散热作用势必减弱；如皮肤温度升高到接近或高于血液和内脏温度时，则体热放散受阻。通常平均皮肤温度超过 34 ℃时，就会产生过热感。由于汗液蒸发和气流影响可冷却体表，此时皮肤温度便不能真正反映机体的热负荷状况。体温的动态变化可显示体温调节的强度和机体的总热负荷状况。如高温下穿戴 NBC（核、生物、化学）防护服进行军事活动，短时间内皮肤温度可迅速升高至接近体温，并与体温并行变动，这时的体温就完全反映机体的热负荷状况。如穿着冷却服（液冷、气冷或干冰等）进行高强度军事劳动时，体温可升至 38.5 ℃以上，而平均皮肤温度降至 29 ~ 30 ℃，除自感“稍热”外，余无不适感。所以人体受热时的耐受能力，不仅取决于体内的热负荷状况，而且在很大程度上取决于体表的热负荷状况。因此，有人主张用平均体温 37.7 ℃作为生理安全上限，以 38.5 ~ 38.8 ℃和相应的积热指数（body heat storage index-BHSI）272.0 ~ 355.6 kJ/m^2 或生理紧张指数（physiological strain index-PSI）4.5 作为人体耐热极限的客观指标。生理紧张指数 3.0 ~ 3.6 为热习服战士的耐受上限。在穿不透气防护服作业时，蒸发散热作用失效，皮肤温度升高可超过肛温，以致在接近衰竭状态时肛温和心率尚在耐受上限以内，此时可按平均皮肤温度上升与肛温相交点为耐受上限。通过在气温 31.7 ~ 34.3 ℃、黑球温度 35.6 ~ 42.9 ℃高温下观察防化兵作业，结果发现防化兵只能耐受 30 ~ 44 分钟行程 2.3 ~ 4.1 km，即达到热负荷限度，此时肛温 39.62 ℃、平均皮肤温度 37.51 ℃、平均体温 38.93 ℃、积热指数 338.5 kJ/m^2、心率 159 次 / 分、出汗量 0.956 L（相当于 1.4 ~ 1.8 L/h）、生理紧张指数 4.8，肛温和平均体温仍分别比平均皮肤温度高 2.11 ℃和 1.42 ℃［平均皮肤温度（℃）=0.07 额温 +0.05 手背温 +0.5 胸温 +0.18 股温 +0.20 腓温（5 点法）；平均体温（℃）=0.67 肛温 +0.33 平均皮肤温度；积热指数（kJ/m^2）= 体重（kg）×0.83/ 体表面积（m^2）× 平均体温增值（℃）×4.1841；生理紧张指数 = 最终心率（次 / 分）/100 + 肛温增值（℃）+ 出汗率（L/h）］。

暑热压力指数（又称湿黑球温度）是反映温度的综合指标，用于量度气温、湿度、辐射热对人体的影响，常用于职业安全、体育和军事方面。国际标准化组织通过 ISO 7243 标准，采用暑热压力指数来反映人体受热程度，并用于制定重要的职业和其他标准，以限制暴露于高温和相关的健康影响。

（二）水、电解质代谢

在热环境中劳动时，人体由于排汗可丧失大量水分，每人每天出汗量 4 ~ 8 L，高者在 10 L 以上。普通行军出汗量每小时为 0.6 ~ 0.7 L，烈日下行军出汗量最高每小时可超过 1.5 ~ 2.0 L。出汗量的多少主要取决于热强度和劳动强度的高低；相同热强度和劳动强度时，湿度越大，出汗越多，故出汗量可作为人体受热程度和劳动强度的综合指标。出汗率超过 0.25 L/h 是人体水亏空的阈值，我国劳动者在热环境中从事体力劳动 4 小时出汗量的生理安全湿度越大，出汗越多，故出汗量可作为人体受热程度和劳动强度的综合指标。我国劳动者在热环境中从事体力劳动 4 小时出汗量的生理安全上限为 3.6 L，3 小时以上最大劳动强度的出汗率不超过 1.1 L/h，1 个劳动日出汗量 6 L 为生理最高限度。

汗液是由汗腺自动分泌的液体，汗腺由交感神经受下丘脑发汗中枢控制，为胆碱能器官，并受醛固酮和抗利尿激素所制约。气温增高是刺激汗腺分泌的重要因素，对下丘脑发汗中枢的驱动因素（driving factor）主要是加温血液，或反射性刺激皮肤感受器。汗液是低渗性液体，固体成分占 0.3% ~ 0.8%。其中电解质占绝大部分，主要是氯化钠（0.1% ~ 0.5%）和多种常量、微量元素；还有蛋白质和生物活性物质（水溶性维生素、17 酮类固醇等），以及与血液化学成分相同的物质（尿素氮、氨氮、肌酐氮、葡萄糖、乳酸等）。我军热区战士夏季训练时每升汗液中平均钠含量为 87（64 ~ 112）mmol，氯为 85（71~107）mmol，钾为 6.8（5.2 ~ 10.0）mmol，钙为 1.6（1.2 ~ 2.4）mmol，镁为 0.4（0.1 ~ 1.1）mmol，磷为 0.9（0.4 ~ 1.5）mmol；汗液中微量元素铁浓度为 13.9 μmol/L，铜 12.3 μmol/L，锌 44.0 μmol/L，锰 469 nmol/L，铬 41.3 nmol/L，钴 53.6 nmol/L，钼 0.67 nmol/L，镍 0.23 μmol/L，钒 0.52 μmol/L，锶 0.89 μmol/L，硼 12.1 pmol/L，钛 0.36 μmol/L，镉 22.3 nmol/L，铅 1.12 μmol/L。此外，汗液中还含有碘、硒、氟、铝等。高温下穿着全身式防毒服作业时，全身汗液中钠、钾、钙、镁、铁、铜、锌浓度则分别为 113.0 mmol/L、12.3 mmol/L、0.8 mmol/L、0.9 mmol/L、0.027 mmol/L、0.005 mmol/L 和 0.035 mmol/L。每升汗液中氨基酸总量为 10 855 μmol，其中必需氨基酸占 21%，非必需氨基酸占 79%，前者以赖氨酸最高，为 1 039 μmol，蛋氨酸最低，为 50 μmol；后者以丝氨酸最高，为 2774 μmol，胱氨酸最低，仅 5 pμmol；维生素 B_1、B_2、C 分别为 452 pg/L、312 pg/L 和 3330 pg/L。研究表明，钢铁厂高温作业工人出汗是机体水分消耗的主要途径，水、抗坏血酸、核黄素、维生素 A、钾、钙、硒的摄入不足；95.6% 的工人体内抗坏血酸缺乏，维生素 A、钾、钠的体内缺乏率均在 40% 以上，同时维生素 B_1、B_2、C 消耗量较多[17-19]。

通常热强度或出汗量越高，汗盐浓度越高。热习服后汗中上述成分浓度绝大多数有明显降低。我军战士夏季行军汗盐浓度波动于 0.08% ~ 0.63% 之间，其摄盐量一般为 10 ~ 20 g/d，高温军事劳动日的排盐量可达 20 ~ 25 g，甚至 30 ~ 40 g。机体在水钠丢失的同时，通过神经、内分泌的调节来保持水电解质代谢平衡，其调节器官主要是肾。肾血流量减少和少尿是急性热应激的早期反应。高温下劳动，水分主要经汗腺排出，经肾排出量则由平时的 50% ~ 75% 降为 10% ~ 15%。通过饮水补充失水的调节机制是：① 钠离子 - 渗透压 - 后叶加压素通路（SOV）；② 肾素 - 血管紧张素 I - 醛固酮通路（RAA）。SOV 和 RAA 受血浆容量和钠浓度的改变而发生反应，血管紧张素 I 可降低调节分泌后叶加压素和摄取饮水皮质感受器的刺激阈。由于出汗丢失的水分比盐分多，可导致高渗性脱水，使血浆渗透压升高，刺激位于下丘脑的渗透压感受器，引起视上核和室旁核分泌抗利尿激素，通过下丘脑 - 垂体束神经纤维输送至垂体后叶，垂体后叶贮存的抗利尿激素就释放至血液，作用于肾远曲小管和集合管上皮细胞的受体，激活细胞膜上的腺苷酸环化酶，使 ATP 分解成 cAMP，通过 cAMP 信号通路加强肾小管对水分的重吸收；同时，升高的渗透压和组织外液容量的减少都可刺激下丘脑的饮水中枢，传至大脑皮质产生口渴感而主动饮水，使渗透压和血容量得以恢复。大量出汗和脱水缺盐等减少细胞外液容量的因素，使循环血量减少，肾动脉压下降，入球微动脉被牵引程度减弱，球旁细胞增强肾素的分泌，引起血浆血管紧张素 I 浓度升高，刺激肾上腺皮质球状带分泌醛固酮；高热引起动脉压下降以及高温、强烈辐射热对机体的直接刺激，均可引起醛固酮分泌增加。醛固酮分泌可能受垂体控制。人体分泌的醛固酮，在气温 41 ℃时比常温下要高 10 倍，醛固酮使肾小管对钠和水产生重吸收，降低汗液中钠离子的浓度，起到保钠排钾（对唾液腺和胃肠道具有同样作用）和增强抗利尿激素对肾小管的作用，但不能防止丧失铜和锌。大量出汗时每天可丢失钾超过 100 mmol，尿钾排出量比常温下增加 2 倍多。缺钾引起醛固酮分泌减少，又可使钠的排出量增加。醛固酮通过 Na^+-K^+-ATP 酶，还可能通过调节细胞膜钠、钾通路，调控尿中钠、钾含量。目前还证明，高温劳动时，心房肌细胞分泌的心钠肽（ANF）可直接控制肾小管对电解质的重吸收。机体对水钠代谢的调节有一定限度。当 24 小时尿量少于 800 ml，尿钠低于 5 g 或 8 小时劳动尿钠低于 2 g，清晨第 1 次尿钠浓度低于 2 g/L 时，则表示补水不够、体内缺钠。高温体力活动时，单凭口渴感饮水只能饮进排汗失去水分的一半左右，所以劳动后常引起体重减轻和不同程度的脱水。当体重因失水而下降 0.5% ~ 1% 时，便刺激饮水。失水不应超过体重的 1.5%。机体失水达原体重 2% 以上时，即为脱水，并有口渴感。

（三）心血管系统

在热环境中劳动，循环系统处于高度紧张状态。机体为适应散热和供氧的双重需要，体温调节中枢在内、外热刺激的作用下，引起皮肤血管的交感神经活动减弱，内脏血管的交感神经活动增强，其支配心脏的神经末梢释放儿茶酚胺类物质（肾上腺素、去甲肾上腺素、多巴胺等）作用于心脏的 β- 感受器，使腺苷酸环化酶活力增强，心肌细胞的 cAMP 增加。因此，皮肤血管网高度扩张，手部温度 28 ~ 35 ℃时，皮肤血流量为 1 ~ 4 ml/（s·100 cm^3）(组织)，达 45 ℃时，血流量可增至 30 ~ 35 ml/（s·100 cm^3）甚至 75 ml/（s·100 cm^3）(组织)。此时，内脏血管收缩，血液重新分配，循环血量仍相对不足；心脏活动增强，心肌收缩频率和强度增加，糖原分解加快，使心肌生能和耗能都加强，心肌耗氧量增加，提高了心输出量，使大量血液流入体表。皮肤小动脉和小静脉之间的毛细血管网，管径可在 0 ~ 70 μm 变动，热刺激时皮肤血流量可达 4.2 L/min，甚至达 6 ~ 11 L/min，体内蓄热通过血液迅速向体外发散。

高温下汗腺活动增强，并释放激肽原酶，将血浆 α_2 球蛋白中的激肽原转变为缓激肽，其舒血管作用也是皮肤血管网扩张的重要原因。当口温升高 0.9 ℃时，平均心输出量增加 60%，其中一半以上流经皮肤血管网。因而高温劳动时，心脏收缩的强度、频率、每搏输出量和每分输出量都增加。心输出量取决于心率和每搏输出量。热环境劳动时常因热作用使每搏输出量增加受到限制，心输出量主要靠增加心脏搏动次数来补偿。心率的增加是由于外周热感受器和控制心脏活动的神经元间的神经反射作用，中枢热感受器和血液温度对心脏的影响也可使心率加快，且与热强度、劳动强度直接相关，故心率是评价机体对热环境劳动心血管系统紧张程度的重要指标。机体单纯受热时，心率平均增加 20% ~ 40%，而高温和热辐射可增强劳动对心血管系统的影响。如夏季行军时，心率可超过 160 ~ 170 次 / 分，冲锋演习时可达 180 ~ 200 次 / 分。

心率很高时，由于舒张期缩短和冠脉血流量不能满足心肌活动需要，特别是出汗量超过 4 L 的强劳动，会引起血液浓缩和黏稠度增高，每搏输出量将更加降低，以致心输出量反而降低。在高温作用下，末梢血管紧张度降低，血压稍降。高温劳动的血压变化，则视体力活动的升压因素对高温降压因素的拮抗结果而定。强体力活动的升压因素超过高温作用的降压因素，则收缩压升高，舒张压变化不大或稍下降，因而脉压趋向增加。高温劳动时，如心率和收缩压显著升高，则是机体不适应的表现。高温劳动强度过大或时间过长，使体温过度升高、血压下降，反射性引起心率显著加快。由于静脉回流减少，中心血管和心脏充盈降低，使每搏输出量减少，以致血压不能恢复，表明血压已低至不能继续劳动的水平。动物实验表明，体温达 41 ℃时，心肌收缩力受抑制；超过 42 ℃，心输出量锐降，可引起急性循环衰竭和组织缺氧[20]。

人体受高温作用后，心电图显示心肌相对缺氧、T 波倒置、S-T 段压低，偶可见 P 波增宽、P-R 间期延长、T 波和 R 波电压增高以及室性期前收缩等。长期在热环境中劳动，心脏经常处于紧张状态，久之可使心脏产生生理性肥大，心电图显示窦性心动过缓或过速、窦性心律不齐等，单极心前导联的 S-T 段普遍有轻度压低，高血压患病率在 10% 左右。心血管系统的反应性变化是机体调节的重要环节。因而高温劳动时应恰当掌握劳逸节律，保护心血管系统的适应能力。杜桂仙等[21-22]指出，通常心率应保持在生理安全上限 145 次 / 分以下，活动停止后 1 分钟和 5 分钟应分别降至 125 次 / 分和 100 次 / 分；耐受上限为 162 次 / 分，此时机体已处于不适应状态，应适当减轻体力活动强度；耐受极限为 174 次 / 分，此时则应暂停体力活动，并增加休息次数和时间。此外，直立姿势和肌肉活动无力时，下肢血液缺乏，静脉回流减少，限制了心输出量，易引起眩晕和昏厥；活动后静坐位休息时，血液阻留下肢，静脉回流减少，反射性引起心率加快，可发生恢复期 3 分钟心率超过 1 分钟心率 10 次 / 分以上的“反常恢复曲线”，是恢复不良的反应。

（四）消化系统

热应激时，交感肾上腺系统广泛兴奋，消化系统功能呈抑制反应。王汉章等[23]实验证明：高温环境具有强烈抑制胃运动的作用，主要是刺激中枢交感神经抑制胃运动；同时，血乳酸含量的明显增加，也是高温抑制胃运动的原因之一。由于血液重分配，引起消化道贫血；而大量排汗和氯化物的损失，使血液中形成胃酸所必需的氯离子储备量减少。因此，高温劳动时消化道分泌减弱，唾液、肠液，尤其是胃液分泌减少，分泌的潜伏期延长而分泌期缩短；唾液淀粉酶、胰酶、肠酶活性和胃液酸度（游离酸与总酸）降低，胃黏液蛋白减少；胃的收缩和蠕动减弱，对固体食物排空减慢，对水排空加速；小肠运动抑制，吸收营养物质（如糖、蛋白质等）的速度减慢；同时，口渴、脱水抑制食欲中枢和大量饮水冲淡胃液等，都可引起高温劳动者的食欲减退和消化不良，胃肠道疾患的发病率增高。实验表明，高温体力活动时饮 0.1% 盐水达到出汗量的 70% 左右时，劳动后唾液分泌量减少 11%，唾液淀粉酶活性单位升高 269%；而饮等量淡水时则相反，唾液分泌量升高 23%，淀粉酶活性则下降 57%。

（五）呼吸功能与能量代谢

热环境中的劳动应激反应，引起呼吸频率和肺通气量增高，以利于气体交换和肺蒸发散热。气温 25 ~ 35 ℃时，能量代谢略降；超过 35 ℃时，能量代谢随气温增高而增高。当肛温从 37 ℃增至 42 ℃时，肛温每升高 1 ℃，代谢率增加 10% ~ 20%。汪济民等报道，在人工热室干球温度（Td）27 ℃和 45 ℃条件比较，在安静状态时肺呼吸量增高 14.3%，轻级运动增高 10.4%，中级运动只增加 4.6%；而肛温每上升 1 ℃，代谢率约增加 10%。

（六）神经内分泌系统

神经内分泌系统调控着机体内环境及其与外环境的统一。热应激时，机体通过神经活动和激素分泌而产生调温效应，内分泌活动也可对下丘脑体温调节中枢发挥负反馈调节作用[24]。

在高温、热辐射环境中劳动时，中枢神经系统先兴奋、后抑制，或因缺氧使皮质功能发生改变，或因体温调节中枢兴奋而产生负诱导，使其他中枢抑制过程加强。动物实验可见，随着体温升高，神经兴奋性突触后电位的幅度明显减弱，体温 37 ℃时刺激神经元的膜电位为 241.50 nV，39 ℃时降至 157.00 nV，41 ℃时降为 95.70 n V；同时神经突触反射的潜伏期愈加延长，兴奋性持续下降，当抑制过程占优势，条件反射的潜伏期延长，味觉敏感阈增高；在体温调节障碍发生之前，视分析器的敏感性就下降，视觉 - 运动反应的潜伏期随环境温度升高和热暴露时间延长而延长，且恢复也较慢，注意力不集中，测验错误次数增多，肌肉活动能力降低，动作的准确性和协调性差，反应迟钝和疲乏、失眠等，并容易引起意外伤害事故。在热区强度训练、作业，尤其在战斗应激影响下，有的可引起心理和精神创伤。轻度为感情易激动，复杂记忆力下降，睡眠障碍；严重时头痛、沮丧，甚至丧失劳动、作战能力，此时应就地休息，采取说服、鼓励等心理疗法，一般可以康复。

热应激时，下丘脑 - 垂体 - 肾上腺皮质系统功能增强，促肾上腺皮质激素释放激素（CRH）增加，刺激脑垂体加速分泌促肾上腺皮质激素（ACTH）进入血循环，使肾上腺皮质加速合成和分泌糖皮质激素及盐皮质激素；同时，肾素 - 血管紧张素 Ⅰ - 醛固酮系统被激活。热体力负荷时肛温达 39 ℃和心率达 175 次 / 分以上时，血清皮质醇（CS）和醛固酮（ALD）分别增高 57.6% 和 138.6%。有的报告高温作业者尿中 17 羟皮质酮（17-OKC）和 17- 酮类固醇（17-KS）含量显著升高。皮质醇可增强机体对各种有害刺激的适应力和抵抗力，因而糖皮质激素分泌增加，对提高机体的热适应和热耐受起着极重要的作用。醛固酮的增加主要是血管紧张素 Ⅰ 和 ACTH 升高所致，同时糖皮质激素增加，可使醛固酮代谢清除率明显减少。醛固酮也是急性热应激和热习服的重要指标。垂体 - 甲状腺系统功能具有明显的季节性变化，高温抑制促甲状腺激素（TSH）分泌，夏季血清甲状腺激素分泌降低；高温体力劳动后，血清三碘甲腺原氨酸（T_3）含量升高 50% 以上，而甲状腺素（T_4）变化甚少，T_4/T_3 比值降低，是热体力应激导致机体内环境失稳的反应，加速了蛋白质的分解代谢，引起氧耗量和产热量的增加，它可能主要作用于细胞的产能体系，特别是线粒体形成 ATP 的氧化磷酸化过程。热劳动时垂体 - 性腺轴的变化与肾上腺皮质激素的变化相反，血清睾酮（T）含量和 T/CS 比值分别下降 30.9% 和 53.7%，表明这种应激强度的体力消耗大，分解代谢显著增强，而合成代谢远不能满足分解代谢，也是体力和耐力明显下降的主要内分泌指标，与血清 T 的变化有相似的意义。急性热暴露时交感肾上腺髓质系统功能加强，慢性热衰竭时肾上腺髓质儿茶酚胺（CA）不足，故 CA 是热应激的主要指标，是促进热习服的重要机制，其抗热应激作用可能与维持心血管对 CA 的反应性有关，CA 大部分分解代谢为香草扁桃酸（VMA）经尿排出，热习服后尿中 VMA 适度增加，可能是机体得到适度调整的适应性变化。热应激可增加抗利尿激素（ADH）的合成和分泌，血浆中肾上腺素、去甲肾上腺素、儿茶酚胺、5- 羟色胺（5-HT）、前列腺素 E（PGE）和生长激素升高。但长期高温作用下，生长激素分泌减少，催乳素、性激素则分泌增加，故热带居民身材比较矮小，性成熟较一般地区为早。

（七）血液

热应激时血容量反应取决于皮肤温度和中心体温，皮肤温度升高则血容量减少，血浆中蛋白质含量也减少。在补水充分时，热暴露后迅速引起血液稀释；不补水时，则引起进行性血液浓缩，红细胞、血红蛋白和血细胞比容增高，血液黏稠度增加；血浆总蛋白和白蛋白、球蛋白浓度增高，而 γ- 球蛋白明显降低；白细胞主要是中性粒细胞增多，嗜酸性粒细胞明显下降，这是热应激使垂体 - 肾上腺系统功能亢进所致。热应激还可引起血钾、血钠、血氨和血小板减少，乳酸和丙酮酸及其比值、酮体、β- 羟丁酸、甘油和游离脂肪酸含量增高，血液储备和 pH 值降低，从而引起代谢性酸中毒；短期热暴露时血糖和血钙增高，长期则下降。动脉血氧饱和度可减少 25%，静脉血氧饱和度则较高，显示氧的供应、利用率或运输能力低下。机体受热后如血液浓缩超过 2% ~ 4%，肝相对缺血、缺氧，肝细胞膜通透性增加，肝功能降低引起血清胆固醇酶比值降低，并抑制肝糖原合成。当肛温达 39.4 ~ 40.1 ℃时，血清转氨酶（SGOT、SGPT）、乳酸脱氢酶（LDH）、磷酸肌酸激酶（CPK）都增高。此外，醛缩酶和 α_1- 抗胰酶等在机体受热后也有不同程度的增高。机体在热应激（炎症、感染、创伤等）过程中发生的神经内分泌系统、免疫功能和代谢变化，称为急性期反应（acute phase reaction，APR），同时急性期反应蛋白（APRPs）增加。吴杨等实验证明，在热应激 3 小时后，这类由肝细胞合成的糖蛋白，包括血清 α- 抗胰蛋白（α-AT）、α- 酸性糖蛋白（α-AGP）、铜蓝蛋白（CP）、触珠蛋白（HP）和纤维粘连蛋白（Fn）含量均显著增加（$P<0.01$）；而转铁蛋白（Tr）变化不大，是否与热应激口温始终未 >37.8 ℃有关尚待继续观察。以上提示 APRPs 前 5 项作为高温作业者健康监护、作为非特异性的中暑先兆或中暑的指标是可取的。

（八）泌尿系统

热环境下肾血流量平均减少 51%，肾小球滤过率下降 21%，对尿素、菊淀粉、对氨基马尿酸盐（PAH）的清除率明显下降；如在热环境中进行体力活动时，各指标还将进一步下降。尤柯等报告，在夏季沙漠负重行军，血清 β_2- 微球蛋白（β_2-MG）升高非常显著。血清 β_2-MG 是反映肾小球功能的敏感指标，其浓度增高证实了高温劳动时肾小球滤过率降低和肾血流量减少。肾是机体调节酸碱平衡的重要器官，主要通过吸收钠和排出酸性物质来调节，当 1 个劳动日出汗量达 5 L 以上时，可丢失水和电解质，引起酸碱平衡失调，并且组织缺氧，乳酸增多，碱贮备下降，酸性物质排出减少，从而引起代谢性酸中毒。由于尿液浓缩，尿量减少，肾负荷很重，以及高热状态对氧的需要增加等，均可导致肾缺氧，有时可出现轻度肾功能不全，尿中有蛋白、管型、酮体、红细胞、白细胞乃至发生血尿。

第二节　高温对健康的危害

一、热损伤的病理生理

热损伤的病理生理学特征是：机体过热或热辐射头部导致脑膜、脑组织损伤和代谢紊乱、心血管系统功能障碍、内毒素血症，甚至多器官衰竭和凝血障碍等[25-26]。

（一）体温过高

在热环境下和（或）进行体力活动时，如身体内部加外部的热负荷超过了机体的散热能力，结果必然是体温过高。体温升高使代谢率增加。实验证明，肛温每升高 1 ℃，代谢率增加 10% ~ 20%；由于过度换气呼出 CO_2 增多，血液 O_2 减少和 pH 值增高，使皮肤血流量和出汗减少；而代谢的增强和过高的出汗率，迅速引起汗腺疲劳甚至衰竭，从而更加速了体热的蓄积。脑干中的下丘脑周围体液温度升高，使下丘脑体温调节、血管舒缩和出汗中枢等功能发生障碍，影响其对交感神经、对控制皮肤血管舒张和排汗的调节，随着排汗的减少，体温不可控制地急剧升高。体温超过 41 ~ 42 ℃，皮肤血流量减少一半；血浆、脑脊液中环核苷酸含量增高，而 PO/AH 中环核苷酸含量下降。张效良等报告，动物体温过高，其肝线粒体出现氧化磷酸化解偶联，ATP 降低，解偶联可使能量不能以 ATP 形式储存而以热量散发。当体温过高，超过了体内酶类所需的适宜温度范围，则酶的活性降低，代谢率也下降。如肛温 42 ℃时，氧耗量增加 40%；超过 42 ℃则氧耗量迅速降低；脑组织热损伤时，氧耗量也降低，而氨含量增加；热辐射直接加热颅壁，并有部分紫外线和可见光线穿过颅壁使脑部温度急剧上升，脑能耐受的最高温度可能为 40.5 ℃，此时脑温可达到 40 ~ 42 ℃，过热脑组织常处于缺氧状态，导致脑膜和脑实质充血、水肿，脑回变平，并有散在的点状出血；如体温达 41.7 ~ 43.3 ℃，并持续一定时间后，热调节机制就不能使身体排出更多的能量，持续高热使中枢神经系统损伤变为不可逆转，甚至汗腺本身受到严重损伤，还可能伴有肝、肾、心、肺损伤和凝血障碍。40% 热射病患者存在不同程度的缺氧，缺氧合并代谢性酸中毒时死亡率高达 50%，而正常血氧者无死亡。缺氧还可使小动脉收缩引起加压反应，导致肺组织中肥大细胞释放组胺和 5- 羟色胺而发生肺水肿；高热时颅内压升高而中枢缺氧，下丘脑损伤，交感神经冲动增强，儿茶酚胺增高，使肺毛细血管阻力增高而淤血和发生肺水肿；内毒素增加肺毛细血管内皮细胞通透性，也可导致肺水肿。Hubbard 等[27]认为，细胞膜与热的血液、淋巴、细胞外液直接接触，细胞外因素提高了细胞膜对 Na^+ 的通透性，刺激钠泵，额外的能量消耗增加了细胞负担，导致能量消耗模式的产生，因而提出了中暑性热病的病理生理机制可能发生的部位是细胞膜和钠泵。细胞膜损伤首先是膜稳定性丧失，细胞膜中磷脂酶 A_2（PLA_2）活性增高，使膜的流动性和 β- 受体密度降低，而热应激本身激活交感 - 肾上腺系统，促使受体与激素间的动态平衡失调，导致细胞调控机制的障碍，其最终结局取决于体温升高的持续时间、强度、速率和局部循环变化。而酸度升高和脱水使这种变化加速和恶化。热射病患者去甲肾上腺素和肾上腺素浓度明显升高，表明交感 - 肾上腺系统兴奋性增强，儿茶酚胺对降低散热率可能有重要作用。热射病狗的血浆皮质醇明显升高，皮质醇浓度与引起热射病的应激程度相关。Hales 等[28]用动物模型研究了热射病引起循环的变化，认为热运动应激引起虚脱和热射病主要不是由心血管功能衰竭，而是由体温调节障碍导致体温过高所致。当体温高达 42 ~ 45 ℃时，会引起蛋白质变性（神经系统蛋白质 42.2 ℃分解，45 ℃凝固）。迄今已发现几十种特异性蛋白质存在于脑或神经组织中（其他器官和组织中缺如或含量甚微），称之为神经系统特异蛋白质，其与神经系统功能的联系值得探索。

（二）循环衰竭

循环障碍在热射病的发生上具有重要作用。大鼠热暴露 70 ~ 150 分钟可使体温升至 44 ℃，受热初平均动脉压升高，体温 >41.5 ℃则急剧下降；早期肠系膜上动脉阻力上升，在平均动脉压急降前 10 ~ 15 分钟就急剧下降，而外侧尾动脉阻力初期下降，热暴露结束时升高；未麻醉大鼠左髂动脉阻力进行性降低，麻醉动物左肾动脉阻力进行性升高，体温 >41.5 ℃时则明显升高。这证明代偿性内脏血管收缩反应选择性消失可能引发了热射病所特有的一系列变化。过热狗肛温至 41 ℃时，心每搏输出量降低 21.3%（$P<0.01$），42.5 ℃时降低 56.7%，心输出量和平均动脉压至 42 ℃时才显著下降，但中心静脉压于肛温 41 ℃时降至最低点，尔后回升，至 43 ℃时较对照值还高 39%，而此时动脉血压急剧下降，循环衰竭主要是心脏泵血功能障碍，中心血量减少也是发生因素之一。钱令嘉等[29]指出，过热机体心力衰竭的细胞分子机制是心肌 ATP 和糖原含量急骤下降，同时心肌耗能增加，而过热机体心肌线粒体受损严重，使 ATP 合成严重受阻。由于高热引起外周血管床扩张，但不伴有内脏血管收缩，而流经皮肤肌肉的血流量大大增加，加上大量出汗导致机体水电解质大量丢失，引起血液浓缩、黏稠性增加，且热损伤导致毛细血管通透性增加，血浆渗出，同时体力活动增加肌糖原代谢产物，使肌细胞内渗透压增加，水分进入细胞内，这些均使有效血容量明显减少。过热可直接影响循环中枢，抑制心肌活动，而此时心肌代谢活跃，需氧增加而供氧不足，致心肌处于超负荷和缺血状态，机体代谢紊乱尤其是低钾血症和内毒素血症引起许多血管活性物质释放，对心肌产生直接毒害作用，血浆儿茶酚胺升高，肾上腺皮质功能衰竭和甲状腺功能低下等均可影响心血管功能。机体为了促进散热，心输出量大大增加，使心血管系统负荷加重，散热效率降低，以致脑部供血不足

和心血管功能不全，早期呈高排出量心力衰竭，继而可发生低排出量心力衰竭。Armstrong[30]指出，心血管系统参与人体在热环境中对剧烈运动耐受能力的调节，当出汗率超过体重 2% 时，心血管功能明显障碍，如心血管功能衰竭，则发生严重体温过高和中暑。

（三）代谢紊乱

过热机体的代谢紊乱主要是水、电解质和酸碱代谢紊乱。许多报告指出，人的耐热能力与体内含水量有密切关系，由于出汗过多引起体内水、电解质代谢失调，终将发生机体脱水或伴电解质等缺乏。失水使体温升高的原因还不清楚，但高热会使组织细胞脱水而变性，电解质的丢失与体力活动能力下降有关。脱水可分为三种类型：

1. 缺水性脱水 大量出汗致体内严重丧失水分，血浆高渗，细胞内水部分转移到细胞外，造成细胞内、外液量和血浆量全面降低，细胞因脱水而遭破坏，钾外流。当脱水达体重 2% ~ 3% 时，出汗率明显降低，并有口渴、少尿、肾功能不全等变化；脱水达体重 6% 时，脉率明显增高，体温升高（脱水热），尿量少于 400 ml/d，尿比重 >1.035，出现氮质血症，人处于疲惫状态；脱水达体重 10% 时，唾液分泌停止，厌食，出现嗜睡或兴奋、幻觉、谵妄等；脱水达体重 15% ~ 20% 时，发生昏迷、循环衰竭，可因渗透压过高而死亡。

2. 缺钠性脱水 人体可交换钠量为 2 700 ~ 2 950 mmol/L，80% 分布于 9.5 ~ 11.5 L 的细胞外液中，如出汗 10 L，约损失细胞外液总钠量的 1/3，由于机体缺钠，血浆和细胞外液渗透压降低，水向组织间和细胞内转移，引起细胞水肿，同时抗利尿激素分泌减少以至停止。初期尿量不变或增多，通过水的转移和排出，较早地引起续发性脱水，于是肾加强对水的重吸收。由于细胞外液容量减少，血液浓缩，血液中各种成分（血红蛋白、红细胞、钙和糖）相对增加，黏稠度增高，发生周围循环衰竭。失钠为主的脱水因细胞外液基本为等渗，常无口渴感，但随缺钠的严重程度加深呈现疲乏、眩晕、头痛、恶心、呕吐、肌肉痛性痉挛，皮肤无弹性，尿中电解质极少、脉搏微弱、血压降低，直立性昏厥或昏迷，常有不同程度的酸中毒。此时对人体的主要威胁是休克和急性肾衰竭。

3. 混合性脱水 水钠同时大量丧失，血浆可因水钠丢失程度呈低渗状态，也可呈高渗状态，多为细胞内脱水。有强烈的渴感，并有虚脱、血压降低，严重时可发生谵妄、幻觉、惊厥和昏迷。临床上几乎有一半中暑患者发生低钾血症。Khogali 等[31]报告，56 例热射病患者血钾正常，但在补液和降温后发生显著的低钾血症。热应激时，脱水缺钠等减少细胞外液容量等因素都会促使肾素和血管紧张素增加，后者又刺激肾上腺皮质球状带释放醛固酮；高温引起动脉压下降和高温强辐射对机体的直接刺激也可引起醛固酮分泌增加。醛固酮使肾小管对钠重吸收，降低汗钠排出，起到保钠排钾作用。热应激引起严重的过度换气降低了 $PaCO_2$，发生碱中毒而将钾转移到细胞内，加重了低钾血症。同时，儿茶酚胺增加，开始是肝和其他内脏器官通过抑制 Na^+-K^+-ATP 酶活性释放钾，尔后肝和肌肉重吸收钾。实验性缺钾动物在高温下运动效率明显降低，可引起体温过高和横纹肌溶解，对体温过高的易感性增加。关于热射病患者酸碱代谢紊乱的类型不同，有报道呼吸性碱中毒占多数，而有的报道以代偿性和非代偿性的代谢性酸中毒最多见。由于体温过高引起过度换气，最初为急性呼吸性碱中毒，这种状态迅速为代谢性酸中毒所替代，其发展反映了促使发生乳酸酸中毒的体力劳动、脱水、低血压和组织缺氧的严重程度。肛温 39 ~ 40 ℃时，血乳酸浓度可达 7.8 ~ 8.9 mmol/L。

（四）凝血障碍

热射病尸检常见肺广泛出血和其他器官出血，这是由于弥散性血管内凝血（DIC）所致。热损伤可导致血凝过度、血管内凝血、消耗性凝血障碍和出血素质。用扫描电镜观察血液红细胞形态发生了明显变化，约有 10% 变成球形。血液黏滞性增加，这是发生微血栓和凝固性坏死的重要过程。在电子显微镜下还可见到许多器官中毛细血管内皮细胞严重损伤，血小板凝集，毛细血管内有小血栓。轻微热暴露也可引起凝血的变化。Attia 等[32]指出，高热型中暑的出血素质可有三种机制：血小板减少、肝细胞损害和消耗性凝血。Mustafa 等[33]对 55 例肛温 >40 ℃的热射病患者的研究证明，血小板减少是其共同表现，肝细胞损伤是导致凝血障碍的主要诱发因素，其中 17 例发生 DIC（血液纤维蛋白原降解产物 -FSP 升高到 >10 pg/ml，同时有下列 3 个指标中的 2 个，即纤维蛋白原低于 1 500 mg/L、血小板低于 130 000/mm^3 和凝血酶原时间超过正常值 12 ～ 14 秒）。DIC 的诱发机制是组织损伤使外源性凝集途径活化；对热射病而言，横纹肌溶解也是重要因素。DIC 之后，大量凝血因子消耗以及机体的代偿作用，纤维蛋白原酶被激活成纤维蛋白原，使纤维蛋白降解为肽，发生纤溶。由于血管内皮细胞损伤，血管通透性增加，血液漏出而发生广泛出血。DIC 还可引起休克肺、肾衰竭和组织灌流衰竭的代谢性酸中毒。

（五）内毒素血症

目前普遍认为，内毒素血症是中暑综合征的一个重要因素，内毒素（LPS）在中暑的病理生理学过程中可能具有一定的作用。Shapiro 等[34]将大鼠肠管保存在 37 ℃和 45 ℃环境中，用 ^{125}I 标记肠管 LPS，发现其 LPS 漏出比非受热肠管大 3 倍，表明肠黏膜热损伤使 LPS 外漏增加。网状内皮系统对动物热应激和 LPS 耐力可能具有重要作用。正常情况下动物胃肠内 LPS 很少能通过胃肠黏膜进入血液，少量通过胃肠黏膜进入门脉的 LPS 可被肝的网状内皮系统所清除，被肝枯否氏细胞吞噬或与循环血液中的高密度脂蛋白相结合而解毒。Gathiram 等[35]动物实验证实，热应激时血浆 LPS 主要来源于胃肠道，由于机体过热，胃肠壁血流减少，缺氧明显，使胃肠壁对 LPS 的通透性增加，以致体循环中 LPS 增高；实验后期体温极度升高时，平均动脉压的降低和心率的急剧升高与 LPS 血浆浓度骤增有关，特别是 LPS 超过了肝、脾网状内皮系统的清除能力，或网状内皮系统有缺陷，则可因 LPS 血症而引起毛细血管通透性增加，胃肠道出血，血凝障碍、肾衰竭、循环衰竭、休克、DIC。DuBose 等[36]报告，大鼠热暴露前血浆纤维粘连蛋白（Fn）浓度 >300 μg/ml，热暴露死亡率仅 12.5%，而 Fn 浓度 <300 ug/ml 的大鼠同等热暴露死亡率高达 51.3%，血浆 Fn 显然是介入了网状内皮系统的吞噬作用。上述实验说明血浆 Fn 与动物的耐热能力和热死亡率有密切关系。Gaffin 等[37]观察到，在 89.5 km 超长跑竞赛中的中暑发生率达 81%，这些患者血浆 LPS 均升高，并出现由 LPS 引起的严重恶心、呕吐和腹泻；而其余 19% 未发生中暑的参赛者血浆 LPS 均在正常水平，并有高水平的“固有的”LPS IgG。DuBose 等[38]发现，提高大鼠对 LPS 的耐力，即在热应激前进行适当的耐热锻炼，可以提高实验性中暑动物的存活率。耐热锻炼和重体力训练可能会诱导 LPS 抗体产生，有利于降低热体力应激引起的 LPS 血症。但当动物中心体温 >43.5 ℃（临界肛温）时，抗 LPS 血清不能防止动物死亡，说明 LPS 是动物低于“临界肛温”死亡的主要因素，超过临界肛温时，热对脑组织的直接损害更为重要。

二、中暑的分型和分类

中暑或称环境热病，是环境高温和（或）剧烈体力活动而引起的一组急性热性疾病的总称。国内外对中暑这组疾病的分类很不一致。日、德、美等国多数学者将中暑分为热虚脱（或热晕厥）、热痉挛与热射病；苏联学者则提到热射病、日射病与热痉挛。由英国医学研究会气候生理学委员会制定的、经 1967 年世界卫生大会通过的国际疾病分类中，有关热病的分类更为复杂，但其中最重要的三种是热衰竭、热痉挛和中暑，中暑包括热射病和日射病。有人认为，日射病并非独立病型，其发病机制实际上与热射病相同，故应予废弃；而无力症、热疹和汗闭性热衰竭应予重视。我国学者王培仁和应元岳等主张将中暑与热虚脱（热晕厥）、热痉挛、热衰竭区分开来，也认为中暑即热射病。我国早期颁布的职业病名单中，有关热病只规定热射病、热痉挛与日射病三种。卫生部（现卫建委）、劳动部、中华全国总工会联合颁布的《防暑降温措施暂行办法》和《实用内科学》按照病情将中暑分为先兆中暑、轻症中暑和重症中暑三类；后者又将重症中暑分为循环衰竭型、高热昏迷型（热射病型）、热痉挛和日射病四型，认为日射病系头部受热较多而引起的热射病型或热衰竭型中暑。根据《中暑防治方案》（试行稿）在热区许多部队试行 7 年的经验总结和验证成果，于 1984 年 5 月全军中暑防治专业组第三次学术会议修订的《中暑防治方案》中，明确规定中暑分为热衰竭、热痉挛、热射病和日射病四型，每型又分为轻症和重症两类，对先兆中暑的特征也有相应的叙述。

我国《职业性中暑诊断标准》（GBZ41-2002）将中暑分为以下三级：①先兆中暑：是患者在高温环境中劳动一定时间后，出现头晕、头痛、口渴、多汗、全身疲乏、心悸、注意力不集中、动作不协调、体温正常或略有升高等症状。②轻症中暑：除有先兆中暑的症状外，出现面色潮红、大量出汗、脉搏快速等表现，体温升高至 38.5 ℃以上。③重症中暑：包括热射病、热痉挛和热衰竭三种类型。

（一）先兆中暑

在热环境下行军、训练作战或劳动、运动一定时间后，出现全身疲乏无力、大量出汗、口渴、头晕、头痛、眼花、胸闷、心悸、呼吸急促、恶心、呕吐、注意力不集中、动作不协调（步态不稳）等症状，体温正常或稍有升高（不超过 37 ℃），如能及时到荫凉处休息、补充水和电解质，在短时间内症状即可消失。而若处理不当，可以发展为中暑。当环境高温且非体力负荷为主要发病因素时，可出现较长的先兆症状阶段。

（二）热衰竭（热晕厥、热虚脱）

轻者在热环境中有时产生单纯性晕厥，一般起病迅速，这时皮肤发凉湿润，脉搏细弱，呈一过性低血压，患者常感头痛、眩晕、疲乏、口渴。重者呈现失水为主的脱水状态，或失钠，或二者合并引起全身反应，常有恶心、呕吐、痉挛、面色苍白，血压降低、多汗，腋温可低于正常，但肛温常超过 38 ℃，严重时神志不清。一般不引起循环衰竭。

（三）热痉挛

轻者发生对称性、时而发作时而缓解的小肌肉群颤搐或痛性痉挛，以腓肠肌、腹直肌多见，不影响工作。重者肌肉收缩疼痛甚剧，躯干肌群也有痉挛，肋间肌和膈肌痉挛时，可出现呼吸困难，体温可上升。

（四）日射病

无防护的头部长时间在强烈的太阳辐射或热辐射直接作用下，轻者突然发生剧烈头痛、头晕、眼花、耳鸣、恶心、呕吐、烦躁不安等症状，重者出现昏迷、抽搐，体温可达 38 ~ 40 ℃以上或不升高，但脑部温度升高，头皮温度可超过 39 ℃。

（五）热射病

热射病的典型临床表现为高热（41 ℃以上）、无汗和意识障碍，常在高温环境中工作数小时，或老年体弱慢性病患者在连续数天高温后发生中暑先驱症状，有全身软弱乏力、头晕、头痛、恶心、出汗，继而体温迅速上升，出现嗜睡、谵妄或昏迷，皮肤干燥、灼热、无汗、呈潮红或苍白；周围循环衰竭时，呈发绀、脉搏快、脉压增加、血压偏低，可有心律失常，四肢和全身肌肉可有抽搐，瞳孔缩小，后期扩大，对光反应迟钝。此外，还有白细胞总数和中性粒细胞增高、血小板减少、CO_2 结合力降低、非蛋白氮增高、血清钾下降、血清转氨酶上升，尿浓缩出现蛋白、管型、红细胞和白细胞以及肌红蛋白尿。严重者出现休克、心力衰竭、肺水肿或肝、肾衰竭。

三、中暑的发病机制

热射病的发病机制尚不明确。一般公认是由于身体内部加外部的热负荷超过了身体的散热能力，使身体过热所致[39-41]。身体的热量主要是由环境获得和代谢产生的，机体必须将过多的热负荷散发出去，以维持机体温度在 37 ℃，这个过程就称为体温调节。正常情况下，体温小幅度的升高 (< 1 ℃) 就会刺激机体外周和下丘脑的热感受器向下丘脑的体温调节中枢发出信号，体温调节中枢会做出应答，增加外周血流量，血液会重新分布，使更多的血液进入肌肉和皮肤，内脏的血液灌注随之减少，尤其是肠道和肾，同时启动热发汗机制，这是机体在热环境中主要的散热途径。体内的热量通过汗液蒸发形成的温度梯度散发到环境中，每蒸发 1.7 ml 的汗液可以带走 1 cal 的热量，蒸发散热的效率可达 600 cal/h。如果相对湿度过高，露点温度升高，汗液分泌量大于蒸发量，机体失水多但起不到应有的蒸发散热作用 (无效性汗分泌)，就可能造成热蓄积和体温调节紧张。在高温条件下，机体在中枢神经系统和内分泌的调控下，通过心血管系统、皮肤、汗腺和内脏组织的协同作用，维持着产热和散热的动态平衡。热应激或运动能刺激外周或中枢温热感受器兴奋散热中枢，机体通过增强皮肤交感舒血管活性，促进血流向外周分布，皮肤汗腺分泌增多，这是在热环境中机体散热的主要途径。如果相对湿度过高，露点温度升高，汗液分泌量大于蒸发量，就可能造成热蓄积和体温调节障碍，导致机体内部温度短时快速升高。

国内外对热射病发病机制的研究有较长的历史，迄今已提出了不少学说和看法，如中毒、缺氧缺钾、低血容量等。有人认为，体温升高致使心血管系统功能障碍、出汗功能障碍或水电解质代谢紊乱是中暑发生的原因；有的则认为高温通过反射和直接作用使中枢神经系统的功能状态发生改变而引起中暑。我国关于环境高温与机体环核苷酸含量变化对体温调节影响的研究表明，环境高温确实可引起狗血浆 cAMP 增高和家兔血浆、脑脊液、视前区 - 下丘脑前部环核苷酸含量的增减，cAMP 与 cGMP 呈平行变化，与体温之间存在密切关系。但过热狗经静脉输冷液后，血浆 cAMP 很快下降，说明血浆 cAMP 的升高是热应激的一种反应；再从过热和正常家兔血液交叉循环实验结果来看，血浆 cAMP 对体温无直接影响，而间接影响尚有待进一步探索。许多作者认为，缺钾可能是中暑的一个病因，临床上几乎有一半中暑患者有低钾血症；在高温下体力活动的人，经出汗失钾严重，而尿钾仍相当高。但有人认为失钾不太可能是中暑的主要病因，许多原先正常的人在受热前几天就发生中暑，其早期的低钾血症只能用钾转移入细胞内而使钾分布发生改变来解释。为查明这个问题，美陆军环境医学研究所用低钾饲料造成大鼠体内缺钾，一个月后试验组体重增长率只有正常饲料对照组的 1/3，骨骼肌和血浆钾浓度分别减少 28% 和 47%；将动物于气温 15 ℃或 20 ℃时在电动跑车上跑至衰竭，结果试验组跑步能力明显低于对照组 37%，其所做功仅为对照组的一半，但跑步后体温与对照组相同，中暑死亡率高 2 倍（死于继发性体温过高）。缺钾小鼠对体温过高有明显的易感性，缺钾大鼠骨骼肌线粒体氧化磷酸化效率和呼吸控制率显著降低，引起和加重过热动物心肌线粒体肿胀、嵴断裂、核变形，导致能量转化率降低，产热增加；人体试验显著降低活动效率，可导致体温过高和横纹肌溶解，对活动所致的体温过高易感性明显增高。实验表明，动物在高温下即使钾摄入量较高，在热环境中运动 1 天即呈现尿钾减少；而补充含钾饮料有降低口温和脉率的作用。

有些研究者认为，中暑时所发生的各种严重障碍不仅是体温过高本身所致，体内有毒代谢产物的形成、内生致热原的释放和从胃肠道吸收的内毒素也起一定作用。观察减少肠内细菌和内毒素浓度对中暑狗短期存活率的影响，在中暑之前和期间用抗生素、泻药和灌肠的狗，8 小时存活率比未用药对照组高 3 ~ 3.5 倍。中暑狗内毒素血症的发生率至少是 55%；正常狗肝内 50% 可培养出细菌，但热应激时更多，且菌属转向以大肠埃希菌为主，肝细菌的来源不是经静脉侵入，可能是经腹膜感染。有人报告，对结扎的小肠片段注入 ^{125}I 标记内毒素，证实小肠对内毒素通透性增强。大鼠热暴露试验表明，肠道内细菌和内毒素可侵入血液和肝、脾、肺等组织器官，但对中暑大鼠死亡率不起重要作用，反映了大鼠对内毒素有天然抵抗力。经白明胶阻滞网状内皮系统后，其死亡率明显升高。血浆纤维粘连蛋白（Fn）介入网状内皮系统细胞吞噬作用，在热暴露前超过 300 pg/ml 较低于该值的大鼠死亡率显著降低。我国在实验性中暑狗肝、心脏中也发现有细菌侵入，为内毒素在中暑发病机制中的作用提供了依据。关于热对离体灌流大鼠肝结构和功能影响的研究，可避免整体动物观察中所遇到的复杂情况，对组织损伤的机制分别作出相应的评价。用 41 ℃、42 ℃和 43 ℃灌流液（受热动物的细胞液或用化学制剂配制）灌流 90 分钟，出现不可逆的肝细胞坏死；用 41 ℃灌流液时，轻度病灶性肝细胞损伤发生时间是 30~60 分钟，42 ℃是 30 ～ 45 分钟，43 ℃是 15 ～ 45 分钟。肝损伤发生频率和严重程度随温度和时间的增加而增加。考虑到中暑时可能发生组织缺氧和低血糖，他们还观察了 43 ℃高热和缺氧低血糖对肝组织的综合作用，结果病变相似，但损伤发生时间缩短、严重程度增加。在过热致死大鼠肝窦中发现许多碎核细胞，可能是由于体温过高而脱落的窦壁细胞（内皮细胞和枯否氏细胞），这种细胞可经肝静脉进入末梢血液。肝窦内皮细胞脱落可导致肝细胞严重损伤，因而肝或血液中检出碎核细胞可作为评价过热损害的一个重要指标。由于循环的稀释作用，从动物末梢血液中检出碎核细胞尚需改进方法以提高检出率。

为探索中暑时病理生理改变是否与缺氧有关，Wright 等[42]将大鼠于人工热室干球温度 42.3 ℃高温下使其受热至肛温达 43.7 ℃，取脑、肝、肌肉测定乳酸（L）和丙酮酸（P）含量，以比值 L/P 表示组织缺氧的指标，结果 L/P 比值均明显增高，说明致死性体温过高大鼠发生了组织缺氧。肛温 39~40 ℃时，血乳酸可达 7.8 ～ 8.9 mmol/L。程素琦等[43]报道，家兔静止受热产生组织缺氧多半在晚期（体温 43 ℃以上）才出现；而狗运动受热产生组织缺氧，是在外呼吸功能未衰竭之前、肛温 42 ℃时就出现。组织缺氧可导致严重的酸中毒，使一些重要器官产生不可逆的组织损害，加重了中暑的发展过程，动物尸检所见的广泛出血可能与组织缺氧有关。以上结果提示在防治组织缺氧时，单纯给氧可能无效，而改善微循环、纠正酸中毒和增强心血管系统功能则是重要防治措施。研究者还观察到热暴露猕猴的静脉血氧饱和度在肛温 42 ℃时开始降低，43.5 ℃时明显降低至接近濒死水平（48%）；而热习服猴肛温在 40 ～ 42 ℃时血氧饱和度明显增高，至 43.5 ℃时仍基本保持受热前水平，且均高于未习服猴，其热致死时间比未习服猴增加 45%，死亡肛温高 0.42 ℃。综上所述，可以认为中暑主要是高热对细胞有害作用的结果。体温越高、持续时间越久，组织损害越严重，后果也越严重。如体温在 41.6 ℃以下，死亡率为 8% 左右；在 42.7 ℃以下，约为 30%；超过 42.7 ℃，可达 70% 左右。

热衰竭是由于热引起外周血管扩张，但不伴有内脏血管收缩，加上大量失水（钠）而导致循环血容量减少，同时体力活动增加了肌糖原代谢产物，使肌细胞内形成高渗性，导致水分进入细胞内。机体为促进散热，使心血管系统负荷加重、散热效率降低，以致脑部供血暂时性不足和心血管功能不全的结果。杨辊等认为，高温、晕厥可能是热应激减弱心血管中枢和调节功能，从而导致血管内感受器反射显著减弱或消失。老年人血管舒缩调节迟钝，容易发病；心血管疾病患者，尤其在使用利尿剂时发病率高；体质较差而未习服的青年，在烈日下集会、队列或训练、劳动时均可以发病。人在酷热环境中经常发生换气过度，在气温 40.5 ℃、相对温度 10% 的热室内，受试者因过度换气而中心体温升高，这种体温升高与过度呼吸额外消耗能量无关，而与换气过度伴发的血液 CO_2 减少，引起皮肤血流量减少和出汗率暂时性降低有关，皮肤血流量减少似是引起体温升高的主要原因。在中暑病房中对 17 名热衰竭和 1 名热射病患者的观察表明，在入院时都有换气过度（平均呼吸率为 26

次/分），平均肛温为 38 ℃，动脉血 pH 7.62 ± 0.03，$PaCO_2$ 为 23.5 ± 2.0 mmHg，而动脉血乳酸和丙酮酸平均浓度在正常范围，说明存在明显的原发性呼吸性碱中毒，这些患者不缺水和电解质，所以其热衰竭的许多临床表现可能是热应激引起严重换气过度所致。

热痉挛是由于出汗过度，水电解质代谢紊乱，特别是钠的过量损失，致使细胞外液渗透压降低，水转移入细胞内，肌肉细胞过度稀释，细胞发生水肿，引起中枢神经系统的神经冲动和肌球蛋白的溶解度减少而导致肌肉痉挛。通常认为肌肉痉挛由缺钠引起，缺钠 10 g 以上即可发作，同时与钾、钙、镁的代谢也有关。关于诱导骨骼肌痉挛的确切机制尚需进一步研究。热痉挛特别多见于体力强壮和高度热习服的青年人。强体力活动时，高度习服的人能大量出汗，虽钠浓度随习服而减低，由于出汗率高时钠浓度仍显著增高，因而钠的损失更多，更易发病。

日射病是热辐射对无防护头部的直接作用，使颅壁温度升高，部分红外线（1%）穿过颅骨，使脑部温度急剧升高，引起脑膜充血和脑组织损伤。脑能耐受的最高温度约为 40.5 ℃。家兔实验表明，将动物头部新毛发剃光暴露于阳光下，就会引起脑组织损伤；如连同全身暴露于强烈阳光下，会使动物体温急剧升高以至死亡；但若对动物头部加以遮盖保护，或者只把头部暴露于强烈阳光下（其他部分保护使其处于冷却状态），动物就不会死。所以有人认为日射病发病机制与热射病相同。

四、中暑流行的特点

通常根据中暑发病前是否有过体力活动，可将中暑分为力竭类中暑（exhaustional heatstroke）和非力竭类中暑（classical heatstroke）两大类。

（一）力竭类中暑

中高温下或气温并不太高时，人体受到太阳辐射或热辐射、热空气外加辐射热和对流热的影响，同时由于体力负荷增强，机体代谢产热急骤增高，在内外热源的双重影响下，引起机体热平衡失调以至热蓄积、体温升高而发生热病。这类中暑最可靠的流行病学资料主要来自部队，少部分来自生产劳动部门和居民，常见于部队新兵、运动员、高温作业人员和沙漠旅行、朝圣的人。

20 世纪中暑发病率最高的是在美索不达米亚战争中，热病伤亡几乎使英军全军覆灭。仅 1917 年夏季就有 6242 例英国籍和 896 例印度籍热损伤患者入院救治，死亡率分别为 8.4% 和 10%。实际上这个数字还不足以说明其严重程度和对战斗力的影响，因为只有最严重的患者才被送往医院救治，而大量的患者在基层或基层医疗部门便得到处理。1942 年英陆军在印度因热衰竭入院的比例达 17.5‰，中暑入院比例为 2.2‰，二者总死亡率约 1%。美陆军在“二战”期间（1942 ~ 1945 年）入院的热病患者有 35 398 人，死亡 238 人；热衰竭的入院率是 0.7%，病死率为 0.2%，中暑的入院率是 0.07%，但病死率为 10%。据 20 世纪 60 年代英军估计，对热环境无适应的部队，若调到热区立即投入战斗，至少将有 50% 成员因过热致病而减员。美侵越战争期间，某营经 18 天航行到达越南归仁，在前 3 天发生热衰竭约 100 人，热射病数人，减员率达 20%。中外军队在平时军训、演习中经常有热病发生，大多发生在气温 >32 ℃的炎热气候期间，且多为热衰竭和热痉挛，高热型中暑和日射病甚少。20 世纪 60 年代中期，在印度军队大量征兵紧急活动中，发生了一批急性热损伤患者，其中 131 个入院救治者占 7 月份该院收治全部伤员的 52.7%，其中 55% 是体力劳动所致的热衰竭、热晕厥，24% 是热性体温过高中暑，28% 是热痉挛，12% 是缺水性或缺钠性热衰竭。

在“二战”期间，缺水、缺钠常是造成热病高发病率的重要原因。而现代主要是以紧张的军训和剧烈的体力活动为重要病因。热射病中的“热”指的是体热，而不是环境热。对健康的年轻人而言，极重的体力负荷与气候相比，前者往往是决定性因素。大量的部队热病流行病学调查研究证明，在长途行军或重体力活动时，要求气湿不超过 32 ℃，干球温度在 32~38 ℃，否则有习服的年轻人在穿单薄的服装做中等强度活动时，也可能因热而引起较为频繁的失能；在战时即使气湿 <32 ℃也会发生热损伤，特别是气温很少超过 26 ℃，在辐射热强烈的干热地区，已习服的部队在阳光下体力活动的危险上限为气湿 27 ℃，而未习服的部队为 24 ～ 26 ℃，此时干球温度 <38 ℃。有人报告在气湿 20 ℃、干球温度 43 ℃或 24 ℃、相对湿度接近饱和，在阳光下进行中等劳动数小时均可发生过热损伤死亡，其中 1/3 的人只在热环境中待过很短时间。目前中外军队公认以三球温度指数（WBGT）或黑球湿球温度（WGT）来预测军训和演习条件下热损伤的发生。我军历年的资料表明，热应激和体力负荷的增强是非常重要的问题，忽视对其的预防，常会对战斗和战役的结局产生严重影响，甚至导致军训和演习过程中出现大批的热病减员。我军规定军事活动时，WBGT 的上限是 <31 ～ 32 ℃、或湿球温度 <30 ～ 31 ℃，干球温度 <34 ℃和气湿 <28 ～ 29 ℃。北方籍战士比南方籍战士、新兵比老兵，中暑或先兆中暑的发生率明显增高；行军、演习中，中暑发病都在训练的前半个月中，绝大多数在第 1 周内，这在长途连续行军时特别明显，如在行军前进行 10 ～ 14 天（至少 1 周）耐热锻炼，将大大降低中暑的发病率，减轻机体的热负荷。机体脱水、缺电解质、饮食和营养不足、疲劳、体弱、预防注射、体重超重和睡眠不足、饮酒等，均可降低机体的耐热能力，诱使中暑发生。

运动中发生力竭类中暑以耐力性运动如马拉松万米跑、竞走、足球赛等多见。大量新运动员的参加更增加了运动发生热损伤的危险。美国对运动员的死因分析中，中暑占第二位。运动引起的中暑多数发生于比赛接近终点时，这是由于此时累积的热蓄积越来越多，以及机体发挥最后能量，使短时间内产热急骤成倍增长，加上进行性失水等综合影响所致。有人估计运动员在竞赛中的运动量相当于最大运动能力的 70% ～ 75%，此时心脏产热量可达 900 ～ 1200 kcal（3766 ～ 5021 kJ）/h，在有环境辐射热存在时，极易超过机体的散热能力。自从马拉松长跑在全球广泛开展以来，长跑中暑屡见报道。一次有 20 000 人参加的 11 km 长跑中，发生热损伤者 200 例（占 1%），其中重症 16 例，5 例发生凝血异常。马拉松长跑产热量最高达每小时 600 ～ 700 kcal（2510.5 ～ 2928.9 kJ），如果所产生的热蓄积在体重 60 kg 的人体内，则体温每小时可升高 10 ～ 12 ℃，虽然身体可通过辐射、对流、蒸发等途径将大多数热散发出去，但身体承受的热负荷仍然很大，跑至终点时体温往往可 >40 ～ 41.9 ℃，故常可在气温不太高的情况下发生中暑。Richards 等[44]报告 1 例肛温 41 ℃的长跑中暑者，就是在气温 10 ℃时发生的。我军近年来救治的中暑病例绝大多数是长跑中发生的中暑。有的部队每次越野竞赛就发生 10 多例中暑患者需入院抢救，有两次各死亡 1 例。这类病例在足球运动员和新兵训练时也有发生。剧烈运动时发生中暑，取决于体内热蓄积是否使体温接近 42 ℃，长跑竞赛时最好使体温保持在 42 ℃阈值下 1 ～ 2 ℃为宜。体育竞赛的环境温度最好限制在 WBGT 26 ℃以下。

在工农业生产中，高温劳动如露天作业（田间撒运、建筑、修路、架桥等）、车间作业（炉前、冶炼制瓶、切割等）和高湿热的矿井下劳动均容易发生中暑。一般说来，在干球温度 25.6 ℃以下，几乎无中暑危险，27.7 ℃开始有中暑死亡病例，>33.3 ℃则中暑危险性显著增高。近 30 年来，热病在工农业生产上的威胁已日益减轻，只在监督不严时，使高温作业者做对当时条件和习服程度来说过重的劳动才会导致不良的后果。目前主要是要研究酷热劳动条件对劳动工效的影响以及对劳动强度和时间的限制。

沙漠旅行和朝圣者发生中暑的事件迄今仍时有报道。最典型的是麦加进香期间的热病流行，朝拜期在每年 5~9 月期间气温可达 38 ～ 50 ℃，气湿为 25%~50%，并有强烈的热辐射，几十个民族几百万人汇集的朝圣活动，为热损伤的发生和流行创造了良好的气候条件，中暑成为进香期间最主要的死亡原因，其死亡率在 30% ～ 81%，其中多数可因心力衰竭致死。总之，力竭类中暑以青壮年居多，体力活动和运动可诱发热损伤，如存在缺钾或横纹肌溶解尤其如此。

（二）非力竭类中暑

本类中暑的主要发生对象与力竭类中暑有很大差别，主要是老年人、妇女、婴幼儿、患病者以及精神和身体不能自理的人。而该类中暑的流行与气候有密切关系。据报告，当环境湿球温度 <30 ℃时很少发生非力竭类中暑，而 >33.3 ℃时发病危险性显著增高。

20 世纪 50 年代前，美国受分散的严重热浪的影响最大，1952—1955 年的连续 4 次严重热浪影响遍及美国半数以上州，20 世纪 60—90 年代亦屡有热浪侵袭造成中暑流行的报道。以芝加哥为例，1995 年 7 月 12—16 日，最高气温达 33.9 ～ 40 ℃，7 月 11—27 日，证实与热有关的死亡共 465 例，其中男性占 55%；黑人 222 例，占 49%，白人 215 例，占 46%；年龄范围 3 ～ 103 岁，中位数为 75 岁，其中 222 例（占 49%）≥75 岁。但这类流行在过热造成的死亡数相对较大的月份里，由于各原因协同所致的死亡数是单因热病导致死亡数的 10 倍以上。其中以脑卒中、脑血管意外、动脉硬化性和退变性心脏病的数量为多，还有婴儿的某些特有疾病、糖尿病和产妇等，热浪对老年人、精神病患者和出生 6 天内尤其是第 1 天的婴儿威胁最大。婴幼儿和老年人对热的出汗反应差，而心脏动脉硬化和其他老年慢性病是老年人容易发生中暑的主要原因。某些可影响汗腺分泌或引起皮肤血管收缩的药物和措施，特别是在湿热条件下，更应警惕其诱发中暑的可能。尽管现时已大量采用了空调技术，仍未能完全改变此种状况。目前已经认识到热应激会加重原先存在的疾病，尤其是当连续 5 天气温 >32 ℃时，往往是造成这些疾病病死率增高的原因。

我国南京、武汉、重庆、长沙、衡阳、桂林、南宁、南昌、宜昌、九江、上海等地是夏季的酷热中心，时有热浪袭击，常可引起中暑流行；我国沙漠、戈壁遍及西北，还有东北、华北 9 省，面积达 109.5 万平方千米，占全国总面积的 11.4%，在夏季处于我国真正的干热气候地带，常有热损伤发生。近年来报告，中暑发病最早在 5 月下旬，最晚于 8 月中、下旬，上述地区 7、8 月份气温最高，月平均最高气温 >30 ℃。在沿海湿热地区最高气温达 37.1 ～ 40.5 ℃，干热的吐鲁番地区达 46.6 ℃。中暑发病数在 7 月份约占 54%，8 月份约占 37%；午间 12—16 点发病数约占 67%。可见发病与气候热浪高峰和气温日变规律有明显一致的关系。安徽有报告[45]，2010—2016 年安徽省高温中暑发病趋势呈"波浪峰"态势，即先下降后上升，再下降再上升。造成这种趋势的主要原因，除了与每年 6 ～ 9 月持续高温有关，还与高温中暑病例网络直报制度的不断完善和落实有关。

综上所述，中暑的发病与环境高温、劳动强度、失水缺钠、个体习服和健康状况等因素不同程度组合的影响有密切关系。高温环境对机体产生热应激，机体代偿时引起一些系统和器官负荷加重，并常与劳动、脱水和疲劳等负荷累加而导致中暑和失能。环境湿球温度 <30 ℃时，中暑很少发生，并无死亡；高于此限则死亡率进行性增加。平时中暑多为散发，有些情况下可集中发生。如广场集会和操场训练多无热衰竭发生，但在热浪侵袭之际有可能发生重症中暑。部队行军、作战或体育竞赛等重体力活动时，情况将变得更加严重，但热痉挛和日射病只在补钠不足和头部无防护的情况下才发生。多数中暑的发生与内源性产热增加有关。

五、中暑的预防

中暑发病因素的复杂性，使得预防中暑需要采取综合措施。当前国内外研究有以下几个方面：耐热锻炼、水钠补充、冷却降温、药物防暑及应用热强度物理指标和生理指标进行卫生监督以及加强组织和保健措施。在工矿企业则着重于改革技术、装备、措施，做好防暑降温[46-48]。

（一）耐热锻炼

热习服方法的研究目前得到普遍的关注，人们试图寻找时间短、效果好的耐热锻炼方法。英军已研制出轻型热习服空调帐篷，占地 130 m^2，用丙烷火炉使帐篷干球温度升至 50 ℃以上，用喷雾器保持一定的干湿球温度（WD）和 WBGT。当 WBGT 40 ~ 42 ℃、锻炼员口温达 38.5 ℃时，每 10 ~ 15 分钟活动一下以保持高体温 80 分钟。经 131 人试验，4 天获得完全热习服者达 68.7%。南非金矿于 1930 年首次用热习服方法来提高矿工的耐热能力，自 1965 年起规定新矿工先要在气湿 32 ℃的热室内习服 8 天才能下矿，8 天中每天锻炼 4 小时（上下凳子，24 次 / 分）。第 1 天氧耗量为 1 L/min，第 8 天达 1.41 L/min，达到矿工铲矿石和装车的氧耗量。到 1970 年底，全矿 28 个气候室，习服了 28 万人，中暑死亡率自 1957 年的 0.25% 降为 1970 年的 0.02%。我军结合负重行军、军训演习、军体活动和农副生产探索适于部队进行的耐热锻炼方法。耐热锻炼必须使体温升高（生理耐受限度），坚持热中练、动中练、负重练。在炎热气候下等级装备负重行军是长途行军前耐热锻炼的好方法，时速 5 km，日行 15 ~ 20 km，总行程 100 km 左右，5 ~ 7 天即可较好地形成热习服，在夏季野营和军训之前 2 周，应提高耐热锻炼强度，以更好地提高耐热能力。锻炼时应加强卫生防护措施。

（二）水钠补充

美、英等军队均装备盐片，1980 年美军医学技术通报中规定了补充钠的要求和方法。我军多次研究证实，体力活动过程中自由饮水只能补偿失去水量的 50% 左右，加量饮水达 70% 以上才能更好地改善高温劳动者的生理功能。钠补充过多或过少均不利，通常每天摄盐不少于 6 g，15 ~ 20 g 已足够，出汗超过 5 L/d 者则酌补 5 ~ 10 g，一般可在饮食中补给；含钠饮料以 0.1% ~ 0.15% 为宜，最高不超过 0.2%，我国南方热区部队已装备清凉盐粉，使热痉挛基本得到控制。目前已研制出多种抗高温饮料，各具特点，但在改善体温、体力方面的效果尚有待鉴定和提高。

（三）冷却降温

个人防暑降温通常采用气冷和水冷（液冷）两种方法。

气冷法即涡管降温法，或称压缩空气快速膨胀法。利用 1 根涡管和 1 个空气分布装置使压缩空气排出时，排出的空气迅速膨胀并使涡管内温度下降至 5 ~ 10 ℃。另一种气冷系统为一套内衣，其内充满了来自涡管的冷空气，可流经整个身体，并由小孔释放。

水冷和液冷装备的结构完全相同，所不同的是前者用水，后者用乙二醇和水。目前国内外已研制成功冷却服、冷却背心和冷却帽，但主要用于飞机、舰艇、坦克等特种装备。可解决生物和化学战情况下驾驶员和乘员的防中暑问题。比较实用的是美陆军机动装备研究发展部和纳蒂克研究所研制的液冷背心。该背心通过 2 根隔热输液软管与控制微气候的输送和回流装置连接，要求在战车内温度高达 Td 60 ℃时能防止乘员中暑，实际试验的效果较好，而且该系统还能用暖液循环，起防寒保暖作用。

日本最近利用烟囱的原理试制了一种防暑通气帽，帽体外层头顶部有一个 4 ~ 5 cm 的换气孔，内侧有大于换气孔 2 cm 的布制圆垫，可防止太阳直接照射头部，减少中暑的发生。美国的太阳能风凉帽，帽中装有一个以太阳能为动力的微风扇，风扇从帽顶部孔中吸入冷空气，使其流过头发后由帽底部排出，形成冷热空气循环，加速头汗蒸发，使人感到凉爽。这两种帽子对减少行军战士中暑的发生有参考意义。

穿防护服的人中暑发病率更高。国外研制由双层衣服组成的防护服，外层为隔热服，内层为透气多孔纤维层和管网结构，管网由气管和液管组成，交替排列在邻近皮肤的内侧，气管内流动空气，可带走体表汗液和水气；液管内流动冷却液。防护服内有 2 个泵，以保证气体和液体分别流经气管和液管。用一个共同的热交换器作为气体和液体的冷却装置，将制冷剂装在冷却器包围箱内，利用冷却剂的蒸气驱动马达。这种防护服能保证人在高温下的舒服和效率。此外，我军还研制了干冰降温帽在部队和厂矿使用，效果良好。

（四）药物防暑

经验证防暑效果较好的有香薷甘草茶、六一散、7508 和 7604 等。据报道，夏季田间劳动出现中暑先兆时服用 7604，结合工间休息 30 分钟和擦凉水等，可使体温迅速下降，并能继续劳动。苏联、美国、英国等国报道的脒基硫脲、左旋多巴、甘草酸胺等经猕猴口服试验未能证实其防暑效果。

（五）医学观察

针对中暑易发时机、环境和对象加强医学观察。①观察有无中暑先兆，发现后应立即转移到荫处平卧休息，采取降温措施，给予凉茶、饮料以及其他对症处理。②观察气象条件和生理变化，中外军队普遍推崇将 WBGT 作为环境热强度监督指标，并研制出多种型式的测量仪。如英军装备有直读式 WBGT 测量仪，可直接测定 WBGT，也可分别测定干球温度、湿球温度、气湿、临床温度、表面或浸泡温度和气流，供电的电池可使用 150 小时，装箱后重 11 kg。加拿大研制出一种军民两用的直读式 WBGT 仪，5 分钟内即可测出 WBGT，供电的电池可使用 200 小时，装箱后重 10.2 kg。我军和美军装备部队的 WBGT 测量盒较轻（美军为 340 g），并规定当 WBGT 为 30 ~ 32 ℃时，负重行军或中等强度劳动可持续 4 小时，33 ℃时为 3 小时，34 ℃时减为 2 小时。后又研制出 Botsball 温度计，即湿黑球温度计，可直接测定 WGT，按公式换算成 WBGT，即湿球温度（℃）×1.044–0.187= WBGT（℃）。生理指标的耐热上限为口温 38 ℃，脉率 140 次 / 分。可应用耐热指标来安排训练作业与生产劳动，如情况不允许，则做好充分准备，有针对性地加强卫生防护措施。

（六）宣传教育

预防中暑是群众性工作，必须大力加强防暑教育，使广大群众了解发生中暑的条件、早期症状和预防、急救的简易方法，实践证明能大大降低群体的中暑发病率。由于存在着许多诱发中暑的危险因素，不可能在受热之前完全排除，尤其在作战、救灾和体育竞赛条件下，要完全防止中暑的发生是不可能的。因此，不仅要做好预防工作，还需要组织相应的治疗体系，要有效果确切的中暑治疗方案和救护装备，做到早期发现，及时救治。做好先兆中暑、轻度中暑救治的本身，就是预防重症中暑的重要措施。

六、热习服

热习服（heat acclimatization）与热适应（heat adaptation）是机体对环境热刺激的保护性生理反应。热习服在热刺激的反复作用下逐步建立。在热环境中耐受体力活动的另一个重要因素取决于体力锻炼状况。热适应需经长期甚至若干世代的适应性作用，其适应性的建立不限于生理功能方面，在器官结构方面也有其特点，这种适应性具有遗传性。国外报告，新兵与老兵的中暑发病之比为 5∶1，多见于北方新兵调到南方基地训练的第 1 周内。日本制铁厂约有一半中暑病例是新工人和病休后刚复工者，另一半为患轻微疾病的人。我国防暑资料也表明，新工人、新兵对热不适应是发生中暑的重要诱因。许多报告说明，夏季温度开始明显升高时，由于机体的不适应，往往成为中暑的多发时机；热区居民较寒区居民的耐热能力强。

（一）热习服锻炼

1. 热习服的生理基础 在热因子的反复作用下，机体为适应热环境而发生的生理习服过程可分 3 个阶段。

（1）原始反应阶段：机体受热，反射性引起皮肤血管极度舒张、心血管系统负荷高度紧张和分泌不适量的浓缩汗液（与细胞外液相似）。皮肤血流量增加几倍乃至 10 倍以上，心输出量增加，循环血量相对不足；同时大量出汗导致机体失水、血液浓缩，进而导致心输出量减少，血压下降。如血液温度升高，心率急剧加快；出汗率可达 1 ~ 4.2 L/h，汗盐浓度为 0.39% 左右，随之丢失大量钾和其他矿物质、水溶性维生素和氨基酸，引起水、电解质和酸碱平衡紊乱。如果深部体温上升，细胞代谢增强，呼吸加快，甚至发生呼吸性碱中毒；体温中枢兴奋性增加，由于负诱导可出现共济失调、反应迟钝。当脑、运动肌肉供血不足和继发性缺氧进一步发展，则出现中暑先兆症状，心电图显示心肌相对缺氧。

（2）代偿适应阶段：首先，心血管功能改善，高温劳动能力取决于循环系统对热紧张的代偿能力。热习服后劳动对心率、血压和肛温影响极小，每搏、每分心输出量相应增加，而心输出量是反映热习服心血管功能的可靠指标；未习服时，一旦失水心则血管功能立即下降，习服后，失水达体重 5% 时心血管功能才下降。热习服还伴有机体各部位循环血量的调整，肾血流量减少 25% ~ 75%，肝血流量也相应减少，而皮肤血流量增加。在热习服的第 3 ~ 4 天，静脉张力暂时性增加，这对习服初期调节循环代偿功能颇为重要。由于肾贮存水和电解质，代偿性血容量和组织间液容量等渗性扩大，在热习服第 5 ~ 14 天最高，重新建立体液正常分布，提供散热、出汗所需增加的皮肤血流和劳动所需增加的肌肉血流。汗液分泌的增强是机体对热紧张防御能力提高的重要习服现象，热习服后出汗能力增强，占降低体温、减少热容量的 75% ~ 90%；习服第 3 ~ 4 天，出汗体温阈降低（低 0.3 ~ 0.5 ℃），出汗潜伏期缩短；习服后期，汗腺分泌活动增强，同等体温时出汗率增加 10%~40%，并长时间维持高出汗率，汗脂增加，汗液表面张力减小，汗液分布均匀，提高了汗液的有效蒸发率。汗盐浓度随习服进展而降低，如果补盐不足，则汗中钾、钠可降低 57% ~ 71%，而较稀的汗液容易蒸发，同时尿盐排出持续减少。热习服时皮温比肛温降得多，热梯度增大，体热容易向外周传递。

（3）调整巩固阶段：此期神经和内分泌系统产生了巩固而稳定的改变。热暴露时血液稀释更迅速、显著，减轻了高温运动引起的血钾增高，贮留组织钾和血管外钾，防止低血钾。出汗率较前阶段稍减而敏感性增加，出汗的体温阈降低约 2 ℃，汗中 Na^+/K^+ 比值降低；酶活性也发生适应性改变，产热酶活性和肝、肾氧耗量明显降低；代谢性化学热产生的抑制机制很发达，基础和劳动代谢率降低 16% ~ 17%，基础体温和高温劳动的体温较低。热习服是大脑皮质积极活动的结果，逐步形成新的综合性条件反射（动力定型）。下丘脑体温中枢的适应性变化和垂体 - 肾上腺皮质 - 甲状腺以及肾素 - 血管紧张素系统激素在热习服过程中起重要作用，通过降低代谢产热、调节水和电解质平衡、改善机体功能等促进热习服。杜桂仙等发现，热习服兔的脑脊液中可产生增进散热、降低肛温的神经化学物质致热适应因子。徐明波、程素琦[49]对 Hela 细胞的研究表明，热应激蛋白（HSP）的产生和分解，与细胞对热耐受力的升高和降低有明显的伴随关系。张国高等通过体内外实验表明，预热可诱导耐热力产生，使细胞和动物对致死性温度的耐受性提高，存活率增加，与此同时，70 ~ 75 kD 蛋白质合成增加，提示 HSP 产生与热适应和热耐力有关。Holaday[50]等提出了内啡肽参与热习服和保持正常体温的假说。有些报道强调，热习服对避免心血管功能紊乱的意义较防止体温升高更重要。总之，热习服后对热应激的反应小，例如心率较慢、体温较低、血压稳定。出汗等散热能力增强（男 > 女），对较高体温的耐受力提高，常规体力活动后无不适感，口温增高 <38 ℃，心率加快 <160 次 / 分，休息 30 分钟即可恢复。

2. 热锻炼的方式和条件 1795 年就有人明确指出，人在热环境中有逐渐习服该环境的本能。1930 年，南非金矿首先采用热习服法来提高矿工的耐热能力。近几十年来，研究锻炼促进热习服引起了普遍注意。锻炼因子中要有热刺激，才能使机体对热产生特异性习服反应。采用的方法有 2 种。

（1）人工热室锻炼法：Edholm[51]等报道，在干球温度 40 ℃、气湿 32 ℃、气流 25 cm/s 的热室内，18 名受试者进行阶梯运动（高 30.5 cm）和静坐各 30 分钟，每天 4 小时。结果第 1 天口温 39.3 ℃，而到第 10 和第 16 天仅为 37.76 ℃和 37.71 ℃，脉率和出汗量明显改善。Allan[52] 报告，13 名受试者在干球温度 43 ~ 46 ℃、气湿 32 ~ 34 ℃、气流 25 cm/s 的热室内做剧烈运动，每天 3 小时，每次锻炼 2 小时的平均口温为 38.3 ℃，共 14 次，可得到类似结果。自 1965 年起，南非金矿要求新工人先在气湿 32 ℃的气候舱内习服 8 天，每天锻炼 4 分钟（上下凳子，24 次 / 分）。至 1970 年底，全矿的 28 个气候舱共习服了 28 万人，中暑死亡率自 1957 年的 0.25% 降为 0.02%，而同期内参加有中暑危险劳动的人数从 5 万增加到 10 万。Kobayashi[53] 等报告，热室（干球温度 45 ~ 50 ℃、相对湿度 30% ~ 40%）踏阶锻炼（VO_{2max} 25% ~ 30%）9 天，可提高长跑运动员在夏季正常条件下（气温 30 ~ 34 ℃、相对湿度 60%）的运动能力，如运动时间延长，肛温、平均皮温、心率、汗盐浓度较低，出汗率则较高，出汗的肛温阈降低。Schutte[54] 等用微气候冷却服进行热习服，受试者穿干冰短上衣（覆盖体表 1/3），在干球温度 32.5 ~ 35 ℃、气湿 31 ~ 33 ℃、气流 0.4 m/s 3 种热环境中连续登阶 4 小时，做功率 35 W，共 8 天，干球温度 / 气湿为 35/33 ℃组在第 1 ~ 2 天热习服时有的肛温升高达到 40.2 ℃的危险高度；唯干球温度 / 气湿为 34/32 ℃组能充分激发热习服，最高肛温为 39.3 ℃；热习服者心理功能良好，无不适感。英国陆军研究所提出自动调节的快速热习服法，18 名受试者在热室内劳动至体温达 38.5 ℃，以调节劳动率，保持体温 2 小时，再在 43 ℃水浴浸泡 5 ~ 10 分钟，连续 5 ~ 12 天，第 7 天平均出汗率达 1304 g/（$m^2 \cdot h$）[适当热习服的出汗率为 1200 g/（$m^2 \cdot h$）]。他们还研制了轻型空调帐篷，占地 130 m^2，用丙烷火炉使帐篷内温度升到 50 ℃以上，以喷雾增湿器保持一定的干球温度、气湿和 WBGT；当 WBGT 40 ~ 42 ℃，受试者口温达 38.8 ℃时，每 10 ~ 15 分钟活动一下，以保持高体温 80 分钟，经 131 人试验，4 天获得完全热习服者占 68.7%（高温劳动最终肛温 38 ℃）。

（2）其他加热或升高体温锻炼法：根据提高中心体温是任何有效的热习服方法的必要前提，美国报道了 4 天快速热习服法。受试者先在气温 22 ℃环境中做上下阶梯活动 30 分钟，然后在干球温度 50 ℃、气湿 25 ℃、气流 1 m/s 热室内行走或静坐 30 分钟，对照组在热室内行走 120 分钟，连续 4 天，对比两组耐热能力改善程度无明显差异。可见热室外运动能部分代替热室内停留时间，但二者必须连续进行。Shvartz 等[55] 报道，受试者穿不透气服在干球温度 40 ℃热室内以时速 3.5 km 行走，至接近衰竭或肛温达 39 ℃为止，平均每次 50 分钟，每周 2 次，连续 2 周，共计 200 分钟，热习服效果与在凉爽气候条件下剧烈体力锻炼 6 周几乎相同。英国于 20 世纪 60 年代报道了被动热习服法，受试者安静受热（热室或穿塑料服吹入 50 ℃热气流），每天体温保持在 38.3 ~ 39.0 ℃，共 0.5~3 小时，经 6 ~ 12 天可使平均出汗率由 506 ~ 546 g/（$m^2 \cdot h$）增至 803 ~ 897 g/（$m^2 \cdot h$）；但较自动调节的快速热习服法低 407 ~ 501 g/（$m^2 \cdot h$）。至 20 世纪 70 年代初，英国又研究了温水浴和调节劳动率综合热习服法，18 名空降兵在 WBGT 36.5 ℃的热室内，于 43 ℃水浴中浸泡 9 分钟后引起体温升高，然后调节劳动率，保持 38.3 ℃体温 2 小时，连续 4 天或 7 天，达到热习服者分别为 83% 和 94%。Minard[56] 报道高温或常温结合同等体力锻炼的热习服水平，高温组 Tw 32.2 ℃，Td 自 40.6 ℃开始每 3 天递增 2.75 ℃，直至 49 ℃；常温组 Td 18.4 ℃、相对湿度 50%，受试者每天踏车行走 4 小时（时速 3.5 km），共 12 天，结果高温组耐热能力明显提高，常温组则未见改善。将其空运至热区，在最初 3 天的野外测验中，高温组无热减员，并保持劳动效能；常温组热减员 50%，劳动效能较差。

（3）自然热气候锻炼法：Minard 还报告了上述高温组和常温组在热区再经 5 天野外战斗训练后（共 8 天自然热气候野外战斗训练），2 组都达到相同的热习服水平，说明自然热气候锻炼效果良好。Edholm[57] 认为，人工热室锻炼虽然肛温上升最少，但这种热习服不完全；自然热气候锻炼不仅肛温和心率比较稳定，还有对环境因素习服能力的改善。Shvartz[58] 等指出，在热区单靠自然热气候习服，其生理反应改善程度只有人工热习服的30%。因而生活在热区的人，仍必须在自然热气候条件下进行锻炼，才能进一步提高耐热能力。我热区部队把分散的课目集中在1个锻炼周内，每天下午1～3点进行训练或下午负重行军。实践证明，经11次锻炼后，耐热能力明显提高，体温改善以新兵更显著。某部在自然热气候条件下等级装备负重行军时速5 km，每日行程15～25 km，5～6天总行程100 km，即可形成较好的热习服。在热带航行过程中也能形成热习服，但必须有一定的劳动强度才能提高热习服水平。

3. 热锻炼的要求和注意事项

（1）热锻炼的时间：每次锻炼所需持续时间报道不一，长者5小时，短则50分钟。许多报告表明，每天短时间热暴露并进行体力锻炼，较单纯受热可以迅速获得热习服；每次锻炼时间不应少于50分钟，以2小时为宜。因为高温劳动时，不论习服与否，至50分钟后才出现明显差别。对家兔的试验表明，每天热习服120分钟，较热习服30、60或90分钟的耐热能力强。Lind等[59]报告，每天锻炼1次100分钟，较每次50分钟或每天锻炼2次每次50分钟和100分钟的热习服水平高。可见要造成高水平的热习服，取决于每次锻炼使体温升高持续的时间。用猕猴锻炼，结果隔天锻炼的热习服水平较每天锻炼的效果差。所以锻炼间隔时间过长不能达到较好的热习服。热习服有产生（速度程度）和消退等特性。热习服产生所需时间周期与锻炼总强度（热强度、活动强度和持续时间）有关。如果环境温度较高（40～50 ℃），体力活动较强，持续时间较长，则热习服在第1次锻炼时就可产生，第3～4天渐趋完善，1周内可完成热习服；而环境温度较低（30～40 ℃），体力活动较轻，持续时间较短时，热习服形成则需2周以上。锻炼热强度、活动强度和持续时间不能互相替代，但在一定范围内可适当调整、互为补充。穿不透气服在自然热气候（干球温度32～35 ℃、黑球温度44～47 ℃）条件下的锻炼效果，受试者机体功能的恢复，习服期至第9～10天基本完成，第15天劳动能力进一步提高，但心肌代谢尚未恢复正常，体力负荷前、后常有心房性期前收缩，说明热习服还不完全。热习服第1周进展较快，以后较缓慢。一般完成热习服的平均时间为2周左右，约15%的人需更长时间，甚至有人需数月乃至数年之久。热习服形成后，如果中断锻炼或离开热环境可发生脱习服，心血管系统比体温习服能力消退得更明显、更迅速。多数认为热习服可保持1～2周，长者2个月。中断热暴露6天后，耐热能力大为减退，28天后热习服完全消失。经2周行军锻炼后，每周至少有1天行军，每月有3天以上连续行军锻炼，才能巩固和提高热习服水平。脱习服后，重新锻炼习服的时间可缩短，一般为1～5天（与中断锻炼的时长有关）。体格强健的人［VO_{2max}为58.6～63.8 ml/（kg·min）］不仅习服快（4天）、脱习服慢，甚至中断锻炼18天，经再锻炼习服2天，就可恢复完全的热习服。

（2）热锻炼的强度：锻炼初期，过强的热暴露和体力负荷会引起过度衰竭。应根据体力状况和锻炼基础合理安排，本着循序渐进的锻炼原则，活动量由轻到重，热负荷由弱到强。体育竞赛或大活动量训练前的热锻炼很重要，因为剧烈活动时迅速增长的极高的代谢率，往往会超过机体散热能力而引起急性热病。越野竞赛、马拉松时发生中暑的情况较多且较重。Baxter[60]认为，至少应在热环境中习服3周左右，先跑和走各200米，逐步增加至400和800米，直至比赛或大运动量训练前能在6分钟内跑完1英里。要根据即将接触的热环境和承担的活动量来确定锻炼的最高热强度和活动强度，但锻炼总强度应在生理耐受限度（最大生理负荷量）以内，不要过早、过于频繁地运用最大生理负荷量的锻炼，否则仍然可能引起机体正常生理功能的紊乱，从而破坏习服。湿热锻炼与干热锻炼的热习服既相似又存异。如3名受试者在干球温度51 ℃、气湿27 ℃、相对湿度15%的干热环境中步行1小时，第1天肛温39 ℃，第10天仅37.9 ℃，较常温（26 ℃）条件下步行1小时高0.1 ℃，平均皮温、心率明显下降。Horstman[61]等报告，10名受试者（男6，女4）在干球温度45 ℃、气湿 23 ℃的干热室内进行踏车运动，每次时间最长 2 小时（VQ_{2max} 40%），第 1 天肛温增值为 1.4 ~ 1.5 ℃/h，第 6 天为 0.7 ~ 1.1 ℃/h，而第 11 天仅为 0.5 ~ 0.8 ℃/h（男 > 女）。与此同时，心率、出汗率也出现适应性变化。干热习服在生理与血液反应方面同样存在着季节性差异，但干热习服在湿热环境中只显示部分习服能力，所以有人建议用干热和湿热交叉锻炼。有人认为高温高湿是超强刺激，影响汗液蒸发，可破坏机体的习服能力，因而锻炼效果不大。Hhob 等让受试者在高温下穿不透气服，在身体周围形成高湿而产生很强的湿热刺激，锻炼结果表明，高温高湿能形成热习服。Shvartz[62] 等利用高温高湿锻炼加速对严重干热的习服，7 名受试者穿橡皮服模拟 100% 湿度，另 7 名不穿橡皮服作为对照，两组都在干球温度 40 ℃、相对湿度 20% 的干热室内，以时速 3.5 km 速度步行 50 分钟，连续 4 天。高温鉴定试验表明，对照组生理反应改善程度不到试验组的 50%。

（3）锻炼期间的卫生保障：热习服是否会产生慢性不良作用尚待研究。高温劳动者有的心脏扩大，动脉硬化性心脏病患病率稍高，并有肝、胃功能减退。夏季行军时，个别心电图显示窦性期前收缩和 T 波倒置。热习服的印度人，在湿热环境下进行体力活动（340 kg·m/min）或静坐时，其耐热能力开始降低的 WBGT 分别为 31 ℃和 33 ℃。而且热习服程度个体差异大，这种差异不能简单地以年龄、性别、体格和健康状况来区分，因而不能作为不发生中暑的绝对保证。所以，加强锻炼不能放松综合防暑措施。许多资料证明，睡眠不足、过度疲劳、体质虚弱、营养缺乏、水电解质丢失或热量不足，均可破坏热习服形成；而高糖、高 B 族维生素和低热量膳食可促进热习服，并提高耐热能力。

（二）非特异性锻炼

1. 缺氧锻炼 机体对外界不良刺激具有交叉耐受能力。因此，用非特异性刺激提高机体的一般抵抗力，可增强机体的耐热能力。在密闭舱内结合高温进行缺氧锻炼，这种低压环境有利于蒸发散热，因而可提高人的耐热能力。20 世纪 60 年代初，苏联学者根据中暑过程中发生继发性缺氧的机制，将动物置于高山或低压舱内锻炼，经缺氧锻炼的大鼠在干球温度 40 ℃、相对湿度 95% ~ 100% 的湿热环境中，其存活时间较对照组高 30%，而热锻炼组仅高 10%。高原习服和冷习服的人，可改善高温劳动能力；间断地暴露于 6500 m 模拟高度 4 周，与间断地暴露于暑热 4 周所获得的耐缺氧能力相同。动物间断地热习服可提高其缺氧耐力。吸入气中氧含量增至 25% ~ 26%，也能提高动物耐热能力。缺氧锻炼之所以能提高机体耐热能力，与机体氧利用率增高、氧耗量减少、无氧代谢增强有关。因而在高温作用时，动脉血氧饱和度降低，热性低氧血症得以缓解，而心血管系统有更多的余力来促进散热。热锻炼之所以能提高动物缺氧耐力，可能与高温锻炼引起甲状腺功能低下、氧耗量减少有关。动物经热锻炼或缺氧锻炼提高耐热能力后，如对其注射一种神经节阻断剂，则耐热能力降低，说明神经系统在此过程中发挥了作用。由此可见，高温与缺氧因子在机体适应各类紧张的生理防御功能中，具有相互制约、相互依赖作用。

2. 体力、劳动负荷锻炼 Lind[59] 报道，2 名受试者在常温下踏车训练 10 天，耐热能力提高。在温和气候（WBGT 26 ~ 28 ℃）条件下体力锻炼 10 余天，心功能指数平均增加 5 ~ 10，体温调节功能改善较大。英国航空医学研究所报道，8 名受试者穿不透气服在干球温度 10 ℃冷室内，做快速阶梯活动（高 30.5 cm，32 次 / 分），使中心体温保持 38.3 ℃，每天 60 分钟，连续进行 17 天而获得热习服，出汗量平均增加 84.5% [平均增加率是 413 g/（m^2·h），$P<0.01$]。但热习服水平不如热体力锻炼（体温、心率改变较大）。各种体育训练对耐热能力的影响特点：长跑运动员耐热能力最强，短跑运动员次之，举重运动员第三，非运动员最差。速度和耐力锻炼的效果最明显。并指出体育锻炼可提高耐热能力 1 ~ 1.5 倍，而热锻炼可提高 3 ~ 4 倍。Shvartz[58] 等认为，不接触热环境的人，

必须进行剧烈的跑步运动锻炼6周，才能获得类似短期热锻炼的热习服水平。体力锻炼如田径、球类、越野赛跑、爬山等，可使体温升高和缺氧，引起体温调节、排汗和汗蒸发功能的改善，增强体力和提高代谢率，改善中枢神经系统、心血管系统和甲状腺的适应功能，促进组织合理地利用营养物质和激素，从而提高机体的耐热能力。由于汗液分泌功能和水电解质代谢平衡还未能提高到应有的程度，因而体力锻炼限制了热习服水平的提高。许多工矿卫生调查表明，熟练作业的工人较不熟练者耐热能力强。

参考文献

[1] 翟颖妮，耿丹，黄艳秋，等．短时热辐射对人体生理与认知能力的影响研究．安全与环境学报，1-13[2021-09-03]. https://doi.org/10.13637/j.issn.1009-6094.2021.0908.

[2] 牛彦麟，杨军，林华亮，等．高温热浪对北京市居民死亡影响的附加效应．中国公共卫生，1-7[2021-09-03]. http://kns.cnki.net/kcms/detail/21.1234.R.20210528.1600.002.html.

[3] 黄存瑞，何依伶，马锐，等．高温热浪的健康效应：从影响评估到应对策略．山东大学学报（医学版），2018，56（8）：14-20.

[4] 武夕琳，刘庆生，刘高焕，等．高温热浪风险评估研究综述．地球信息科学学报，2019，21（7）：1029-1039.

[5] 李欢欢，张明顺．北京市高温热浪健康风险评估框架及应用．环境与健康杂志，2020，37（1）：58-65.

[6] 祁新华，程煜，郑雪梅，等．国内高温热浪研究进展及其人文转向．亚热带资源与环境学报，2017，12（1）：26-31.

[7] 栾桂杰，周脉耕．气温对人群健康影响研究进展．大家健康（学术版），2015，9（22）：14-16.

[8] 邓斌，肖长春，姚魏，等．合肥市高温热浪对市民死亡及中暑的影响分析．沙漠与绿洲气象，2019，13（4）：124-127.

[9] 王旭初，李清春，刘庆敏，等．高温热浪对人群死亡风险的影响．预防医学，2017，29（6）：603-606.

[10] 董洋洋，马建，唐娜，等．高温热浪对中国人群死亡影响的Meta分析．热带医学杂志，2021，21（5）：561-565.

[11] 张辉．高温对作业工人健康影响的研究．中国城乡企业卫生，2019，34（5）：66-67.

[12] 李景凯，闫鹏．高温职业健康伤害与对策．山东工业技术，2016（9）：253.

[13] 白瑞．高温作业危害及其防护．现代职业安全，2012（7）：32-33.

[14] 杨永录．体温调节神经通路的研究进展．医学研究，2017，46（1）：1-4.

[15] 王炳志，郑蒙，刘春花，等．高温环境对SD大鼠散热机制的影响．动物医学进展，2018，39（10）：65-69.

[16] 万为人，邱仞之．热应激和热习服对大鼠自身花环和抗体生成细胞的影响．工业卫生与职业病，1993（5）：276-278.

[17] 郑翔，刘为甜，张博，等．唐山市某钢铁厂高温作业工人膳食营养状况调查．环境与职业医学，2018，35（6）：506-510，515.

[18] 周阳阳，刘为甜，李军，等．唐山市某钢铁厂高温作业工人水分代谢特征分析．中国职业医学，2017，44（4）：414-419.

[19] 陈旭，刘为甜，李军，等．高温作业钢铁工人水溶性维生素摄入和消耗及体内水平调查．环境与健康

杂志，2017，34（6）：521-525.

[20] 侯书强．探讨高温作业对高血压病的影响．疾病监测与控制，2017，11（5）：395-396.

[21] 杜桂仙，邱玉明，张智勇．热适应形成中的神经化学机制：热适应兔脑室灌流液降低肛温的效应．中国应用生理学杂志，1991（1）：33-37.

[22] 杜桂仙，张智勇，奚金宝，等．致热适应因子诱发热适应体温降低机制的探讨．中国应用生理学杂志，1993（1）：90-92.

[23] 王汉章，也治国，贺函贞，等．高温环境对狗空胃运动的影响及其机制的探讨．同济医科大学学报，1986（5）：341-344.

[24] 袁睿，杨萌萌，张宇，等．热射病中枢神经系统损伤及防治研究进展．解放军医学院学报，2018，39（11）：1004-1007，1027.

[25] 李小媛．高温对多系统损伤的研究现况．职业与健康，2017，33（8）：1149-1152.

[26] 张辉．高温对工人健康状况影响的研究．中国城乡企业卫生，2018，33（9）：41-43.

[27] Hubbard RW. Heatstroke pathophysiology：the energy depletion model. Med Sci Sports Exerc，1990，2，22（1）：19-28.

[28] Hales JR，Khogali M，Fawcett AA，et al. Circulatory changes associated with heat stroke：observations in an experimental animal model. Clin Exp Pharmacol Physiol，1987，10，14（10）：761-777.

[29] 钱令嘉，吴孟平，陈西京，等．热应激大鼠心室肌 ATP 含量的变化及其机制．中华劳动卫生职业病杂志，1992（4）：43-46.

[30] Armstrong LE，Maresh CM. The induction and decay of heat acclimatisation in trained athletes. Sports Med，1991，10，12（5）：302-312.

[31] Khogali M，Mustafa MK，Gumaa K. Management of heatstroke. Lancet，1982，11，27（2）：1225.

[32] Attia M，Khogali M，El-Khatib G，et al. Heat stroke：an upward shift of temperature regulation set point at an elevated body temperature. Int Arch Occup Environ Health，1983，53（1）：9-17.

[33] Mustafa KY，Omer O，Khogali M，et al. Blood coagulation and fibrinolysis in heat stroke. Br J Haematol，1985，11，61（3）：517-523.

[34] Shapiro Y，Alkan M，Epstein Y，et al. Increase in rat intestinal permeability to endotoxin during hyperthermia. Eur J Appl Physiol Occup Physiol，1986，55（4）：410-412

[35] Gathiram P，Gaffin SL，Brock-Utne JG，et al. Time course of endotoxemia and cardiovascular changes in heat-stressed primates. Aviat Space Environ Med，1987，11，58（11）：1071-1074.

[36] DuBose DA，McCreary J，Sowders L. Correlation between plasma fibronectin level and experimental rat heat stress mortality. J Appl Physiol，1985，9，59（3）：706-709.

[37] Gaffin SL，Hubbard R. Experimental approaches to therapy and prophylaxis for heat stress and heatstroke. Wilderness Environ Med，1996，11，7（4）：312-334.

[38] DuBose DA，Basamania K，Maglione L，et al. Role of bacterial endotoxins of intestinal origin in rat heat stress mortality. J Appl Physiol Respir Environ Exerc Physiol，1983，1，54（1）：31-6.

[39] 宋仁杰，李彦波，周飞虎．热射病发病机制的研究进展．解放军医学院学报，2020，41（12）：1231-1235.

[40] 鄢友娥，汪晖，范明．中暑的病理生理机制 // 中国科学技术协会．提高全民科学素质、建设创新型国家——2006 中国科协年会论文集．2006.

[41] 陈中珍，陆件，许晓文，等 . 重症中暑致多器官功能障碍综合征 18 例临床分析 . 实用临床医药杂志，2019，23（17）：17-20.

[42] Wright GL，Lindsey WD，Johnson HL，et al. The effect of high temperatures on tissue lactate，pyruvate and venous blood properties in the rat. Int J Biometeorol，1972，1，16（1）：71-77.

[43] 程素琦，吴孟平，邢成，等 . 家兔与狗急性热暴露时血浆 cAMP 含量的变化 . 中国应用生理学杂志，1985（2）：109-114.

[44] Richards D，Richards R，Schofield PJ，et al. Management of heat exhaustion in Sydney's the Sun City-to-Surf run runners. Med J Aust，1979，11，2（9）：457-61.

[45] 刘磊，宋丹丹，侯赛，等 .2010—2016 年安徽省高温中暑流行病学特征 . 疾病监测，2017，32（Z1）：895-899.

[46] 赵永崎，范明 . 中暑机制与系统干预措施研究进展 // 中国生理学会（Chinese Association for Physiological Sciences，CAPS）. 中国生理学会第 23 届全国会员代表大会暨生理学学术大会论文摘要文集 . 2010.

[47] 马文军，林巧绚，林华亮，等 . 老年人高温热浪健康教育干预效果混合效应模型分析 . 中华流行病学杂志，2016，37（9）：1228-1232.

[48] 刘树元，宋景春，毛汉丁，等 . 中国热射病诊断与治疗专家共识 . 解放军医学杂志，2019，44（3）：181-196.

[49] 徐明波，程素琦 . HeLa 细胞热休克蛋白的代谢动力学 . 生物化学杂志，1990（3）：268-272.

[50] Holaday JW，Wei E，Loh HH，et al. Endorphins may function in heat adaptation. Proc Natl Acad Sci U S A，1978，1，75（6）：2923-2927.

[51] Edholm OG，Hackett AJ，Sukkar MY，et al. The assessment of levels of heat tolerance [proceedings]. J Physiol，1977，1，268（1）：9-10.

[52] Allan JR. The effects of physical training in a temperate and hot climate on the physiological responses to heat stress. Ergonomics，1965，10，8（4）：445-453.

[53] Kobayashi Y，Ando Y，Takeuchi S，et al. Effects of heat acclimation of distance runners in a moderately hot environment. Eur J Appl Physiol Occup Physiol，1980，45（2-3）：189-198.

[54] Schutte PC，Rogers GG，van Graan CH，et al. Heat acclimatization by a method utilizing microclimate cooling. Aviat Space Environ Med，1978，5，49（5）：710-714.

[55] Shvartz E，Saar E，Meyerstein N，et al. Heat acclimatization while wearing vapor-barrier clothing. Aerosp Med，1973，1，44（6）：609-612.

[56] Minard D. Studies and recent advances in military problems of heat acclimatization. Mil Med，1967，4，132（4）：306-315.

[57] Edholm OG，Fox RH，Wolf HS. Body temperature during exercise and rest in cold and hot climates. Arch Sci Physiol（Paris），1973，1，27（3）：339-55.

[58] Shvartz E，Shapiro Y，Magazanik A，et al. Heat acclimation，physical fitness，and responses to exercise in temperate and hot environments. J Appl Physiol Respir Environ Exerc Physiol，1977，10，43（4）：678-83.

[59] Lind AR，Humphreys PW，Collins KJ，et al. Influence of age and daily duration of exposure on responses of men to work in heat. J Appl Physiol，1970，1，28（1）：50-6.

[60] Baxter CR. Precention，recognition，and treatment of heat disorders. Tex State J Med，1964，9，60：

746-753.

[61] Horstman DH，Christensen E. Acclimatization to dry heat：active men vs. active women. J Appl Physiol Respir Environ Exerc Physiol，1982，4，52（4）：825-31.

[62] Shvartz E，Saar E，Meyerstein N，et al. A comparison of three methods of acclimatization to dry heat. J Appl Physiol，1973，2，34（2）：214-9.

（魏静波）

第九章

辐射危害与职业病

第一节　概　述

一、辐射的定义

辐射指的是由场源发出的电磁能量中一部分脱离场源向远处传播，而后再返回场源的现象，能量以电磁波或粒子（如 α 粒子、β 粒子等）的形式向外扩散。自然界中的一切物体，只要温度在绝对温度零度以上，都以电磁波和粒子的形式时刻不停地向外传送能量，这种传送能量的方式被称为辐射。辐射的能量从辐射源向外所有方向直线放射。物体通过辐射所放出的能量，称为辐射能。辐射按伦琴 / 小时（R）计算。辐射有一个重要特点，就是它是“对等的”。不论物体（气体）温度高低都向外辐射，甲物体可以向乙物体辐射，同时乙物体也可向甲物体辐射。一般普遍将这个名词用在电离辐射。辐射本身是中性词，但某些物质的辐射可能会带来危害。

二、辐射的分类

（一）电离辐射

拥有足够高能量的辐射可以把原子电离。一般而言，电离是指电子被电离辐射从电子壳层中击出，使原子带正电。由于细胞由原子组成，电离作用可以引致癌症。一个细胞大约由数万亿个原子组成。电离辐射引致癌症的概率取决于辐射剂量率及接受辐射生物的感应性。α、β、γ 辐射及中子辐射均可以加速至足够高能量电离原子。

（二）非电离辐射

非电离辐射的能量较电离辐射弱。非电离辐射不会电离物质，而会改变分子或原子的旋转、振动或价层电子轨态。非电离辐射对生物活性组织的影响近年才开始被研究。不同的非电离辐射可产生不同的生物学作用。

三、辐射的来源

（一）太阳辐射

太阳辐射指太阳向宇宙空间发射的电磁波和粒子流。地球所接受到的太阳辐射能量仅为太阳向宇宙空间放射的总辐射能量的二十亿分之一，但却是地球大气运动的主要能量源泉。到达地球大气上界的太阳辐射能量称为天文太阳辐射量。在地球位于日地平均距离处时，地球大气上界垂直于太阳光线的单位面积在单位时间内所受到的太阳辐射的全谱总能量，称为太阳常数。太阳常数的常用单位为瓦 / 米 ^{2}。因观测方法和技术不同，得到的太阳常数值不同。世界气象组织（World Meteorological Organization，WMO）于 1981 年公布的太阳常数值是 1368 瓦 / 米 ^{2}。地球大气上界的太阳辐射光谱的 99% 以上在波长 0.15 ~ 4.0 μm 之间。大约 50% 的太阳辐射能量在可见光谱区（波长 0.4 ~ 0.76 μm），7% 在紫外光谱区（波长 0.76 μm），最大能量在波长 0.475 μm 处。由于太阳辐射波长较地面和大气辐射波长（3 ~ 120 μm）小得多，所以通常又称太阳辐射为短波辐射，称地面和大气辐射为长波辐射。太阳活动和日地距离的变化等会引起地球大气上界太阳辐射能量的变化，太阳辐射通过大气，一部分到达地面，称为直接太阳辐射；另一部分被大气的分子、大气中的微尘、水汽等吸收、散射和反射。被散射的太阳辐射一部分返回宇宙空间，另一部分到达地面，到达地面的这部分称为散射太阳辐射。到达地面的散射太阳辐射和直接太阳辐射之和称为总辐射。太阳辐射通过大气后，其强度和光谱能量分布都发生变化。到达地面的太阳辐射能量比大气上界小得多，在太阳光谱上能量分布在紫外光谱区几乎绝迹，在可见光谱区减少至 40%，而在红外光谱区增至 60%。

天文辐射的时空变化特点是：①全年以赤道获得的辐射最多，极地最少。这种热量不均匀分布，必然导致地表各纬度的气温产生差异，在地球表面出现热带、温带和寒带气候。②天文辐射夏大冬小，导致夏季温高冬季温低。大气对太阳辐射的削弱作用包括大气对太阳辐射的吸收、散射和反射。太阳辐射经过整层大气时，0.29 μm 以下的紫外线几乎全部被吸收，在可见光区大气吸收很少。在红外区有很强的吸收带。大气中吸收太阳辐射的物质主要有氧、臭氧、水汽和液态水，其次有二氧化碳、甲烷、一氧化二氮和尘埃等。云层能强烈吸收和散射太阳辐射，同时还强烈吸收地面反射的太阳辐射。云的平均反射率为 0.50 ~ 0.55。就全球平均而言，太阳总辐射只占到达大气上界太阳辐射的 45%。总辐射量随纬度升高而减小，随高度升高而增大。一天内中午前后最大，夜间为 0；一年内夏大冬小。

（二）电磁辐射

电磁波（又称电磁辐射）是由同相振荡且互相垂直的电场与磁场在空间中以波的形式移动，其传播方向垂直于电场与磁场构成的平面，有效地传递能量和动量。任意一个振动的电荷都能在其周围产生电磁场，并发射电磁波向远方辐射能量。广义的电磁辐射分为电离辐射和非电离辐射。凡能引起物质电离的电磁辐射称为电离辐射，包括 X 射线、γ 射线、α 粒子、β 粒子、中子、质子等。不足以导致组织电离的电磁辐射称为非电离辐射，包括极低频（ELF，3 Hz 至 3 kHz）、甚低频（VLF，3 ~ 30 kHz）、高频（HF，30 ~ 100 kHz）、射频（RF，100 kHz 至 300 gHz）、红外线、可见光、紫外线及激光等。

人眼可接收到的电磁辐射，波长在 380~780 nm，称为可见光。只要是本身温度大于绝对零度的物体，都可以发射电磁辐射，而世界上并不存在温度等于或低于绝对零度的物体。因此，人们周边所有的物体时刻都在进行电磁辐射。尽管如此，只有处于可见光频域以内的电磁波，才是可以被人们看到的。电磁波不需要依靠介质传播，各种电磁波在真空中速率固定，速度为光速。

人为电磁辐射主要包括极低频电磁场和射频电磁辐射两大类。微波波段一般是指 300 MHz 至 300 GHz 的电磁波。在极低频电磁场中，以 50 Hz 的工频电磁场（power frequency electromagnetic field）最重要，它主要是由各种电压等级的输电线及各种电器所产生。在射频电磁辐射中，以广播、电视和各种高频设备所产生的电磁辐射最为常见。

常见的电磁辐射源：一般来说，雷达系统、电视、手机和广播发射系统、射频感应及介质加热设备、射频及微波医疗设备、各种电加工设备、通信发射台站、卫星地球通信站、大型电力发电站、输变电设备、高压及超高压输电线、地铁列车及电气火车以及大多数家用电器等都可以产生各种形式、不同频率、不同强度的电磁辐射源。

电磁辐射场区一般分为远区场和近区场。以场源为中心，在一个波长范围内的区域，通常称为近区场，也可称为感应场。近区场通常具有如下特点：近区场内，电场强度与磁场强度的大小没有确定的比例关系。一般情况下，对于电压高、电流小的场源（如发射天线、馈线等），电场要比磁场强得多；对于电压低、电流大的场源（如某些感应加热设备的模具），磁场要比电场大得多。近区场的电磁场强度比远区场大得多。从这个角度上说，电磁防护的重点应该在近区场。近区场的电磁场强度随距离的变化比较快，在此空间内的不均匀度较大。

以场源为中心，半径为一个波长之外的空间范围称为远区场，也可称为辐射场。远区场的主要特点如下：在远区场中，所有的电磁能量基本上均以电磁波形式辐射传播，这种场辐射强度的衰减要比感应场慢得多。在远区场，电场强度与磁场强度有如下关系：在国际单位制中，E=377 H，电场与磁场的运行方向互相垂直，并都垂直于电磁波的传播方向。远区场为弱场，其电磁场强度均较小。

近区场与远区场划分有一定意义。通常，对于一个固定的可以产生一定强度的电磁辐射源来说，近区场辐射的电磁场强度较大，所以，应该格外注意对电磁辐射近区场的防护。人们最经常接触的从短波段 30 MHz 到微波段的 3000 MHz 的频段范围，其波长范围从 10 米到 1 米。

（三）热辐射

热辐射是一种物体以电磁辐射的形式把热能向外散发的热传方式。它不依赖任何外界条件而进行，是热的三种主要传导方式之一。

任何物体在发出辐射能的同时，也不断吸收周围物体发来的辐射能。一个物体辐射出的能量与吸收的能量之差，就是其传递出去的净能量。物体的辐射能力（即单位时间内单位表面向外辐射的能量）随温度的升高而增加。

辐射能被物体吸收时发生热的效应，物体吸收的辐射能不同，所产生的温度也不同。因此，辐射是能量转换为热量的重要方式。辐射传热（radiant heat transfer）指依靠电磁波辐射实现热冷物体间热量传递的过程，这是一种非接触式传热，在真空中也能进行。物体发出的电磁波，理论上是在整个波谱范围内分布，但在工业上所遇到的温度范围内，有实际意义的是波长位于 0.38 ~ 1000 μm 之间的热辐射，而且大部分位于红外线（又称热射线）区段中 0.76 ~ 20 μm 的范围内。所谓红外线加热，就是利用这一区段的热辐射。研究热辐射规律，对于炉内传热的合理设计十分重要，对于高温炉操作工的劳动保护也有积极意义。当某系统需要保温时，即使此系统的温度不高，辐射传热的影响也不能忽视。如保温瓶胆镀银，就是为了减少由辐射传热造成的热损失。

一般说来，当一个物体受到其他物体投来的辐射（能量为 Q）时，其中被吸收转为热能的部分为 QA，被反射的部分为 QR，透过物体的部分为 QD，显然，这些部分与总能量之间有下式所示的关系：

$$QA + QR + QD = Q$$

如果把 A=QA/Q 称为吸收率，R=QR/Q 称为反射率，D=QD/Q 称为穿透率，则有 A+R+D=1。

若物体的 A=1，R=D=0，即到达该物体表面的热辐射的能量完全被吸收，此物体称为绝对黑体，简称黑体。

若 R=1，A=D=0，即到达该物体表面的热辐射的能量全部被反射，当这种反射是规则的，此物体称为镜体；如果是乱反射，则称为绝对白体。

若 D=1，A=R=0，即到达物体表面的热辐射的能量全部透过物体，此物体称为透热体。

实际上没有绝对黑体和绝对白体，仅有些物体接近绝对黑体或绝对白体。例如：没有光泽的黑漆表面接近于黑体，其吸收率为 0.97 ~ 0.98；磨光的铜表面接近于白体，其反射率可达 0.97。

影响固体表面的吸收和反射性质的，主要是表面状况和颜色，表面状况的影响往往比颜色更大。固体和液体一般是不透热的。热辐射的能量穿过固体或液体的表面后只经过很短的距离（一般小于 1 mm，穿过金属表面后只经过 1 μm）就被完全吸收。气体对热辐射能几乎没有反射能力，在一般温度下的单原子和对称双原子气体（如 Ar、He、H_2、N_2、O_2 等）可视为透热体，多原子气体（如 CO_2、H_2O、SO_2、NH_3、CH_4 等）在特定波长范围内具有相当大的吸收能力。

第二节　辐射对健康的影响

随着社会经济的迅猛发展，科技的进步在给人们生活带来许多便利的同时，也带来了危害人体健康的辐射污染。主要的辐射危害来源包括核辐射、宇宙辐射和电磁辐射。

核辐射危害，包括钴-60、铯-137、铱-192 源等产生的γ射线，kr-85 源等产生的β射线，241Am-Be 源、24Na-Be 源、124Sb-Be 源及能量超过 10M 的电子加速器产生的中子射线，非密封源所产生的β、α射线，各种工业、医疗用 X 射线设备产生的χ射线等。随着核能和核技术在工农业生产、医疗卫生、科学研究和国防中的大量应用，受照射的人员越来越多，辐射的危害已不容忽视。长期受辐射照射，会使人体产生不适，严重的可造成人体器官和系统的损伤，导致各种疾病的发生，如白血病、再生障碍性贫血、各种肿瘤、眼底病变、生殖系统疾病、早衰等。

宇宙辐射危害。宇宙辐射强度随海拔高度及纬度增高而增加。现代喷气式客机在 10~20 千米飞行高度上，宇宙辐射的强度是海平面的近百倍，长期遭受宇宙辐射照射，会导致一些反映辐射损伤的指标（如体内淋巴细胞微核率）发生变化，表明健康已受到影响。

电磁辐射危害。电磁污染已被公认为排在大气污染、水质污染、噪声污染之后的第四大公害。联合国人类环境大会将电磁辐射列入必须控制的主要污染物之一。电磁辐射既包括电器设备如电视塔、手机、电磁波发射塔等运行时产生的高强度电磁波，也包括计算机、变电站、电视机、微波炉等家用电器使用时产生的电磁辐射。这些电磁辐射充斥于空间中，无色、无味、无形，可以穿透包括人体在内的多种物质。人体如果长期暴露在超过安全的辐射剂量下，细胞就会被大面积杀伤或杀死。据国外资料显示，电磁辐射已成为当今危害人类健康的致病源之一。处在电磁波磁场中的人群白血病发病率为在正常环境中的 2.93 倍，肌肉肿瘤发病率为正常环境中的 3.26 倍。国内外多数专家认为，电磁辐射是造成儿童白血病的原因之一，并能诱发人体癌细胞增殖，影响人的生殖系统，导致儿童智力残缺，影响人的心血管系统，且对人们的视觉系统有不良影响。

电磁辐射对于高龄孕妇的影响比较大。医学研究和临床实践表明，女性的最佳生育年龄为 24~28 岁。这一时期女性发育完全成熟，卵细胞质量最好，盆腔内韧带和肌肉弹性最佳，子宫收缩力强。这个时期生育细胞，流产、早产、死胎、畸形和痴呆儿的发生率也最低。35 岁以后生育的妇女，卵细胞的质量开始下降，易发生畸变，加之各种慢性疾病的积累，使胎儿发生染色体异常的概率比常人高，早期流产、后期难产（臀位产、手术产和先天愚型）的发生率大大增加。该年龄段的孕妇骨盆和韧带功能退化，软产道组织弹性较小，子宫收缩力相应减弱，易导致产程延长而引起难产，造成胎儿产伤、窒息。另外，高龄孕妇的胎儿畸形及某些遗传病的发生率也较高。临床统计资料显示：35 岁女性孕育带畸形染色体胎儿的概率是 1/178，流产的概率是 1/200，是适龄生育者的 2~3 倍。

一、电磁辐射对中枢神经系统的影响

大量的微波作业人员体检显示，有关神经系统功能障碍的症状甚多。除了主观症状，研究者试图以脑血流图、脑电图、脑电频率分析等方法来检查神经系统的症状。

在微波非热效应的实验中，国际上都是首先从神经系统着手研究的，下面分述电磁辐射对中枢神经系统的某些作用。

（一）血 - 脑屏障反应

一定辐射剂量和辐射时间的电磁辐射可使生物体血 - 脑屏障（blood-brain barrier，BBB）的结构和功能发生变化，导致血 - 脑屏障的通透性增加，进而引发脑水肿等一系列中枢神经系统的病变。一般情况下，这种改变是可逆的。但长时间的高剂量微波辐射将导致严重的不可逆性脑损伤。

BBB 主要由脑毛细血管内皮细胞（brain microvascular endothelial cells，BMECs）、基膜和星形胶质细胞足突这三层基本结构组成（图 9-1）。其主要功能是构建紧密屏障，选择性调节某些分子进入脑组织和阻止有害物质入脑。一定强度的微波辐射可导致 BBB 结构和功能的破坏，其损伤程度可能依据辐射强度和辐射时间而有所差异。1977 年，Albert 等首次报道微波辐射能够导致仓鼠 BBB 通透性改变。这一发现引起了学者们的极大兴趣，并在随后的几十年间陆续对此进行了大量的相关研究。众多研究结果表明，电磁波谱中的微波频段，其频率无论是在兆赫兹还是吉赫兹都可导致 BBB 通透性增加。即使是非常低能量水平的微波暴露也可使 ^{14}C 标记的甘露醇、菊糖、右旋糖酐的 BBB 通过率增加，生理情况下，这些物质不能通过 BBB，并且功率密度越高，效应越明显。此外，脉冲波的作用要比连续波强。

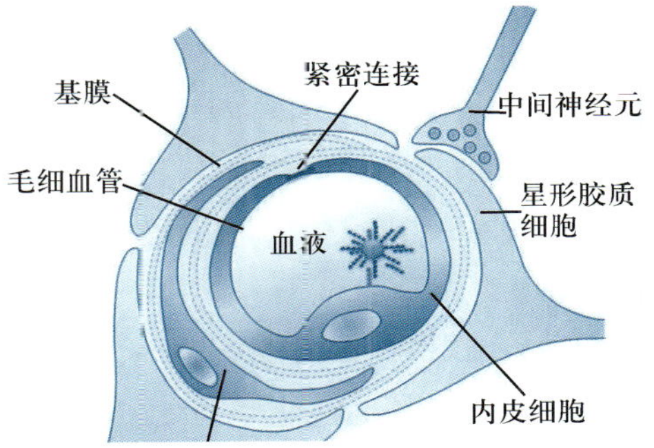

图 9-1 血 - 脑屏障的组成

20 世纪 80 年代初期的研究发现，低频微波辐射后 BBB 病理改变出现早且恢复迅速，为可逆性损伤。21 世纪以来的研究表明，中等剂量的微波辐射一段时间（n 天）后，生物体大脑内的海马组织中星形胶质细胞足突即出现水肿；而高剂量微波在极短的辐射时间（n 分钟）内，便可导致生物体大脑内的海马组织水肿、疏松，血管扩张。显微镜下发现神经细胞、星形胶质细胞和 BMECs 均有损伤，表现为混合型脑水肿。透射电镜下可观察到毛细血管周隙增宽，BMECs 的紧密连接发生断裂，线粒体空化等超微结构的改变。其屏障功能紊乱则主要表现为对大分子指示剂的通透性增加。

微波致 BBB 通透性增加的机制一般认为是微波辐射产生的热能。但是有报道称非致热水平的微波辐射亦能导致 BBB 通透性增加。采用频率为 2.45 GHz、脑平均比吸收率（SAR）值为 3 W/kg 的脉冲微波（500 pps）辐射大鼠 45 分钟后，大鼠体温未见升高，其 BBB 通透性增加，学习记忆紊乱。10 ~ 100 mW/cm^2 微波辐射大鼠 2 ~ 5 分钟后，发现大鼠 BBB 功能失调，对指示剂的通透性明显增加。尽管微波辐射对 BBB 通透性影响的研究进行了多年，但至今为止，尚不能达成一致的结论，因为在大量的阳性结果报道的同时，也不乏阴性结果的报道。

微波辐射导致血 - 脑屏障损伤的机制比较复杂，涉及不同的细胞信号通路、细胞因子、细胞内外钙离子浓度以及 BBB 中的紧密连接蛋白等，其共同之处是改变细胞骨架和跨膜分子的连接，调控 BBB 三层基本结构的变化，从而进一步引起 BBB 通透性的增加。其中 BBB 执行功能的主要结构基础，即覆盖毛细血管腔面的内皮细胞中的紧密连接是尤为关键的因素。紧密连接的完整性依赖于肌动蛋白的结构组装与功能状态。跨膜蛋白和胞质附着蛋白组成的连接复合物将细胞骨架蛋白固定在细胞内，维持紧密连接的稳定。细胞松弛素 B、鬼笔环肽等引起微丝破坏与聚合的药物均可影响紧密连接的结构和功能，进而导致 BBB 通透性的变化。因此，细胞骨架蛋白在 BBB 的构成和调节中具有不容忽视的作用。调节 BBB 通透性主要通过 2 条信号途径，一条是细胞内信号传递至紧密连接，以调节细胞间渗透性；另一条是紧密连接作为受体，将细胞外信号传递至细胞内，调节基因表达、细胞增殖及分化。此外，细胞内和细胞外钙离子浓度的升高均可导致 BBB 通透性的改变。微波辐射可将细胞膜击穿形成孔道，胞外钙离子通过此类孔道进入细胞，引起细胞内钙升高。而细胞内钙升高可引起信号通路的级联放大效应，通过激活细胞内蛋白激酶 A、蛋白激酶 C 和环磷酸腺苷反应元件结合蛋白等，引起基因转录和表达改变，进而引起 BBB 构成分子的表达和分布变化。

（二）酶和离子效应

电磁场可作为信息分子作用于细胞膜，通过细胞信号转导，激活一个控制代谢、信使和细胞生长酶系统的级联反应，导致相应的基因在转录、翻译及翻译后的水平改变，从而产生一系列生物应答。电磁波辐射可引起蛋白激酶、转录因子、即早基因和凋亡调控因子等的一系列动态变化，这些因子相互协调，共同参与电磁波辐射致损伤及机体的抗损伤机制，并在其修复代偿过程中发挥重要的调节作用。

目前发现有三组主要的细胞内的酶与跨膜转导的信号有关，而且它们可响应外部电磁场的作用。这三组酶是：①膜结合腺苷酸环化酶：存在于蛋白激酶的激活过程中，而蛋白激酶的激活则通过 ATP 到 cAMP 的转化来实现；②不依赖蛋白激酶的 cAMP：也执行信使的功能；③鸟氨酸脱氢酶（ornithine decarboxylase，ODC）：是细胞生长必需的酶，在所有的细胞中参与多胺的合成。在多胺合成中，ODC 的活力是 DNA 合成的重要指标。不同程度的低频电磁场对 ODC 的活力会产生增强或抑制的不同效果。

微波辐射可引起脑能量代谢异常。ATP 酶和琥珀酸脱氢酶（SDH）与细胞能量的产生和利用密切相关。神经元内 ATP 酶是维持神经元兴奋传导、突触传递和离子内环境稳定的物质基础，观察 ATP 酶含量变化有助于揭示神经元损伤机制。脑所需的能量主要靠糖代谢供给，糖的有氧代谢过程中，琥珀酸需在 SDH 的参与下进行分解，分析脑组织中 SDH 的含量，可反映机体内物质氧化、功能代谢状态及线粒体功能。用 2450 MHz 微波辐射小鼠发现，1 mW/cm^2 组大脑皮质、海马和丘脑的 Ca^{2+}-Mg^{2+}-ATP 酶活性均增高，而 5 mW/cm^2 组均无改变，但 10 mW/cm^2 组皮质、海马 Ca^{2+}-Mg^{2+}-ATP 酶活性下降，海马神经元电压依赖性 Na^+-K^+-Ca^{2+} 离子通道被影响，而丘脑无改变。表明微波辐射会影响动物脑内的能量代谢，进而影响海马和皮质功能（如学习记忆功能）。

基质金属蛋白酶（matrix metalloproteinase，MMP）是蛋白裂解酶家族的一员，其作用的目标主要有胶原Ⅳ、纤维连接蛋白和层粘连蛋白等，所有这些均是血管基质的重要组成部分。由基质金属蛋白酶介导的这些重要物质的降解也许就是导致血管通透性增加和脑水肿的原因。

有研究发现，MMP-9 敲除的大鼠在短暂局部脑缺血后，BBB 破坏以及脑水肿的程度均明显减轻，这些作用都与胞质附着蛋白 ZO-1 有关。有实验结果显示，在新生大鼠局灶性脑缺血缺氧模型中，MMP-2 和 MMP-9 可降解细胞外基质以及 TJ 的闭合蛋白和 ZO-1 等重要蛋白，破坏 BBB，造成脑水肿。MMP 抑制剂可减少闭合蛋白和 ZO-1 的降解，保护 BBB 的完整性，减轻因缺血缺氧引发的脑水肿。因此，MMP 在直接导致细胞外基质降解的过程外，还可能通过影响 TJ 蛋白的表达介导 BBB 结构和功能的改变。

此外，电磁辐射可致海马神经元细胞内 Ca^{2+} 超载和空间分布改变，电磁波辐射作用的靶部位是细胞膜，可导致细胞膜电穿孔并可使膜内的大分子产生构型变化，这就使细胞膜通透性升高以及钙通道如 L 型钙通道、NMDA 受体钙通道开放，导致 Ca^{2+} 大量内流。Ca^{2+} 作为细胞内第二信使，介导细胞内一系列级联反应，导致细胞发生变性坏死，从而影响机体的生理功能。如果能阻断细胞内 Ca^{2+} 的异常蓄积，势必能够减轻电磁辐射对组织的损伤。

（三）脑电图效应

微波对于脑损伤的效应已经受到国内外许多学者的重视，目前关于微波对脑损伤的研究多集中在组织结构、能量代谢、血 - 脑屏障以及神经递质等方面。目前关于微波辐射对脑电相对功率谱影响的规律尚少见报道。

据动物实验报道，对小白鼠给予微波照射，结果照射组较对照组脑电能量和脑电峰值能量均有显著下降，呈明显抑制效应，说明微波辐射可使小白鼠脑电活动受到明显抑制，从而影响中枢神经系统的生理功能。40 mV/cm^2 的 2.4 GHz 微波辐射可引起兔 EEG 慢波、棘波数量增加，脑电活动兴奋性增加；而 500 mW/cm^2 的 2375 MHz 微波辐射使大鼠、兔 EEG 出现高幅 δ 波，脑电活动受抑制。猕猴在安静状态下，其脑电功率主峰在 δ 频段，θ 频段次之，所以，δ 波节律增加可反映脑的抑制过程。α 波和 β 波为快波，在清醒状态时主要为 α 波；睡眠状态时 α 波波幅降低，频率减小；情绪激动、焦虑以及大脑兴奋时 β 节律增加。所以快波是皮质兴奋状态的脑电表现。徐新萍等研究发现，用不同功率密度的微波作用于猕猴后，可引起后者大脑皮质生物电改变，使大脑功能受到影响，脑电图中表现出即刻抑制过程占优势，有高幅慢节律的同步波，7 天后脑电图表现出兴奋过程占优势，有低幅快节律的同步波，频率分配出现明显左移现象。由此推测，微波对猕猴的中枢神经系统在早期有明显抑制作用，其规律是具有速发性，且效应与辐射剂量呈正相关。

（四）复苏效应

既往有关研究显示，采用一定强度的脉冲微波对已入睡或麻醉的动物头部进行辐射，约 5 分钟后，实验动物即可被唤醒，并进入兴奋状态。在辐射期间，动物直肠温度略有上升，这种现象可在大多数动物中表现出来。该效应可能是由于微波辐射刺激了周围神经，然后再转入中枢神经系统而产生的。因此，可将微波辐射所产生的复苏效应应用于临床中大脑损伤或药物过量而造成的昏迷。

（五）行为变化

行为认知是神经系统基本功能活动的重要外在表现，而学习和记忆是认知活动的重要方面。

学习和记忆是脑的基本功能，人和动物经过学习可以改变自身的行为，以适应不断变化的外界环境。已知学习和记忆在脑中具有复杂的定位，海马、前额皮质、丘脑和杏仁核等部位与之密切相关，其中海马尤为重要。研究表明，海马参与短时记忆以及长时记忆的形成，同时也参与情感行为的调节，而且海马与空间参考记忆的形成密切相关。现在普遍认为海马似乎就是一幅认知性地图，主要涉及事件记忆中最初的信息编码及其储存过程，动物可以在探索运动中学习感知到自己的空间位置。因此，电磁辐射对神经行为的影响也是辐射致海马损伤后的重要表现之一。高剂量的电磁辐射可迅速引起动物海马神经细胞的损伤，主要表现为细胞变性坏死、染色质边集以及不同程度凋亡，这些组织结构的变化势必影响神经细胞的生理功能，从而导致学习记忆能力下降和空间认知等神经行为的改变。

众多研究表明，海马是电磁辐射损伤的敏感靶部位。海马体作为中枢神经系统中的敏感靶部位，受电磁辐射后主要对空间学习及记忆能力造成损害。*N*- 甲基 -*D*- 天冬氨酸受体作为海马体中重要的离子型受体，参与学习和记忆的形成，主要以诱导长时程增强的形式来调节学习和记忆过程[1]。已有的研究也显示，电磁辐射可导致学习和记忆能力的改变。流行病学调查显示，电磁场暴露与阿尔茨海默病（老年痴呆）密切相关。大量的动物行为学实验亦证实，低强度的电磁辐射可引起学习记忆功能障碍。有关高强度的电磁波急性辐射对学习记忆功能的影响，国内外公开报道较少。有实验采用 Morris 水迷宫研究发现，三种不同频段电磁波急性大剂量辐射均可导致大鼠空间参考记忆能力下降，具有早期迅速发生、中期短暂恢复、后期加重的时相性特点，提示辐射后短时记忆和长时记忆能力均明显降低；三种电磁辐射所致大鼠空间参考记忆能力下降具有延迟效应，以两微波组较为显著，其机制可能为急性大剂量电磁辐射引起的热效应导致脑内某些长期性结构及其功能的变化，从而影响长时记忆的形成。杨学森等[2]采用 65 mW/cm^2 的电磁波急性辐射大鼠 20 分钟，辐射后大鼠肛温升高 3.76 ℃，SAR 值为 11.21 W/kg，具有非常明显的热效应。通过主动回避反应和一次性被动回避反应实验动态监测了照射后 24 小时以内大鼠学习记忆能力的变化，结果表明，辐射后大鼠对外界刺激反应迟缓，其短时学习记忆和长时记忆能力均明显下降。

电磁辐射对神经行为具有一定的影响，但由于电磁辐射的生物学窗效应特点，不同频率或功率的电磁波可引起完全不同的神经行为学改变。还有研究发现，900 MHz 微波辐射不仅可以升高小鼠头部表面的温度，而且还能影响小鼠的神经行为。采用 30 kV/m、60 Hz 的电场辐射狒狒 6 周，每天 12 小时，狒狒表现出恐惧、攻击、紧张等社会行为增强的反应。10 mW/cm^2、915 MHz、调制频率 4 Hz 和 6 Hz 的电磁波辐射 10 分钟可减弱大鼠焦虑、恐惧的负面反应，增加其探索行为，而调制频率为 16.20 Hz 时则无此效应，提示辐射具有频率窗效应。15 $\mu W/cm^2$、970 MHz、调制频率 20 ~ 20 000 Hz 的电磁辐射可抑制动物开阔场试验的运动和探索行为，且这种影响与种属、年龄及神经生化过程的改变有关。

有学者从作用机制方面阐述了电磁辐射对神经系统的影响，电磁辐射可以引起大脑皮质突触结构损伤，导致氨基酸递质和乙酰胆碱代谢紊乱，从而影响大脑功能。吕世杰等研究发现高功率微波辐射可引起大鼠海马神经元超微结构损伤和神经内分泌功能的紊乱。熊坤林等用微波辐射大鼠后，发现大鼠海马 G 蛋白与其偶联受体的数量和质量发生变化，细胞外信号的转导受到影响，这种改变是导致神经行为抑制及功能障碍的原因之一。

（六）神经系统组织结构的改变

微波辐射后生物体神经系统组织结构的改变主要包括大脑皮质、海马、小脑和丘脑组织在内的小血管和毛细血管的扩张、充血、出血和间质水肿。透射电镜下可观察到大脑海马区毛细血管淤血，神经元、神经胶质细胞[3]和血管内皮细胞肿胀，个别内皮细胞有凋亡的征象，染色质出现浓缩、边移。在相同的辐射条件下，辐射时间越长，损伤越重。高剂量微波辐射后几小时内即可见内皮细胞和脑血管周围水肿，胞内线粒体肿胀，少数嵴发生空泡变；辐射后 1 ~ 3 天，脑组织各部位血管周围水肿进一步加重，血管周围出现液化灶，血管内皮细胞紧密连接模糊，甚至消失，内皮细胞和神经细胞内线粒体肿胀更为明显，较多嵴发生空泡变、断裂。脑部微血管对大分子指示剂的通透性增加，提示脑微血管的结构发生明显损伤，且损伤改变具有部位差异性，以大脑皮质和海马为重。损伤发生程度与辐射剂量成正相关，低剂量时呈可逆性改变，剂量越大，损伤发生越早，程度越重。

微波辐射后线粒体的损伤可能导致了内皮细胞和胶质细胞的水肿，使细胞膜的结构或通透性发生改变，进而导致组织的淤血水肿，与有关报道认为细胞膜是电磁场作用的主要位点的观点一致。此外，微波辐射后缺氧诱导因子 -1α（Hypoxia-inducible factor 1α，HIF-1α）、诱导型一氧化氮合酶及血管内皮细胞生长因子等分子表达改变也均与脑微血管损伤密切相关。

微波辐射后局部脑微循环紊乱，供氧能力下降，可能是刺激 HIF-1α 表达增加的因素。

HIF-1α 作为公认的组织适应缺氧环境的主要调节者，其靶基因的蛋白产物参与了一系列广泛的病理生理过程，主要包括血管的生成及动态调节、葡萄糖及能量代谢、细胞的增殖分化和存活、红细胞生成、离子代谢、pH 调节、基质代谢及负反馈调控机制等，血管内皮细胞生长因子和诱导型一氧化氮合酶也是其靶基因。100 mW/cm^2 微波辐射后 6 小时即有 HIF-1α 的表达增加，1 天达到高峰，3 天和 7 天与假辐射组相比没有明显差异。这样的变化规律与缺血性脑病的研究相符合。HIF-1α 表达增强可增加其靶基因的表达，这些靶基因则参与大鼠脑组织损伤修复的过程，因此微波辐射后 H1F-1α 的表达增强具有促进损伤修复和毛细血管增生的始动意义。

对于微波辐射后 HIF-1α 表达增强的机制目前尚未明确。HIF-1 的调节方式首先是氧气依赖的调节方式。Ⅱ亚单位在正常氧压条件下，在细胞质和细胞核中由于受到泛素 - 蛋白酶体系统的迅速降解而几乎检测不到（半衰期小于 5 分钟），而在低氧条件下则明显增加，提示微波辐射后大鼠脑内可能有缺氧表现。HIF-1 尚有非氧气依赖的调节方式，如过渡金属离子、一氧化氮、活性氧、机械应力和生长因子等。因此微波可能从多个途径刺激 HIF-1α 的表达，有研究报道微波辐射后脑内自由基表达增加。此外，微波辐射后，局部脑微循环紊乱，供氧能力下降，也可能是刺激 HIF-lα 表达增加的因素。HIF-1α 可以调控血管内皮细胞生长因子和诱导型一氧化氮合酶的表达。而血管内皮细胞生长因子可促进毛细血管通透性的增加。一氧化氮在生理浓度可作为神经递质参与神经系统的生长发育和学习记忆等正常功能的发挥，同时也是脑内血流调控的重要分子，因其是脂溶性的小分子，可以直接从生成部位扩散至周围组织，通过某种信号转导通路扩张微血管。高剂量微波辐射后，诱导型一氧化氮合酶在毛细血管内皮细胞表达明显增强，产生大量的一氧化氮使毛细血管扩张，同时可导致内皮细胞的损伤。

微波辐射引起的轻度脑血管损伤为可逆性病变，一般不需要药物治疗，经过一段时间后可自行恢复。如果生物体脑血管损伤程度严重，应首先采用相应药物进行脱水治疗，减轻脑水肿；其次是降低生物体的血管通透性，促进血管再生。如成纤维细胞生长因子 -2 是血管生长因子家族重要成员之一，具有促血管内皮再生、抑制内膜增生、促进血管侧支循环建立和改善内皮细胞依赖性血管舒张的作用，是促进脑微血管功能恢复的重要因子之一。另外，一些对症的物理疗法也可作为治疗的辅助手段与药物一同应用。

二、电磁辐射对心血管系统的影响

心脏是对微波辐射敏感的靶器官之一，是维持生命活动的必需器官以及循环系统的动力器官，其功能异常可影响全身各器官系统的血液供应。电磁辐射对心血管系统的影响主要为对血压、心率、心电图的影响，表现为心动过缓、血压下降，或心动过速、血压波动及高血压。同时有心悸、心前区疼痛或压迫感。心电图（electrocardiogram，ECG）检查常可发现窦性心动过缓或窦性心律失常，有时可见 T 波平坦、倒置或 ST 段压低等。杜霄等[4]的研究发现辐射可氧化损伤 H9c2 心肌细胞。循环系统作为对电磁辐射较为敏感的靶器官之一，逐渐成为国内外学者关注的焦点。

（一）血液循环系统的解剖及生理

心脏和血管组成机体的血液循环系统，血液在其中按一定方向流动，周而复始，称为血液循环。血液循环的主要功能是完成体内的物质运输，运输代谢原料和代谢产物，使机体新陈代谢能不断进行；体内各内分泌腺分泌的激素，或其他体液因素，通过血液的运输，作用于相应的靶细胞，实现机体的体液调节；机体内环境理化特性相对稳定的维持和血液防御功能的实现，也都有赖于血液的不断循环流动。

心脏是循环系统中的动力器官。心脏的作用是推动血液流动，向器官、组织提供充足的血流量，以供应氧和各种营养物质，并带走代谢的终产物（如二氧化碳、尿素和尿酸等），使细胞维持正常的代谢和功能。心肌细胞和血管内皮细胞能分泌心钠肽和内皮素、内皮舒张因子等活性物质，所以循环系统也具备内分泌功能。心肌细胞所特有的受体和信号转导系统在调节心血管的功能方面有重要作用。

心脏壁内有特殊心肌纤维组成的传导系统，其功能是发出冲动并传导到心脏各部，使心房肌和心室肌按一定的节律收缩。这个系统包括：窦房结、房室结、房室束、位于室间隔两侧的左右房室束分支以及分布到心室乳头肌和心室壁的许多细支。

（二）损伤机制

电磁辐射对心血管系统的损伤机制可以从以下几方面进行综述。

1. 肥大细胞与电磁辐射后心功能的改变 正常心肌细胞之间、房室瓣膜和腱索等处均存在肥大细胞，其在电磁辐射对心功能的影响中起着重要的作用。但是，电磁辐射如何通过肥大细胞来发挥作用尚不明确。普遍认为，细胞膜是低频电磁场作用的主要位点。电磁场与细胞膜相互作用后，可使细胞膜结构重组，导致细胞膜的脂质双层中形成瞬时微孔，即电穿孔，它可使细胞膜通透性增强，暂时失去屏障功能。

由此可以推测，电磁辐射后肥大细胞内的颗粒通过细胞表面的瞬时微孔溢出而影响心功能。Gangi 等[5]研究认为，电磁场直接或经神经肽通路间接作用于肥大细胞，通过配体与细胞表面受体交联激活肥大细胞，引发一系列生物化学反应，如磷酸化级联反应、细胞内自由基浓度升高、胞质膜形态改变等，最终引起肥大细胞质内颗粒外溢并释放组胺等生物活性物质，从而影响心功能。

2. 神经递质对微波辐射后心脏损伤的影响

（1）儿茶酚胺：大多数研究认为儿茶酚胺参与电磁辐射对心血管系统的损伤。反复受微波照射的大鼠，其心脏组织内的去甲肾上腺素（norepinephrine，NE）增加，在心房和大动脉等部位可见 β 受体对兴奋剂的敏感性增高。NE 与心肌细胞膜上的 β_1 受体结合，通过 cAMP 发挥其正性变时、变力、变传导的作用。

（2）乙酰胆碱：微波对心血管系统的影响，主要是由于心脏交感和副交感神经系统调节障碍所致，是通过提高迷走神经紧张性而实现的。心脏迷走神经兴奋时，节后神经末梢释放的乙酰胆碱与心肌细胞膜上的 M 胆碱受体结合，M 受体被激活后转而激活 G 蛋白，从而发挥其负性变时、变力、变传导作用。

3. 增殖和死亡调控基因的改变 电磁辐射可激活受体非依赖性通道的蛋白激酶 C（protein kinase C，PKC）信号通路，导致 c-Fos 和 c-Jun 的合成。电磁场也能诱导鸡胚心肌细胞的应激反应。在没有可测量到的体温升高的情况下，产生热激蛋白（heat shock protein，HSP）。HSP 能保护心肌细胞免受缺氧性损伤。用高功率微波辐照大鼠后，其心肌组织中凋亡相关蛋白 Bax、c-Fos、P53 表达增强，P53 通过降低细胞中 Bcl-2/Bax 比值以激发细胞凋亡。

4. 电磁辐射对心脏损伤的信号转导机制

（1）对细胞膜及其受体的影响：电磁辐射后膜脂质过氧化反应增强，导致膜受体蛋白的改变，引起受体功能减弱。然而，Ventura 发现当心肌细胞暴露于脉冲磁场时，其阿片受体 mRNA 基因活化，使阿片肽合成增加。阿片肽可以通过影响膜离子通道和细胞内离子浓度产生对心血管系统的抑制效应。

（2）信号分子及激酶的变化：正常心肌细胞有 PKCα、PKCδ、PKCε 和 PKCζ 表达。其中只有 ε

和 ζ 在核内呈组成性表达，α 和 ζ 主要在细胞质中表达。Ventura 认为，细胞核和核内 PKC 是脉冲磁场作用的重要靶点，核内 PKC 可能是脉冲磁场的信号感受分子。磁场照射使核 PKC 活性增加，β 内啡肽的合成与分泌增加。后者选择性地结合 κ 型阿片受体，磷酸化后可以引起丝裂原激活蛋白激酶级联反应，促进核内转录因子活化，肌质网内 Ca^{2+} 的消耗，导致胞质内 Ca^{2+} 瞬变作用减少，心肌收缩力降低。

（3）钙离子及通道的变化：Ca^{2+} 是重要的细胞功能调节阳离子，细胞膜钙通道和钙泵的改变都可引起心肌细胞 Ca^{2+} 浓度的变化，从而影响心脏的功能。电磁辐射可改变钙通道的形态和结合位点，通过增加能量和钙离子与细胞膜之间的碰撞频率影响钙离子的运动。持续暴露于脉冲电磁场可直接抑制钙泵，使钙离子转运受阻，从而引起心肌细胞的一系列变化。Brovkovich[6] 也认为微波辐射对心脏的影响与心肌细胞内肌质网对钙离子的吸收速率加快有关。

5. 电磁辐射对心脏损伤的量 - 效关系 微波对心脏的损伤有明显的量 - 效关系，但其规律仍未阐明。一般认为心脏损伤的效应与微波辐射的平均功率密度密切相关。有学者用 1 mW/cm^2、10 mW/cm^2 和 20 mW/cm^2 的 2450 MHz 微波照射大鼠 1 小时后，发现各组大鼠心肌组织均出现了不同程度的改变，主要为心肌线粒体异形、嵴缺损及空泡化，细胞核膜皱褶增多，并偶见肌丝松散。用 0.001 ~ 3000 W/cm^2 的高功率微波（high power microwave，HPM）照射大鼠后，发现 HPM 对心肌组织的损伤也存在量 - 效关系，功率密度大，则损伤严重，病变出现早，恢复迟。随剂量降低，病变逐渐减轻，且恢复较快。

（三）电磁辐射对心肌形态学的影响

电磁波被生物体吸收后，会促使机体组织发生生物化学或物理化学作用，引起正常生理功能的破坏，造成机体产生暂时的或永久性的病理状态。长期接触电磁波的人群，心肌将呈现营养不良性改变。

1. 对大鼠心肌超微结构的影响 潘敏鸿等采用平均功率密度为 2 mW/cm^2、10 mW/cm^2、50 mW/cm^2 的 S 波段 HPM 辐射 60 只 Wistar 雄性大鼠，应用电镜、PAS 染色、免疫组织化学分析和图像分析技术，定量研究 HPM 辐射后大鼠心肌超微结构、糖原颗粒的改变及 caspase-3 表达的变化规律。

（1）HPM 辐射对心肌细胞超微结构的影响：对照组 1 天和 7 天均可见心肌细胞内肌原纤维排列整齐，线粒体和糖原颗粒丰富，核染色质分布均匀。10 mW/cm^2 组及 50 mW/cm^2 组辐射后 1 天可见心肌细胞核膜下间隙增宽，核染色质浓缩、边集，肌原纤维排列紊乱，肌小节长短不一、粗细不均，横纹模糊不清甚至消失，闰盘增宽，糖原颗粒减少，线粒体数量减少且形态异常，基质明显肿胀，嵴排列紊乱、变短、变少甚至消失，嗜锇样膜性结构形成，间质水肿，毛细血管淤血。辐射后 7 天可见肌丝断裂、溶解，肌质网扩张，毛细血管内皮细胞凋亡，吞饮小泡明显增多，血浆成分外渗。

（2）HPM 辐射对心肌细胞 PAS 染色结果的影响：PAS 染色时，糖原颗粒呈红色，细胞核呈蓝色。在病理情况下，心肌细胞能量供应主要来源于糖原，而线粒体是细胞内主要能量形成的场所，线粒体嵴是能量代谢的明显指征。有研究表明，心肌细胞发生凋亡时，线粒体结构和功能发生改变，且与心肌细胞凋亡显著相关。另有学者报道，线粒体功能抑制剂可明显降低心肌细胞活力，使糖原消耗明显增加，48 ~ 72 小时可见凋亡发生率明显增高，DNA 梯带形成。caspase-3 活性明显增强，表明线粒体参与了凋亡过程的诱导。早期有学者发现，分米波辐射可引起心肌细胞能量代谢异常。用 S 波段 HPM 辐射大鼠，发现心肌细胞线粒体数量减少且明显肿胀，嵴排列紊乱，甚至空化、缺如；PAS 阳性颗粒明显减少，且呈一定的量 - 效关系，这势必导致心肌细胞的能量代谢障碍，而这种能量代谢障碍是影响心肌细胞凋亡的重要因素。

对照组及 2 mW/cm^2 组可见心内膜下 PAS 阳性颗粒丰富；10 mW/cm^2 组及 50 mW/cm^2 组经 HPM 辐射后 1 天，心肌细胞质 PAS 阳性反应颗粒明显减少，50 mW/cm^2 组持续至 7 天仍可见明显减少，28 天恢复至正常水平，其改变呈明显的量 - 效关系，即辐射剂量越大，变化越明显。

（3）HPM 辐射对心肌细胞 caspase-3 表达的影响：近年来的研究表明，许多病理情况造成的心肌损伤均存在心肌细胞的凋亡。目前普遍认为，caspase-3 是凋亡中的关键蛋白酶，在凋亡执行阶段参与底物的蛋白水解过程，并可激活其他 caspase-3，从而导致不可逆凋亡的发生。

对照组可见心肌细胞质 caspase-3 表达呈弱阳性；10 mW/cm^2 组和 50 mW/cm^2 组经 HPM 辐射后 1 天，左心室心内膜下及肌层心肌细胞质 caspase-3 表达明显增强，持续至 7 天仍有较高水平的表达，28 天恢复至正常水平，其表达的改变呈明显的量 - 效关系。

2. 对窦房结组织结构的影响 刘燕青等[7]采用 0 mW/cm^2、5 mW/cm^2、10 mW/cm^2、50 mW/cm^2 的微波辐射 120 只二级 Wistar 雄性大鼠，辐射时间为 6 分钟，分别于辐射后 1 天、7 天、14 天、28 天、3 个月、6 个月活杀。取窦房结（sinoatrial node）组织制作石蜡切片。采用光镜 HE、Masson 染色和图像分析技术，观察窦房结组织结构和胶原含量的改变。

窦房结是心脏传导系统的重要组成部分，是哺乳动物心脏正常节律的起搏点。大鼠窦房结组织结构疏松，胶原纤维含量较多，其内部以胶原纤维为网架，细胞成分就分布在这些网架结构的间隙中。其内部主要由起搏（P）细胞（pacemaker cell）、过渡（T）细胞（transitional cell）和少量心房肌细胞构成。P 细胞多散在分布或 3 ~ 5 个成群，较心房肌细胞小，外形多呈圆形、椭圆形；细胞核相对较大，呈圆形或椭圆形，位于细胞中央，核染色较淡，偶见双核。由于胞质丰富而细胞器相对较少，故胞质清亮，染色浅淡。T 细胞又称过渡细胞，由于其大小、形态、细胞内部结构介于 P 细胞与心房肌细胞之间，故而得名；细胞多呈长圆柱形、梭形，比心房肌细胞短而窄。细胞内细胞器含量较 P 细胞多。

（1）辐射后窦房结损伤的基本病理变化：① P、T 细胞水肿，由于细胞内含水量增多，使 P、T 细胞体积增大，胞质更加淡染透明，胞质内空泡增多，细胞核偏位；严重时发生气球样变，细胞体积更加胀大，呈气球状；②细胞波浪状改变；③ P、T 细胞肌质凝聚，嗜酸性染色增强；④ T 细胞细胞核固缩、深染。

（2）辐射后窦房结内胶原纤维含量变化：窦房结呈正常大鼠窦房结组织结构，其内部可见呈绿色的胶原纤维网架结构；随鼠龄增长，窦房结内部胶原纤维含量呈逐渐增多趋势。与假辐射组相比，5 mW/cm^2 组大鼠窦房结胶原纤维含量未见统计学差异；10 mW/cm^2 组于辐射后 3 个月和 6 个月窦房结内胶原纤维呈增多趋势（P>0.05）；50 mW/cm^2 组于辐射后 3 个月（P<0.05）和 6 个月（P<0.01）窦房结内胶原纤维显著增多，主要表现为窦房结动脉壁周围胶原纤维增多，胶原纤维网架增粗，组织绿染显著。这表明一定剂量的微波辐射可能导致窦房结内胶原纤维增生。

3. 通过光镜和电镜观察微波辐射后心肌的病理变化

（1）光镜：①心肌的改变：辐射后心肌呈凝固性坏死和收缩带坏死，与周围正常心肌组织存在清晰的界线。中高功率电磁波常引起心肌细胞的损伤，特别是窦房结、房室结、传导纤维的病变更为明显，轻者会导致细胞退行性变，重者则出现细胞坏死和凋亡。HPM 照射大鼠后，1 小时可见心肌纤维排列紊乱，粗细不均，肌质颗粒变性和水变性；6 小时后病变肌纤维均质红染，横纹不清或消失；24 小时肌质逐渐凝聚成与肌纤维长轴垂直、宽窄不等、疏密不均的收缩带；7 天可见肌纤维透明样变，胞质均质红染，横纹消失，胞核固缩，肌纤维断裂，肌质内出现收缩带；14 天可见肌纤维断裂，小灶性坏死；28 天仍可见心肌透明样变。Liew 等发现微波消融后，房室结出现类似于热烧灼伤的改变，可见出血和凝固性坏死。②间质的改变：为非特异性，心肌间质水肿，红细胞浸润，成纤维细胞增生，闰盘结构不清。

（2）电镜：①心肌肌原纤维局灶性溶解、解离、排列紊乱或结构消失，呈均质状，Z线模糊或消失，肌节排列紊乱。心肌细胞核浓缩、染色质边集呈环行分布、核仁消失等细胞凋亡图像。线粒体肿胀，膜破裂，嵴排列紊乱或呈均质状。糖原颗粒显著减少。②间质可见闰盘分离，间隙明显增宽，原有紧密连接和桥粒等结构消失。毛细血管壁中微饮泡数量明显增多，管壁细胞间隙增宽，大量血浆成分外渗。

三、电磁辐射对内分泌系统的影响

内分泌系统主要包括肾上腺、甲状腺、甲状旁腺、性腺以及与中枢内分泌相关的器官等。担负着机体的代谢、生长、发育、生殖、运动、衰老和病态等生命现象。由于机体处于不断变化的内、外环境之中，为了与之相适应，维持机体内环境稳定，协调各系统器官的功能，内分泌系统与心血管系统、神经系统、免疫系统等构成了一个较为复杂的网络，从而更好地维持与调节机体各方面功能的发挥。电磁辐射作为一种物理因素作用于机体内分泌系统，主要可引起下丘脑、垂体、肾上腺、甲状腺等功能及代谢的改变。

（一）下丘脑－垂体－肾上腺反应

下丘脑-垂体-肾上腺轴（hypothalamic pituitary adrenal axis，HPA 或 HTPA 轴）是神经内分泌系统相互转换的重要组成部分，在应激反应中起着重要作用。

1. 电磁辐射对下丘脑的影响 下丘脑是内分泌功能的中枢部位，在调节体温、内分泌、免疫、生殖、水电解质平衡等方面起着关键作用。国外学者将雄性大鼠暴露于电磁脉冲磁场中，结果发现其下丘脑的神经内分泌系统细胞形态发生改变，分泌颗粒出现合成抑制和排空。采用S波段高功率微波 10 mW/cm^2 和 50 mW/cm^2 对大鼠进行辐照，1天与7天时可发现下丘脑神经元发生皱缩，核膜浓染。线粒体空化，粗面内质网扩张，脂褐素增多，突触前后膜结构模糊。国内有关学者采用原子力显微镜检查术（atomic force microscopy，AFM）对电磁脉冲（electromagnetic pulse，EMP）辐照前后培养的下丘脑神经细胞膜进行观察，结果发现，EMP 辐照前下丘脑神经细胞膜表面基本平滑，可见轻度凹陷和小山峰样突出结构。EMP 辐照后下丘脑神经细胞膜表面出现了深度不同、大小不一、多呈类圆形和不规则形的穿孔。对穿孔的口径和深度测量分析发现，在下丘脑细胞膜表面的最大穿孔口径和深度达到了 273.21 nm × 330.10 nm × 13.57 nm。EMP 导致下丘脑神经元细胞膜的穿孔，可能是 EMP 非热效应的损伤机制之一。

2. 电磁辐射对垂体的影响 垂体可分泌多种激素，是连接中枢与外周内分泌效应器官的主要环节，对机体多种生理功能的调节具有重要作用。20世纪80年代初就有学者研究发现微波辐射可影响垂体激素的分泌。有研究采用不同强度的微波对实验大鼠进行照射，结果显示在 20 mW/cm^2 和 30 mW/cm^2 时催乳素升高，在 10 mW/cm^2 时生长激素升高，在 36 mW/cm^2 时下降，无明显的量-效关系。曹晓哲研究发现，在脉冲磁场中进行辐射，生长激素水平一直下降，提示电磁辐射对垂体直接产生抑制作用。高功率微波辐射照射后发现垂体远侧部细胞变性坏死，并可见溶解，细胞减少，血窦发生淤血。部分垂体细胞还可出现线粒体肿胀、内质网扩张，核染色质浓集。此外，还有学者对微波辐射后的实验小鼠垂体进行超微结构观察，发现小鼠垂体中的促性腺激素细胞、促生长激素细胞发生了一定程度的退行性改变，后期出现细胞分裂的刺激现象。

有人采用形态学的方法观察微波辐射对下丘脑垂体系统的影响，发现下丘脑-垂体系统中神经细胞之间的突触连结发生改变，在下丘脑神经切片中可看到神经内分泌的明显变化，并且同时伴有血压的波动，提示微波辐射主要作用于下丘脑，垂体功能的改变是继发的。

糖皮质激素受体（glucocorticoid receptor，GR）为糖皮质激素（glucocorticoids，GC）效应执行者，且在下丘脑、垂体等处对HPA轴进行负反馈调控，以维持HPA轴正常功能。因此，GR调控功能紊乱可导致多种疾病。一定功率密度的HPM辐射后，可出现下丘脑GR表达下降，垂体GR表达增强，HPA轴负反馈调控紊乱。孟丽等[8]通过采用2 ~ 90 mW/cm^{2}的HPM对实验大鼠进行辐照，探究GR在辐照后大鼠下丘脑与垂体中的表达。结果发现，辐照早期下丘脑中GR表达量下降，GC负反馈作用相应减弱，从而促使外周血中的GC升高以加强应激。GR受多种因素影响，并对其受体有自我调控功能。在相同辐照条件的前期实验中发现，微波辐照后，血中皮质类固醇（corticosteroid，CS）下降，由此导致了GR的下降。GR发生改变后，又进一步影响机体应激反应。GR下降后，使血中促肾上腺皮质激素（adrenocorticotropic hormone，ACTH）升高，GC升高。而在前期实验中ACTH升高，GC下降。对于这种现象，有人认为是由于GR表达的变化使ACTH与GC达到了一种平衡状态。另外，有关实验证实GR量减少，ACTH升高后，作用于肾上腺，刺激肾上腺过度增生及加速合成GC，最终可导致肾上腺结构的改变。

3. 电磁辐射对肾上腺的影响 肾上腺是内分泌系统发挥作用的重要环节之一，电磁辐射对肾上腺的影响主要表现在功能、结构和形态等方面。其对生物体所产生的生理、生化反应与肾上腺的反应密切相关。微波通过其热效应作用于下丘脑 - 垂体 - 肾上腺轴，进而影响肾上腺的分泌功能。电磁辐射对垂体和肾上腺皮质功能的影响程度、对机体的损伤程度主要取决于功率密度的大小和辐射时间的长短。许多研究报道了电磁辐射对机体所产生的生理、病理变化与肾上腺反应有关。

关于电磁辐射对肾上腺功能的影响研究较多，但结论尚不统一。有研究者采用一定强度和剂量的辐射对人体进行照射，结果发现血浆皮质类固醇持续升高；而Radon等用900 MHz、1 W/m^{2}的电磁脉冲对健康人群进行辐射，其研究结论与此并不相同。肾上腺的功能主要以血中皮质类固醇或皮质酮来反映，通过对辐射后的大鼠进行血清检测发现，血清皮质类固醇在辐射早期即下降，表明肾上腺束状带的功能受到一定的抑制，7天后呈现逐渐恢复的趋势。而曹晓哲等通过采用功率不定的微波持续照射实验大鼠，发现皮质类固醇升高，其原因可能是束状带细胞早期受到抑制后反跳释放。但无论哪一种结果都表明肾上腺功能受到了一定的损害。此外，电磁辐射对肾上腺功能的影响还受到其他因素的影响，如研究者还发现，对实验对象采用不同的处理方式可出现不同的反应变化。

在结构和形态方面，国外学者采用3 ~ 300 MHz的射频（radio frequency，RF）对肾上腺进行辐射，结果导致细胞肥大而使肾上腺重量增加。国内学者采用场强为6×10^4 V/m的电磁脉冲对实验动物进行辐射，结果发现，辐射后早期即可出现血液循环障碍，并逐渐加重，实质细胞发生变性，皮质内也可见到少许散在的皮质细胞胞体缩小、核缩小及染色加深与灶状坏死。电镜观察线粒体、内质网减小，提示膜系统的损伤，并见毛细血管内皮细胞发生凋亡。孟丽等采用10 ~ 90 mW/cm^{2}的S波段高功率微波辐照实验大鼠，结果显示，束状带细胞内脂滴减少，细胞肿胀，血管扩张淤血，3天内病变呈进行性加重，7天后逐渐呈恢复趋势。其中，以50 mW/cm^{2}时病变最为明显。

电磁辐射对垂体和肾上腺的影响程度取决于功率强度的大小。采用高强度的微波辐射实验动物，1小时后可见肾上腺内抗坏血酸升高，而用低强度的微波辐射后，肾上腺内抗坏血酸含量未见明显变化，说明电磁辐射对垂体和肾上腺的影响存在一定的量 - 效关系。

（二）下丘脑 – 垂体 – 甲状腺反应

甲状腺（thyroid）是生物体重要的腺体，在调节机体基础代谢过程中起着重要作用，其主要功能是合成甲状腺激素，调节机体代谢和生长发育，其作用范围十分广泛，迟缓而又持久，几乎遍及各个组织器官。

甲状腺激素（thyroid hormone，TH）是机体早期发育必需的激素之一，在机体发育期间作用显著，在中枢神经系统的发育过程中发挥着重要作用，广泛参与神经细胞的分化、迁移和成熟。当电磁辐射这种物理因素作用于机体后，会导致机体多系统功能发生改变，继而改变中枢神经系统所处的环境，间接地影响中枢神经系统功能的正常发挥。既往的研究表明，妊娠期间母体TH的缺乏会导致婴儿包括智力障碍等疾病的发生，其中，中枢神经系统发育障碍是其主要原因之一，TH的缺乏可导致中枢神经系统的不可逆损伤，如髓鞘形成障碍等。TH是维持中枢神经系统正常发育不可缺少的激素之一，妊娠期间，起主要生物学作用的是游离甲状腺素（free thyroxine，FT），它能够透过胎盘屏障，通过胎儿体内Ⅱ型脱碘酶（D2）转化为三碘甲腺原氨酸（triiodothyronine，T_3），从而发挥生物学效应；而在出生后，起主要作用的是游离三碘甲腺原氨酸（free triiodothyronine，FT_3），因为结合的T_3、四碘甲腺原氨酸（tetraiodothyronine，T_4）基本无生物学活性，而FT_3生物学效应高于FT_4。陈纯海等[9]采用30 mW/m^{2}微波连续对妊娠期间和哺乳期间的小鼠进行照射，结果发现微波辐射可严重影响甲状腺功能，导致血清T_3、T_4水平下降。在胎鼠中枢神经系统发育的关键时期进行微波连续辐射后检测到孕鼠血清FT_4明显降低，而母体FT_4分别是妊娠早期和妊娠晚期胎儿TH的唯一来源和主要来源。母体TH的缺乏将导致胎儿中枢神经系统发育障碍。在中枢神经系统发育的关键时期，妊娠第15天，TH明显下降，提示微波连续辐射所导致的TH的缺乏可能是胎鼠成年后学习记忆功能障碍的主要原因之一。在乳鼠辐射15天可检测到FT_3有所下降，但是对乳鼠成年后学习记忆功能影响较小，其原因可能是由于TH下降时间在中枢神经系统发育晚期，且下降幅度不明显。主要表现为一些微观层次的变化，并没有造成成年后的学习记忆功能障碍；也可能是因为短期的TH轻微下降的影响在甲状腺功能恢复后得到了一定修复，其具体机制还有待进一步研究。

此外，还有学者研究发现微波连续辐照可导致甲状腺病理损伤和甲状腺激素水平紊乱。卢波等[10]通过对微波辐照后SD大鼠甲状腺和血清T_3、T_4的动态观察发现，高剂量（65 W/cm^2）辐照大鼠后，甲状腺的腺泡上皮细胞吞噬功能增强，血清T_4应激性增高（$P<0.05$），随着辐照时间的延长，甲状腺出现器质性损伤；低剂量（5 W/cm^2）辐照大鼠后，甲状腺病理改变不明显，但血清T_3、T_4水平都有所降低，停止辐照后血清T_4水平明显增高。其原因可能是低剂量辐照抑制了腺垂体TSH的释放，在功能上抑制了甲状腺释放激素的功能。停止辐照后，对TSH释放的抑制解除，从而促进甲状腺激素的大量释放。

（三）电磁辐射对松果体的影响

松果体（pineal body）是神经内分泌系统转换站，其作用十分广泛，能调节机体生殖、内分泌、免疫、生物节律和体温等。其活性产物褪黑素（melatonin）对神经中枢有一定的调节作用，如镇静、催眠、镇痛和抗抑郁等。对下丘脑促垂体激素的释放具有一定的抑制作用。但现有的研究结论尚不一致。

电磁辐射对松果体的影响主要表现在对其功能的影响。既往的研究结论存在一定的差异。

国外学者分别采用900 MHz的脉冲波辐射和50 Hz低频磁场辐射健康人，发现褪黑素的周期性改变无变化，表明电磁辐射对褪黑素无明显影响。另外，有人长期采用50 Hz电磁辐射大鼠，发现其体内褪黑素水平下降。因此，有学者指出暴露持续时间和强度与影响结果密切相关。同时，不同物种对电磁辐射的敏感度亦不同，存在一定的个体差异性。电磁辐射对松果体的影响以低频辐射较多，关于高频辐射的生物效应报道少见，而褪黑素参与电磁辐射效应中的内分泌调节方面未见报道。有学者研究了褪黑素与肿瘤发生的相关性。松果体及其分泌的褪黑素可起到长期免疫调节剂的作用，与肿瘤的恶性失控有关。部分癌症患者的松果体分泌节律发生改变。由此可以推测，松果体可能在电磁辐射所致肿瘤的发生与发展过程中起着重要作用。还有一些学者认为，松果体对乳腺癌影响的机制可能与电磁辐射影响褪黑素调控生长的信号转导途径有关。

四、电磁辐射对血液系统的影响

血液是存在于心脏和血管系统内的一种液体组织，包括血细胞和血浆两部分。细胞部分也称为血液的有形成分，包括红细胞、白细胞和血小板三类。在电磁辐射的作用下，末梢血液的有形成分变化很不稳定。经过局部或全身照射，可导致动物血液系统的多种变化。对血液系统的高强度辐射，可引起热刺激反应。由于血细胞的再分配和血液浓度改变，导致外周血成分发生暂时性的变化。在低水平辐照下，有学者使用3.5 mW/cm^{2}微波照射豚鼠，每天3小时，共3个月，虽然没有引起体温升高，但是观察到周围血淋巴细胞的绝对值增高，骨髓的红细胞系统、淋巴结、脾淋巴样细胞的内核结构发生异常改变及核分裂。外周血中中性粒细胞的代谢及功能也对低水平射频比较敏感。用2375 MHz、强度为0.5 mW/cm^{2}微波照射大鼠，每天7小时，共30天，结果显示磷酸酶活性下降；用5 mW/cm^{2}的脉冲微波每天辐照小鼠2小时，6周后淋巴结的淋巴母细胞相对值明显增高。这些研究都证明了，电磁辐射会引起血液系统的改变，但是具体哪些成分发生何种改变还需要进一步的研究来证实。下面列举了一些研究，能够初步说明电磁辐射对血液的影响。

（一）电磁辐射对血细胞的影响

宋薇等[11]将144只雄性Wistar大鼠随机分为4组：分别为对照组（不接受辐射），以及2.5 mW/cm^2、5 mW/cm^{2}和10 mW/cm^{2}辐射组（分别接受2.5 mW/cm^2、5 mW/cm^2、10 mW/cm^{2}的微波辐射，每次6分钟，每周5次，持续辐射30天），在最后1次辐射结束后的6小时及7天、14天、30天、60天、180天，各取出6只大鼠，抽取其下腔静脉血，检测其外周血中的白细胞、红细胞、血小板数量及血红蛋白浓度。将大鼠处死后取其胸骨，用光镜和电镜观察其骨髓组织和超微结构的改变。实验结果发现，5 mW/cm^{2}微波长期辐射结束后的6小时，大鼠外周血中的白细胞总数、中性粒细胞及红细胞数均较对照组有不同程度的下降，而且辐射后60天后外周血红细胞、血小板数与对照组比较有显著增加。5 mW/cm^2、10 mW/cm^{2}组辐射后180天，大鼠外周血粒细胞、淋巴细胞及血小板数显著下降。光镜下可观察到，骨髓造血细胞在辐射后14天变化并不明显，辐射后30天骨髓间质可见明显充血、水肿，辐射后180天可见造血细胞减少，而脂肪细胞明显增多，并呈现一定的量-效关系。5 mW/cm^{2}微波辐射后7天，电镜下可见骨髓中各系造血细胞呈凋亡和坏死的改变。从该项实验可以得知，频率为5 ~ 10 mW/cm^{2}微波长期（30 ~ 180天）的辐射可导致大鼠造血系统形态和功能的改变，而且与辐射的剂量紧密相关。

有报道提出，慢性微波辐射可导致大鼠的血小板基本参数、膜特性及功能异常。此实验采用功率为5 mW/cm^{2}的微波照射健康的成年雄性SD大鼠，每天1小时，连续40天，之后检测辐射后的大鼠尾部出血时间、血小板计数（PLT）、血小板分布宽度（PDW）、平均血小板体积（MPV）及血小板膜流动性的变化。该实验显示，大鼠辐射后，尾部出血的时间显著缩短，PLT显著减少，PDW显著增大，MPV增大，并且血小板膜流动性显著。

王水明等[12]利用3种不同场强的电磁脉冲波辐射小鼠，观察小鼠辐射6 ~ 14天内的外周血血常规的改变。实验后发现辐射后的血小板均呈不同程度的减少，还观察到电磁脉冲波辐射可导致血小板膜流动性显著下降，提示慢性微波辐射对血小板膜流动性有很大的损伤作用。膜流动性是反映细胞超早期损伤、研究疾病过程的敏感性指标。因为细胞膜是维持细胞完整性所必需的物质基础，细胞膜功能的正常行使要求细胞膜处于适当的流动状态。

静磁场也可以使大鼠的外周血血小板显著减少。赵黎等[13]收集雄性Wistar大鼠20只，分为对照组和静磁场辐射组，静磁场的强度为 600 mT，每天辐射 12 小时，连续 7 天，辐射后 7 天、14 天和 30 天活杀并取血进行血细胞的分析，检测大鼠血清谷草转氨酶（GOT）、谷丙转氨酸（GPT）、乳酸脱氢酶（LDH）和肌酸激酶同工酶（CKMB），检测大鼠血浆中氨基酸和单胺类递质的改变。最终结果显示 600 mT 静磁场辐射后 7 天，大鼠外周血淋巴细胞百分率显著降低，血小板（PLT）显著减少，而辐射后 14 天，红细胞（RBC）计数显著升高。辐射后 7 天和 14 天，大鼠血清 AST 和 LDH 显著减少，辐射后 14 天，CK-MB 显著减少。辐射后 7 天，大鼠血浆犬尿喹啉酸（kynurenic acid，KYNA）和谷氨酸（glutamic acid，Glu）含量显著降低，NE 和 5-HT 含量均显著减少。其结论是 600 mT 的静磁场连续辐射可引起外周血淋巴细胞百分率和 PLT 减少、RBC 增加，血清代谢酶 AST、LDH 和 CK-MB 减少，血浆氨基酸和单胺类递质代谢紊乱。

有的学者通过实验提出自己的观点，认为磁辐射不能明显影响外周血白细胞总数及其淋巴细胞亚型的数量，但是其绝对数于辐射后有早期和晚期增多、中期（3 天、7 天、14 天）减少的趋势，并且辐射后晚期中性粒细胞明显增多。其利用电磁脉冲（EMP）、S 波段高功率微波（S-HPM）和 X 波段高功率微波（X-HPM）为辐射源辐射成年雄性 SD 大鼠，然后在辐射后 6 小时、3 天、7 天、14 天和 28 天后取外周血。用全自动血细胞计数仪计数，观察外周血白细胞总数和白细胞分类计数（淋巴细胞、中性粒细胞、单核细胞和嗜酸性粒细胞）。方法是取部分血离心后取血清，用放射免疫试剂盒检测血清中 TNF-α、sIgA 和 sIgG 水平。结果显示，各实验组外周血白细胞总数、淋巴细胞数量绝对值分别于辐照后 6 小时和 28 天增多，于辐照后 3 天、7 天、14 天减少，但均无统计学差异，而中性粒细胞数量在 S 波段组于辐射后 28 天明显增多；各实验组的嗜酸性粒细胞和单核细胞数的变化既无规律也无显著性差异；各实验组血清中 TNF-α、sIgA 和 slgG 水平无明显改变。3 种电磁辐射虽能够引起外周血的改变，但是对血清中 TNF-α、sIgA 和 slgG 水平无明显影响。

另有学者设计不同的实验方法，采用功率密度为 0.625 mW/cm^2 和 1.25 mW/cm^2 的电磁波辐照雄性 BALB/c 小鼠 1 小时，辐照结束后 1 小时、1 天、3 天、7 天、15 天、30 天取小鼠的尾静脉血进行血常规检测。最终得出结论，功率密度为 0.625 mW/cm^2 和 1.25 mW/cm^2 的电磁辐射能导致小鼠的中性粒细胞总数及百分数的增高，辐照后 3 天、7 天、15 天最为显著，同时引起淋巴细胞数及百分率降低，并且同样辐照后 3 天、7 天、15 天最为显著；然而辐照对小鼠红细胞及血小板的影响较小。由此提出低剂量功率密度的电磁辐照可造成机体白细胞总数、中性粒细胞数的增高，以及淋巴细胞数量的降低。

（二）电磁辐射对血液生化及某些递质的影响

微波辐射不仅影响血液中的血细胞，还会影响血浆中的某些递质，有学者采用健康雄性猕猴 15 只，根据微波辐射平均功率的不同，随机分为 5 组，即对照组以及 2 mW/cm^2、5 mW/cm^2、7 mW/cm^2 和 11 mW/cm^2 组，每组 3 只。采用 HPLC 检测辐射后 7 天和 30 天猕猴血浆中氨基酸类递质含量的改变，采用全自动生化分析仪检测辐射后 1 天、7 天、14 天、30 天和 60 天猕猴血清代谢酶 AST、LDH 和 CK-MB 的改变。结果显示，微波辐射后 7 天，5 mW/cm^2 组猕猴血浆中 ASP 和 TAU 显著增加（$P<0.05$ 或 $P<0.01$），11 mW/cm^2 组 KYNA 显著减少（$P<0.05$），TAU 显著增加（$P<0.05$）；辐射后 30 天，11 mW/cm^2 组 ASP 显著减少（$P<0.01$），GLU 和 GLY 显著增加（$P<0.05$）；辐射后 1 天，2 mW/cm^2 和 11 mW/cm^2 组猕猴血清中 LDH 显著减少（$P<0.05$ 或 $P<0.01$）；辐射后 7 天，5 mW/cm^2 和 11 mW/cm^2 组 LDH 显著增加（$P<0.05$ 或 $P<0.01$）；辐射后 14 天，5 mW/cm^2 组 AST 和 LDH 显著增加（$P<0.05$ 或 $P<0.01$），7 mW/cm^2 和 11 mW/cm^2 组 CK-MB 显著降低（$P<0.05$ 或 $P<0.01$）；辐射后 60 天，11 mW/cm^2 组 LDH 显著减少（$P<0.05$）。由此得出结论，2 ~ 11 mW/cm^2 微波辐射可造成猕猴血浆氨基酸类递质和血清代谢酶紊乱，且此紊乱程度与辐射剂量呈正相关。

长期低剂量微波辐射对大鼠血清生化也是有影响的。有学者采用 2.5 mW/cm^2、5 mW/cm^2 和 10 mW/cm^2 微波，照射 160 只雄性 Wistar 大鼠，每天 5 次，每次 6 分钟，总共 30 天。辐射后 1 天、14 天、60 天和 180 天，采用全自动生化检测仪检测血清钾离子（K^+）、钠离子（Na^+）、谷氨酸转氨酶 AST 和 ALT 的含量；于辐射后 6 小时、7 天、14 天、30 天和 60 天活杀大鼠取心脏，通过光镜和透射电镜来观察心脏组织结构及超微结构的改变。该学者提出 2.5 mW/cm^2、5 mW/cm^2 和 10 mW/cm^2 组大鼠血清 Na^+ 含量分别于照射后 1 天（$P<0.05$）和 14 天（$P<0.01$）降低，60 天（$P<0.01$）和 180 天（$P<0.05$）表达持续升高；AST 和 ALT 含量分别于照射后 14 天显著降低（$P<0.05$），180 天见恢复。2.5 mW/cm^2、5 mW/cm^2 和 10 mW/cm^2 微波辐射后 7 ~ 30 天，通过光镜和电镜观察到大鼠心肌纤维排列紊乱，线粒体发生肿胀和空化，闰盘结构模糊，此病理改变随辐射剂量增加呈加重的趋势。最终得出结论：2.5 ~ 10 mW/cm^2 微波长期辐射可致大鼠 K^+、Na^+、AST 及 ALT 含量发生异常改变，可以导致心肌组织结构与超微结构的损伤。

徐俊杰[14]提出，高强度的微波辐射对大鼠的血清成分也会造成影响，其采用成年 Wistar 大鼠 26 只，分为对照组、200 mW/cm^2 微波辐照组，分别于不同时间段（1 天、7 天、14 天）采血，测定血清肌酸激酶（CK）、肌酸激酶同工酶（CK-MB）、乳酸脱氢酶（LDH）、α- 羟丁酸脱氢酶（α-HBDH）、尿素、肌酐（Cr）、尿酸（UA）、磷（P）和总钙等生化指标。结果显示，微波辐射可引起大鼠血清多种生化指标的改变。得出结论：高强度微波辐射可引起大鼠血清多种酶、蛋白质及代谢产物紊乱，提示微波辐射可能引起大鼠某些组织损伤。

综上所述，微波辐射对血液系统的影响，可以总结如下：

1. 辐射时间的长短对血液系统的影响不同 例如辐射 6 小时，外周血中的白细胞总数、中性粒细胞及红细胞数有不同程度的下降，而且辐射后 60 天后外周血红细胞、血小板数量显著增加；而静磁场连续不间断的辐射可引起外周血淋巴细胞百分率和血小板减少、红细胞增加，血清代谢酶 AST、LDH 和 CK-MB 减少，血浆氨基酸和单胺类递质代谢紊乱。

2. 辐射的功率密度不同，产生的影响也不相同 例如采用 5 mW/cm^2、10 mW/cm^2 组辐射后，外周血白细胞总数、淋巴细胞及血小板数显著下降，血小板膜流动性显著降低。

3. 辐射后的时间长短也影响着外周血的改变 例如电磁辐射影响外周血白细胞总数及其淋巴细胞亚型的数量，其绝对值于辐射后有早期和晚期增多、中期（3 天、7 天、14 天）减少的趋势，并且辐射后晚期中性粒细胞明显增多。电磁辐射能导致外周血中的中性粒细胞总数及百分数的增高，辐照后 3 天、7 天、15 天最为显著，同时引起淋巴细胞数及百分率降低，并且同样辐照后 3 天、7 天、15 天最为显著，对红细胞及血小板的影响较小。

4. 辐射剂量的高低对于外周血的影响不同 低剂量功率密度的电磁辐射可造成机体白细胞总数、中性粒细胞数的增高，淋巴细胞数的降低，并可引起生物体的血清多种生化指标的改变。高强度的微波辐射可引起生物体血清中多种酶、蛋白值及代谢产物紊乱。同时微波辐射可造成生物血浆氨基酸类递质和血清代谢酶紊乱，并且此紊乱程度与辐射剂量呈正相关，还会导致血液中的 K^+、Na^+、AST 及 ALT 含量发生异常改变，进而导致心肌组织结构与微结构的损伤。

五、电磁辐射对免疫功能的影响

免疫系统对电磁辐射较为敏感，是研究电磁辐射损伤效应的重要内容。电磁辐射对免疫系统的生物学影响涉及对淋巴细胞、淋巴结、脾的影响，以及对体外培养的人体淋巴细胞的影响等方面，大部分的研究以动物实验为主[15-16]。研究表明，长期辐射可抑制机体的免疫功能，但也有引起免疫刺激的报道。这些研究多以动物实验和离体细胞实验为主，关于人体的流行病学资料尚未见报道。在动物实验中，各实验一般采用不同的功率、不同辐照时间设计不同的分组来观察电磁辐射对动物免疫系统的影响，结果仍不十分一致。以下具体论述。

（一）电磁辐射对淋巴细胞的影响

外周血 T 淋巴细胞亚群的检测是观察机体细胞免疫水平的重要方法。T 细胞执行细胞免疫功能，且对机体免疫应答的调节起关键作用。T 细胞表面有多种膜表面分子，这是 T 细胞识别抗原、与其他免疫细胞相互作用、接收信号刺激等的物质基础，也是鉴别和分离 T 细胞及 T 细胞亚群的重要依据。$CD3^+$ 分子表达在全部 T 细胞上，因此是鉴定 T 细胞的重要标记。$CD4^+$ T 细胞为辅助性 T 细胞，$CD4^+$ 分子分布在 T 细胞的辅助细胞诱导亚群和抑制细胞诱导亚群表面（存在于 Ti/Th 表面），对于机体的特异性和非特异性免疫以及对细胞和体液免疫均有重要的调节作用，在 T 细胞亚群的鉴别中具有重要意义。$CD8^+$ 分子分布在抑制性 T 淋巴细胞（Ts）和杀伤性 T 淋巴细胞（Tc）表面，分别发挥辅助、诱导和抑制、杀伤等功能。在鉴别 T 细胞亚群中有重要作用。体内免疫平衡是通过辅助性 T 细胞（$CD4^+$）和抑制性 T 细胞（$CD8^+$）形成的 T 细胞网络来维持的，两者的升高与降低，均可导致机体免疫功能的异常或紊乱而发病。$CD4^+/CD8^+$ 在正常人外周血和周围组织的比值约为 2，其比值 <1.0 或 >2.0 时视为调节细胞比例异常。$CD4^+/CD8^+$ 比值是反映机体免疫状态的重要敏感指标。

尹金玲等[17]对微波辐射 15 分钟后的大鼠的观察结果显示，一定剂量的微波辐照能诱发大鼠外周血淋巴细胞亚群比例的改变，导致免疫功能受损。研究者用 0 mW/cm^2、5 mW/cm^2、10 mW/cm^2、30 mW/cm^2、60 mW/cm^2 的不同功率的微波辐照大鼠后，在辐照后第 1、7、14、28 天取大鼠外周血进行检测。发现与对照组相比，10 mW/cm^2 组、30 mW/cm^2 组照射后第 7 天，5 mW/cm^2 组、10 mW/cm^2 组、30 mW/cm^2 组照射后第 14 天，$CD3^+$ 降低显著；10 mW/cm^2 组照射后第 14 天，$CD4^+$ 降低显著。各辐照组照射后第 1、7、14 天 $CD8^+$ 均降低，其中，30 mW/cm^2 组降低显著；5 mW/cm^2 组照射后第 1 天，5 mW/cm^2 组、30 mW/cm^2 组照射后第 14 天，$CD4^+/CD8^+$ 比值降低显著。与 T 淋巴细胞变化趋势相反，与对照组相比，微波辐照后，各剂量照射组 B 淋巴细胞（B lymphocytes）$CD45RA^+$ 均升高，其中，30 mW/cm^2 照射后第 1 天，30 mW/cm^2 组、60 mW/cm^2 组照射后第 14 天升高显著，并且在照射后第 14 天，$CD45RA^+$ 随照射剂量的升高而升高。

刘敏等[18]采用高功率雷达微波分别单次辐照、连续辐照 SD 大鼠，辐射完成 1 天后取外周血，发现：①单次微波辐照组：与对照组相比，辐照组 $CD3^+$T 细胞、$CD4^+$T 细胞百分比显著升高，$CD8^+$T 细胞百分比显著降低，$CD4^+/CD8^+$ 显著升高；②连续微波辐照组：与对照组相比，辐照组 $CD4^+$T 细胞百分比显著降低，其余指标差异无显著性。杜丽观察辐射后较长时间（180 天）的效应，采用平均功率密度为 0 mW/cm^2、2.5 mW/cm^2、5 mW/cm^2、10 mW/cm^2 的微波连续辐照大鼠 1 个月（每天 6 分钟，每周 5 天）后取大鼠脾，发现辐照后 1 天、30 天、60 天，各组大鼠脾 T 细胞亚群均无明显改变；辐照后 180 天，各辐照组大鼠脾 T 细胞亚群明显降低，2.5 mW/cm^2 组 $CD3^+$T 细胞明显减少，5 mW/cm^2 组 $CD3^+$、$CD4^+$、$CD8^+$T 细胞亚群显著降低，10 mW/cm^2 组 $CD4^+$ 和 $CD8^+$T 细胞亚群明显减少、$CD4^+/CD8^+$ 比值明显降低。$CD45RA^+$ B 细胞未见明显改变。提示大鼠经长期低剂量微波辐照后，早期脾淋巴细胞亚群改变不明显。晚期（辐照后 180 天）脾 T 淋巴细胞各亚群均显著降低，表现为明显的免疫抑制。可能是由于慢性长期微波辐照对免疫系统的影响在早期可以通过机体代偿，但随着辐照后时间和年龄增长，机体的代偿能力减弱，使免疫系统的损伤效应逐渐显现，导致机体免疫功能明显受抑。

有研究显示，0 ~ 20 mW/cm^2 功率密度的 S 波段微波（主要是指频率在 2 ~ 4 GHz、波长在 7.5 ~ 15 cm 的电磁波）辐照后，除 2.5 mW/cm^2 组外，其余各辐照组大鼠外周血 $CD3^+$、$CD4^+$ 和

$CD8^+T$ 淋巴细胞均呈现先增高后降低的不对称“U”形曲线，即所有辐照组在辐照后 1 周，T 细胞及其亚群均明显高于对照组；而在辐照后 28 天，除 2.5 mW/cm^2 组外，其他各组 $CD3^+$、$CD4^+$ 和 $CD8^+T$ 细胞均低于对照组，以 20 mW/cm^2 组降低最明显。这表明，S 波段微波对成熟 T 淋巴细胞影响较为一致，为滞后的刺激效应及随后的损伤效应，其表现随剂量大小而不同。

孟旭英等[19]同样用 2856 MHz 电磁辐射辐照小鼠，辐射强度依次为 0 mW/cm^2、5 mW/cm^2、10 mW/cm^2、20 mW/cm^2，辐射时间均为 10 分钟，每天 6 次，连续照射 5 天。于照射后 1 小时、1 天、3 天、7 天、15 天、30 天检测外周血细胞计数、外周血 T 细胞亚群（$CD4^+$、$CD8^+$）、胸腺指数。结果发现：照射组在所有检测时间点与对照组（0 mW/cm^2）相比，白细胞计数及淋巴细胞计数均下降，$CD4^+/CD8^+$ 比值升高，胸腺指数下降（Pd0.05），至检测后期差异尤为显著，且免疫抑制作用随照射剂量增大而增强。作者认为电磁辐射能抑制小鼠的免疫功能，且随着功率密度增大而抑制作用增强。

张怡堃等[20]用 10 mW/cm^2 电磁辐射照射小鼠，每天 30 分钟，每周 5 天，连续照射 4 周。辐照结束后 30 天、45 天、60 天、75 天、90 天、105 天、120 天后尾静脉取血。发现辐射后小鼠的外周血白细胞数量显著上升，$CD4^+T$ 细胞数量于辐照后 75 天开始明显升高，辐照后 90 天开始下降，但仍高于正常组，观察周期结束时，$CD4^+T$ 细胞数量下降到与正常组相同（120 天）；$CD8^+T$ 细胞数量于辐照后 75 天明显降低，直到观察周期结束时（120 天），T 细胞的数量恢复至与正常组的 T 细胞数量相同；$CD4^+/CD8^+$ 比值在持续高剂量电磁辐射诱导下呈上升趋势，并且明显高于正常对照组；$CD49^+$ NK 细胞数量在辐射后明显低于正常对照组。提示慢性大功率电磁辐射对生物体的免疫系统具有一定程度的损伤效应，但该方面研究目前还处于基础研究阶段，需要与辐射后小鼠的组织病理损伤、造血干细胞的变化情况相结合，从而进行更深入、系统的研究。

（二）电磁辐射对免疫球蛋白的影响

免疫球蛋白（Ig）是一组由免疫系统淋巴细胞产生的蛋白质，经抗原诱导可以转化为抗体。Ig 主要存在于生物体血液和其他体液（包括组织液和外分泌液）中，约占血浆蛋白总量的 20%；其还可分布于 B 细胞表面。人体免疫球蛋白的正常水平是判断机体免疫状态、诊断和治疗有关体液免疫疾病的必要前提。

目前已阐明的 Ig 有 IgG、IgA、IgM、IgD 和 IgE 5 种，其中 IgG 和 IgA 还分有亚型，但研究最多的是 IgG、IgA 和 IgM 3 种。根据以往的研究结果，正常成年人 IgG 平均值约 12.09 g/L，变异范围 7.1 ~ 17.09 g/L；正常成年人 IgA 平均值约 2.09 g/L，变异范围 0.71 ~ 3.639 g/L；正常成年人 IgM 平均值约 1.39 g/L，变异范围 0.48 ~ 3.229 g/L。

孙侠等[21]观察 2450 MHZ 微波辐射下，不同强度（1 mW/cm^2、5 mW/cm^2、15 mW/cm^2）和不同辐射时间（3 天、9 天、15 天、21 天）对小鼠免疫功能的影响。发现：与对照组相比，1 mW/cm^2、5 mW/cm^2 组 IgG 含量明显升高，15 mW/cm^2 组则显著降低，各辐射组酯酶染色（ANAE）阳性率均显著降低，1 mW/cm^2 组吞噬率有显著提高；与对照组相比，脾指数在 15 mW/cm^2 组明显下降。不同辐射时间对小鼠的影响：在辐射 21 天后，暴露组小鼠血清 IgG 浓度明显增高，微波辐射 15 天、21 天后，暴露组吞噬率、吞噬指数与对照组相比显著降低，辐射 9 天、21 天后脾指数较对照组显著增高。提示一定强度的微波辐射可刺激免疫球蛋白的产生，如强度过大则可对其产生抑制作用，并表现出一定的时间效应。微波辐射对小鼠外周血 T 淋巴细胞 ANAE 阳性率的影响则表现出明显的强度效应关系。微波辐射对小鼠腹腔巨噬细胞吞噬功能的影响表现为低强度（低于 1 mW/cm^2）微波辐射对吞噬功能有增强作用，高强度、长时间的辐射则多表现为抑制作用。微波辐射在一定条件下可影响脾的生长。微波辐射对小鼠体液免疫、细胞免疫和非特异免疫功能均有影响，其他实验研究结果也与此实验结果相似。

六、电磁辐射对消化系统的影响

消化系统从口腔延续到肛门，负责摄入食物、将食物粉碎成为营养素（这一过程称为消化）、吸收营养素进入血液，以及将食物的未消化部分排出体外。消化道包括口腔、咽、食管、胃、小肠、大肠和肛门，消化系统还包括一些位于消化道外的器官，如胰腺、脾、肝和胆囊。在一般的微波剂量作用下，可使消化腺分泌减少，导致胃肠功能低下，引起食欲不佳，消化吸收不良。大强度微波辐射动物能引起肝组织发生病理性的形态变化。在肝进行的糖类代谢将受到破坏，肝内各种酶的活性也受到抑制。

国外学者用功率密度 0.6 ~ 1.0 mW/cm^2 的分米波或米波辐射狗，观察到水分在消化道内通过受阻。对照组动物其水分在胃内停留的时间是十分短暂的，仅 10 分钟；而辐射组动物却有明显的延长，需要停留 50 分钟到 1 小时。用微波辐射豚鼠，也观察到食物在消化道通过的速度大大减慢。这说明微波辐射可使消化道运动减慢。国外学者克劳他用实验进一步证实了这种抑制现象是存在的。他用波长为 10 cm、功率密度为 1 mW/cm^2 的微波对狗进行全身辐射 30 分钟，观察到食物在胃内停留时间延长。

（一）电磁辐射对胃的影响

微波辐射还可使胃的消化功能受到影响。用功率密度 1 mW/cm^2 的微波辐射狗，观察到胃液分泌减少，胃液总 pH 值和游离离子下降，胃液分泌的第一时相受到抑制。同时，国外学者克劳他非常注意大功率微波对消化道的影响。他用波长为 12.6 cm、功率密度为 100 ~ 120 mW/cm^2 微波辐射家兔腹部 10 分钟，结果几乎一半动物体内发现胃壁出现溃疡。如果在辐射前将一个装有水的水球插入胃内，在大功率密度的微波辐射下，水球内水的温度并未超过 40 ~ 42 ℃。如果将微波的功率密度增加到 150 mW/cm^2，几乎所有动物都出现胃溃疡。如果对家兔的下腹部进行微波辐射，同样也可引起其小肠和大肠溃疡。在所有情况下，溃疡只限于部分组织。然而，这些溃疡组织和人的胃溃疡很相似。

胡海翔等观察了暴露于不同强度微波辐射环境下的雷达作业人员其血清胃泌素含量的差异。研究选择某军区有雷达防护措施（防护组）和无防护措施（暴露组）的基层雷达部队男性战士各 30 名，正常男性 30 例作为对照组，采用放射免疫法检测血清促胃液素含量。结果显示暴露组促胃液素含量为 191.05 ± 70.02 pg/ml，对照组 136.61 ± 32.20 pg/ml，防护组 155.01 ± 33.24 pg/ml，暴露组明显高于对照组（P<0.01）和防护组（P<0.05），防护组显著高于对照组（P>0.01）。提示微波辐射造成的应激可以使血清促胃液素含量上升，雷达防护措施有减轻辐射影响的作用。

（二）电磁辐射对肝的影响

马惠荣等[22]观察 900 MHz 拟手机电磁辐射对大鼠肝功能和肝细胞 Bax 及 Bcl-2 表达的影响。选择 SD 大鼠 20 只，按体重均衡的原则随机分为正常组和辐射组，每组 10 只。正常组大鼠置辐射笼中不接受辐射，辐射组大鼠接受 900 MHz 拟手机电磁辐射连续 18 天，每天 4 小时。用比色法检测大鼠血清谷丙转氨酶（ALT）、谷草转氨酶（AST）含量，用苏木精 - 伊红染色（hematoxylineosin staining，HE staining）观察大鼠肝组织形态变化，用免疫组织化学法检测大鼠肝细胞 Bax 及 Bcl-2 蛋白表达。结果与正常组相比，辐射组大鼠血清 ALT 显著升高（P<0.05），AST 无明显变化（P>0.05）；肝细胞核缩小或部分消失，以及细胞质空泡样变明显；肝细胞 Bax 蛋白表达增强，Bcl-2 蛋白表达减弱（P<0.01）。据此得出结论，长时间暴露于 900 MHz 拟手机电磁辐射中可造成大鼠肝功

能异常、肝组织形态损伤、肝细胞凋亡。

安刚等[23]探讨低剂量电磁辐射后不同时间段的小鼠肝功能指标变化情况。将36只健康无特定病原体SPF级Winster雄性小鼠随机分为3组，分别接受功率密度为0 mW/cm²、10 mW/cm²和20 mW/cm²的电磁波辐照60分钟，辐照结束后于1小时、1天、3天、7天、15天、30天分别取小鼠尾静脉血和眼眶血进行血常规和肝功能检测。结果显示：与对照组（0 mW/cm²）相比，功率密度为10 mW/cm²和20 mW/cm²的电磁辐射照射后小鼠的白细胞、红细胞数量随时间增加，血小板总数则随时间而显著减少（$P<0.05$）。同时，谷丙转氨酶（ALT）、谷草转氨酶（AST）、γ-谷氨酰转肽酶（GGT）亦随时间同步增加（$P<0.05$）。对于相同指标，功率密度为20 mW/cm²的一组所产生的影响要高于10 mW/cm²（$P<0.05$）。据此得出结论：低剂量电磁辐射对生物体的肝损伤随着时间的增加而增强，且电磁辐射功率的密度强弱与其对机体的损伤呈正相关。

钟秀宏等[15]探讨高功率微波（HPM）辐射对大鼠心肌和肝实质细胞超微结构的影响。将成年Wistar大鼠36只，雌雄各半，随机分为空白对照组和微波辐射组，每组18只；于辐照后1天、7天和14天处死大鼠，冰浴下立即取其心肌心尖部、肝右叶组织，制作常规透射电镜标本并观察。结果显示，高功率微波辐射后1天、7天时大鼠心肌细胞线粒体溶解空化，肌丝溶解、断裂；高功率微波辐射后最初，大鼠肝细胞核内异染色质增多，部分线粒体嵴模糊，辐射后7天部分线粒体肿胀；高功率微波辐射后14天，大鼠心肌细胞和肝细胞线粒体无明显肿胀，部分心肌肌丝仍有溶解、断裂，少数肝细胞胞质内有脂滴等。据此得出结论：高功率微波辐射对大鼠心肌和肝实质细胞有明确的损伤效应，高功率微波辐射致大鼠心肌细胞损伤较重，并且损伤的心肌恢复较慢。本次实验高功率微波辐射大鼠导致肝超微结构变化，实验结果显示，对照组大鼠肝细胞的形态规则，细胞界限清晰，细胞核圆形或椭圆形且居中，核仁明显，核染色质分布均匀，细胞质内可见丰富的粗面内质网、线粒体，线粒体排列较为规则，呈圆形、椭圆形或长杆状，嵴清晰可见，基质致密，粗面内质网多平行排列在核周围。微波辐射组：100 mW/cm²辐射后1天，与对照组比较，肝细胞核圆形，异染色质增多，细胞器数量减少，被糖原颗粒取代，大部分线粒体形态正常，少部分线粒体嵴模糊，粗面内质网排列紊乱；100 mW/cm²辐射后7天与对照组比较，肝细胞线粒体疏松溶解、轻微肿胀，可见到髓样小体，粗面内质网排列紊乱，部分断裂、溶解，并有脱颗粒现象，可见散在的糖原颗粒；100 mW/cm²辐射后14天，肝细胞内线粒体无明显肿胀，少部分肝细胞核变形，可见核固缩，异染色质趋边，胞质内有脂滴。

七、电磁辐射对男性生殖系统的影响

大量的基础研究证实了男性生殖系统是电磁辐射的主要靶器官，如可引起睾丸生精细胞的损伤、精子的畸形、性激素及性行为的改变等。电磁辐射对生殖系统的影响将会是21世纪科学研究的重要内容之一。

睾丸是男性重要的生殖器官之一。由于睾丸周围没有脂肪组织包裹，而且血液供应相对比较贫乏，因此导致睾丸在受到电磁辐射时很容易受到伤害。大量的研究也证实了该结论。在受到电磁辐射后的短时间内，大鼠的睾丸间质细胞就出现了损伤，并且这种损伤是持续的。研究人员把大鼠放在电磁辐照的环境下，在3小时、6小时、24小时、72小时后分别处死动物，并将睾丸组织制作成切片，放在电镜下观察。发现辐照3小时后，睾丸间质细胞线粒体明显肿胀，嵴明显减少，基质电子密度降低，部分线粒体出现空泡，内质网明显扩张；辐照6小时后，可见巨噬细胞从血管内游出；24小时后，间质细胞线粒体数量减少，且明显肿胀，部分线粒体出现空泡，基质电子密度降低，溶酶体增加，内质网扩张，并出现膜性退变；而72小时后仍可见线粒体肿胀和内质网的损伤表现，并且可以看到髓鞘样结构。

王水明等[24]把114只雄性小鼠随机分为辐射组（108只）和对照组（6只）。辐射组的小鼠分别接受8×10^3 V/m^3、2×10^4 V/m^3、6×10^4 V/m^3 3种不同场强的电磁脉冲（EMP）5次重复全身辐射，在辐射后6小时、1天、3天、7天、14天和28天分别应用光镜、电镜观察睾丸间质细胞组织学和超微结构。放射免疫法检测小鼠的血清睾酮（T）、黄体生成素（LH）及雌二醇（E2）的浓度。结果显示：3种不同场强的电磁辐射辐照28天内，睾丸间质细胞表现为水肿和空泡变性，胞质线粒体肿胀、数目减少，内质网扩张，脂滴增多，而且大多数脂滴着色变浅；血清睾酮与对照组相比有不同程度的降低，分别在辐射后6小时至14天、6小时至7天、1～28天时显著降低（$P<0.05$或$P<0.01$），而LH和E2均未发生明显改变。

电磁辐射不仅可在短时间内就对睾丸产生影响，而且低功率的电磁辐射也能产生影响。用250 μW/cm^2、150 μW/cm^2、50 μW/cm^2功率密度的微波辐照健康小鼠，每天辐照24小时，辐照34.5天后观察小鼠睾丸的病理切片发现，不同功率组的小鼠均有曲细精管上皮、生精上皮结构疏松，生精小管内的精子数量减少，生精小管间的间质细胞减少，睾体比（睾丸质量和体重的比值）虽有改变，但无统计学意义。

高功率的微波辐射可导致大鼠睾丸生精细胞的损伤，而且这种损伤存在剂量效应和时间效应的关系。把165只雄性大鼠用0 mW/cm^2、3 mW/cm^2、10 mW/cm^2、30 mW/cm^2、100 mW/cm^2高功率微波辐照5分钟，于辐照后6小时、1天、3天、7天、14天、28天、90天，分别采用光镜、电镜观察睾丸组织形态学的变化。结果发现3～100 mW/cm^2高功率微波辐照均可引起大鼠睾丸生精细胞损伤，主要病变为生精细胞变性、坏死、脱落，多核巨细胞形成，间质水肿。3 mW/cm^2辐照后1天见散在生精小管生精细胞变性、坏死、脱落；10 mW/cm^2辐照后6小时与3 mW/cm^2辐照后1天病变相似，但出现多核巨细胞；1～7天时上述病变明显加重；30 mW/cm^2、100 mW/cm^2辐照后6小时可见生精小管生精细胞的变性、坏死脱落明显增加。

八、电磁辐射对眼的影响

（一）辐射与眼表疾病

眼表上皮与黏膜是代谢生长快速的组织，如暴露在辐射线下可以引起结膜、泪腺、睑板腺、角膜上皮、鼻泪管系统等的损伤，受辐射照射后睫毛容易脱落。睑板腺对辐射相当敏感，可出现油脂分泌明显减少；结膜水肿造成眼睑闭合不全；泪腺被破坏则泪液分泌减少；上皮细胞出现正常黏膜不会出现的角质化现象。辐射物质如附于眼球表面，可能导致结膜与巩膜坏死，造成眼球穿孔。紫外线辐射能使角膜组织的蛋白质凝固变性，角膜上皮坏死脱落，形成电光性眼炎。反复的紫外线照射，引起慢性睑缘炎和急性角膜结膜炎，还可促使翼状胬肉的形成。

（二）辐射与白内障

晶状体由透明纤维蛋白构成，无血管，含水量高，孤立存在于房水中。这些结构特点决定了晶状体是辐射的重要敏感靶器官。晶状体上皮细胞是晶状体代谢最活跃的部位，也是白内障发生的最初位置，而DNA是上皮细胞受紫外线损伤最薄弱的靶点之一。因此，经UVB照射后，射线大部分被晶状体上皮细胞的核蛋白所吸收，导致细胞核膨胀、碎裂和细胞死亡，晶状体混浊，白内障形成。于攀等[25]在研究中成功采用照射剂量为15 mJ/cm的UVB诱导人晶状体上皮细胞DNA氧化损伤。紫外线引起白内障的现象已在许多流行病学调查和实验研究中得到证实。有报道发现，儿童时期接受紫外线时间的长短对白内障的形成有一定的影响。低强度微波照射也可以通过影响晶状体上皮细胞、蛋白质等致晶状体混浊。

（三）辐射与视网膜疾病

视网膜光化学损伤与自由基及脂质过氧化物有关。其发病机制是光照射诱发自由基和脂质过氧化物形成和堆积，后者可影响细胞膜的功能，使细胞内外的离子浓度发生变化，同时也可造成蛋白质或酶的变性，最终导致细胞的损伤或死亡，造成视网膜发生退行性病变。长期、低强度、间歇性的阳光辐射以及某些强光源照射都可造成视网膜光化学损伤，最终导致光感受器和视网膜色素上皮变性，引起视力障碍。

（四）辐射与黑素瘤

辐射也与眼的黑素瘤有关。UVB 辐射损害 DNA，可能导致 DNA 在子细胞中的错误复制，这些突变基因能导致癌细胞的生成。全世界每年有多达 48 000 人的死亡是由过度暴露于紫外线辐射造成恶性黑素瘤所引起的。

第三节　辐射损伤的机制及影响因素

一、辐射敏感性

辐射敏感性是指细胞、组织、器官、机体或任何有生命的物质对辐射损伤作用的相对敏感程度。人的个体辐射敏感性并不是一成不变的，机体的内部环境和外界因素都可引起机体辐射敏感性的变化。

（一）敏感性分度

各种组织、器官、细胞的辐射敏感性，大致可分为如下等级：

1. 高度敏感　淋巴组织 > 淋巴细胞 > 胸腺细胞 > 骨髓 > 胃肠上皮（特别是小肠隐窝上皮细胞）> 性腺 > 胚胎组织

2. 中度敏感　感觉器官（角膜、晶状体、结膜）> 内皮细胞（血管、血窦和淋巴管内皮细胞）> 皮肤上皮

3. 轻度敏感　内分泌腺 > 心脏

4. 不敏感　肌肉组织 > 软骨及骨组织 > 结缔组织

（二）敏感性排序

1. 年龄　胎儿 > 幼年 > 少年 > 青年 > 成年，但是老年人的辐射敏感性又有增高。

2. 大体部位　腹部 > 盆腔 > 头部 > 胸部 > 四肢

3. 分子水平上　脱氧核糖核酸（DNA）> 信使 RNA（mRNA）> 核糖体 RNA（rRNA）> 转运 RNA（tRNA）> 蛋白质

4. 细胞

（1）同一种细胞：胚胎细胞和幼稚细胞比成熟细胞的辐射敏感性强。分裂旺盛、代谢旺盛的细胞，以及那些比其他细胞需要更多营养的细胞，其辐射敏感性都比较强。

（2）不同细胞：淋巴细胞 > 红细胞 > 母细胞 > 颗粒性白细胞 > 凝血细胞（血小板）> 神经细胞。

（三）影响辐射敏感性的因子

1. 物理因素 包括直线能量转移和分次照射。

（1）直线能量转移（LET）：是度量游离辐射能量转移至软组织的速率，单位为 keV/μm，即每微米软组织转移多少 keV 的能量。游离辐射产生生物反应的能力会随着 LET 的增加而增加。诊断型 X 光的 LET 约为 3 keV/μm，这在所有的辐射中算是相当小的。当辐射的 LET 增加，产生生物伤害的能力也增加。

（2）分次照射和延长照射：如果辐射剂量是在一段时间内给予，而不是很快给予，则这个剂量所产生的效应较小；换言之，照射的时间越长，则要产生相同辐射效应所需的辐射剂量越高。可分为延长照射和分次照射：如果剂量是以低剂量率连续给予，即称为延长照射；如果一个大剂量分为多次给予，即称为分次照射。

2. 生物因素 包括年龄、性别和细胞周期。

（1）年龄：生物体的年龄会影响对辐射的敏感性，人类辐射敏感性的反应是与年龄相关的。人类在出生前对辐射是最敏感的，之后敏感性会随着年龄的增加而下降，成年期为人类对辐射效应最有抗性的时期，到老年期辐射敏感性又会增加。

（2）性别：许多试验想要证实哪一种性别对辐射产生的效应有更高的抗性，然而最后的研究结果并没有一致性。有报道指出女性能忍受的辐射剂量比男性多 5%~10%。

（3）细胞周期：细胞周期分为 M 期（分裂期）、G_1 期（第一间隙期）、S 期（DNA 的合成期）和 G_2 期（第二间隙期），其中 S 末期为辐射抗性期，M 期和 G_2 期为辐射敏感期。人类细胞能从辐射伤害中自行完成修复。在一次分裂之前辐射剂量无法将细胞杀死，如果给予细胞足够时间，细胞则可从次致死辐射伤害中完成修复。细胞内的修复是细胞天生具有的修复机制。

3. 化学因素 包括氧效应和化学药剂。

（1）氧效应：当照射的生物组织有氧时，其对辐射的敏感性比缺氧时更高，这种生物组织的特性称为氧效应。

（2）化学药剂：有些化学药剂可修饰细胞、组织和器官对辐射的反应，化学药剂必须在照射辐射的同时存在，才能发挥其效用。辐射敏感剂为增强辐射效应的药剂，例如含卤素的嘧啶、维生素 K 等。含卤素的嘧啶会接合到细胞的 DNA 上，造成辐射对分子的效应增大。辐射保护剂是含有硫醇基的化合物，例如半胱氨酸和巯基乙胺。

二、电磁辐射危害人体健康的影响因素

1. 波长 长波对人体的危害较弱，随着波长的缩短，对人体的危害逐渐加强，而微波的危害最大。一般认为，微波辐射对内分泌和免疫系统的作用，小剂量短时间作用是兴奋效应，大剂量长时间作用是抑制效应。

2. 功率密度 功率密度越高，辐射作用越强烈。

3. 波形 脉冲波比连续波影响大。

4. 距离远近 随着与辐射源距离的增加，辐射强度迅速减弱，故距离与场强成反比例关系。

5. 照射时间 接触辐射时间越长，影响越大。

6. 周围环境 周围环境温度越高，人体的辐射反应越强烈。

7. 生理学状态、性别、年龄 生理学状态、性别、年龄不同，辐射对辐射的敏感程度亦不同。辐射对女性和儿童的影响一般要比成年男性大一些。

8. 个体差异性 不同个体对电磁辐射的反应很不一样，有的人“适应”能力较强，而有的人在同样环境下则不能耐受。

9. 屏蔽与接地 屏蔽与接地情况对高频场或微波辐射的强度大小及其在空间分布不均匀性有直接影响。加强屏蔽与接地，能大幅度降低地磁辐射场强，是防止电磁泄漏的主要手段。

三、临床治疗及预防

（一）辐射损伤的治疗

一般说来，辐射后的治疗方案取决于所接受的照射剂量。目前对超过约 2000 拉德（rad）照射所致的中枢神经系统综合症状尚无有效的治疗方法。较低剂量照射时，可造成胃肠道辐射综合征的急性症状，减缓症状和维持生理功能应优先于其他方面的考虑。不管患者是否经历了胃肠道辐射综合征，都应该设法维持胃肠功能和恢复造血功能。最后，除对上述急性放射综合症状的对症治疗外，还应尽量采取增强 DNA 正常修复过程的治疗措施，以防止 DNA 损伤的延迟效应，如肿瘤的发生。

1. 胃肠道功能紊乱的治疗 辐射死亡的直接原因取决于所吸收的剂量，在全身照射 500~5000 rad 剂量（该剂量以上所致的中枢神经系统综合症状可导致更快的死亡）时，胃肠道的衰竭是典型的，这些综合症状包括恶心、呕吐、厌食、腹泻、体液电解质失调、血管通透性增加、血管性虚脱，以及在破坏的黏膜细胞再生之前，由于肠壁破坏而严重感染。在如此大范围的胃肠道损伤之后，存活概率将较低。

对于胃肠道辐射综合征的治疗应包括：①抗感染措施（抗生素、γ- 球蛋白、无菌隔离等）；②纠正体液和电解质的紊乱；③给予其他药物，以改善急性症状和治疗组织损伤。例如蛋白水解酶抑制剂可以降低辐射所致血管通透性的增加，从而降低受 γ 射线照射的鸡和小鼠的死亡率。

2. 造血功能恢复期生理性支持 哺乳动物的造血和淋巴细胞较其他型细胞有更高的辐射敏感性。当给予人体的全身照射超过约 200 rad 时，可严重抑制这些系统的增殖性干细胞群，并导致死亡。当剂量低于约 500 rad 时，则治疗措施是有效的。这些措施包括直接输注新鲜的血小板、粒细胞、白细胞、全血、骨髓和脾细胞等，当易感性增加时，可用多种抗生素和无菌隔离帐篷。在骨髓恢复期，给予刺激造血系统恢复的多种药物，如干扰素、内毒素和内毒素多糖、激素、葡聚糖。

3. 增强 DNA 的正常修复过程 照射细胞的存活往往取决于照射后的状态。因此，对于致死性细胞损伤修复的最适状态的调控，是一个潜在的治疗方向。照射后对 DNA 的修复有作用的特效药物包括硫醇、外源性酶类等。

4. 其他药物 张明等[26]研究发现苜蓿皂苷可缓解 X 射线对小鼠造血系统和染色体的损伤，杜霄等[4]研究发现精胺对辐射导致的心肌细胞的氧化损伤具有保护作用。曹惠敏等[27]研究发现补肾解毒方可以通过回调辐射大鼠血清中部分氨基酸和酰基肉碱的含量，改善相关代谢通路，从而发挥辐射防护作用。

（二）电磁辐射的防护

1. 有关电磁辐射防护规定 针对于各种辐射，国家制定了一系列的辐射标准。国家环境保护局制定的《电磁辐射防护规定》（GB8702-88）和《微波和超短波通信设备辐射安全要求》（GB12638-90），规定了公众接受电磁辐射的基本限值。

职业照射的限值为在每天 8 小时工作期间内，任意连续 6 分钟全身平均 SAR 应小于 0.1 W/kg；公众照射的限值为在 1 天 24 小时内，任意连续 6 分钟全身平均 SAR 应小于 0.02 W/kg。

2. 预防之道 预防或减少电磁辐射的伤害，其根本出发点是消除或减少人体所在位置的磁场强度，主要措施包括屏蔽和吸收。

（1）广播、电视发射台的电磁辐射防护：广播、电视发射台的电磁辐射防护首先应该在项目建设前，进行电磁辐射环境影响评价，实行预防性卫生监督，采取预防性防护措施，包括防护带要求。如果业已建成的发射台对周围区域造成较强场强，一般可考虑以下防护措施：①在条件许可的情况下，改变发射天线的结构和方向角，以减少对人群密集居住方位的辐射强度；②在中波发射天线周围，场强大约为 15 V/m，短波场强为 6 V/m 的范围设置一片绿化带；③通过用房调整，将在中波发射天线周围场强大约为 10 W/m，短波场源周围场强为 4 V/m 范围内的住房改作非生活用房；④利用对电磁辐射的吸收或反射特性，在辐射频率较高的波段，使用不同的建筑材料，包括钢筋混凝土，甚至金属材料覆盖建筑物，以衰减室内场强。

（2）工业、科学和医疗设备电磁辐射的防护

1）高频设备的电磁辐射防护：采用屏蔽技术，减少电磁辐射的危害。屏蔽的目的是采用一定的技术手段，将电磁辐射的作用和影响限制在指定的空间之内。高频设备电磁辐射的屏蔽须采用合适的屏蔽材料，一般认为，铜、铝等金属材料宜用作屏蔽体，以隔离磁场和屏蔽电场。①运用接地技术，也可以减小电磁辐射的危害，高频防护接地（也称射频接地）的作用就是将在屏蔽体（或屏蔽部件）内由于感应生成的射频电流迅速导入大地，使屏蔽体（或屏蔽部件）本身不再成为射频的二次辐射源，从而保证屏蔽作用的高效率。射频接地的技术要求有：射频接地电阻要最小、接地极一般埋设在接地井内、接地线与接地极采用铜材为好，接地极的环境条件要适当。②通过滤波，对电磁辐射的危害也可以削弱。线路滤波的作用就是保证有用信号通过，并阻截无用信号。电源网络的所有引入线，在其进入屏蔽室之外必须装设滤波器。若导线分别引入屏蔽室，则要求对每根导线都必须进行单独滤波。③距离防护，适当地加大辐射源与被照体之间的距离，可较大幅度地衰减电磁辐射强度，减少被照体受电磁辐射的影响。应用时，可简单地加大辐射体与被照体之间的距离，也可采用机械化或自动化作业，减少作业人员直接进入强电磁辐射区的次数或工作时间。④个体防护是针对被高频电磁辐射的人员，如对在高频辐射环境内的作业人员进行防护，以保护作业人员的身体健康。常用的防护用品有防护眼镜、防护服和防护头盔等。这些防护用品一般用金属丝布、金属膜布和金属网等制作。

2）其他防护措施：主要有采用电磁辐射阻波抑制器，通过反作用场在一定程度上抑制无用的电磁散射；在新产品和新设备的设计制造时，尽可能使用低辐射产品；从规划着手，对各种电磁辐射设备进行合理安排和布局，特别是对射频设备集中的地段，要建立有效的防护范围。

（3）微波设备的电磁辐射防护：减少源的辐射或泄漏，这项措施在进行雷达等大功率发射设备的调整和试验时尤为重要。实际应用中，可利用等效天线或大功率吸收负载的方法来减少从微波天线泄漏的直接辐射，利用功率吸收器可将电磁能转化为热能散掉。

实行屏蔽，使用板状、片状和网状的金属组成的屏蔽壁来反射散射的微波，这种方法可以较大程度地衰减微波辐射作用。使用能吸收微波辐射的材料做成“缓冲器”，如生胶和羰基铁的混合层等，以降低微波加热设备传递装置出入口的微波泄漏，或覆盖住屏蔽设备的反射器，以防止反射波对设备正常工作的影响。

为了尽可能减少手机对人体的电磁辐射，尤其是对头部的辐射，应尽可能减小手机的辐射功率，并保证使用手机时不要让它与头接触（建议离头部 2.5 cm）外，还要考虑其他保护措施。此外，设计最佳的天线辐射方向，使天线以较大的辐射方向偏离头部，这是减少手机对人体伤害的有效方案。

对于其他电器的电磁辐射，如电热毯变热后应切断电源再入睡，青少年与老人最好不用电热毯；观看电视的距离最好保持在 4 ～ 5 m，并注意开窗通风；观看电视或使用电脑时，最好在屏幕上安

置一个防护屏，以减少电磁辐射的影响；孕妇不应接触微波及进行微波理疗；家庭生活中，家用电器不宜集中摆放，应分散放置。

参考文献

[1] 刘畅，李志强，武慧欣．射频场电磁辐射对大鼠海马 *N*- 甲基 -*D*- 天冬氨酸受体的影响．职业与健康，2020，36（17）：2437-2440.

[2] 杨学森．电磁辐射对大鼠学习记忆和海马神经元的影响．解剖学报，2004，26（2）：91-94.

[3] 吴霖，宋伦．电磁辐射对小胶质细胞功能影响的研究进展．军事医学，2019，43（10）：792-796.

[4] 杜霄，许超，涂彧等．精胺对辐射所致氧化损伤 H9c2 心肌细胞的影响研究．中国全科医学，2021，24（29）：3716-3723.

[5] Gangi S，Johansson O. A theoretical model based upon mast cells and histamine to explain the recently proclaimed sensitivity to electric and/or magnetic fields in humans. Med Hypotheses，2000，54：663-671.

[6] Brovkovich VM，Kurilo NB，Barishpol'ts VL. Action of millimeter-range electromagnetic radiation on the Ca pump of sarcoplasmic reticulum. Radiobiology，1991，31：268-271.

[7] 刘燕青，彭瑞云，高亚兵，等．微波辐射对大鼠窦房结组织结构的影响．中国体视学与图像分析，2012，13（3）：262-268.

[8] 孟丽，彭瑞云，高亚兵，等．高功率微波对大鼠下丘脑和垂体中糖皮质激素受体影响．中华放射医学与防护杂志，2005，25（5）：480-484.

[9] 陈纯海，屈占东，杨学森，等．妊娠期和哺乳期连续微波辐射对小鼠学习记忆功能的影响与甲状腺激素作用研究．辐射研究与辐射工艺学报，2009，27（3）：161-166.

[10] 卢波，钟敏，张广斌．微波辐照对大鼠甲状腺及血清 T_3、T_4 的影响．中国辐射卫生，2007，16（1）：28-30.

[11] 宋薇，彭瑞云，高亚兵，等．微波辐射对大鼠造血组织形态和功能的影响研究．解放军医学杂志，2011，36（3）：297-300.

[12] 王水明，王德文，高亚兵，等．电磁脉冲辐射对小鼠血细胞的影响．解放军预防医学杂志，2003，21（6）：394-397.

[13] 赵黎，彭瑞云，高亚兵，等．静磁场辐射对大鼠外周血细胞、血清代谢酶和血浆递质的影响．军事医学，2011，35（5）：382-385.

[14] 徐俊杰，张慧，芦晓晶，等．高强度微波辐射对大鼠血清部分生化指标的影响．吉林医药学院学报，2011，32（1）：6-8.

[15] 钟秀宏，徐俊杰，刘洪梅，等．高功率辐射致大鼠心和肝损伤形态学观察．中国公共卫生，2010，26（12）：1559-1560.

[16] 裴银辉，高辉．手机辐射对小鼠细胞免疫功能的影响．环境与健康杂志，2008，25（10）：923-925.

[17] 尹金玲，满其航，崔玉芳，等．微波辐照诱发 Wistar 大鼠外周血淋巴细胞亚群变化．辐射防护通讯，2011，31（4）：19-22.

[18] 刘敏，陈永斌，王弼时，等．高功率雷达微波辐照对大鼠外周血 T 细胞亚群的影响及防护．解放军预防医学杂志，2012，30（1）：42-43.

[19] 孟旭英，高春记，张怡堃，等．电磁辐射对小鼠免疫功能的抑制作用．军医进修学院学报，2009，30（2）：215-217.

[20] 张怡堃，李慧，黄根山，等.持续高剂量电磁辐射对小鼠外周血免疫细胞数量影响的长期效应.吉林大学学报（医学版），2012，38（5）：856-860.

[21] 孙侠，张文辉，牛玉杰，等.不同强度微波辐射对小鼠胸腺的影响.中华劳动卫生职业病杂志，2004，22（2）：108-111.

[22] 马惠荣，李媛媛，栗晶晶，等.900 MHz 拟手机电磁辐射对大鼠肝功能和肝细胞 Bax 及 Bcl-2 蛋白表达的影响.解放军医药杂志，2013，25（10）：36-38.

[23] 安刚，周传艳，罗阳.低剂量电磁辐射对小鼠肝功能的影响研究.国际检验医学杂志，2013，34（14）：1777-1781.

[24] 王水明，王德文，彭瑞云，等.电磁脉冲辐射对小鼠睾丸间质细胞结构和功能的影响.中华男科学，2003，9（5）：327-330.

[25] 于攀，王欣玲，阎启昌，等.原花青素对紫外线诱导晶状体上皮细胞氧化损伤保护作用的研究.国际眼科杂志，2010，10（8）：1477-1480.

[26] 张明，李志威，刘建宇，等.苜蓿皂苷对X射线照射小鼠造血系统的影响.中国农业大学学报.2021，26（7）：78-84.

[27] 曹惠敏，刘冬书，雷宁，等.基于代谢组学研究补肾解毒方对辐射损伤大鼠的防护作用机制.湖南中医药大学学报，2021，41（6）：852-858.

（徐爱军）

第十章

振动危害与职业病

振动普遍存在于自然界中，大部分振动是宇宙运行和人类生存的需要，与人们的工作和生活密切相关。然而有些振动在一定条件下会给人体造成危害，如长期接触生产性振动会对职业人群造成不良影响。

第一节　概　述

一、振动的定义

振动（vibration）是指质点或物体在外力作用下沿直线或弧线围绕平衡位置（或中心位置）进行的往复运动或旋转运动。如钟表摆锤的摆动、弦乐器弦的运动。除力学系统的振动外，电磁场也存在着振动，如无线电波、光源。

二、振动的物理量

振动系统一般由质量、弹性力和阻尼组成。当系统振动时，系统在动能和势能这两个能量形式间转换，由此构成了振动的基础。系统的动能是系统质量和运动的函数，系统的势能是系统质量和弹性的函数。系统通过周期性的状态改变，按照固定的时间微分重复变化。若外力破坏了一个系统的平衡，并且这个力在破坏平衡后有一个与末态相同方向的回复力，则形成振动效应。总的来说，振动是一个与时间相关的物理状态参数。

描述振动物理性质的基本参量包括频率、位移、速度和加速度。对单一频率的振动来讲，知道其中两个参量，便可推算出另外两个。

1. 振动频率（vibration frequency） 频率（f）指单位时间内完成振动的次数，单位为赫兹（Hz），每秒钟完成一次全振动为 1 Hz。振动周期为频率的倒数，以 t 表示，代表振动物体（质点）完成一次全振动所需要的时间。

2. 位移（displacement） 位移（X）指振动体离开平衡位置的瞬时距离，单位为 mm。而振动物体离开平衡位置的最大距离称振幅（amplitude）。

3. 速度（velocity） 速度（V）指振动体单位时间内位移变化的量，即位移对时间的变化率，单位为 mm/s。

4. 加速度（acceleration） 加速度（a）指振动体单位时间内速度变化的量，即速度对时间的变化率，单位为 mm/s^2。也可用重力加速度 g（1 g=9.81 m/s^2）表示。

5. 振动物理量之间的关系 在振动过程中，位移、速度、加速度三者间变化的关系为：振动体处于平衡位置，即位移为零时，加速度为零，而速度最大；随着位移增大，加速度也增大，而速度变慢；至位移最大时，加速度也最大，而速度为零。从而可知，振动体加速度的变化与位移呈正比，速度的变化与位移成反比。

四个物理量的实际意义如下：频率是寻找根源、分析振动的主要依据，人体各部分对不同频率的敏感性不同；位移直接与机械变形有关，从对人体的影响看，位移常被看作强度指标；速度决定了噪声的大小及人体对机械振动的敏感程度；加速度与作用力和荷载成正比，在研究机械疲劳、冲击等问题上很重要，对人体也是一个重要冲击量。总的来说，位移、速度、加速度均是代表振动强度的物理量，其中加速度最能反映振动强度对人体的作用，因此目前评价振动强度大小最常用的物理量是加速度。

6. 振动峰值、平均值和均方根值的概念 峰值（peak value）为最大值，但由于振动是往复交替的运动过程，故又有正负之分，即有正峰值和负峰值，正峰值与负峰值绝对值的和称为峰峰值（peak to peak value）。平均值（average value）是振动物理量随时间变化的各点绝对值的平均数。有效值也称均方根值（root mean square value，rms），即按能量平均的方法，取各点的平方值进行平均，再将此均方值开方。峰值是表示振动强度的瞬间值，平均值和有效值则描述了振动物理量随时间变化的全过程。在平均值和有效值中，以后者与振动能量的关系最大。

7. 振动加速度级（vibration acceleration level，VAL） 振动加速度级是近年来许多国家用来表示公害振动程度的参量，是振动加速度的一种表示方法。其公式为：$VAL=201g\alpha_{有效}/\alpha_0$（dB）。其中，$\alpha_{有效}$为振动加速度的有效值（$m/s^2$），$\alpha_0$为振动加速度的基准值（在 5 Hz 条件下为 10^{-6} m/s^2）。采用这个基准值，预计使人感到不快的振动在 60 ~ 70 dB，对人体有害的振动在 80 ~ 90 dB。

三、振动物理量的生物学效应

振动对人体健康的影响取决于振动的强度和频率、接触振动的方式和时间、机体状况、环境因素（如寒冷）。引起振动病的最基本因素是人体直接接触的振动体的振动物理量。其中，最主要的是振动的频率、振幅（位移）和加速度。

（一）频率、振幅（位移）与人体效应

振动频率起主导作用：振动频率 40~300 Hz、振幅为 1 mm 左右时，人体接触数年，可出现血管、运动神经的损害，即发生振动性白指；频率在 40 Hz 以下、振幅为数毫米，可引起骨关节损害；300 Hz 以上的高频振动，振幅为 0.01 mm 时，数周后可出现手、上臂和肩部持续性损害，使用高转速的磨光工具出现的麻木症等即属此类。一般认为，低频率、大振幅的振动对机体的作用主要与身体和器官的空间位移以及前庭器官的兴奋有关，而高频率、小振幅的振动主要对机体足部的神经末梢发挥作用。

（二）振动频率与人体效应

振动频率在 15 Hz 以下时，可导致身体器官位移，前庭器官反应；频率在 15~25 Hz 之间，作用

有冲击感，人体尚可承受，可致骨关节损害；频率在 25~35 Hz 之间，会出现振动病的某些症状，血管痉挛尚少见；频率在 35~50 Hz 之间，可引起血管痉挛，导致振动病；频率在 50~250 Hz 之间，血管痉挛的振动频率上升；频率大于 1600 Hz，机械能转变为热能，具有杀菌效应，对中枢神经系统有影响。

（三）加速度与人体效应

人体对振动感受的程度主要取决于振动的加速度。当频率较低、振幅较大时，加速度起主要作用。如机车船舶的全身振动，可使人体内脏移位，血液分布改变，体重周期性变化，并能引起不同程度的前庭反应等。振动工具的手传振动同样是加速度越大，冲击力越大，危害就越大。Taylor 等[1]的调查资料表明，振动工具的线性加速度越大，工人发生振动性白指的潜伏期则越短，两者呈负相关。

（四）振动的作用时间与人体效应

振动的物理性质和作用时间决定了机体接受振动的“剂量”。工作日内接触振动的时间和作业工龄越长，振动越强烈，机体接受振动的能量就越大，振动的危害就越严重。流行病学调查表明，振动病的发病率随着振动作用时间的延长而增加，振动病的严重程度也随着振动作用时间的延长而加重。

四、分析振动影响的参量

1. 振动频谱（vibrating spectrum） 生产中产生的振动很少由单一频率构成，绝大多数含有极其复杂的频率成分，而且不同频率的振动强度也不相同。为了解振动源的特性，进而评价其对人体的危害，需要对振动的频谱进行分析。振动频谱是将按频带大小测得的振动强度（加速度有效值）数值排列起来组成的图形，是在特定情况下振动对频率的“指纹图谱”。振动频谱常常用计算机分析来获得，图形一般如下表示：水平轴表示频率（Hz）；垂直轴表示加速度（m/s^2）、速度（m/s）、位移（m、cm 或 mm）或能量（J）其中之一；频谱垂直线总和表示所测频率范围内的频率数；每条垂直线的高度表示特定项目的幅值。

对振动的频率进行分析，经常用到频程或频带，常用的频程有倍频程和 1/3 倍频程。倍频程的每个频带上限频率与下限频率之比为 2∶1，即上限频率是下限频率的 2 倍。倍频程的中心频率是上、下限频率的几何平均值，中心频率范围为 8 ~ 1000 Hz。1/3 倍频程即把一个倍频程再分成三等分，把频率分得更细，其中心频率范围为 6.3 ~ 1250 Hz。

2. 共振频率（resonant frequency） 物体在外力的激发下，可产生一定频率的振动，该频率称为该物体的固有频率（natural frequency），即系统自由振动时的频率。当作用于物体或机体的振动频率与物体固有频率相同或成倍数时，振动强度加大，该现象称为共振（sympathetic vibration）。因此将该物体的固有频率称为共振频率。一般认为，人体的各部位或器官都有一定的共振频率（表 10-1），因此共振危害也常发生于人体。人体对振动频率的响应存在明显的个体差异，不同频率的振动在人体内的传播情况也不同。一般来说，人体组织会使高频振动衰减，而低频振动则可传播较远。

表 10-1 人体不同部位或器官的共振频率

部位 / 器官	共振频率（Hz）	部位 / 器官	共振频率（Hz）
头部	2 ~ 30	前臂	16 ~ 30
眼部	30 ~ 80	腹腔	10 ~ 12
上下颌	6 ~ 8	脊柱	10 ~ 12
肩部	4 ~ 5	下肢	2 ~ 20
胸腔	4 ~ 8	神经系统	250

3. 4小时等能量频率计权加速度有效值 振动对健康的影响是振动频率、位移、速度、加速度、接触时间联合作用及其与机体相互作用的结果。研究发现，在振动频率6.3 ~ 16 Hz范围内，振动伤害与频率无关，振动频率在16 ~ 1500 Hz范围内，随频率的增加而伤害作用下降。为便于比较和进行卫生学评价，我国以4小时等能量频率计权加速度有效值［four hour energy equivalent weighted acceleration rms，a_{hw}（4）］作为人体接振强度的定量指标。该指标是在频率计权和固定接振时间的原则下，计算加速度有效值。即在固定接振时间为4小时的原则下，用1/3倍频程分频法所测得的各振动加速度有效值乘以相应的振动频率计权系数后所得的加速度有效值。所谓频率计权，是根据频率或频带对测定值进行修正，即依据不同频率振动对机体的效应，赋于各频带相应的计权系数。若每日接振时间为4小时，其频率计权加速度有效值（ahw）即为a_{hw}（4）；若每日接振时间不等于4小时，则需通过公式换算。

五、生产性振动的分类

根据振动作用于人体的部位和传导方式不同，可将生产性振动分为局部振动（local vibration or segmental vibration）和全身振动（whole body vibration）。这两种振动无论是对机体的危害还是相应的防治措施都迥然不同。

（一）局部振动

局部振动是指作用于身体某一部位的机械振动。生产中手持或接触振动工具、机械或加工部件，使机械振动或冲击直接作用或传递至手臂并通过手臂传导至全身，这样的局部振动又称手传振动（hand-transmitted vibration）或手臂振动（hand-arm vibration）。手传振动是影响人群最广、造成职业损伤最严重的振动。

手传振动可能是由机器在预定的工作方式中由于零部件的不平衡或齿轮、轴承等撞击而产生的间歇的、脉冲的或周期形式的摆动所引起的。手传振动也可能由装入刀具的不平衡引起，也可能是由于操作者、机器和被加工材料之间的相互作用引起。

具有需要操作者握持或引导的振动手柄、控制部位、工件或其他振动表面的工艺或机械即为手传振动源。人暴露于手传振动源的作业广泛分布于许多行业的生产过程中，如使用风动工具（风铲、风镐、风钻、气锤、凿岩机、捣固机、铆钉机等）、电动工具（电钻、电锯、电刨等）、高速旋转工具（砂轮机、抛光机等）的作业。

对于手传振动的测量，以往国际、国家标准规定，对振动的三个轴向进行测量，以最大的轴向加速度分量作为评价的依据。但有些情况下，即使所测得的数据按国际标准评价是安全的，手传振动的操作者仍可能罹患振动病。因此，新的国际标准改进了取值方法，即三轴振动都要测量，并分别报告，基于三轴合成的值，进行振动评价。三轴测量在实践中无法完成，或者没必要时，则用一个倍增因数（multiplication factor）来对单轴测量或两轴测量的结果进行总量评价。在有支配轴（某一轴的振动值远高于另两轴）的情况下，倍增因数为1；当测量值能代表三个轴时（三个轴的值大小相似），倍增因数为1.7；当两个非支配轴的值比支配轴的30%还要小时，只测支配轴即可。

关于日接振量的计算，以前国际、国家标准规定，以4小时持续时间内的等能量计权加速度来表示，计为$(a_{hw})_{eq(4)}$。即在手传振动的频率计权加速度为a_{hw}，且保持不变的条件下，持续工作4小时，日接振量$(a_{hw})_{eq(4)}=a_{hw}$。目前，国际标准以8小时持续时间内的等能量计权加速度$a_{hw(eq,\ 8h)}$来表示，记为A（8）。

（二）全身振动

全身振动是指因工作地点或座椅的振动，导致人体足部或臀部接触振动后，通过下肢躯干传导至全身，不包括那些直接传递到四肢的振动。对影响健康的全身振动而言，其危害识别、防治、振动测量及防护时所指的全身振动是指通过座椅底板整体传入坐姿人体的振动。

全身振动的主要来源之一是人员、货物及材料的地面运输车辆。车辆的振动主要来自两方面：一是车辆自身工作时所产生的振动，二是路面起伏与轮胎接触时的撞击力引起车辆及司机座椅的振动。全身振动的另一来源是工业生产中的大型固定设备，如混凝土预制设备，这些设备工作时产生的振动会传到操作者站立的地板上，并通过操作者的脚传到全身。

全身振动的接触机会常见于在交通工具（汽车、火车、船舶、飞机、拖拉机、收割机等）上的作业或在作业台（钻井平台、振动筛操作台、采金船上等）上的作业。有些作业如驾驶摩托车，可同时接触全身振动和局部振动。

全身振动对人体的影响取决于三个方面：①最主要的是振动强度，以加速度幅值来计量，单位是 m/s^2；②频率，单位是 Hz；③振动的暴露（持续）时间。人体对 2~12 Hz 的振动最敏感。在振动强度和频率相同的条件下，暴露时间不同，对人体的影响不同。长期暴露于高强度全身振动会增加健康损害的风险，主要是影响腰椎及与其相连的神经系统。增加暴露时间和增加振动强度意味着增加了振动量，可能导致上述风险增加，而周期性休息则会减少这种风险。目前，还没有振动量与对人体影响之间的定量关系，不能用不同的暴露量值和暴露时间导致危险的可能性来评估全身振动。低频率、大振幅的全身振动，可引起头晕，但这不是引起头晕的唯一因素。一般来说，0.1~1.0 Hz 频率范围内的峰值加速度超过 0.1~0.15 g（$1\ g=9.8\ m/s^2$）会引起头晕。全身振动引起健康变化通常需要几年时间才会出现，因此，所测的振动暴露值应能代表暴露期内的稳定值。

第二节　振动对人体的危害

人体是具有振动体系的生命体，从细胞、组织、器官到整个机体的生命过程，都伴随着振动，人类广泛利用、积极开发振动来诊治疾病，促进健康。然而，振动也有不利于机体健康的一面，不仅会引起机械效应，还可以引起生理和心理效应。全身振动和局部振动对人体的危害及其临床表现明显不同。全身振动可对全身各系统产生影响。局部振动长期作用于人体，可引起手臂振动病，属于我国法定职业病。机体对振动的反应，一方面取决于振动的参数特性、振动着力点的位置、接触振动的面积以及影响振动传导的组织特性；另一方面取决于机体的反应特性，所以同一振动作用于不同的机体，可能引起不同的反应。

一、振动在人体组织内的传播

（一）局部振动的传播

较高频率的局部振动可被人体组织衰减或吸收；较低频率的局部振动可由振动的着力点传播至相当远的部位；局部振动的频率越低，振幅越大，则传播的距离越远。即使加速度水平相同，低频率和高频率的振动，从手部向头部的传播也有很大差别，高频振动向远隔部位的传播较少。在生产条件下，振动可通过握持振动工具的手掌传播至手腕、前臂、肘关节、肩关节，甚至传播至头部、脊柱、内脏、下肢等较远部位。局部振动在人体组织的传播，不仅与振动源的振动强度、频率有关，而且与人体肌肉等组织的张力等个体因素有关，握力大、肌肉收缩、软组织张力增强，则有利于振动传播。

（二）全身振动的传播

人体各器官都有能引起其发生共振现象的频率（固有频率、共振频率），当作用于人体的振动频率与此频率相同或呈倍数关系时，可发生共振现象，则振动作用的影响扩大。全身振动多为低频率大振幅的振动（2 ~ 20 Hz），振动通过人体的支持部位传遍全身。人体接受振动最敏感的频率范围：垂直方向的振动 4 ~ 8 Hz，水平方向的振动 1 ~ 2 Hz。全身振动向头部传播的影响最大，一般认为，头部的共振点是 4~6 Hz，即振动频率为 4~6 Hz 时，头部振动加速度出现峰值。关于人体各部位固有频率的测定结果，因资料来源、实验方法不同而不完全一致。人体各部位固有频率不同，对振动的响应不同。这不仅影响振动在人体各部位、各组织的传播，而且关系到振动的健康效应和作用后果。近年的研究发现，人体组织中的 DNA、RNA、蛋白质等大分子和细胞膜也有各自的固有频率。适当的振动频率可以与细胞产生共振。目前关于振动在人体组织的传播、共振研究的报道较少，因此这是今后需要进一步研究和阐明的课题。

二、人体对振动的感受

人体对振动的感受取决于许多因素，如振动的强度、时间、部位，振动感受器、传入神经和中枢神经的功能状态，以及个体敏感性等。

（一）人体感受器

人体内广泛分布着各种振动感受器，或称机械感受器（mechanoreceptor），使人体可感受振动。它们主要分布在皮下组织、肌肉、骨膜、胸膜、腹膜、肠系膜等处。了解和研究较多的有默克尔感受器（Merkel disks）、触觉小体（Meissner corpuscle）和环层小体（Pacinian corpuscle），他们分别感受 8 Hz 以下、5~50 Hz 和 40 Hz 以上的振动，其代表频率分别为 4.0 Hz、31.5 Hz 和 125 Hz。由于振动工具的振动频率多在 50 Hz 以上，故环层小体对手臂振动病的感受更有意义。

环层小体广泛分布于皮肤真皮和皮下组织，是一个椭圆形的环层囊状小体，长轴约 1 mm，在最内层中央有一段无髓鞘的感觉神经末梢，连接有髓鞘的神经纤维（图 10-1）。小体的环层结构由粘性和弹性成分构成，起机械滤波器的作用，而小体中的神经末梢对很小的机械刺激也可发生反应。环层小体有微血管与动静脉联系，主要感受频率较高的振动，通过传入神经传向中枢，引起振动的感觉。具体传导过程为：环层小体感受振动，形成感受器电位，当电位大到一定程度时，产生能传导的动作电位，神经冲动通过感觉神经通路传至丘脑和大脑皮质，引起中枢兴奋，从而产生振动觉。在一定压力范围内，感受器电位的大小与其所受压力及加压速度成正比，即压力和加压速度越大，感受器电位越大。过量接触振动可使这些感受器的敏感性下降，引起振动觉阈值暂时上移，从而使振动觉下降。

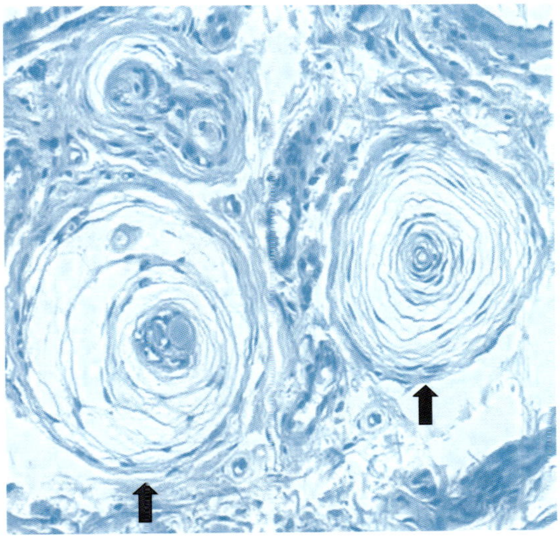

图 10-1 环层小体的组织结构（×400）

除了各种机械感受器外，耳蜗和前庭器官亦可对振动发生反应。

（二）人体对振动的主观感觉

人体对全身振动的感觉阈在 0.0006 ～ 0.002 g（1 g=9.8 m/s^2）范围内，人体刚刚能感觉到，因此称为“振动感觉阈”。对于 15 ～ 20 Hz 范围的振动，加速度在 0.05 g 以下不至造成有害影响，但对不同频率、不同强度的振动，可产生不同的主观感觉。全身振动首先影响人的舒适感，0.05 g 使人感觉不快，重者出现疲劳、嗜睡、头晕、焦虑、肌肉酸痛、虚弱等。由于人体各器官、各组织对不同频率、振幅的振动可发生共振现象，因此人体对不同参数（频率、振幅、强度、轴向和时间）的全身振动引起的不适感不同。垂直方向（与人体长轴平行，Z 轴）全身振动引起的不适感的最敏感频率范围为 4 ～ 8 Hz，而水平方向（垂直于人体长轴，X 轴）全身振动引起的不适感与频率的关系不大，最敏感频率范围为 1 ～ 2 Hz。6 ～ 20 Hz、0.33 g 以上，20 ～ 80 Hz、0.5 ～ 1.0 g 的全身振动可使人感到严重不适以致不能耐受。例如，在实验条件下，人体对频率 10 ～ 20 Hz，振幅 0.008 ～ 0.024 mm 的全身振动，经一定时间暴露，可产生尿急感；频率 3~10 Hz、振幅 0.4 ～ 4.18 mm 的全身振动，可产生头晕。一般认为，低频率、大振幅的全身振动，由于加速度的作用，可使身体器官移位，前庭器官出现反应，产生恶心、呕吐、眩晕等不良感觉，长时间作用还可引起骨关节损伤。振动也可影响手眼配合，使注意力不集中，引起空间定向障碍，影响作业能力，降低工作效率。大强度的剧烈振动可引起内脏移位，甚至造成机械性损伤。

不同频率、强度的局部振动也可产生不同的生物学效应，产生不同的感觉。例如，频率较高的局部振动可导致手麻、手痛；50 ～ 250 Hz 的振动，可引起外周血管痉挛，甚至发生振动性白指。

人体刚刚感觉到振动的阈值（感觉阈）和刚刚感觉到疼痛的阈值（痛觉阈）都与振动的强度和频率有关。在实验条件下，人体对不同振动强度和振动频率的组合，也可产生相同的感觉，这样可以得到许多等振感觉点，将等振感觉点连接，即得到等振感觉曲线。

三、全身振动对机体的影响

全身振动普遍存在于人类生活和工作环境中，适宜的振动有益身心健康，过度的振动则可损害人体。一定强度的适宜振动具有增强肌肉活动、解除疲劳、减轻疼痛、促进代谢、增加组织营养供应、加速伤口愈合等功效，已用于保健和康复医学领域来防治疾病、增进健康等[2-3]。生产条件下，作业者长时间接触大强度振动，可对机体产生不良影响，导致不适以致不能忍受，甚至出现急慢性损害。全身振动对人体健康的不良作用是多方面的，能引起前庭器官、内分泌系统、骨骼肌肉系统、循环系统、消化系统和自主神经功能等一系列改变，并能产生不良的心理效应，如疲劳感、劳动能力下降等。特别是全身振动引起的腰背疼痛、脊柱和胃肠病变更加普遍，有的国家和组织将这一疾患列入了法定职业病名单。

1. 神经、心血管、呼吸系统 全身振动可使中枢神经系统抑制，导致注意力分散、反应性降低、易疲劳、头痛、头晕等，1~2 Hz 的全身振动具有催眠作用，最终导致作业能力下降；振动直接机械干扰或通过中枢神经系统，引起姿势平衡和空间定向障碍。如人体和物体同时接受振动，由于外界物体不能在视网膜形成稳定的图像，可发生视物模糊，视觉的精细分辨力下降；在全身振动作用下，由于前庭和内脏的反射，可引起自主神经症状，如脸色苍白、出冷汗、唾液分泌增加、恶心、呕吐、头痛、头晕、食欲不振、呼吸浅快、体温下降等。

全身振动使交感神经处于紧张状态，进而引起心血管及呼吸系统的变化。血压升高，心率增快，心排血量减少，脉压增大，可致心肌局部缺血，心电图发生改变，出现窦性心动过速、S-T 段下降、心室高电压、右束支传导阻滞等。1~15 Hz、0.3 g 的垂直振动可致呼吸量增加，呼吸频率加快，使呼吸运动耗氧、耗能增加，有时过度通气，可发生低碳酸血症。

2. 前庭器官 不同方向的振动加速度反复过度刺激前庭器官可导致运动病（motion sickness），又名晕动病。运动病是指作业人员在车、船或飞机等交通工具上工作，由颠簸、摇摆或旋转等任何形式的加速度运动刺激人体的前庭器官，而出现一系列急性反应性症状的总称，又可分别称为晕车病、晕船病或晕机病。患者先有疲劳感、精神不振、面色苍白、出冷汗等，继之可出现眩晕、恶心、呕吐。部分患者伴视物模糊、血压下降、眼球震颤。呕吐严重者可发生水与电解质紊乱，甚至出现休克。前庭器官敏感者易于发生本病，情绪紧张、过度疲劳、身体虚弱、过饥或过饱以及空气不佳等是本病的诱因。运动病预后良好，停止接触并经适当休息后症状可迅速缓解，多数患者可逐渐产生适应。治疗可根据病情服用抗组胺类（如美克洛嗪、茶苯海明）或抗胆碱类（如氢溴酸东莨菪碱）药物，但这些药物会暂时影响中枢神经系统的活动，减弱机体灵活性，故不能作为驾驶员的预防性用药。

全身振动的加速度能引起前庭器官的壶腹嵴纤毛细胞和耳石膜的退行性变，致使前庭功能的兴奋性异常。随着工龄的增加，兴奋性降低，临床表现为运动协调障碍，可见眼球颤动、站立不稳、步态失调等。

3. 消化系统 全身振动可使胃肠道蠕动增加，收缩加强，改变胃酸分泌功能；也可能抑制胃肠蠕动，使胃肠道和腹内压力增高，出现胃肠症状（如食欲减退）；使肝的解毒和代谢功能发生障碍。长期全身振动作业者如车辆驾驶员，其慢性胃炎、溃疡、胆囊炎、胃下垂等胃肠疾病的发生率增高。振动病患者的肝和胃肠功能障碍，是较早出现的临床症状，与振动病的严重程度平行，这种功能障碍可能是神经系统尤其是自主神经系统功能失调所致。

4. 运动系统 胸、腰椎早期退行性改变、椎间盘突出症的发病率增高，主要表现为腰背痛。全身振动伴有长时间的强制体位（如长途驾车）是导致骨骼肌疲劳的主要原因。

5. 内分泌系统、生殖系统 在强烈振动作用下，肾上腺内氧化型辅酶Ⅱ和还原型辅酶Ⅱ反应性增加。全身振动，尤其是随机的大振幅振动，使盆腔内器官血管紧张度降低，静脉淤血，女性出现经期延长、经血过多和痛经等，长途汽车司机发生精索静脉曲张者增多。

6. 足部 足部直接接触的全身振动，常引起足部神经和血管的改变，出现疼痛、轻度感觉减退或过敏，小腿和足部肌肉触痛，足背动脉搏动减弱，趾甲床毛细血管痉挛，足部皮肤温度降低。

7. 心理 近年来关于接触全身振动作业者的心理影响的报道增多。

四、局部振动对机体的影响

局部振动可产生的不良影响，包括末梢循环、末梢神经和运动系统的功能障碍和（或）病理改变，严重时可出现手臂（局部）振动病。长期局部振动所致职业性手臂振动病，以上肢手臂末梢神经障碍为主，常以多发性末梢神经炎的形式出现（详情参考本章第三节职业性手臂振动病）。从某种意义上来说，局部振动也会影响全身，可引起神经系统、心血管系统、听觉器官、免疫系统和内分泌系统等多方面改变，尤以神经系统、心血管系统的改变更为明显。

局部振动对机体影响的研究有几点需要关注：①局部振动对机体的影响是全身性的，涉及各个系统，主要是外周循环、神经系统和运动系统，一般情况下，局部振动造成的职业性损伤是一个慢性的、损伤 - 修复博弈的过程，这个过程的复杂性、整体性，决定了局部振动病临床表现的多样性。②关于局部振动的影响，研究资料尚有不同结论，许多新的问题尚待阐明，甚至未涉足，这说明继续深入研究不仅非常必要，而且存在很大空间。③局部振动对作业工人的影响的严重后果是导致手臂振动病和其他职业病损的发生、发展。在临床上主要的典型表现是振动性白指、振动性神经病以

及上肢骨关节 - 肌肉系统的病变。今后特别需要研究局部振动对人体健康影响早期的、包括生物标志物和基因水平在内的、特异性和敏感性较好的指标，这对手臂振动病的诊断、防治和发病机制的探讨具有十分重要的意义。

五、影响振动对机体损伤的因素

（一）振动本身的特性

振动物理量中的频率、振幅、加速度是影响振动生物学作用的基本因素，这些物理量的变化常与振动工具有关。生产性振动是职业性手臂振动病最基本的致病因素。振动的强度及其他物理性质不同，对机体的影响不同，引起的生物学效应也不同。因此，人体接触振动的频率、振幅、加速度等参数不同，对人体的危害程度及其出现时间也有所差异，这是影响作业工人振动病发生和流行的首要因素。使用的振动工具的振动参数与振动性白指的发生率有密切关系。

1. 振动频率 振动频率对人体的影响起主导作用。人体能够感受到的振动频率在 1~1000 Hz。20 Hz 以下低频率大振幅的振动作用于全身时，主要影响前庭、内脏器官，由于共振作用，个别器官系统可能受到更严重的损害；当局部受振时，骨关节和局部肌肉组织受损较明显。高频率（40 ~ 300 Hz）振动对末梢循环和神经功能损害明显。高频率振动最危险的频段是 125 Hz、250 Hz 和 500 Hz；1000 Hz 的振动对机体的影响相应减低；2000 Hz 的振动，其强度高出容许值 2 倍时，也未发现明显的生理变化。不同频率对人体的不同影响，正是频率计权加速度的基础，不同频率有不同的计权系数。

2. 振幅 在一定频率下，振幅越大，对机体的影响越大，出现振动损伤的时间越短。大振幅、低频率的振动作用于前庭器官，可使内脏移位；高频率、低振幅的振动主要对组织内的神经末梢起作用。频率在 30 ~ 300 Hz、振幅为 1 mm 左右的振动，直接接触数年，即有可能出现血管运动神经的损害，发生振动性白指；频率在 30 Hz 以下、振幅较大时，有可能引起骨、关节的损害。高频率、低振幅的振动，接触一定时间后，即可出现手、上臂及肩部的持续性损害，使用高速转动的手持砂轮磨光工具的工人，出现手指麻木症状即属此类。

3. 加速度 振动的加速度越大，冲击力越大，对人体的危害就越大，振动性白指的发生率越高。从接触振动至出现白指的时间（白指潜伏期）越短。

（二）接振时间（暴露时间）

接振时间是一个剂量概念，以每个工作日实际接振时间（一般以小时计）表示，年实际接振天数和实际接振年数的乘积，即为接振工龄的含义。工作日内接振时间和振动作业工龄越长，振动性白指的检出率越高，病情也越严重。

接触振动的强度和接振时间，决定了机体接受振动的“剂量”。工作日内接振时间、振动作业工龄越长，振动强度越大，机体接受振动的能量就越大，振动的危害就越严重。手臂振动病的患病率随着接振时间的延长而增加，振动病严重程度也随着接振时间的延长而加重，振动时间与振动损伤之间存在明显的正相关。振动病的发生与流行，不仅与接触振动的累积时间（工龄）有关，还与单位时间内振动时间长短有关，每天接振时间越长，发病率越高。

（三）体位和操作方式

人体对振动的敏感程度与体位有关。对全身振动而言，立位对垂直振动敏感，卧位对水平振动敏感。有的振动作业存在强制体位，如手抱振动工具紧贴胸腹部，如手持工具过紧、肢体紧张，可直接影响身体组织对振动的传导、衰减和振动能量的吸收，降低了身体缓冲振动的作用。接触振动部位血管受压、血液循环不畅，造成局部末梢神经和血管的损伤，也可促使手臂振动病的发生。

（四）环境温度和噪声

振动、噪声、寒冷为振动病的三大致病因素，寒冷和噪声均可促使振动病的发生。

大气温度和作业场所温度在振动病的致病因素中起重要作用，寒冷是促使振动病发生和流行的重要条件之一，大多数手臂振动病患者均来自较为寒冷的国家或地区正说明了这一点。全身和局部受冷可诱发白指发作。一般认为，振动性白指发生和发作的气温往往是在 10 ~ 15 ℃以下。温度对振动病发生和流行的影响，首先是由于温度可直接影响血管功能，改变血流动力学特征，引起局部或全身血液循环的变化。接近机体表面的组织温度易受环境温度的影响，而体表下的深部组织不受环境温度的影响，能够保持恒温。故手指、足趾的肢端、末梢部位皮肤的温度受环境温度影响大。手指温度可随着环境温度降低而下降，手指的血流量减少。温度 10 ~ 15 ℃时手指的血流量减少显著。寒冷还可直接刺激血管平滑肌收缩，并可使血液黏稠度增加，引起血液循环功能障碍，这是振动性白指发生、发作、发展的主要原因之一。

振动的同时往往伴有噪声，而且，振动工具产生的噪声多为脉冲噪声，这种噪声比稳态噪声对人体健康的影响更大。噪声可通过神经系统特别是自主神经系统，促使手臂振动病的发生。

除噪声单独对人体产生不良影响外，噪声与振动的联合作用，既加重了噪声对听力的危害，又促进了振动病的发生。因为高强度噪声作为一种刺激因素，可通过神经系统，刺激交感神经过度兴奋，加重血管的收缩反应，以致外周循环发生障碍。

（五）工具重量和被加工件的硬度

工具重量和被加工件的硬度可影响人体作业负荷以及静力紧张程度，加剧对人体的损伤。振动工具的机械功率越高，振动激发力就越大，加工部件的硬度越高，机械反冲力就越大，人体受冲击的影响也越大。冲击力强的振动易使骨关节发生病变。

综上所述，影响振动病发生和流行的因素多种多样，比较复杂。作业工人操作振动性工具，具有一定的振动强度（加速度）、频率、方向和接振时间，通过动力学反应，在作业环境因素和个体感受性的影响下，表现出一定的临床症状和体征。操作振动工具的熟练程度，关系到对工具的握持力、操作姿势和工具把手的角度、接触面积，进而影响接触振动的参数和暴露时间；作业的变动可影响振动病的潜伏期，潜伏期与振动参数和发病率之间也可能存在一定的联系。

第三节 职业性手臂振动病

生产性振动作为一种职业性有害因素由来已久，振动引起的职业损伤、振动病的发生和流行，是与振动工具的出现和广泛应用联系在一起的。从 20 世纪初以来，振动病就成为公认的职业病之一。进入 21 世纪后，振动职业危害、振动病及其防治的研究有了很大的发展。现代工业的迅猛发展和科学技术的日新月异，特别是振动工具类型和数量的不断增加，振动工具功率和转速的日益提高，以及交通工具、空间技术的长足进步，使振动的职业危害更加突出，并且成为人类广泛关注的环境公害之一。

早在 1957 年，我国已将振动病列为法定职业病。随着经济建设的发展和科学技术的进步，劳动条件、生产过程和作业环境的不断变化，劳动保护和医疗保健的要求日益提高，振动职业危害及其防治问题尚未完全解决，新问题、新情况不断涌现，迫切需要进一步加强振动病防治研究工作和国内外的学术交流，制定和修订职业卫生法规、标准，以便更好地适应我国职业卫生工作的实际需要，更好地满足广大劳动者的健康需求，进而提高职业生命质量。

一、职业性手臂振动病的定义及名称变更

职业性手臂振动病（occupational hand-arm vibration disease，OHAVD）在国外多被称为手臂振动综合征。根据我国职业卫生标准《职业性手臂振动病诊断标准》（GBZ 7-2002）的定义，职业性手臂振动病是指长期从事手传振动作业而引起的以手部末梢循环障碍和（或）手臂神经功能障碍为主的疾病，并能引起手臂骨、关节 - 肌肉系统的损伤，其典型的表现是振动性白指（vibration-induced white finger，VWF）。

所谓"长期从事手传振动作业"，一般是指密切接触手传振动、连续作业工龄在 1 年以上。手传振动（hand-transmitted vibration）也可称为局部振动（local vibration）作业，主要是指使用振动性工具的作业，也包括在振动设备上加工工件时手部接触振动的作业。涉及各种行业和工种，难以概全，包括：①煤炭采选业：采煤凿岩、岩巷装载、岩巷掘进、煤巷打眼、采煤打眼；②石油和天然气开采业：钻井、采油、转油、气体净化；③黑色金属矿采选业：黑色矿穿孔、炮采、机采、装载、运输、破碎、筛选；④有色金属矿采选业：有色矿穿孔、炮采、机采、装载、运输、破碎、筛选；⑤建筑材料及其他非金属矿采选业：土砂石打孔、土砂石炮采、土砂石机采、土砂、石装载、非金属矿打孔、非金属矿炮采、非金属矿机采、非金属矿装载、非金属矿破碎；⑥电力、蒸汽、热水生产和供应业：水电施工；⑦炼焦、煤气及煤制品业：煤气管道安装；⑧水泥制品和石棉水泥制品业：紧实成型；⑨耐火材料制品业：耐材成型；⑩磨具磨料制造业：磨料精筛；⑪ 炼钢业：钢锭整修；⑫ 金属制品业：金属构件铆接、金属锻打；⑬ 机械工业：铸造落砂、铸件清理、铸件初加工、压铸铸造、锻造、机械部件落料；⑭ 交通运输设备制造业：机车试运行、机车总装、船舶批碳、船舶除锈、爆炸加工、汽车线路整修。根据国内流行病学调查资料，发生手臂振动病的主要工种有凿岩工、铆钉工、风铲工、捣固工、固定砂轮和手持砂轮磨工、油锯工、电锯工、锻工、铣工等。能引起手臂振动病的其他手传振动作业也应包括在内，而振动主要通过足部、臀部传导的全身振动作业，则不属于这个范畴。至于既接触手传振动又接触全身振动的作业，如摩托车驾驶作业等，也可发生手臂振动病。

手传振动的职业危害涉及循环、神经和骨、关节、肌肉系统。一般认为，手臂振动病是一种慢性、进行性疾病，周围循环障碍的主要表现是振动性白指（VWF），神经系统障碍的主要表现是以手部感觉和功能异常为特征的振动性神经病（vibration-induced neuropathy，VN），手臂骨、关节、肌肉障碍的主要表现是营养不良、退行性变。手麻、手痛、指端感觉障碍出现较早。这些损伤的界定，与其临床分型和诊断分级有关，目前国内外尚有不同意见，但其典型表现是 VWF 早已成为共识。

振动病自 1911 年 Loriga 首次报道至今，命名尚未完全一致。在国外，职业性手臂振动病曾被称为局部振动病（segmental vibration disease or local vibration disease）、职业性雷诺现象（Raynaud phenomenon of occupational origin）、类雷诺病（pseudo-Raynaud's disease）、气锤病（pneumatic hammer disease）、白手（white hand）、死手（dead hand）、手外伤性血管痉挛性疾病（traumatic vasospastic diease）、职业性雷诺病（occupational Raynaud disease）、振动性白指（vibration white finger，VWF）。1986 年，手臂振动综合征（hand-arm vibration syndrome，HAVS）这一名称得到广泛认可，美国、加拿大、欧洲、跨国性标准、国际学术会议均采用了手臂振动综合征这一名称。

我国在 1957 首次公布的法定职业病中称其为振动病，但国内多主张以局部振动病命名。在 1985 年实施的国家标准中，称为职业性局部振动病（occupational segmental vibration disease）。2002 年国

家职业卫生标准中将其定名为职业性手臂振动病（occupational hand-arm vibration disease）。

二、病理变化

（一）外周循环的病理改变

发生雷诺现象的手指末小动脉血管壁肌层中度肿大，平滑肌组织体积增大，并有纤维化、动脉内膜增生、管腔狭小等，但无透明蛋白样变的倾向。血管周围结缔组织胶原纤维增生。血管壁肌层肥厚、血管内膜增生、管腔狭窄等。振动早期由于振动和寒冷作用，血管产生生理性痉挛，而长期的血管痉挛可导致血管发生功能性萎缩和器质性病变，对冷刺激产生顽固性痉挛。

实验动物局部振动2个月后，小动脉内皮局灶性肿胀和增生，平滑肌层增厚，平滑肌细胞胞质空泡形成，胞核增大，有的由于一端增粗而呈钉针形；振动1个月，光镜下未见明显变化，电镜下动脉和小动脉的内皮细胞和平滑肌细胞出现超微结构改变。线粒体不同程度肿胀，在明显肿胀的线粒体内，基质颗粒数量减少，且变短小，主要分布在周边，某些线粒体仅见其膜；内质网管腔扩张，含有淡染色内容物；内皮细胞内可见束状或单独分布的细丝；振动6个月，可见大空泡形成，其内充满低电子密度的均匀物质；核质呈现染色质颗粒，在核膜上形成积聚物，基底膜没有明显改变。血管平滑肌细胞的细胞膜和细胞器也有病理改变，最明显的改变是平滑肌细胞的线粒体。线粒体增大且形态改变，有的呈哑铃形。肿胀的线粒体基质颗粒明显减少、变短且无定形。颗粒内质网的管腔扩张，其内充满低电子密度的均匀物质，变化明显的细胞可见肌原纤维松散、紊乱，分布无定向。上述超微结构改变与振动作用的时间长短有一致性，并且直接接触振动的动物足部血管的改变比小腿、大腿的血管改变明显。研究者认为，在实验条件下用电子显微镜，证实了振动可以破坏血管内皮细胞和平滑肌细胞的超微结构[4]。

尸检病理资料，手指细小动脉的病理改变明显，中膜肌纤维肥大、肥厚、间质增生和弹力纤维坏死、不整合部分断裂。腕部动脉中膜发生中等程度同样的病变，内膜部分肥厚。大动脉以内膜粥样硬化性病变为主。

总的来说，外周循环呈现以细小动脉特征性血管内膜病变为核心的病理改变。

（二）神经系统的病理改变

振动对中枢和外周神经系统的影响，开始是外周神经纤维轴突周围节段性损害和早期退行性病变，出现神经轴突肿胀，粗细不匀，胞质内有沉淀物。脊髓和椎间神经节的细胞核周边染色质重新分布，边缘的染色质溶解，胞核向外偏移，个别细胞染色过度。以后外周神经发展到晚期退行性变性，神经细胞染色质溶解，尼氏体消散，核异位，严重者发生嗜神经细胞作用，甚至个别细胞被胶质小结代替。胶质细胞数量显著增加，神经细胞周围更明显。神经细胞的核酸含量和分布均有改变。星形胶质细胞的胞质及核仁的核糖核酸含量下降，这种变化早于形态学改变。感觉神经节和脊髓神经元尼氏体内核糖核酸浓度降低，与尼氏体的崩解有关。细胞核内脱氧核糖核酸的含量和分布也有改变。核酸代谢的变化，造成细胞蛋白质合成机制障碍。

早期，外周神经纤维轴突线粒体增大，周围损害程度不同，可至髓鞘崩解。进一步改变，髓鞘结构改变、纤维断离、神经轴萎缩、线粒体明显肿胀等。这些改变的程度取决于振动作用的时间，也取决于神经分布与振动着力点的关系。颈部交感神经节的节细胞大小不整，星状细胞轻度增生。形成瘢痕的节细胞胞体内可见到消耗色素。皮肤和骨膜感受器的形态学可改变。

三、发病机制

（一）血管学说

血管学说认为振动病的指端动脉痉挛是由于血管局部缺血所致。在振动影响下，可发生细动脉的病理形态学改变。在受振动和寒冷作用的部位出现血管生理性痉挛，进而引起功能性血管肥厚，再出现进行性病理血管壁肥厚和纤维化，使管腔狭窄，血流量降低，尤其对寒冷刺激产生顽固性血管痉挛，导致组织缺血，出现白指，甚至出现淤积型的发绀症。而持续性的小血管痉挛和缺血，又可导致神经末梢、肌肉乃至骨骼等组织的营养不良，因而出现一系列临床症状。

振动对血管壁和血管调节功能的损伤，使血管内皮细胞分泌功能发生变化[5]，血管平滑肌细胞功能失调，最终发生血管痉挛。乙酰胆碱（ACh）、NO 等影响血管内皮细胞释放血管舒张因子（EDRF）和前列环素，进而影响血管平滑肌细胞鸟苷酸环化酶（guanylate cyclase）和腺苷酸环化酶（adenylate cyclase）的活性，通过环磷鸟苷（cGMP）和环磷腺苷（cAMP）的作用，影响平滑肌细胞对钙的利用（calcium utilization），使血管收缩加强，最终促使振动性白指的发生。

（二）免疫学说

振动引起人体蛋白质变性，形成自身抗原，进而 IgM 增加，引起局部缺血。寒冷可加速蛋白质变性，易于形成自身抗原。免疫反应的结果，引起机体局部缺血。红细胞一时性凝集，或红细胞溶血释放的蛋白质沉积在血管壁内造成闭塞，使局部缺氧导致血管痉挛。振动病患者存在循环的和固定的自身抗体，抗自身组织抗体不起防御作用，而对振动病的发病机制，特别是其临床表现的多样性有一定的意义。

（三）神经学说

振动病是由于中枢神经系统功能失调，尤其是自主神经功能紊乱、交感神经功能亢进引起的疾患。有人认为[6]，振动病发生的血管痉挛是通过中枢神经系统的复杂反射机制引起的。振动刺激神经末梢感受器，通过传入神经传至神经中枢，使后者处于持续兴奋状态，造成功能失调，发生血管舒张异常和营养障碍。对肌电图和脑电图的观察也表明，振动病伴有脊髓乃至高级中枢功能障碍。振动能使大脑皮质功能减弱，因此振动病是一种中枢的“神经官能症”。

血管反射障碍是随着皮肤感觉神经末梢过度刺激而发生的，血管异常与感觉减退相一致。感觉障碍是神经功能障碍、血管痉挛的前提条件。振动病是一种“交感神经兴奋症”，振动引起的指端血管收缩反应亢进，主要是自主神经功能紊乱，交感神经兴奋，特别是 α 受体功能紊乱所致。这种自主神经功能紊乱，可以反映大脑边缘系统、下丘脑存在功能紊乱。手指小动脉发生挛缩，从根本上说，与体温调节中枢的功能异常有关。事实上，当振动病患者全身处于 12~13 ℃时，当机体防御系统还没有充分动员起来时，就会出现雷诺现象。振动工具同时发出的噪声，也刺激大脑皮质及下丘脑兴奋，从而引起自主神经系统和体温调节中枢的功能异常。因此，提出了振动病发病机制的神经学假说，该假说认为振动、噪声和寒冷是振动病的三大刺激因素，首先诱发非特异性反应，继而刺激下丘脑、大脑边缘系统持续兴奋，致使中枢功能紊乱，出现睡眠障碍、记忆减退、情绪波动、手掌发汗增多、循环障碍、听力下降等。而下丘脑含有许多神经核，构成自主神经皮质下中枢，使下丘脑 - 垂体 - 肾上腺皮质系统功能障碍，肾上腺素和肾上腺皮质激素增加，引起末梢血管收缩出现雷诺现象，同时伴有全身性循环障碍和其他一系列改变。作为环境因素的寒冷，则促进振动和噪声的有害作用，引起自主神经性疾患、循环系统疾患，并伴有骨关节障碍的全身性疾患。

（四）关于振动性白指发病机制的综合学说

Okada 等[7-8]的研究认为，手持振动工具的操作，使局部组织受压增加，影响局部血流，作用于感受器和末梢神经，损伤血管内皮细胞功能，血管内膜增厚，管腔变窄，内皮细胞释放血管收缩因子（endothelium-derived constricting factor，EDCF）增加，而血管舒张因子（endothelium-derived relaxing factor，EDRF）释放减少，致使血管舒张机制反应降低，抗血小板凝集机制下降，血液黏滞度增加，使局部血管阻塞过程加剧。此外，振动刺激可通过躯体感觉 - 交感神经反射机制，使手指运动神经元兴奋性增强，还可使血管平滑肌细胞对去甲肾上腺素的反应增强。振动损伤 α 受体，也可导致血管舒张功能减退；动 - 静脉吻合中的 β 肾上腺素能血管舒张机制也可受损，使血管对寒冷刺激的舒张反应降低。寒冷作为发作诱因，还可直接刺激外周血管平滑肌收缩，加重小动脉阻塞性、痉挛性变化。这些因素的长期作用最终导致振动性白指的发生。

陈佰锋等[9]对振动致雷诺现象的发病机制进行了文献综述，主要有以下三方面：①自主神经功能失调和受体异常导致外周血管扩张、收缩机制障碍；②血管内皮损伤和内皮调节机制异常，造成肢端局部血流异常；③血液黏滞度增加和细胞活化导致血流异常。中枢神经系统功能紊乱、交感神经功能亢进、副交感神经功能抑制被认为是振动致雷诺现象的主要原因。

手传振动的能量被组织吸收而损伤血管内皮和调节血管的神经末梢，指端感觉阈值的提高和神经传导速度减慢，可致肾上腺素受体敏感性增强，慢适应受体（slow adapted receptor）和快适应受体（fast adapted receptor）功能异常，表现为指端感觉阈值提高。振动致痛觉、振动觉神经末梢消失，特别是手指血管周围神经末梢的消失，因其含有强效舒血管作用的降钙素基因相关肽，因此其缺乏会相应地导致调节血管舒缩的神经反射传导能力下降。

手臂振动造成的血管内皮功能障碍表现为：血管内皮舒张因子介导的 G 蛋白失活；NO、前列环素和内皮超级化因子释放减少或代谢降解加快；内皮过氧化物释放增加或高反应氧化物增加；内皮素的释放增加；血管平滑肌对 NO、前列环素和超极化因子的敏感性降低；内皮细胞间的信号传递减弱；NO 合酶底物精氨酸缺乏；NO 合酶或其相关因子改变；其他的内皮介导因子对血管的影响。这些因素都可导致血管痉挛的发生。

而振动的机械外力和血管内流体应力改变都可加重血管内皮细胞的功能失调和破坏血管内皮的完整性。上述活性物质的失衡，又可改变血液流变状态，增加血液黏滞性，活化血细胞，加大血管内流体切应力，降低微循环的血流量，进一步加重血管内皮和神经末梢的损伤。

上述三方面的改变，联合寒冷、噪声的共同作用下，导致肢端的动脉痉挛，出现雷诺现象。

（五）关于振动致神经损伤的机制

在一定强度、一定频率振动的作用下，实验动物外周神经结构、生物化学和功能发生变化，神经细胞外水肿，瞬时性神经纤维损伤以及细胞激活，生长素合成增加；振动引起的“警示反应”是神经损伤的信号，是神经元和施万细胞功能变化严重的表现；严重病例活检可见神经纤维的缺失，轴突增生、变性、纤维化和不同程度的脱髓鞘变化，这可能是引起振动性神经病出现临床症状的基础。

Lundborg 等[10-12]报道，高频手传振动的神经损伤主要在手的指尖部位或手直接接触振动工具的部位；低频振动可传递和影响手臂系统的更近端，均可导致神经结构的变化，并认为手的精细、灵敏、运动功能障碍，可能反映了对中枢神经系统的影响。手传振动对正中神经传导速度影响较大，对尺神经影响较小；对感觉神经影响较大，对运动神经影响较小。也有人认为振动性神经损伤是一种多元性或多灶性神经病。随着振动性损伤的进展，运动神经也可受累。振动性神经病在临床上是以手部感觉异常和功能障碍为特征的，而手部感觉正常是功能正常的先决条件。

关于局部振动对神经递质[13]和血管活性物质的影响：振动性白指患者血清去甲肾上腺素浓度升高，振动负荷试验后更加明显。在动物实验中发现，家兔在接触一定强度和一定时间的振动作用后，大脑皮质中多巴胺显著降低，高香草酸与多巴胺的比值明显升高，肾上腺中肾上腺素含量增加，且与接振强度有一致性，骨骼肌中 ADP、AMP 增加，在频率 125 Hz、强度为 8 g 的接振组变化更为明显。振动对家兔血浆内皮素及 NO 水平影响的研究显示，随着接振时间延长和接振剂量增大，有内皮素升高和 NO 降低的趋势，两者呈现负相关，而且存在一定的剂量 - 反应关系。这些神经递质和血管活性物质对维持和调节神经、血管正常的生理功能有重要意义，相互之间也存在密切关系。在振动作用下，上述变化可能是神经系统功能障碍和血管功能失调的生物化学基础。随着神经和血管损伤的加重，还可导致肌肉的损伤，甚至出现手部肌肉的萎缩，它与骨关节的损伤可能成为手臂振动病的另一临床类型。

（六）目前机制研究存在的问题

在上述发病机制的研究中，一些机体的病理变化与接触振动之间、与振动病发病之间的因果关系，特别是其剂量 - 效应关系，研究尚不够充分；而且，以往的研究主要集中在振动性白指的发病机制上，至于振动性神经病的发病机制研究，以及振动性白指与振动性神经病关系的研究，都有待继续探讨。

Gemne[14]指出，虽然振动性白指是手臂振动对血管影响的典型表现，但是人们对振动性白指的认识仍然相当贫乏。振动性白指是以寒冷激发、与接触强烈振动相一致的手指皮肤阵发性苍白为特征的疾患，发作时其血管异常收缩以致血流阻塞。但是，由于周围循环生理学的复杂性，使人们对振动性白指的研究非常困难。在有效的预防和治疗之前，在发病机制方面还有许多问题尚不明确。例如：在相同的职业人群中，振动性白指的患病率和潜伏期有很大差异的原因是什么？无疑这与个体因素有关，但哪些因素与外界环境因素共同起作用？有的人从未接触振动，但经常手脚发凉甚至苍白，这种素质性白指（趾）是否会促进振动性白指的发生发展？在职业人群中如何对他们做出病因学的诊断？寒冷刺激是振动性白指的必要条件，或只是雷诺现象的激发因素？吸烟对其病因学的影响如何？对于这些问题，至今流行病学资料并无确切答案。而对于目前需要的能将白指归因于接触振动从而排除其他因素的客观检查也不够满意；现有的各种检查方法的敏感性、特异性和预期价值都还不理想。尽管手指收缩血压（finger systolic blood pressure，FSBP）检查可以评价血管痉挛的发生，但个体差异和其他因素影响较大，都必须用流行病学的方法选择对照和使实验方法标准化。振动性白指与听力损失有一定关系，但其可能的病理机制是血管痉挛引起内耳神经营养障碍所致，还是振动对神经的直接损伤？振动能否引起自主神经系统的功能障碍？开展周密设计的、足够数量的、特别是有前瞻性的流行病学调查和实验研究是解决这些问题的主要途径。

总之，振动病的发病机制仍然是一个未完全解决的问题，需要在更大的范围内和更深的层次上继续开展调查研究工作，为振动病的职业危害防治提供基础性资料。

四、临床表现和检查

手臂振动病是一种慢性进行性全身性疾病，临床表现复杂多样。存在周围血管痉挛性障碍、周围神经障碍和骨 - 关节肌肉系统障碍三方面的表现。周围循环障碍主要表现为振动性白指（vibration white finger，VWF）；神经功能障碍主要表现为以手部感觉和功能异常为特征的振动性神经病（vibration-induced neuropathy，VN）；手臂骨 - 关节肌肉障碍主要表现为营养不良、退行性变。其中手麻、手痛、指端感觉障碍出现最早。在各方面临床表现之间有内在联系，可能交叉重叠。在具体病例中，往往以某一种表现为主。

手臂振动病的临床症状分为三大类型：振动工具直接引起的末梢神经、循环和运动障碍，中枢神经系统功能障碍和骨关节肌肉病变。按时序，一般是首先出现周围神经感觉功能障碍，相继出现周围循环功能障碍，骨关节运动功能以及中枢神经系统功能障碍。

（一）手臂振动病的症状、体征[15]

1. 手麻、手痛等手部感觉障碍 手麻、手痛等局部症状是手臂振动病最多见、最早期的症状，也是振动性神经病的主要表现之一。往往出现在手指发作性变白以前，具有重要的临床意义。这种手麻、手痛往往影响上肢，在休息、闲暇时，特别在夜晚症状更明显，常因此影响睡眠。寒冷可促使手麻、手痛的发生和加重，疼痛的性质为钝痛和刺痛。患者多自述寒冷季节接触冷水时，疼痛难忍，适当活动或局部加温后，疼痛可暂时缓解。此外，手胀、手僵、手足发冷、手无力、手腕关节、肘关节和肩关节的酸痛也较常见。可伴有运动功能障碍，影响精细动作。手握重物易疲劳，甚至持物易掉，手上举困难，肘关节屈伸障碍等。

2. 手指变白 振动性白指（雷诺现象）是周围循环障碍最典型的表现，也是目前临床上诊断振动病的主要依据之一。多普勒超声及磁共振检查可确定血管异常，主要是浅表血管弓缺失或不全，也可存在血管狭窄[16]。临床特点是发作性手指变白，变白部位一般是由指尖开始，逐渐向手指近端发展，波及整个手指，形如白蜡，称“白蜡病”。手指变白部分界线分明，严重者可扩展到手掌、手背，以至全手变白，称为“死手”。白指的发作具有一过性特点，发作持续时间短则数分钟，长者可能有数十分钟。白指发作的恢复，一般是变白的皮肤由苍白变为灰白，再变为发绀、潮红，逐渐恢复为常色，同时伴有手胀感。手部加温或全身保暖能促进白指的恢复。好发部位以中指最为多见，其次是示指、环指。双手可对称出现，也可在振动作业较大的一侧出现。手部受冷特别是全身受冷时能促进白指发作，主诉冬季早上较多。

3. 足趾变白 手臂振动病患者多有手、足发冷、发凉。在不接触振动的一侧手指和足趾也出现血管痉挛现象，足部皮肤温度降低，活组织病理检查表明，足部血管内膜增厚、管腔狭窄。手臂振动作为一种强烈刺激，导致交感神经功能亢进，可反射性引起非接振部位的血管异常。足趾变白现象是值得研究和应该注意的一个问题。

4. 振动性神经病 由手传振动引起的以指端感觉减退和周围神经功能障碍为主要表现的振动性神经损伤，是职业性手臂振动病的组成部分。接振者早期多见手麻、手痛、手胀、手多汗等手部症状和指端振动觉、痛觉等感觉阈值升高，相对于振动性白指而言，是一种亚临床状态，可与 VWF 伴发，也可独立于 VWF 存在。振动性神经病的识别和判断指标是：长期密切手传振动的职业接触史，连续作业工龄一般在 1 年以上；具有手麻、手痛、手胀等局部症状，也可伴有手臂关节、肌肉疼痛；指端振动觉、痛觉等感觉减退，甚至出现“手套型”感觉异常，有或无手持物易掉落、细微动作不灵等功能失调；神经 - 肌电图检查，出现神经传导速度减慢等神经源性损害，也可伴有体感诱发电位改变。

5. 骨 - 关节肌肉症状 在手臂振动职业危害中，影响功能、引起症状的骨关节变化主要是骨刺形成、变形性骨关节病、骨质破坏，以及颈椎、腰椎增生等。表现为腰背痛，手关节、腕关节、肘关节、肩关节疼痛。肘关节骨质改变、骨刺形成，可压迫、刺激尺神经，使神经纤维发生肥厚和变性，引起尺神经麻痹。尺神经完全麻痹时，可出现手部肌肉萎缩，甚至出现“鹰爪手”。肌肉萎缩多首先见于手部骨间肌，进而发展到大鱼际肌、小鱼际肌，甚至前臂肌肉。手部肌肉的挛缩可引起中指、环指和小指以及手掌部特有的屈曲挛缩。由于操作振动工具作业姿势的影响，以及关节受到振动的冲击，可引起上肢肌肉的硬度增加，血流减少，营养障碍，出现肌肉疲劳，肌力和持久力低下。

在前臂、肩胛部位可发生肌肉的条索状硬结，还能引起肌膜炎、腱鞘炎、关节囊炎、蜂窝织炎等病变，有自发疼痛和运动疼痛等表现。

6. 神经衰弱综合征等全身症状 振动病患者头重、头痛、头晕、睡眠障碍、记忆力减退、全身乏力、易疲劳、耳鸣、抑郁、性欲减退等中枢神经系统症状比较多见。头痛、头重感随着病程进展而加重，主要为肌肉挛缩性头痛和血管性头痛。颈部、头部，甚至肩部肌肉的挛缩可引起头重感。血管性头痛属于非偏头型血管性头痛，由于伴随脑血管的扩展而致，头痛性质可呈波动性、绞榨性和重压感。睡眠障碍可有入睡困难或熟睡障碍，与大脑边缘系统睡眠中枢的功能异常有关。头痛、手部麻木、心理不安等也是睡眠障碍的原因。自觉耳鸣，尤其在夜间，耳鸣更明显。常伴有听力损失，可能与血管运动障碍、神经末梢的刺激有关。手掌多汗，反映交感神经功能亢进，是振动病早期伴发的症状。少数患者有手颤，多为阵发、粗大震颤。

7. 腕管综合征 常见的嵌压性神经病变，多种原因造成腕管内的压力增高而挤压正中神经，均可引起腕管综合征（carpal tunnel syndrome，CTS）[17]。手臂振动对正中神经和手部功能的影响，在手臂振动作业中较为常见。手臂振动致 CTS 的机制尚未完全明了，一方面，手臂振动作业高强度的往复运动可造成腕管部位的机械性损伤，导致该部位肿胀、纤维组织增生，腕管内空间变小和压力增高，从而加重正中神经损伤；另一方面，手臂振动引起的外周循环功能障碍，使腕管组织缺血、缺氧，影响损伤修复，使局部组织水肿加重，造成腕管内压力明显增高。此外，手部紧握加工部件和振动工具，造成局部组织负荷加重，使腕管内压力增高，挤压正中神经。高强度振动、手腕长时间扭曲或伸展、较大的握持力是导致 CTS 的主要危险因素。

（二）手臂振动病的临床检查

1. 一般临床检查 特别注意手部和上肢的检查，有无指甲凹陷、指甲枯脆、指纹磨损、皮肤增厚、皲裂、表皮过度角化、手指肿胀、手指及指关节变形。有时可见“指端粗大”，形态为外观肥厚，软组织膨胀，触之柔软，指端变粗。注意有无手指挛缩、麻痹、肌肉萎缩硬结，有无上肢关节运动障碍、变形，尺神经有无肥厚、叩击痛、放射痛等。注意观察有无白指发作并详细记录，也可采用白指诱发试验。注意观察有无手颤、手掌发汗，神经反射、肌腱反射是否正常。

2. 指端感觉功能检查 外周神经功能障碍、感觉减退，特别是振动觉、痛觉减退出现较早，对于手臂振动的早期发现、早期识别有一定的意义。

（1）痛觉迟钝、阈值升高：指端痛觉障碍往往是由手指远端向近端发展，以致呈“手套型”感觉减退。严重患者下肢远端也可出现感觉障碍，呈“袜套型”痛觉减退，痛觉减退的范围呈节段性分布，痛觉障碍的恢复则多是从近端向远端逐渐进行。痛觉减退的程度与白指发生有一致性，且在白指出现前即已经出现。痛觉减退程度与接振时间有关，痛觉阈值随接振时间增加而提高。痛觉阈值可作为早期诊断的参考指标。按照国家职业卫生标准 GBZ 7-2002 的规定，痛觉阈值检查，采用注射针管重量法，成年人的痛觉阈值正常参考值为 6.0 g 以下。

（2）振动觉减退：振动觉减退与病理改变有平行关系，机体接受振动影响的频带相当宽，最明显的永久性振动觉阈值位移出现在高频段。振动觉阈值的检查，目前国内尚无统一的检查仪器和规范的测定方法，在国家职业卫生标准 GBZ 7-2002 中，规定了振动觉阈值检查的要求和条件，即振动频率，以 125 Hz 为主，条件许可时应同时包括 63 Hz 和 250 Hz；检查部位以示指为主，必要时检查中指和环指；测定结果以 dB 表示（0 dB 相当于 0.308 m/s^2）。在上述条件下，示指振动觉阈值的正常参考值一般为 7.5~15.5 dB；17.5 dB 为正常参考值上限。国际标准化组织（ISO）已经提出了振动觉阈值检查方法的标准（ISO/CD13091-1）。该标准强调测定方法标准化的重要性，对于振动觉阈值检查部位（指尖）、振动刺激器的频率（4 Hz、25 Hz、125 Hz）、接触皮肤面积（直径 1.0 ± 0.5 mm）、接触力的大小（0.5~1.0 N）、受检者皮肤表面温度（27~36 ℃）、手指、前臂的放置和坐位的姿势、测定持续时间（5.0 s）、检查室温（20~30 ℃）以及检查仪器的校准等都有明确、具体的规定。

（3）深度觉和两点分辨觉检查：这两种触觉阈值在接振工人中升高。指端感觉障碍与接触振动、白指出现有一定的关系。随着手臂振动程度的加重，感觉异常的比例和项目进一步增加。定量的感觉检查结果与手臂振动病的神经症状之间存在相关关系，是重要诊断指标，但国内振动觉、痛觉的检查方法尚无统一的标准化仪器。

3. 振动性白指检查　振动性白指的发作具有一过性和时相性特点，在《职业性手臂振动病诊断标准》（GBZ 7-2014）中规定，“其判断依据应以专业医务人员检查所见为主；主诉白指，同时又有同作业场所有关人员相符的旁证，也可作为参考，如有必要，可以进行白指诱发试验”。振动性白指的发生和发展一般有一定的过程，即甲床变白→手指皮肤出现白色斑点→手指皮肤变白，远端向近端发展，界线明显。白指诱发试验是值得今后继续研究的一个重要课题。白指发作具有一过性特点，并伴有麻木、刺痛感，发作持续时间与白指的严重程度有关，可由数分钟至数十分钟不等；恢复时往往是白指逐渐变灰白、发绀、潮红，伴有胀、痒，约经数分钟恢复如常。

4. 手指皮肤温度测量与冷水负荷（复温）试验　这是我国规定的手臂振动病诊断的必查项目，也是各国目前在研究手臂振动职业危害共同应用的一个指标。即在一定条件下，用皮肤温度计测定受检者手部皮肤温度，并且多与冷水负荷试验相结合，观察冷试前后和在冷试过程中手指皮肤温度的变化，并观察皮肤温度恢复至冷试前的时间（简称复温时间）。我国现行的职业卫生标准 GBZ 7-2014 中规定，冷水复温试验的水温为 10 ± 0.5 ℃，浸手时间最长不超过 30 分钟。

5. 压指试验（test of nail press）　即指甲压迫试验，是检查末梢循环的简便方法。检查者用示指、中指夹持受检者中指，用拇指加压受检者中指指甲，使甲床颜色变苍白，压指持续 10 秒，松开后立即观察甲床颜色由苍白恢复至压迫前颜色（苍白消失）的时间，正常者一般在 3 秒以内，末梢循环功能障碍者可达 10 秒以上。

6. 指端血流图和脑血流图检查　振动病患者指端血流图的改变主要是波幅降低，出现平坦波和低平波，以及流入时间延长等。手指血流图可作为振动病早期诊断及疗效观察的一项参考指标。脑血流图可出现异常波增多，尤其是反映血管痉挛状态的平顶波较多，重搏波“隐约”或“消失”者增多。

7. 甲皱微循环检查　甲皱微循环检查是用微循环显微镜对指甲根部皮肤皱褶部位的毛细血管的形态、功能状况进行观察、测试和拍照。观察的指标包括管袢轮廓、排列、数目、长度、管径、乳头下静脉丛、血色、充盈度、血液流态、流速、渗血，还可进行指端微血管压力测定。甲皱微循环的主要改变有[18]：管袢模糊、管袢的排列发生紊乱，在同一视野管袢的数量减少；管袢外形改变、异形管袢增加，即作为正常发夹形的管袢所占的比例显著减少，而麻花状管袢、短小管袢、点状管袢等异常管袢比例增加；“J”型和点状管袢具有较重要的意义。管袢口径异常扩展或狭小，表明管袢张力低下，在同一视野中可观察到管袢口径不均，管袢淤张、扭曲变形；火柴头状短小管袢比较多见，表明局部振动可致毛细血管管袢痉挛和（或）扩张。这种管袢张力低下的倾向，可能与接触振动的频率较低、工龄较长有关。振动频率 25 ~ 50 Hz 时血管扩张最常见，而振动频率 100 Hz 时血管痉挛最常见。同时，可见管袢内血流状态异常，正常为均匀、线型流动，手臂振动影响管袢血流状态，可呈泥沙状、颗粒感（粒流）流动；有时表现为血流不清，流速减慢或血色暗红，充盈过度、乳头下静脉丛可见度增加等，由此认为局部振动可致淤血。手臂振动作业工人甲皱毛细血管渗血，渗血多呈帽状或串珠状，黄褐色，较规则，似因毛细血管通透性改变所致。白指患者微循环血管压力减低，可能是外周微血管张力失调、微循环障碍所致。甲皱微循环检查，特别是进行动态观察和综合分析，对于评价手臂振动对外周循环的影响，探讨手臂振动危害的早期表现以及作为防治效果观察的群体指标，有一定意义。

8. 神经-肌电图检查 神经-肌电图检查是手臂振动病，特别是振动性神经病诊断和分期的客观检查指标之一。早期神经电生理主要表现[19]为正中神经、尺神经运动传导远端潜伏期（distal motor latency，DML）延长和远端感觉神经传导速度（sensory nerves conduction velocity，SCV）减慢。国家职业卫生标准GBZ 7-2002中明确规定：当振动作业工人出现手部感觉和功能障碍或手指变形，手部肌肉萎缩时，即使未出现振动性白指，经神经-肌电图检查，表现神经传导速度减慢，远端潜伏期延长等神经源性损害时，也可诊断为手臂振动病。一般测定正中神经的感觉神经传导速度、运动神经传导速度及其远端潜伏期时，肌电图可有纤维颤动，神经支配受累复合电位、群发电位、复合NMU电位等。研究慢纤维传导速度，有助于发现周围神经系统的早期改变。

9. 中枢神经和自主神经功能检查 长期、较强的振动刺激可引起原发性和继发性中枢神经系统的功能异常。一般认为，早期为异常兴奋，继而发生抑制，大脑皮质的兴奋-抑制过程紊乱。可见条件反射受抑制，条件反射潜伏期及运动时值延长。大脑皮质功能减弱过程与所受振动的频率、波幅有关。脑电图和声音负荷容积脉波检查，发现大脑边缘系统功能异常。振动对脑电波的影响，早期可出现4~7 Hz的慢波，即Q波，这可能是血管痉挛、大脑贫血所致；而后可出现25 Hz为主的快波，这种快波有纺锤形和非纺锤形两类。快波出现前后，基本无受抑制倾向，快波波幅在30 μV以下，连续出现或散在出现。此波幅大小和出现频率与疾病程度呈平行关系，并随治疗恢复而好转。这种纺锤形波对振动危害有一定的特异性。振动职业危害可使β节律的快活动明显增加，可能与振动刺激、神经感受器传入冲动所致大脑功能失调有关。

短潜伏期体感诱发电位检查，脑干听觉诱发电位检查和视觉诱发电位检查，均先后应用于振动病的研究，并获得了有一定意义的结果。声音负荷指容积脉波描记发现手臂振动可致自主神经系统功能紊乱，特别是交感神经兴奋亢进，功能失调。手指小动脉舒缩状况，可使指容积发生变化，能从一个侧面反映自主神经功能。现多采用光电式指容积脉波描记仪，结合声音刺激或其他刺激，通过吸收光量的变化，反映手指血管舒缩状况，用以评价自主神经功能和血管功能。该项检查对振动病诊断和疗效评价有一定意义，常用的是声音负荷指容积脉波描记。声音负荷指容积脉波描记结果可有如下类型：①正常型（N型，normal type）：声音刺激波高急剧下降，但刺激终止后，容积波波高在30秒以内完全恢复至刺激前的水平；②中间型（I型，intermediate type）：指容积脉波高在声音刺激终止后60秒内恢复至刺激前的水平达到80%以上；③迟缓型（D型，delayed type）：60秒内恢复80%以下；④反应低下型（P型，poor response type）：声音刺激后，指容积脉波波高降低不明显（30%以下），对声音负荷缺乏反应。振动病患者的声音负荷指容积脉波可表现为后三型，并且与严重程度有一致性，随治疗好转，可逐渐向N型转变。

手臂振动病患者和振动作业工人可出现心率变异性异常，反映在振动影响下神经功能失调。可将RR间期标准差均值，以及心率功率频谱图中低频段与高频段的比值（LF/HF），作为心率变异性的评价指标。RR间期标准差均值降低，LF/HF比值升高，表明手传振动可致自主神经功能紊乱，交感神经兴奋性增高，迷走神经兴奋性降低。随着接振时间延长，自主神经功能紊乱加重。

10. 骨关节和肌肉系统检查 手传振动引起的骨关节损害主要发生在上肢，以手关节、腕关节、肘关节、肩关节的改变较为多见，也可引起颈椎、腰椎骨关节的改变。骨关节的主要X线检查所见分述于后。

手关节、腕关节的X线检查，可见指骨、掌骨、腕骨囊样变（空泡样变），尤以头状骨、舟状骨、月状骨的囊样变更为多见。其形态改变为骨质中出现圆形或卵圆形透光区，周围有一圈硬化环，边缘清晰，囊内正常骨质结构消失，多为单发，也有多发。指甲粗隆明显增大、形如蘑菇样、菜花状。边缘疏松不齐或呈半圆形缺损，最常见于示指、中指和环指末节指骨，左右基本对称。此外，可见骨质疏松，骨小梁数量减少，纤细、粗糙，骨皮质变薄，可呈网眼状；掌骨、指骨体部骨岛形成，在正常骨组织中出现致密骨块，多为圆形或矩形的密度增高阴影。指指关节、指掌关节、掌腕关节可变形。这种变形性骨关节病可导致腕关节强直及伸指困难等运动障碍，关节周围的软组织也可出现梭形肿大。

手臂振动作业，特别是使用冲击性风动工具的凿岩工、捣固工、碎石工等，出现肘关节改变和肘关节疼痛、前臂麻木症状的比较多见。肘关节最有意义的改变主要是骨刺形成，可以并发尺神经麻痹。因此，出现手部肌肉（骨间肌、大鱼际肌、小鱼际肌）萎缩，甚至引起“鹰爪手”。X线改变与自觉症状无一致性。

颈椎唇样增生、骨刺形成、椎间腔狭小、椎间孔狭小以及生理曲度改变等，由此可导致颈椎的压迫症状和运动障碍，振动病的某些临床表现可能与此有关。腰椎可出现唇样增生、楔形样变、脊椎的生理曲线改变等。

骨关节的这些X线改变，特异性较差，非振动危害所特有，多为退行性变化。许多改变与年龄、重力负荷等因素有关，并且判断的指标尚缺少量化、客观、统一的标准。一般认为，频率较低、振幅较大的振动，对骨关节的损害较大。同时，负荷过重、静力紧张等，则能促进振动力的传导，增强振动的危害。肌紧张可致上髁炎、桡尺骨茎突炎、滑膜炎、关节周围炎、变形性骨关节病等。在振动的影响下，骨的力学结构发生改变，骨小梁排列发生异常，血管神经系统的紊乱，导致营养障碍，是骨关节改变的重要原因。近来有人指出，振动引起的骨改变可能是体内碱性磷酸酶活性改变而影响钙代谢所致。MRI[20]可以早期显示手臂振动病的骨关节改变，明显早于X射线，MRI所显示的征象与振动作业有密切相关性，发生高峰在1~5年工龄组，X射线征象发生高峰在20年以上工龄组。骨关节X射线影像学检查对于诊断手臂振动病有一定临床价值，对X射线征象要综合分析，其中小囊肿骨质疏松、骨皮质增厚、骨岛样病变腕骨的缺血性坏死的临床意义更大[21]。

11. 肌力检查 可检查最大握力值、维持握力值、指力等。指力是对上肢肌肉特别是腕部肌肉综合的肌力评价，主要评价手指和指间肌的肌力。振动病时，指力下降早于握力下降。尚可检查腕、肘的伸屈力，以及进行其他关节、肌肉、肌腱等检查。肌力检查结果受年龄、性别、体质、锻炼等因素影响较大，在评价分析时应充分注意。所以这项检查的实际应用价值很有限。

五、诊断

1985年，我国卫生部发布、实施了《职业性局部振动病诊断标准及处理原则》（diagnostic criteria and management principles of occupational local vibration disease）（GB 4869-1985），这是我国第一个关于振动病诊断和处理原则的国家标准，是起草单位根据自己的研究成果，并总结了当时国内外的最新经验，结合我国的实际而制定的国家标准。该标准定义局部振动病为长期使用振动工具而引起的以末梢循环障碍为主的疾病，亦可累及肢体神经及运动功能。发病部位一般多在上肢末端，其典型表现为发作性手指变白（以下简称白指）。

2002年，国家卫生部以国家职业卫生标准发布《职业性手臂振动病诊断标准》（diagnostic criteria of occupational hand-arm vibration disease）（GBZ 7-2002）。该标准指出：手臂振动病是长期从事手传振动作业而引起的以手部末梢循环和（或）手臂神经功能障碍为主的病症，并能引起手臂骨关节 - 肌肉的损伤。其典型表现为振动性白指。

2014 年，根据《中华人民共和国职业病防治法》，中华人民共和国国家卫生和计划生育委员会发布、实施了中华人民共和国国家职业卫生标准《职业性手臂振动病的诊断》（diagnosis of occupational hand-arm vibration disease）（GBZ7-2014），代替原 GBZ7-2002，为目前最新的实施版本。

（一）诊断原则

GB 4869-1985：具有长期从事局部振动作业的职业史和主要的临床表现，结合末梢循环功能及神经功能检查，进行综合分析，排除其他疾病后方可做出局部振动病的诊断。

GBZ 7-2002：具有长期从事手传振动作业的职业史，出现手臂振动病的主要症状和体征，结合末梢循环、周围神经功能检查，参考作业环境的劳动卫生学调查资料，进行综合分析，并排除其他病因所致类似疾病，方可诊断。

GBZ 7-2014：根据 1 年以上连续从事手传振动作业的职业史，以手部末梢循环障碍、手臂神经功能障碍和（或）骨关节肌肉损伤为主的临床表现，结合末梢循环功能、神经 - 肌电图检查结果，参考作业环境的职业卫生学资料，综合分析，排除其他病因所致类似疾病，方可诊断。

职业卫生学调查资料（包括振动参数测量）是非常重要的。如不具备测试条件，可参考已有的工具和作业状态相近的振动参数报告，但要在诊断过程中说明。根据作业工人每天实际接振时间（工时调查）和相应的振动强度，确定日接振量，以 4 小时等能量频率计权加速度，即 a_{hw}（4）表示。与国家卫生标准规定的限值 a_{hw}（4）为 5.0 m/s^2 比较，以进行评价。其他如噪声、温度等环境因素的调查、劳动组织、劳动强度、操作方式、个人防护以及行为习惯等情况，都是基础性资料，千万不可忽视。

对振动病的诊断，必须详细询问职业史，进行现场调查，询问病史和体格检查。

1. 详细询问职业史，深入进行现场调查，是诊断振动病的基本依据 应详细了解过去和现在的工种，振动作业的工龄，振动工具的名称、型号和有关参量，生产操作的主要过程，加工部件（或对象）的名称、重量、硬度，实际接触振动的时间，作业环境因素（尤其是作业场所的温度、湿度等气象条件，噪声强度以及其他有害职业因素等），防护措施，通勤方式等。若条件许可，应进行振动工具或加工部件的振动参数测量、分析或参考类似已有工具振动参数的测量结果。接触振动的强度和时间是否超出有关卫生标准的规定。根据职业史和现场调查资料，分析判断该生产环境的卫生状况和受检者在该环境中工作是否有发生振动病的可能。这是振动病诊断的基础性资料。

2. 现病史和体格检查 要了解患者的主诉和其他各项症状的出现时间、先后次序和相互关系，除中枢神经系统、骨关节系统等全身症状外，对手部症状要进行详细询问，尤其是白指或发绀发作者，要弄清发作的部位、时间、频率和过程，是否就诊和治疗处理情况等。还要询问同工种的工人是否有相同症状以及发病人数等。询问和听取患者的主诉和病史，分析与职业因素的关系，是振动病正确诊断的前提，早期诊断更是如此。还应注意既往病史、外伤史、个人生活史及家族史等有关问题，吸烟、饮酒等生活习惯和不良嗜好。对周围血管疾病、风湿和类风湿疾病、中毒性疾病的病史应予以特别关注。在进行体格检查时，除一般的临床检查外，要根据振动病的特点进行重点检查，外周神经和循环系统检查，特别是振动性白指和振动性神经病的症状、体征，关节运动系统的障碍等，在体格检查中应作为重点。

3. 特殊检查 包括末梢循环功能检查、末梢神经功能检查、中枢神经系统检查、骨关节和运动功能检查、实验室生化以及免疫学检查等。应根据诊断和鉴别诊断的需要，选择必需的检查项目。按卫生部《职业健康监护管理办法》（2002 年 3 月公布）与《手臂振动病诊断标准》（GBZ 7-2002）的规定，局部振动作业工人在岗期间的检查项目，应当包括内科常规检查，手部痛觉、振动觉、触觉检查，冷水负荷试验和必要时的神经 - 肌电图检查；有条件时还可进行甲皱微循环检查。这些检查能为振动病的诊断提供客观资料，是重要的诊断和分期依据，也是同其他疾病鉴别不可缺少的、健康档案的资料，为动态观察和积累科学资料打下基础。

4. 综合分析 职业病诊断应坚持综合分析、归因推定和集体诊断的原则。在做出职业病诊断时应明确其病因。综合分析：①患者的临床表现与接触的职业病危害因素的危害作用是否一致；②疾病的严重程度与接触危害因素的浓度或强度是否一致；③接触职业危害的时间、方式与所申请的职业病发展规律是否相符；④发病过程、病情进展、临床表现与拟诊断的职业病的规律是否相符。在综合分析诊断资料，做好鉴别诊断的基础上，不能否定或没有证据否定患者的临床表现与所接触职业危害因素之间的必然联系时，应诊断为职业病。

（二）诊断标准及分级

GB 4869-1985

1. 观察对象 有长期密切的职业接触史，作业工龄一般在1年以上，具有手部疼痛、麻木、发冷、僵硬、发胀、无力、多汗等局部症状，也可出现头痛、失眠、耳鸣、关节疼痛等全身症状，并具有下列情况之一者，可列为观察对象：

（1）手部冷水浸泡后复温时间超过30分钟。

（2）甲皱微循环检查显示异型管袢明显增多，毛细血管呈痉挛状态。

（3）手部痛觉、触觉、振动觉减退。

2. 轻度局部振动病 除上述症状外，出现下列情况之一者，可诊断为轻度局部振动病：

（1）遇冷时指尖发白，界限分明，偶尔波及个别手指近端指节。

（2）末梢微循环功能改变不明显，但肌电图检查有神经源性损害，或伴有手部肌肉轻度萎缩。

3. 重度局部振动病 具有下列情况之一者，可诊断为重度局部振动病：

（1）白指发展至多手指近端指节，除冬季外，其他季节遇冷后也可发作，对生活和工作有一定影响，个别病情严重者可出现指端坏疽。

（2）手部肌肉明显萎缩，肌电图检查可见神经源性损害。

GBZ 7-2002

1. 观察对象 具有长期从事手传振动作业的职业史，出现手麻、手胀、手痛、手掌多汗、手臂无力和关节疼痛症状，并具有下列表现之一者：

（1）手部冷水复温试验复温时间延长或复温率降低。

（2）指端振动觉和手指痛觉减退。

2. 轻度手臂振动病 具有下列表现之一者：

（1）白指发作累及手指的指尖部位，未超出远端指节的范围，遇冷时偶尔发作。

（2）手部痛觉、振动觉明显减退或手指关节肿胀、变形，经神经-肌电图检查，出现神经传导速度或远端潜伏期延长。

3. 中度手臂振动病 具有下列表现之一者：

（1）白指发作累及手指的远端指节和中间指节（偶见近端指节），常在冬季发作。

（2）手部肌肉轻度萎缩，神经-肌电图检查出现神经源性损害。

4. 重度手臂振动病 具有下列表现之一者：

（1）白指发作累及多数手指的所有指节，甚至累及全手，经常发作，严重者可出现指端坏疽。

（2）手部肌肉明显萎缩或出现“鹰爪样”手部畸形，严重影响手部功能。

参照有关国家标准处理。

GBZ 7-2002 规范性附录中，规定了手部皮肤温度测量和冷水复温试验方法，振动觉阈值和痛觉阈值的检查方法及其正常参考值。

GBZ 7-2014

本标准代替 GBZ 7-2002《职业性手臂振动病诊断标准》，与 GBZ 7-2002 相比，主要修改如下：

——删除了“观察对象”；对诊断分级进行了调整；

——明确了“长期从事手传振动作业工龄的时限”；

——删除了“指端振动觉和痛觉阈值的检查方法”；

——规范了“手部皮肤温度测量和冷水复温试验”和“白指诱发试验”。

1. 轻度手臂振动病 出现手麻、手胀、手痛、手掌多汗、手臂无力、手指关节疼痛，可有手指关节肿胀、变形，痛觉、振动觉减退等症状体征，可有手部指端冷水复温试验复温时间延长或复温率降低，并具有下列表现之一者：

（1）白指发作未超出远端指节的范围。

（2）手部神经 - 肌电图检查提示神经传导速度减慢或远端潜伏期延长。

2. 中度手臂振动病 在轻度的基础上，具有下列表现之一者：

（1）白指发作累及手指的远端指节和中间指节。

（2）手部肌肉轻度萎缩，神经 - 肌电图检查提示周围神经源性损害。

3. 重度手臂振动病 在中度的基础上，具有下列表现之一者：

（1）白指发作累及多数手指的所有指节，甚至累及全手，严重者可出现指端坏疽。

（2）出现手部肌肉明显萎缩或手部出现“鹰爪样”畸形，并严重影响手部功能。

正确使用本标准的说明：

1. 手臂振动病是长期从事手传振动作业而引起的以手部末梢循环障碍、手臂神经功能障碍为主的疾病，可引起手臂骨关节 - 肌肉的损伤，其典型表现为振动性白指。手臂振动病主要是由使用振动性工具引起。从事手传振动的作业，主要有凿岩工、固定砂轮和手持砂轮磨工、铆钉工、风铲工、捣固工、油锯工、电锯工、锻工、铣工、抻拔工等。

2. 关于“根据 1 年以上连续从事手传振动作业的职业史”，是指密切接触手传振动连续作业工龄在 1 年以上；且接触手传振动加速度超过 GBZ 2.2 规定的职业接触限值，或有手臂振动病的职业流行病学资料支持。

3. 振动性白指或称职业性雷诺现象，其发作具有一过性和时相性特点，一般是在受冷后出现患指麻、胀、痛，并由灰白变苍白，由远端向近端发展，界限分明，可持续数分钟至数十分钟，再逐渐由苍白、灰白变为潮红，恢复至常色。其判定依据应以专业医务人员检查所见为主；主诉白指，同时又有同工作场所有关人员的旁证，也可作为参考，如有必要，可以进行白指诱发试验。

4. 白指诱发试验一般适用于南方或夏天环境温度较高时，患者如已在自然情况下出现白指，并经专业医务人员检查证实为振动性白指者，不需要再进行白指诱发试验。

5. 振动性白指发作累及范围，应以单侧手分别判断。“多数”手指系指三个及三个以上手指。以白指诊断分级时，如左手、右手不一致，应以较重侧的诊断分级为准，但应分别描述。

6. 本标准所称神经 - 肌电图检查包括常规同心圆针电极肌电图和神经传导检测。神经传导检测包括感觉神经传导测定和运动神经传导测定，测定参数包括运动神经传导速度（motor nerve conduction velocity，MCV）、远端运动潜伏期（distal motor latency，DML）、复合肌肉动作电位（compound muscle action potential，CMAP）的波幅、面积和时限；感觉神经传导速度（sensory

nerves conduction velocity，SCV）、波幅、面积和时限。神经 - 肌电图的检查方法及其神经源性损害的判断标准见 GBZ/T 247。

7．神经 - 肌电图检查结果以出现白指或冷水复温异常侧的手部进行判定。

手部皮肤温度测量和冷水复温试验方法

（1）检查室要求：应在室温 20 ± 2 ℃的室内进行。

（2）检查时间：尽可能在冬季 9:00 至 18:00 之间进行。

（3）受试前避免手传振动暴露至少 12 小时以上。

（4）受试者普通衣着，受试前至少 2 小时内不吸烟，24 小时内不服用血管活性药物，非饥饿状态，入室静坐休息 30 分钟后进行检查。

（5）测试仪器：应用半导体温度计（或热电偶温度计）。

（6）测试部位：受试者环指中间指节背面中心的皮肤。

（7）测试方法：首先进行基础皮温测试，随即将双上肢前臂（手腕以上至少 10 cm）浸入 10 ± 0.5 ℃的冷水中，手指自然分开，勿接触盛水容器，浸泡 10 分钟，出水后迅速用干毛巾轻轻将水沾干，立即测定上述部位的温度（即刻皮温）。测量时两手自然放松，平心脏高度放在桌上。每 5 分钟测量和记录一次，观察指温恢复至基础皮温的时间（分钟）。冷试后 30 分钟仍未恢复者，视为异常。

8．复温率计算公式，见下式

$$\text{冷试后 5 分钟（或 10 分钟）复温率} = \frac{\text{冷试后 5 分钟（或 10 分钟）时皮温} - \text{冷试后即刻皮温}}{\text{冷试前基础皮温} - \text{冷试后即刻皮温}} \times 100\%$$

9．5 分钟复温率小于 30% 和 10 分钟复温率小于 60% 为异常参考值。

白指诱发试验方法

（1）白指诱发试验应在医生的指导和监督下进行，且以不危害受试者健康为前提，不主张采用冰冻手指、压迫手指等方式诱发。通过诱发试验产生白指，应立即将出现的白指照相保存，同时将白指的发生情况（包括累及的手别、手指、指节等情况）记录于病历中。

（2）试验前准备：受试者普通衣着，受试前至少 2 小时内不吸烟，24 小时内不服用血管活性药物，非饥饿状态，进入室温为 20 ± 2 ℃的休息室静坐休息 30 分钟后进行检查。

（3）方法：受试者通过冷水浸泡双手等局部受冷方式诱发白指。试验应安排受试者在室温 20 ± 2 ℃的实验室里进行，采用 10 ± 0.5 ℃的冷水浸泡双手至诱发出白指，但最长不超过 30 分钟。

（4）结果判定：白指判定以专业医务人员检查所见为准，一般是在受冷后患指出现麻、胀、痛，并由灰白变苍白，由远端向近端发展，界限分明，持续 3 分钟以上，再逐渐由苍白、灰白变为潮红，恢复至常色；而同一手指近端发白严重程度大于远端，或者远端恢复早于近端者不能判定为白指；诱发出现的白指与临床综合表现不相符时，应当重复试验。

（三）痛觉阈值检查（GBZ 7-2002 附录）

采用注射针管重量法。即用 2 ml 注射器作套管，将 6 号注射针头分别制成重量为 1、2、3、4、……15 g 的痛觉刺针。检查时令受试者闭目静坐，双手平伸，置于桌上，集中注意检查时的感觉。检查者将刺针置于套管内，手持套管，使针尖垂直接触受试者的皮肤，采用上升法即由小到大的重量检查左手环指中间指节背面皮肤痛觉，受试者刚开始感到刺痛的重量，即为痛觉阈值（g）。成年人的痛觉阈值正常参考值为 6 g 以下。

（四）个体诊断注意事项

1. 诊断标准说明 ①如已确认 VWF 的存在，这些检查都可省去；②当未发现白指，而有指端感觉障碍、手指肿胀变形或肌肉萎缩时，则必须有神经 - 肌电图的检查资料，以确定是否存在神经源性损伤；③冷水试验的目的是检查皮肤温度复温情况（复温时间或复温率），间接反映末梢循环功能，而不是诱发白指，特别是改进后的试验水温为 10 ℃，对诱发白指无实际意义；④关于诊断中的 VWF 累及范围及分级问题，标准中规定，“多数手指”系指三个及三个以上手指。白指的诊断分级，如左右手不一致，应双手分别描述，并以重侧为准。如 L 中（2）/ R 轻（1），意为左手中度（累及 2 个手指），右手轻度（累及 1 个手指）。

2. VWF 的识别 VWF 识别的确认是诊断振动病的关键，也是诊断的主要临床依据。其判定依据应以专业医务人员检查所见为主；或主诉白指，同时又有同工作场所有关人员相符的旁证，也可以作为重要参考。VWF 发作过程，一般是在受冷后，患指出现麻、胀、痛，远端皮肤（包括甲床）颜色由正常变灰白、苍白，由远端向近端发展，变白部位界限明显，形如白蜡；VWF 发作具有一过性和时相性特点；常见部位为示指、中指、环指的远端指节（基本不累及拇指），重者累及近端指节，以至全手指变白，有“死指”“死手”之称；发作持续时间与白指的范围有关，一般持续数分钟至数十分钟（5~10 分钟，最长 30 分钟）；发作的频率取决于白指的严重程度和环境温度，轻者仅在寒冷季节偶尔发作，重者四季均可频繁发作；白指的恢复往往是由苍白变发绀，再变潮红伴有麻胀感，逐渐恢复至常色。白指以外的分级（手部肌肉萎缩）难以量化，一般根据经验比较确定。如既有白指又有诊断分级中的其他表现，则以较重者确定诊断分级，但不进行累加。

综合国内外职业流行病学调查资料，可见 VWF 的发生和流行具有以下特点：①使用振动工具的时间相当长；②白指的发作通常是在全身受冷时出现；③白指发作开始多局限于手指末节，随病情进展由末指节向中指节、近指节发展；④白指发作基本不累及拇指；⑤白指发作一般持续 5 ~ 10 分钟，最长 30 分钟，并且可因保温或局部按摩而恢复；⑥对寒冷引起的手指血管舒张反应迟缓甚或缺如；⑦局部和全身保暖有助中止白指发作；⑧发作很少在足趾出现，未见在耳、鼻和面颊部出现；⑨单纯噪声并不引起振动性白指。

（五）鉴别诊断

1. 原发性雷诺病 临床上出现雷诺现象的原因很多，如原发性雷诺病、某些结缔组织病、外周血管阻塞性疾病，以及铅、砷、汞等的中毒和某些外伤等，必须注意鉴别和排除。原发性雷诺病或称肢体动脉痉挛病，在我国并不少见，是血管神经紊乱引起的肢端小动脉痉挛性疾病，其原因尚未完全明确。阵发性、对称性肢端（主要是手指）发白与发绀为其临床特点，常为情绪激动或寒冷所诱发。原发性雷诺病与 VWF 的鉴别列于表 10-2 中：

表 10-2 原发性雷诺病与 VWF 的鉴别

	VWF	原发性雷诺病
病因	长期接触手传振动	不明
诱因	全身和局部受冷	情绪变化或寒冷
性别	男多于女	男女比 1∶10
年龄	年龄大（工龄长）者多见	年轻者多见
季节	早期仅在冬季发作，以后全年发作	早期仅在冬季发作，以后全年发作
发病部位	一般双手不对称	双手对称或由一侧发展到双侧

续表

	VWF	原发性雷诺病
症状	手麻、手痛明显，夜间更甚	手凉、手麻、感觉迟钝、手痛较轻
手指营养	手指营养障碍极少见	手指营养障碍严重病例可见手指溃疡
皮温恢复试验	皮肤温度恢复迟缓	皮肤温度恢复迟缓
小动脉	血管内膜增厚，管腔狭窄	无器质性病变
病史	除振动作业史外，无其他原因	3 年以上观察未见引起雷诺现象的其他疾患

有研究建议[22]，将血液中 von Willebrand factor（vonWF）、血栓调节蛋白（TM）、血清素（SER）、内皮素 -1（ET-1）的浓度作为 VWF 的生物标志物，其中 vonWF 能确诊的 VWF 达 35%。

2. 腕管综合征（CTS） 在 GBZ 7-2002 诊断标准中，强调指出振动性白指（末梢循环障碍）与振动性神经病（手臂神经功能障碍）可以互相伴发，又可独立存在。腕管综合征是正中神经在腕管内受到嵌压后，引起其所支配范围的手部感觉和运动功能损害的临床表现。以职业因素为主导病因者，称为工作有关的腕管综合征。振动性神经病和腕管综合征两者都由接触振动引起。因此，两者的鉴别非常重要，且具有实际意义。由手臂振动病和其他原因导致的 CTS 其鉴别列于表 10-3 中。在进行局部振动病诊断时应注意对职业接触史的调查，诊断的关键在于接触振动因素的振动强度、振动频率和接触时间，只有准确地测算实际暴露时间，才能反映振动的剂量 - 反应关系。临床上手臂振动病累及双手，常以一手为重，有多神经损害；而腕管综合征常以一手为重，仅累及正中神经[23]。

表 10-3 手臂振动病和其他原因导致的 CTS 鉴别

	手臂振动病导致的 CTS	其他原因导致的 CTS
病因	手臂振动职业史	颈椎病、风湿病、糖尿病、外伤性、特发性
发病率	较高	较低
性别	男性多见	与原发病有关
年龄	工龄长者多见	45~65 岁
累及手	影响双侧	早期仅在冬季发作，以后全年发作
发病部位	一般双手不对称	单侧多见
伴随症状	振动性白指，手部变形性骨关节病	多伴有原发病的症状
手指皮温测定	降低	多正常
冷水负荷试验	多为阳性	一般为阴性
振动觉触觉检查	减退明显	多为正常范围

3. 硬皮病 硬皮病、系统性红斑狼疮等结缔组织病的早期，常见雷诺现象。在出现原发性疾病的临床特征之前鉴别有一定困难。但只要系统观察，硬皮病短期内就可以出现特有的皮肤改变，即水肿、硬化和萎缩，也可无肿胀进而萎缩，呈蜡样皮肤，光滑而无弹性等，有的伴有内脏损害。多数患者有体温升高，轻度贫血，并有嗜酸性粒细胞增多，根据这些特有表现不难与振动病鉴别。

4. 慢性血管阻塞性疾病 其共同特点都有动脉供血不足。除有早期的肢端畏寒、冷感外，多有间歇性跛行，即患者步行一定距离后，患足或小腿就有疲劳、沉重、酸胀、疼痛的感觉，开始跛行，进而被迫停止；休息数分钟后，上述症状逐渐消失；再步行同样距离，又有同样感觉。局部营养障碍比较明显，容易发生甲周炎和甲下感染。剧烈的疼痛常是组织坏疽的前兆，常有灶性坏死，皮肤溃疡。一旦出现上述改变，疼痛如针刺、火烧，难以忍受，迫使患者抱足而坐，痛苦异常，称静止性疼痛。剧烈疼痛又会引起动脉反射性痉挛，使肢体缺血状态加重。

血栓闭塞性脉管炎，患者多有吸烟习惯，有些患者发病前有患肢急剧受寒、受冻，潮湿或创伤的病史，主要发生在下肢，并发雷诺征者占30%。动脉波动明显减弱甚至消失是本病特征。动脉造影可判断动脉阻塞的部位、长度、形态和侧支循环情况，是诊断这类疾病的可靠方法。多普勒超声血管仪检查，可测定出动脉阻塞的平面。分析病史、职业史，根据间歇性跛行、足背动脉搏动减弱或消失等临床特点，可与振动病相鉴别。

5. 手足发绀症 手足发绀症多见于年轻女性，但无典型的皮肤颜色变化过程。肢端青紫，无苍白，暴露于冷空气中可加重，但在温热环境中不能减轻。受累部位不限于手指，无局部营养性障碍或坏疽，易与振动病相鉴别。

其他毒物引起的末梢神经炎、慢性脊髓前角炎、脊髓空洞症、交感神经炎和外伤性神经病等，以及胸廓出口综合征、冷球蛋白血症、冷损伤疾病等，均可继发雷诺现象，但只要掌握其原发性疾病的临床特点，深入了解职业史和调查劳动资料，与振动病的鉴别就比较容易。原因不明的所谓素质性白指鉴别比较困难。有时需要做深入的检查和系统的观察，方可明确诊断。

六、临床治疗

（一）治疗原则

手臂振动病目前尚无特效疗法。特别是振动性白指，一旦发病，治疗恢复相当困难，也比较缓慢。少数病例即使脱离振动作业后，仍能继续发展。治疗原则特别强调早期发现，早期治疗，根据病情进行综合治疗。应用扩张血管及营养神经的中西医药物治疗，并可联合采用物理疗法、运动疗法等，必要时进行外科治疗。加强个人防护，注意手部和全身保暖。目的是改善和恢复循环功能、神经功能，进行对症处理，减少和消除病痛，增强体质。同时对患者进行健康教育，增强自我康复和保健意识，如进行功能和体格锻炼、全身保温、戒烟限酒、合理营养、生活规律等。

（二）治疗措施

1. 物理疗法 包括温水浴或温泉浴、红外线照射、超短波治疗、蒸汽加压、局部喷射疗法、石蜡疗法等。在有条件的地方，还可以采用高压氧疗法，以改善全身特别是手指和前臂的血液循环。

2. 运动疗法 做医疗体操或开展各种球类运动，可促进全身循环，有助于神经反射功能恢复。

3. 营养疗法 使用各种维生素，尤其是B族维生素和维生素C，有助于神经功能恢复。三磷酸腺苷（ATP）具有促进神经系统代谢的作用。

4. 外科治疗 如交感神经节阻断疗法、封闭疗法。

5. 药物治疗 西医多选用烟酸、地巴唑、二氢麦角碱等末梢血管扩张剂，α-肾上腺素受体阻滞剂如苄唑啉、酚苄明。中医中药治疗当以通络为宜，治法以辛温通络和活血通络为主[24]，多采用活血化瘀、舒筋活络、镇静止痛类药物，如四妙勇安汤、舒筋活血片、复方丹参和参桂再造丸等，疗效显著。出现肢端温度降低、感觉减退或麻木者可服用独龙寄生汤。也可选用丹参、降香、川芎、当归、鸡血藤等中药进行治疗。对出现末梢神经炎的患者，可用中药洗剂局部温热浸泡，如中药伸筋草30 g、透骨草30 g、鸡血藤30 g、勾藤15 g、海桐皮15 g、乳香10 g、没药10 g、当归10 g、桂枝15 g，水煎洗手，日洗2次，早晚各1次，每次20 ~ 30分钟。丹参等药物具有抑制血小板凝集、改善血液流变学作用，进而降低血液黏度，增加血液流量，阻止血管痉挛，结合理疗仪的电刺激，神经节苷脂等促进神经生长因子增殖，减少钙离子内流及其负面影响，提高施万细胞功能及髓鞘再生能力，有利于神经功能的恢复。

6. 有报道[25]吸入部分电离氧可通过扩张外周血管治疗振动性白指，且没有无法预料的副作用。

（三）饮食禁忌

1. 忌食高脂食物，如肥肉、动物脂肪、油炸食品。
2. 忌烟酒，因烟酒可刺激神经兴奋，不利于病情恢复。
3. 忌辛辣、辛热食品，如辣椒、芥末、羊肉等，久食会加重病情，且不利于病情康复。

七、预防

目前，对手臂振动病尚无特效的治疗药物和方法，因此，手臂振动病重在预防。要采取综合性预防措施，即消除或减弱振动工具的振动，限制接触振动的时间，改善寒冷等不良作业条件，有计划地对从业人员进行健康检查，采取个体防护等措施。

（一）消除或减少振动源的振动及对机体的影响

1. 革新振动工具 在设计、制造生产工具和器械时采用减振措施，使振动降低到对人体无害的水平，是控制振动危害的根本性措施。

2. 工艺改革 通过工艺改革，尽量消除或减少产生振动的工艺过程。如用液压、焊接、粘接等代替铆接；用水利清砂、水爆清砂、化学清砂等代替风铲清砂；用化学法除锈代替除锈机除锈；工具的金属部件采用塑料或橡胶材料，减少撞击振动；改进风动工具排风口的方位，防止手部遭受冷风的吹袭。

3. 隔振降噪 在振源与需要防振的人或设备之间，安装具有弹性性能的隔振装置，使振源产生的大部分振动被隔振装置所吸收。有些手持振动工具的手柄需包扎泡沫塑料等隔振垫。

4. 减少直接振动设计 自动或半自动的操纵装置，减少手部和肢体直接接触振动。

5. 调整振源频率 如通过改变电机转速或传动比，使激振力的频率远离机床加工薄弱环节的固有频率，避免产生共振现象。

（二）限制作业时间、强度

在限制接触振动强度仍不理想的情况下，限制作业时间是防止和减轻振动危害的重要措施。可根据振动工具的种类对工人接触振动的时间给予限制。制定合理的作息制度和工间休息制度。将4小时等能量频率计权加速度有效值 a_{hw}（4）控制在 6 m/s^2，避免疲劳操作，注意休息，做到劳逸结合，每作业30分钟到1小时应活动一下全身。

（三）改善作业环境

控制工作场所的寒冷、噪声、毒物、高气湿，特别是注意防寒保暖。寒冷季节要加强车间环境的防寒保暖，户外作业时要配备一定的防寒保暖设备，如保暖房、保暖车、防雨雪设施等。对防止振动的危害也有一定作用。

（四）加强个人防护

合理使用防护用品也是防止和减轻振动危害的一项重要措施。如操作时使用专用的减振保暖手套或衬垫泡沫塑料手套、减振座椅等个人防护用品。注意手部和全身的防寒保暖，作业场所气温低、湿度大时，应先暖手、后工作，或在工作间隙用热水（40~60 ℃）浸手，有助于对振动性白指的预防。

（五）医疗保健措施

进行就业前体检，包括一般内科及神经科检查的有关项目，以检出职业禁忌证。凡有明显中枢和周围神经系统疾病、末梢血管性疾病（尤其是雷诺现象）、严重的心血管疾病、明显的内分泌功能失调、严重听力减退、胃及十二指肠溃疡、月经周期障碍、子宫下垂或明显的肌无力者均不宜从事振动作业。从事振动作业的人员应定期体检，除一般内科和神经科的检查项目外，还要进行手部末梢循环及末梢神经功能检查，争取早期发现手臂振动危害的个体，及时治疗和处理。平时加强营养，经常补充维生素 B、维生素 C 等。

（六）职业卫生教育和职业培训

进行职工健康教育，对新工人进行技术培训，尽量减少作业中的静力作用成分。平时经常做好手臂和手指的锻炼，改善局部的神经功能及血液循环。

（七）卫生标准

通过预防性卫生监督和经常性卫生监督，严格执行国家标准，也可预防振动危害。

八、展望[26-27]

1. 局部振动病动物模型的建立 国内外尚无成熟的或令人满意的局部振动病动物模型的建立方法。动物模型建立的难点在于：①振动持续时间；②接振强度的确立；③局部振动病生物标志物的研究。此外，国内尚无专用于建立局部振动病动物模型的设备（振动台、振动参数控制仪等）。

2. 手臂振动病发病机制的研究 今后的研究应着重放在以下几个方面：①振动性血管损伤的发病机制，包括血管平滑肌结构与功能的变化，内皮细胞的结构及其内分泌功能（主要是指血管内皮活性物质的合成与分泌）异常的发生机制，与外周血管功能密切相关的自主神经功能的改变及其机制；剂量（包括每日剂量与累积剂量）- 反应关系；②振动性神经损伤的发病机制，包括与神经功能密切相关的激素、酶类、递质的改变及其机制，神经 - 肌肉接头处、运动终板的超微结构的变化，神经纤维跨膜离子分布的改变及其机制等；③相关或联合因素，如噪声、吸烟等化学毒物、气温在手臂振动病发病中的作用及机制；④振动性白指的发病机制，根据振动性白指的发病特点和发病规律，研究究竟有哪些外部因素（振动强度、振动时间、寒冷、噪声等）和内在因素（神经 - 体液因素）单独或联合发挥作用，振动性血管损伤与神经损伤的相互关系，及其在振动性白指发生、发展过程中的作用等。

3. 用于手臂振动病早期识别、评价的方法和生物标志物的研究 目前尚无令人满意的检测指标或生物标志物出现。

4. 振动觉测定仪的研制 目前国内所采用的多为日本产 AU-2 型振动觉测定仪，尚无统一的、专门用于手臂振动作业工人振动觉测定的国产测定仪器问世，而相应的测定方法、振动觉阈值也有待规范和制定。

5. 手臂振动对内分泌、免疫功能影响的研究 除此之外，还应注意手臂振动对组织脂质过氧化、血细胞流变学、血液动力学影响的研究。

6. 有关方法学的研究 近年来，应用于其他疾病或研究领域的神经肌电描记、心率变异性、远红外摄像等技术和方法，被引进用于手臂振动对中枢及外周躯体神经功能、自主神经功能和外周循环功能影响的研究，均取得了显著的研究成果。细胞生物学及分子生物学的迅猛发展，也为手臂振动病今后的研究指明了方向，只有从亚细胞及分子（基因）水平阐明手臂振动病的发病特点和发病机制，才能最终攻克本病。体外组织、细胞培养用于手臂振动病的研究目前是尚未涉足的研究领域，如将培养后的神经组织、内皮细胞、血管平滑肌细胞给予一定强度的振动，是否可出现结构和功能上的改变，这种变化与体内变化是否一致，手臂振动是否可诱导神经细胞、血管内皮细胞凋亡的发生等。如果经过上述研究可出现有意义的结果，必将对手臂振动病发病机制的揭示及该病早期干预措施的制订具有重要价值。目前在此方面的研究国内外均尚未展开。

7. 有关干预措施的研究　关于手臂振动病干预措施特别是早期干预措施的探讨，近年来鲜见报道。

8. 工效学因素在手臂振动病防治中的意义　如不同工种、不同振动工具工作时的振动强度（尤其是最大加速度轴向振动强度）、人机界面的设计等，尚需深入研究。

9. 用于识别和评价手臂振动病的试验方法　如振动负荷试验、冷水复温试验等，特异性较差，敏感、特异的诊断指标（包括生物标志物的指标）及其检查方法有待进一步探讨。

10. 骨、关节的损伤及其 X 线表现　如何评价骨、关节的损伤及其 X 线表现？它与其他系统的损伤关系怎样？目前也无定论，而这又与全面识别手传振动的职业危害和手臂振动病的诊断有关。

11. 振发性足趾变白的临床评价及发生机制　长期接触手传振动的工人出现阵发性足趾变白的现象，其临床评价以及发生机制，均值得深入研究。

参考文献

[1] Taylor W. Biological effects of the hand-arm vibration syndrome：historical perspective and current research. J Acoust Soc Am，1988，83（2）：415-422.

[2] Alam MM，Khan AA，Farooq M. Effect of whole-body vibration on neuromuscular performance：A literature review. Work，2018，59（4）：571-583.

[3] Sen EI，Esmaeilzadeh S，Eskiyurt N. Effects of whole-body vibration and high impact exercises on the bone metabolism and functional mobility in postmenopausal women. J Bone Miner Metab，2020，38（3）：392-404.

[4] Nakamura H，Ariizumi M，Okazawa T，et al. Involvement of endothelin in peripheral circulatory change induced by hand-arm vibration. Cent Eur J Public Health，1995，3（Suppl）：27-30.

[5] Kennedy，Khan，McLaren，et al. Endothelial activation and response in patients with hand arm vibration syndrome. European Journal of Clinical Investigation，1999，29（7）：577-581.

[6] Matoba T，Ishitake T. Cardiovascular reflexes during vibration stress. Kurume Med J，1990，37（Suppl）：S61-71.

[7] Okada A，Inaba R，Furuno T. Occurrence of intimal thickening of the peripheral arteries in response to local vibration. Br J Ind Med，1987，44（7）：470-5.

[8] Okada A，Naito M，Ariizumi M，et al. Experimental studies on the effects of vibration and noise on sympathetic nerve activity in skin. Eur J Appl Physiol Occup Physiol，1991，62（5）：324-31.

[9] 陈佰锋，叶方立，朱长才．振动致雷诺现象的致病机制．国外医学（卫生学分册），2006，33（6）：338-342，2095-1906.

[10] Lundborg G，Dahlin LB，Danielsen N，et al. Intraneural edema following exposure to vibration. Scand J Work Environ Health，1987，13（4）：326-329.

[11] Lundborg G，Dahlin LB，Hansson HA，et al. Vibration exposure and peripheral nerve fiber damage. J Hand Surg Am，1990，15（2）：346-351.

[12] Lundborg G. Pain，nerve dysfunction and fatigue in a vibration-exposed population. Qual Life Res，1994，3（Suppl 1）：S39-42.

[13] 马海燕，张春之，林立，等．局部振动对家兔血清单胺类神经递质的影响．工业卫生与职业病杂志，2008(4)：205-207，1000-7164.

[14] Gemne G. Pathophysiology of white fingers in workers using hand-held vibrating tools. Nagoya J Med Sci，1994，57 (Suppl)：87-97.

[15] Mitu，F，Leon，et al. Clinical，diagnosis and treatment aspects in hand-arm vibration syndrome. Romanian J Functional & Clinical，2011，10 (2)：198-200.

[16] Vihlborg P，Makdoumi K，Gavlovská H，et al. Arterial abnormalities in the hands of workers with vibration white fingers - a magnetic resonance angiography case series. J Occup Med Toxicol，2021，16 (1)：27.

[17] Genova A，Dix O，Saefan A，et al. Carpal Tunnel Syndrome：A Review of Literature. Cureus，2020，12 (3)：e7333.

[18] Littleford RC，Khan F，Hindley MO，et al. Microvascular abnormalities in patients with vibration white finger. QJM，1997，90(8)：525-529.

[19] 黄丽蓉，李敏，杨丽文，等．32 例职业性轻度手臂振动病综合治疗前后神经电生理分析．中国职业医学，2011，(2)：126-128，1000-6486.

[20] 赵选枝，刘瑞莲，胡述栋，等．煤工手臂振动病的 X 射线与磁共振成像研究．中国职业医学，2006，33 (1)：1000-6486.

[21] 刘贵喜，郭卫军，熊刘珊，等．职业性手臂振动病骨关节 X 射线片分析．中国职业医学，2013，(2)：115-117，1000-6486.

[22] Eriksson K，Burström L，Nilsson T. Blood biomarkers for vibration-induced white fingers. A case-comparison study. Am J Ind Med，2020，63 (9)：779-786.

[23] 曹春燕，邢威，田增，等．手臂振动病与腕管综合征的鉴别诊断．工业卫生与职业病杂志，2007，33 (3)：171-172，1000-7164.

[24] 邓小峰，李聪，赖丽丽，等．应用络病学说论治职业性手臂振动病，大家健康（学术版），2014，(9)：8-9.

[25] Perečinský S，Murínová L，Engler L，et al. Effects of partially ionized medical oxygen，especially with $O_2^-\cdot$，in vibration white finger patients. International Journal of Environmental Research and Public Health，2014，11 (6)：5698-5707.

[26] 林立，张强，张春之．我国手臂振动病防治研究中存在的几个问题．中国工业医学杂志，2004，17 (2)：107-108.

[27] 王林．振动与振动病防治．北京：科学出版社，2013.

（吕翠平）

第十一章

生物因素与职业病

第一节 概 述

生物是指自然界中具有生命的物体，包括植物、动物和微生物三大类。生物因素所致职业病，是指用人单位的劳动者在职业活动中，由于生物因素危害而导致的职业病。

环境中影响生物生活的因素有很多，主要包括非生物因素和生物因素。非生物因素是指环境中对生物有影响的阳光、空气、水、温度等无生命的因素；生物因素是指影响某种生物生活的其他生物。

其中一类生物因素是生物有害因素。生物有害因素是指在生产原料和生产环境中存在的、对职业人群的健康存在有害影响的一类生物因素，包括致病微生物、寄生虫和动植物、昆虫等及其所产生的生物活性物质。生物有害因素种类很多，如附着于动物皮毛上的炭疽杆菌、布鲁氏菌、蜱媒森林脑炎病毒、支原体、衣原体、钩端螺旋体，滋生于霉变甘蔗渣和草尘上的真菌或真菌孢子类致病微生物及其毒性产物；某些动物和植物产生的刺激性、毒性或者变态反应性的生物活性物质，例如鳞片、粉末、毛发、粪便、毒性分泌物、酶或者蛋白质和花粉等；禽畜血吸虫尾蚴、钩虫、蚕丝、蚕蛹、蚕茧、桑毛虫等，种类繁多，他们对职业人群的健康损害，除了引起法定的职业性传染病，如炭疽、布鲁氏菌病、森林脑炎外，也是构成哮喘、外源性过敏性肺泡炎和职业性皮肤病等法定职业病的致病因素之一。因为病原体不同，也可以引起鼠疫、挤奶工结节、牧民狂犬病、口蹄疫和钩端螺旋体病等疾病。尤其是近年来流行的传染性非典型肺炎［世界卫生组织将其命名为严重急性呼吸综合征[1]（severe acute respiratory syndrome，SARS）］、人类禽流感以及猪链球菌等新发生的传染性疾病，对于从事禽、畜类相关职业人群的健康造成了较大的影响。

据世界卫生组织 2003 年 8 月 15 日公布的最新统计数字，截至 2003 年 8 月 7 日，全球累计 SARS 病例共 8422 例，涉及 32 个国家和地区，死亡人数 919 人，病死率近 11%。其中医务人员 1725 例，占病例的 20% 左右。

既往的研究表明，人类感染禽流感病毒具有高度的职业相关性，流行病学研究的结果发现，在从事不同职业的人群中，H5N1 的抗体阳性率是不同的：从事家禽养殖业的工作人员大约为 10%，参与处理禽流感疫情的公务人员大约为 3%，专门治疗感染禽流感患者病区的卫生工作人员大约为

3.7%，但是同一所医院普通病区的卫生工作人员 H5N1 的抗体阳性率仅为 0.7%。在禽流感患者的陪护人员中，H5N1 的抗体阳性率最高，大约为 12%。

人类感染猪链球菌也同样显示了高度的职业相关性。在 2005 年四川省累计报告的 180 例人感染猪链球菌病病例中，在发病前几天内都有与病死猪等家畜的接触史，其中 50 例参与了宰杀，46 例参与了洗切加工，62 例既参与了宰杀又参与了洗切加工。同时调查也发现，在与病死猪的众多接触方式中，屠宰和洗切加工是主要的危险环节，尤其是屠宰的相对危险度（odd ratio，OR）值高达 12。

人类在生产过程中，接触某种传染病病原体而引起的疾病，称为职业性传染病。其涉及范围很广，可发生于许多行业，但是通常以从事畜牧业和畜产品加工的生产者发病较多。

依据引起职业性传染病的病原体不同，一般将其分为以下 5 种：职业性细菌传染病，如炭疽和布鲁氏菌病等；职业性病毒传染病，常见有森林脑炎、口蹄疫和狂犬病等；职业性真菌病，如皮肤真菌病和放线菌病等；职业性螺旋体传染病，例如钩端螺旋体病；职业性寄生虫病，如包囊虫病、绦虫病和钩虫病等。职业性传染病往往与非职业性传染病同时存在，具有地区性发病的特点。

随着畜牧业的不断发展，野生动物饲养的开展，以及森林资源的开发建设等，可能会导致更多的职工接触生物有害因素，所以就有可能发生一些新的与生物因素相关的职业性传染病。

21 世纪是生命科学和生物技术的时代，生物基因工程技术的发展为人类创造了巨大的财富，但同时基因重组和基因突变可能导致产生新的生物致病菌。另外，基因产品对人类的安全性问题也是值得关注的。随着工农业科学技术的进步，食品加工业、酿造业、畜牧业、养殖业和第三产业会有更大的发展，接触生物有害因素的人数将越来越多，其对人群的健康危害将日益突出。

2013 年 12 月 23 日，国家卫生和计划生育委员会等 4 部门联合颁布的《职业病分类和目录》规定，职业性传染病共计有 5 种：炭疽、森林脑炎、布鲁氏菌病、艾滋病（限于医疗卫生人员及人民警察）和莱姆病（见附录 1）。

第二节 炭疽杆菌和炭疽

炭疽（anthrax）是由炭疽杆菌（*Bacillus anthracis*）引起的一种人、畜共患的急性传染病。炭疽（anthrax）出自古希腊“anthrakos”一词，意思是煤炭。

炭疽是一种人畜共患的急性传染病，此类传染病通常主要发生在动物之间，人类患本病是因为接触了病畜或者感染了炭疽杆菌的皮毛，或是食用了病畜的肉类所致。

草食的家畜是炭疽的主要易感动物，例如牛、羊和马等。家猪、家犬和家猫等杂食动物也是易感动物。肉食动物如老虎、狮子、豹子和狼等也可通过误食感染了炭疽的畜肉而感染死亡。因为每年都有大量的牲畜因为炭疽而死亡，造成严重的经济损失，所以，一个多世纪以来，炭疽一直被列为世界性五大畜疫之一。例如在非洲的纳米比亚国家公园，炭疽杆菌在以角马为主的草食野生动物之间保持野外生态循环，至今消长不衰，表明炭疽杆菌污染的尸体已进入了食物链。

人对炭疽杆菌中等敏感，在正常情况下人患炭疽多是由于屠宰病畜，接触了污染的皮、毛、骨粉、尘土和误食病畜肉所致，因此人类炭疽是典型的畜源性传染病。目前人类炭疽的发病率明显下降，但是在世界各大洲的老疫区仍然有散发或者局部地方性流行。在较发达的国家中，人类和动物炭疽几乎消失，可是在发展中国家，炭疽仍在流行，由于野生动物和家畜感染炭疽从而导致人感染炭疽的病例每年有数千例之多，尤其在非洲西部流行较为严重。依据世界卫生组织（WHO）估计，全球每年有 2 万 ~10 万病例。我国由于加强了防疫措施，工业型炭疽病例极为少见，但是农业型炭疽屡有发生，在我国有病例报道的27个省区中，病例主要分布在西南、西北的广大农村和牧场，占全国总发病病例的90%以上，其中农牧民是主要的受害者。由于近年来世界各地的皮毛加工行业等集中于城镇，使得炭疽也暴发于城市，成为重要的职业病之一。

此外，由于炭疽杆菌具有炭疽芽孢毒力强、易获得、易保存、高潜能、可视性低、容易发送等特殊性，曾被一些国家作为一种生物武器或者恐怖微生物而使用，从而导致炭疽的发生。2001年10月，国际恐怖分子利用信函向美国播散炭疽芽孢，由此引发的炭疽事件造成22例感染，其中11例吸入性炭疽患者中有5例死亡。这一事件反映了生物武器对人类的威胁之大，严禁生产、使用生物武器和积极进行生物武器防御应该引起全球的关注。

一、炭疽杆菌的生物学特点

1876年德国的科学家Robert koch首次证实：炭疽杆菌（*Bacillus anthracis*）是炭疽病的病原菌[2]。炭疽杆菌是致病菌中最大的革兰氏阳性杆菌，需氧或者兼性厌氧、无鞭毛。菌体两端平削，呈竹节状长链排列，不能运动。在人和动物的体内，以及在含有血清和碳酸氢钠的培养基中能形成荚膜，是其毒力的标志。在人工培养基或者外界环境中可形成芽孢，芽孢呈卵圆形，位于菌体中部。有氧条件下，普通培养基上炭疽杆菌生长良好。该菌繁殖体的抵抗力弱，对日光、热和常用消毒剂都很敏感，在56 ℃ 2小时或者75 ℃ 1分钟可被杀灭，常用浓度的消毒剂也能将其迅速杀灭。但是因为芽孢位于菌体的中心，所以其抵抗力很强，一般的消毒方法均不能将其杀死，在皮毛制品中可以生存90年，在土壤中可存活数十年；煮沸10分钟后仍有部分存活，只有煮沸40分钟、140 °C干热3小时、高压蒸10分钟、20%漂白粉和石灰乳浸泡2天、5%的苯酚溶液24小时才能将其杀灭；对碘特别敏感；甲酚皂溶液（来苏水）、乙醇对其基本无杀灭作用。正因为如此，炭疽杆菌的芽孢可在动物、尸体及其污染的环境和土壤中存活多年。

炭疽杆菌对动物及人类的致病性，主要来源于三个毒力因子：荚膜和两个毒素（分别由两个毒性质粒pXO1和pXO2 L编码），如果任何一个质粒丢失，其毒力也将消失，成为弱毒株或无毒株。炭疽杆菌在动物体内可有荚膜形成，荚膜有抗吞噬能力，所以能抵抗巨噬细胞的吞噬作用，有利于该菌在机体内的生存、繁殖以及扩散。因此，有荚膜形成的炭疽杆菌致病性较强。在体外，荚膜能掩盖噬菌体的受体，从而阻止噬菌体裂解菌体。

炭疽杆菌在生长过程中合成毒素，毒素由水肿因子（edema factor，EF）、致死因子（lethal factor，LF）以及保护性抗原（protective antigen，PA）三种成分组成。EF是腺苷环化酶，能使体内ATP转化成cAMP；LF是Zn-依赖内肽酶，底物为促分裂原活化蛋白激酶1/2（MAPKK1/2），可裂解MAPKK，阻断MAPK信号转导通路并使细胞溶解；PA是结合单位，与宿主的巨噬细胞表面的受体结合后寡聚化形成离子通道，使EF和LF组分得以进入胞质溶胶进而发挥毒性作用。故而单个毒素组分没有毒性，但EF与PA同时作用可构成水肿毒素，可以产生皮肤坏死和水肿反应，LF和PA同时作用构成致死毒素，可以使动物致死。炭疽毒素的这种作用模式与多种细菌毒素相似。炭疽毒素主要损害微血管内皮细胞，增强血管壁的通透性，减少有效血容量和微循环灌注量，使血液的黏滞度增高，从而导致弥散性血管内凝血（DIC），造成感染性休克进而引起死亡。

二、职业接触特点

炭疽的传染源主要是患炭疽病的食草动物，包括牛、马、羊、驴、骡，其次是猪、犬和猫等动物。最易感的动物是绵羊和山羊，以及牛、鹿和马等。这类动物的炭疽感染过程很快，羊一经感染，常为闪电型突然死亡，多死于败血症。病畜主要经过尿和粪便排菌，死亡后其皮毛、血液和肉中含有大量的炭疽杆菌，因此未经任何消毒处理的尸体是非常危险的传染源。因炭疽而死亡的病畜尸体及病畜濒死时的分泌物和排泄物会进一步污染土壤和水草，炭疽杆菌的芽孢长期存活就可成为持久性疫源，对人和畜形成长期的危害。被炭疽杆菌污染的土壤和水草也是引起家畜和野生动物患炭疽的直接原因。同时严重污染的地区，炭疽杆菌的芽孢可随风尘及水流而扩散，从而引起动物和人群中散在病例的发生。所以人的炭疽常常在畜疫发生后随之出现，接触感染是本病的主要途径。

人群普遍易感，主要取决于接触病原体的程度和频率。在牧区及特殊的情况下（如发生水灾时），应该特别警惕炭疽的传播和流行。

接触感染源的主要作业有牧场动物饲养、搬运、剪羊毛、屠宰、皮革鞣制、纺毛和缝皮等作业以及兽医和实验人员等。

传染因素主要有：接触病畜，如在喂料、修毛或者屠宰时；接触污染的皮革、皮毛、羊毛、猪鬃或者病畜的肉；接触被炭疽杆菌污染的物品（畜粪和破烂物品等）。此外，炭疽的发病还与劳动条件和劳动过程关系很大，如剪羊毛工在剪毛时常常两前臂紧靠羊身，所以常在前臂发生皮肤炭疽；搬运工在搬运作业时常常将皮毛扛在肩上，所以常在颈部发生皮肤炭疽；制革厂发生的炭疽病，多以接触生皮的工人多见；工作环境的灰尘浓度高，发生内脏炭疽（如肺炭疽）的机会就会增多。

炭疽的感染途径主要有三种：第一，经皮肤侵入机体引起炭疽杆菌感染，即炭疽杆菌通过被切开或破损的皮肤进入体内从而导致感染，这种传播形式占炭疽病例总数的 95% 左右；第二，经消化道侵入机体引起炭疽杆菌感染，即食用炭疽病畜或被炭疽杆菌污染的未煮熟的肉类或者带有炭疽杆菌的其他食物、水等而导致感染；第三，经呼吸道侵入机体引起炭疽杆菌感染，即吸入含有炭疽芽孢的空气或者带有芽孢的尘埃而感染。其中第三种途径也是最为危险的感染途径和传播方式，如 1979 年苏联的一个军事部门曾经不慎把炭疽杆菌芽孢散播到空气中，结果导致 68 人发病死亡。

三、致病机制

炭疽杆菌的毒力取决于其外毒素及抗吞噬作用的荚膜。

炭疽杆菌不能侵入完整的皮肤。炭疽感染是由于炭疽杆菌的芽孢直接经破损的皮肤进入皮下，或者经肺部吸入，或者经食入进入黏膜，被局部存在的巨噬细胞所吞噬，在适当的条件下，芽孢开始发育形成繁殖体，在炭疽杆菌大量繁殖的过程中产生外毒素以及抗吞噬作用的荚膜物质。外毒素可以引起感染部位的组织细胞坏死和水肿，抗吞噬作用的荚膜则能阻止吞噬细胞作用，使得细菌更容易扩散，进而引起邻近的淋巴结发炎，甚至进入血液循环引起败血症。如食入了带菌的肉类，可以引起急性出血性肠系膜淋巴结炎。

吸入性炭疽的病理过程和皮肤炭疽略有不同。炭疽芽孢经呼吸道进入肺泡后，被肺部的巨噬细胞吞噬，其中部分炭疽芽孢死亡，但是存活的芽孢则会被巨噬细胞带到纵隔和肺门淋巴结，在此处，炭疽芽孢发育成繁殖体，并产生大量的毒素，从而导致巨噬细胞溶解死亡。同时，由于局部淋巴结炭疽杆菌的大量繁殖和细菌所产生的荚膜和毒素对宿主免疫应答的抑制作用，导致炭疽杆菌突破宿主的免疫系统而进入血循环引起严重的败血症，甚至引起感染性休克。除此之外，由于外毒素的作用，特别是致死毒素（LT）可以引起感染部位或者全身性的组织细胞水肿、坏死、血管损伤以及血浆外渗、出血和血栓形成，引发 DIC 的发生，DIC 是导致休克死亡的主要原因。目前，关于芽孢是如何发育并形成繁殖体的详细过程尚不明确。

四、临床表现

炭疽的潜伏期因侵入途径不同而异，一般为 1~5 天，也有的短至 12 小时，长至 2 周。

（一）皮肤炭疽

皮肤炭疽（cutaneous anthrax）亦称恶性脓疱（malignant pustules），是最多见的炭疽类型，大约占炭疽病例的 95%，可分为炭疽痈和恶性水肿两型。

1. 炭疽痈 病变多见于面部、颈部、肩部、手和足等易接触到污染物的裸露部位的皮肤，一般只有一个病灶。感染部位最初为瘙痒红斑，继而成丘疹，次日出现水疱，内含淡黄色液体，周围的组织硬而肿胀，不断扩大，呈现非凹陷性肿胀。第 3 ~ 4 天中心区呈现出血性坏死，稍下陷，四周集簇成群小水疱，水肿区继续扩大，第 5 ~ 7 天坏死区溃破形成小溃疡，有出血渗出物凝固而形成似炭块状的黑色结痂，痂下有肉芽组织生成（即炭疽痈）。黑痂坏死区的直径大小不等，小的 1~2 cm，大的 5~6 cm，其周围的皮肤浸润和水肿范围较大，直径可至 5~20 cm。病变部位由于周围淋巴液积聚，肿胀很明显，但局部皮肤不发红，也不发热，由于局部末梢神经受压而疼痛不著，稍有痒感，无脓肿形成，所以称为无痛性溃疡，这是皮肤炭疽的特征。病变部位的淋巴结常常有不同程度的肿大和压痛，此后水肿消退，经 1~2 周脱痂。再经过数日愈合成瘢，起病时和病程中常出现中等度发热（38 ~ 39 ℃）、头痛、关节痛、周身不适以及局部淋巴结和脾大等中毒症状。并发败血症者，可发生中毒性休克。

2. 恶性水肿 少数病例局部无水疱和黑痂形成，而呈大片状水肿（即恶性水肿），局部肿胀明显，略为透明，微红或者为苍白色，柔软，其扩展迅速，可致大片坏死，多见于组织疏松的眼睑、颈部、大腿内侧及手等处。全身症状严重，病程中常形成败血症，若贻误治疗，预后不良，甚至危及生命。

（二）肺炭疽

肺炭疽较少见，约占炭疽病例的 5%。大多数为原发性，由于吸入炭疽杆菌的芽孢所致，也可以继发于皮肤炭疽病。起病急，临床表现分为两期。初期为轻微的上呼吸道感染症状，有短暂的低热、干咳、头痛、全身不适、肌痛和呕吐等症状，体征和实验室检查也没有特异性，因此常常被误诊为上呼吸道感染。此期持续数小时至几天，其中部分患者会有短暂的症状减轻。一旦进展为第二期则病情急骤加重，出现严重的呼吸窘迫症状，表现为突然高热、咳血样痰、呼吸急促、发绀、大汗和心率增速，颈、胸部可有皮下水肿、血性胸腔积液以及全身中毒症状，胸部可闻及散在的湿啰音和喘鸣音，可有大量胸腔积液。体征与病情严重程度不成正比。胸片除显示支气管肺炎外还有胸腔积液，典型表现为纵隔增宽。吸入性炭疽患者的病情大多危重，常并发败血症和感染性休克，有的也可以继发脑膜炎，表现为剧烈的头痛、呕吐、抽搐和昏迷，并有明显的脑膜刺激征。血性脑脊液可以检出炭疽杆菌。

（三）胃肠型炭疽

胃肠型炭疽又称肠炭疽，较罕见，占炭疽病例的 1%。食用感染了炭疽杆菌且没有煮熟的肉类是此类炭疽的主要传播途径。其临床表现因炭疽感染的部位不同而有所不同。若是肠道感染了炭疽，则以腹部的表现为主，主要症状有恶心、呕吐（呕吐物中含血丝及胆汁）、剧烈腹痛、食欲消失、高热以及血便等，病情进展迅速，部分患者腹部可有明显的压痛、反跳痛，甚至表现为腹肌紧张，很像外科的急腹症，并且容易并发败血症和感染性休克。有的患者可因为出血性肠系膜淋巴结炎而表现为大量血性腹水。随着病情进一步发展，会出现严重的毒血症、休克甚至死亡。因为早期的表现没有特异性，所以早期确诊较困难，故而病死率很高，在 25% 以上。

另外，炭疽杆菌芽孢还可以在食管的黏膜定居从而引起食管炭疽，但很少见。其主要临床表现为高热、颈部水肿、吞咽困难、咽部疼痛、呼吸困难和局部淋巴结肿大，临床检查可见食管溃疡，口腔后壁、扁桃体和硬腭以及食管有假膜覆盖。

（四）脑膜炎型炭疽

脑膜炎型炭疽一般为继发性或并发症，大多继发于伴有败血症的各型炭疽，原发性少见。其中皮肤型炭疽合并脑膜炎者少见，少于 5%。原发性脑膜炎型炭疽（无特异感染途径）的病例也有报告，可能是由于鼻咽腔损伤，吸入的炭疽芽孢直接经此处进入血液至脑而发病。此型炭疽临床起病急剧，表现为剧烈头痛、发热、呕吐、不安等表现，继之可发生谵妄、昏迷和明显的脑膜刺激征至死亡。脑脊液大多为血性。脑膜炎型炭疽的病情凶险，病程发展很快，患者常于发病的 2 ~ 4 天内迅速死亡。

（五）败血症型炭疽

败血症型炭疽大多数为继发性，也可能直接发生，可继发于肺炭疽、肠炭疽和严重的皮肤炭疽，除了原发部位的表现外，还可出现严重的全身中毒症状以及高热、寒战、出血、头痛、呕吐和毒血症等表现，甚至感染性休克或弥散性血管内凝血（DIC）等表现。此外，皮肤有大片瘀斑或者出血，腔道中出现活动性出血，随后迅速出现呼吸与循环衰竭。在循环血液中可检测出大量炭疽芽孢杆菌。

五、实验室检查

炭疽这种由炭疽杆菌所引起的危害严重的人畜共患传染病，若控制不及时就会引起大批的牲畜死亡，从而造成重大的经济损失，严重影响人畜健康和生产力发展。鉴于此种传染性疾病在我国仍属高危病种，加之其尚有自外输入我国的潜在可能，所以非常有必要做到早发现、早治疗和早控制，除了必须有丰富的流行病学和临床知识外，相关工作者一定要熟练掌握有关的实验室检测技术。

另外，由于炭疽芽孢在环境中的抵抗力极强，因此在军事方面一直被列为头号生物战剂，在美国、苏联和伊拉克，对其进行武器化的研究较多。2001 年美国出现的炭疽杆菌生物恐怖事件也说明了该炭疽芽孢的威胁性[3-4]。

（一）血常规

白细胞数升高，一般为（10~20）$\times 10^9$/L，最高可达（60~80）$\times 10^9$/L，其中中性粒细胞显著升高，淋巴细胞不升高。

（二）病原学检查

依据炭疽的临床分型，可以取患者渗出液、分泌物、痰液、粪便、血液和脑脊液等进行直接涂片染色镜检，镜下可见粗大的革兰氏阳性杆菌，并呈竹节状排列。

如果临床标本中涂片镜检没有发现粗大的呈竹节状排列的革兰氏阳性杆菌，还可以从临床标本中分离出炭疽杆菌用以确诊，取标本做增菌和细菌分离培养检测。增菌方法如下：取病灶渗出液接种于肉汤培养基中，于 37 ℃培养 24 小时后，观察可见管底絮状沉淀，上层液清亮，不形成菌膜和壁环。细菌分离培养检测是将增菌肉汤培养物接种于普通琼脂平皿中，经 37 ℃培养 24 小时后菌落扁平粗糙、干燥、灰白色、边缘不整齐，在镜下观察可见菌落边缘呈彗星状或卷发状。在血平皿上菌落周围不出现溶血。挑取两平板菌落经过革兰氏染色均为革兰氏阳性长链竹节状粗大杆菌，即可确诊。

另外，通过实验室检查注意到炭疽杆菌的抵抗力较强，应用抗生素 48 小时后，仍能查到炭疽杆菌，所以对应用抗生素后一般不做细菌培养的传统观念应有所改变。

（三）血清学检查

由于重型炭疽患者常在很短的时间内死亡，所以临床诊断价值较小，血清学检查主要应用于炭疽的回顾性诊断和流行病学调查。人血清中炭疽抗体水平的检测意义主要在于：正常人群血清炭疽抗体水平资料的收集，特殊人群如产业工人、畜牧人员、实验室人员等血清炭疽抗体水平观察，疫苗接种人群血清炭疽抗体水平分析，炭疽患者血清炭疽抗体水平研究。在患者标本中没有及时获得炭疽杆菌阳性检测和分离结果（即没有病原学诊断）的情况下，血清抗炭疽特异性的抗体滴度出现 4 倍或者 4 倍以上升高，就可以结合流行病学线索和临床表现进行确诊。

（四）PCR 检测

在正常的无菌标本（如血液和脑脊液等）涂片镜检中，没有发现大量均一的革兰氏阳性杆菌，而仅依靠细菌分离培养才能获得可疑的炭疽杆菌的细菌时，应尽可能进行 PCR 检测。可直接使用临床标本进行检测，同时也应该对分离获得的培养物进行检测。可以检测质粒上的保护性抗原基因（*pag*）、荚膜形成基因（*cya*）和染色体上的炭疽杆菌特异基因（*ropB*）。

（五）动物接种

将标本或者培养物接种于家兔、小白鼠或者豚鼠的皮下，如果出现局部肿胀和出血等症状则为阳性反应。接种的动物常于 48 小时内死亡，其血液和组织液检测可见炭疽杆菌，或者可培养出炭疽杆菌。

（六）鉴别实验

该实验用来区别炭疽杆菌和其他各类杆菌如枯草杆菌、腊样杆菌、嗜热杆菌和蕈状杆菌等，主要有特异性荧光抗体（抗菌体、抗荚膜、抗芽孢、抗噬菌体等）染色法、串珠湿片法、W 噬菌体裂解试验、碳酸氢钠琼脂平板 CO_2 培养法、青霉素抑制试验、荚膜肿胀试验、动物致病试验、动力试验、水杨酸苷发酵试验和溶血试验等。上述各种检查均应在有专门防护的实验室内进行。

六、诊断

主要根据流行病学线索，如患者生活在已经被证实存在炭疽的地区，或者在发病前 14 日内到达过此类地区，接触过可疑的患者、死亡动物或其残骸，食用过可疑的病、死动物肉类或者其制品。所以患者的职业、生活和工作情况（如与牛、羊和马等有频繁接触史的农民和牧民及皮革加工厂的个人等）对本病的诊断有很重要的参考价值。首先询问患者的职业和新近有无接触病畜和畜产品的历史，此外还要根据患者的临床表现以及病原学检查和特殊的实验室检查进行全面综合分析，方可诊断。根据我国《炭疽诊断标准及处理原则》（GB 17015-1997），炭疽的诊断可以分为疑似炭疽、临床炭疽和确定炭疽三种。

皮肤炭疽应与痈、蜂窝组织炎、恙虫病、丹毒、兔热病等鉴别；肺炭疽应与各种肺炎、肺鼠疫和钩端螺旋体病的肺大出血型鉴别；肠炭疽应与痢疾、细胞性食物中毒、出血坏死性肠炎、肠套叠以及其他原因所致的急性腹膜炎等鉴别；败血症炭疽和脑膜炎炭疽应与其他病因引起的败血症和脑疾病、脑膜疾病等鉴别。相关的病原学检查是主要的鉴别点，从病灶的分泌物、痰液、血液、粪便或者脑脊液等涂片检测出病原菌或者培养阳性者可鉴别，也可以进行动物接种试验鉴别。此外，还可用检测特异性抗体的方法加以鉴别。

七、防治原则

（一）治疗

炭疽的病死率较高，其病死率在法定传染病中位居第五位。炭疽病的预后往往因其临床类型、诊断和治疗是否及时而有所不同。一般情况下，经过适当的治疗，皮肤型炭疽的病死率是5%~11%，如果未经治疗或者治疗不及时，病情加重后病死率可达20%~25%。其他临床型炭疽，由于病情发展迅速，而且又较难及时在早期进行明确诊断，所以病死率较高，如肺炭疽的死亡率在80%以上，肠炭疽的死亡率是25%~75%，炭疽败血症的病死率可高达80%~100%，故而炭疽病的治疗首先应该尽早和及时。

1. 一般治疗 炭疽病的患者应该严密隔离，皮肤炭疽严禁抚摸、挤压及手术切开，对患者的污染物和排泄物按照芽孢的消毒方法进行消毒处理或者焚烧。患者应该卧床休息并补充足够的营养和液体。

2. 病原治疗 即抗菌治疗，炭疽杆菌对青霉素敏感，所以目前首选的抗生素是青霉素，一般病例，如皮肤炭疽，成人常用剂量为每天160万～240万U，分2次肌内注射，疗程为7～10天。如果感染的部位在颈部或者伴有严重的水肿以及败血症、肺炭疽和肠炭疽患者，则应加大青霉素的剂量，用量至每天1000万～2000万U，分次静脉滴入，并延长疗程，至14天甚至达60天。此外，还可加用1~2种气体抗菌药物，如环丙沙星、红霉素、多西环素或万古霉素等。目前西方国家已经出现了对青霉素耐药的菌株，但是还没有出现炭疽杆菌对喹诺酮类药物自然耐药的报道，所以欧洲国家推荐将多西环素和环丙沙星作为一线治疗炭疽感染的药物。

3. 对症和支持疗法 对于有呕吐和腹泻或者进食不足的患者给予适当的静脉补液；对于有出血的患者可酌情给予维生素K_1、氨基己酸以及氨甲苯酸（止血芳酸）；对呼吸困难者给予吸氧，并保持呼吸道通畅；对于高热、惊厥或者严重的病例可给予镇静剂；对于严重的患者，可以应用肾上腺皮质激素，其对控制局部水肿的发展和减轻毒血症有效。临床常用的肾上腺皮质激素有氢化可的松，100～300 mg/d，分1～2次静脉滴注，或泼尼松30～60 mg/d，分1～2次口服，疗程3～5天。需要注意的是，必须在应用青霉素治疗的情况下才能给患者应用肾上腺皮质激素。有DIC的患者，应该及时抗DIC治疗。皮肤炭疽的局部可以用高锰酸钾溶液（1∶2000）冲洗，再用没有刺激的抗生素软膏敷于患处，然后用消毒的纱布包扎。病变部位除了取标本做检查外，禁忌挤压，也不能切开引流，以预防感染扩散而发生败血症。另外，肺炭疽的患者应该吸氧，肠炭疽和严重毒血症患者应及时输液并维持水电解质平衡。

（二）预防

炭疽的预防主要是针对构成炭疽传播的三个条件采取综合性措施。

1. 严格管理传染源 炭疽虽然是乙类传染病，但是肺炭疽应该按照甲类传染病进行管理。加强对兽医的监督，发现动物患有炭疽，应严格禁止屠宰动物作为肉食或者工业用品。家畜食用或者吸入被炭疽芽孢污染的水、草以及饲料后，芽孢在家畜体内可迅速生长、大量繁殖从而发病，常表现为急性败血症而突然死亡，同时伴有自然孔出血，血液不凝固并含有大量的炭疽杆菌，细菌遇到空气形成芽孢，从而造成新的环境污染。因此感染了炭疽杆菌的病畜、死畜应该严格隔离，不用其乳类，严禁剥皮、解剖或者煮食，必须焚毁或深埋在地面2 m以下并覆盖大量生石灰。对于可疑的病畜进行隔离观察，对疫区的草食动物进行动物减毒疫苗接种、动物检疫等医疗措施。炭疽患者应隔离至创口愈合、痂皮脱落或者症状消失，其分泌物或者排泄物培养2次阴性（每次间隔5日）为止。

其分泌物、排泄物及其污染的物品与场所，均应按杀灭芽孢的消毒方法进行彻底消毒，不可随意丢弃。

2. 切断传播途径，必要时封锁疫区　对患者的衣服、用具、废敷料、分泌物和排泄物等分别采取煮沸、漂白粉、环氧乙烷、过氧乙酸和高压蒸气等消毒灭菌的措施，对于工业和农牧业人群接触的污染物进行甲醛消毒处理。对于从事可疑污染物接触人群加强劳动保护：如畜产品加工厂须改善劳动条件，加强防护设施，工作时要穿工作服，戴口罩和手套。

加强对炭疽病的检疫，防止其在动物间传播。小量实验操作可用2级生物专柜，若操作量较大则应用3级生物专柜。当怀疑有炭疽杆菌气溶胶产生时，除一般个人防护外，还要佩戴眼罩和呼吸器。战时，个人应穿防护服、戴防毒面具和防疫口罩，无防护器材时，可用手帕或其他纺织品捂住口鼻，并扎紧袖口和裤脚，将上衣塞入裤腰，颈部用毛巾围好，戴手套，外穿雨衣。集体防护可构筑工事或利用地形地物等。

畜牧收购、调运和屠宰加工要有兽医检疫，被污染的畜厩和土壤需要进行消毒，铲除表面的土壤并埋入深坑中。为了防止水源污染，一定要加强饮食和饮水的监督。加工兽皮和毛等的制品，要用高压蒸汽消毒。皮毛加工生产过程机械化，如利用刮皮机和洗皮机代替人工操作，用传送带代替手工搬运等。

3. 保护易感人群　必须加强卫生宣传教育，养成良好的卫生习惯，因为个人的卫生防护对职业性接触家畜和畜产品者是十分重要的。皮毛加工厂的工人、畜牧场处理皮毛和其他接触的人员，都应该了解有关炭疽的预防知识，供给防尘工作服、工作帽、口罩、防护眼镜和手套等；换下来的工作服和工作帽等应该进行高压消毒，防护眼镜和鞋等用漂白粉液进行消毒；工作后洗手消毒并淋浴，洗手消毒可用0.1%汞溶液浸泡1 ~ 8分钟；同时要养成良好的卫生习惯。在工作中如发生皮肤破损，应该立即停止工作，并且立即涂搽3%~5%的碘酒，以免引起感染，同时注意对伤口的观察。因肺炭疽的早期症状和感冒相似，所以发现有感冒的患者时，应该有专业人员跟踪访视，一旦发现为炭疽患者应立即送传染病医院治疗。

对于易感职业人群，如从事畜牧业，畜产品收购、加工和屠宰业等工作的人员和疫区人群进行炭疽减毒活疫苗接种，具有一定的预防作用和效果。每年接种疫苗一次。目前采用皮肤划痕法，每次疫苗用量0.1 ml，将其滴于上臂外侧皮肤，划一“井”字即可，每条痕长1 ~ 1.5 cm，以划破表皮微见间断小血点为佳。再用同一划痕针涂压10余次，使疫苗充分进入划痕皮肤。接种后局部应裸露5~10分钟，然后用干棉球擦净。国外多采用保护性抗原作预防接种，第一年肌内注射3次，各相隔3周，6个月后接种第4次，然后每年加强注射1次，每次均为0.5 ml。对于密切接触者应进行医学观察8天，必要时需尽早进行药物治疗，早期应用青霉素、四环素等，对疑似患者可采取同一措施。

当前的疫苗具有效力不稳定、对吸入性炭疽的保护率低、免疫程序繁琐、存在副作用等缺点。所以需要寻找新的免疫原。DNA疫苗、活载体疫苗的出现为新一代安全、免疫程序简单、具更高保护率的疫苗奠定了基础。如俄罗斯的炭疽芽孢疫苗对于动物和人类炭疽的预防就取得了满意的效果。

此外，对于易感职业接触人员进行就业前以及定期体格检查，凡是患有呼吸系统疾病、皮肤病和老年体弱者不宜从事接触感染机会较多的工作。

4. 炭疽恐惧症的预防　首先，应该加强部队对炭疽杆菌等生物武器袭击的防护措施训练，保证部队在战时或重大事件后能够及时采取有效的措施，以减少伤亡；其次，要增强部队的凝聚力，提倡团结协作、互相关心以及奉献的精神，鼓舞官兵斗志，坚定必胜的信心，从而增强对战时各种威胁的心理承受力，减少恐惧症的发生；最后，平时加强对部队的科普宣传，为官兵普及炭疽杆菌等生物武器的知识及其基本的医学防护知识，以减少官兵的恐惧心理。

第三节 布鲁氏菌和布鲁氏菌病

布鲁氏菌病（brucellosis）又称为波状热或流产热，是由各型布鲁氏菌（brucella）引起的人畜共患的急性或者慢性传染病，也是自然疫源性人畜共患疾病[5]。

布鲁氏菌首先感染家畜。一般家畜的临床表现不明显，但怀孕的母畜极易出现流产或死胎，所排出的羊水、胎盘和分泌物中含大量布鲁氏菌，传染性极强，并且其皮毛、尿、便和奶液中均有此菌，排菌过程可长达 3 个月以上。人通过与家畜的接触或者服用污染的奶、畜肉，吸入含菌的尘土或者布鲁氏菌进入眼结膜等途径，都可以导致感染。

1814 年，Burnet 首先将流病描述为地中海弛张热，并且把该病和疟疾作了鉴别。1860 年，Marston 对本病进行了系统性描述，并把地中海弛张热和伤寒区别开来。1886 年，英国的军医 David Bruce 在马耳他岛从死于“马耳他热”的士兵的脾中分离出布鲁氏菌，首次明确了该病的病原体。1897 年，Hughes 依据本病的热型特点，建议将该病称为“波浪热”。也有学者为了纪念军医 Bruce，建议将该病命名为“布氏菌病”。1897 年，Wright 和同事发现患者的血清和布鲁氏菌的培养物可以发生凝集反应，从而建立了至今仍在应用的血清型诊断方法。我国古代医书中也有对本病的描述，一直到 1905 年，Boone 在重庆对本病做了正式报道[6]。

目前已知有 60 多种家畜、家禽以及野生动物是布鲁氏菌的宿主，与人类有关的主要是羊、牛和猪，其次是犬。各国的主要传染源不同，国内以羊（绵羊、山羊）为主，其次为牛，猪仅在个别地区有意义。应当注意的是，各种布鲁氏菌在各种动物之间可有转移现象，其中以羊的布鲁氏菌转移到牛的意义最大，这不仅是因为羊的布鲁氏菌对人有较高的致病性，也是因为牛奶及其制品比羊奶及其制品的应用更广，故而对人的危险性更大。其他动物，如鹿、马、骆驼、狗、猫等也可罹患本病，但是除在特定条件下，一般作为传染源的意义较小。患者也可从粪便、尿液、乳汁中排菌，也有人传人的报告（夫妻间），但作为传染源的意义更小。许多野生动物，如野牛、野兔、野鹿，以及黑线姬鼠等啮齿动物也可以感染本菌，并且在自然界独立循环流行，但是只有在特定条件下，如狩猎时才有可能传染给人。

布鲁氏菌病是全球性疾病，广泛流行于世界许多国家，几乎遍及世界各地，凡是有牲畜生存的地区都会有此病的流行。高发地区为地中海地区、亚洲、中南美洲等。全世界每年上报 WHO 的布鲁氏菌病新发病例约 50 万。新中国成立前，布鲁氏菌病流行严重，新中国成立后，建立了专门的防治机构，使布鲁氏菌病发病率显著降低。但自 1994 年以来，我国人畜布鲁氏菌病发病情况又有所回升[6, 7]，很多已经基本控制的地区又有新的人畜布鲁氏菌病的流行，如山东省滨州地区、河北省磁县、山西省、辽宁省等。疫情回升的主要原因是“未经检疫的家畜的自由贸易、交换以及流动”。此外，放松对乳和肉等畜产品的监督、管理和消毒，家畜不能及时和广泛免疫，以及防治队伍的涣散，对布鲁氏菌病防治的松懈麻痹等都是十分重要的原因。所以，必须加强对布鲁氏菌病的防治工作，才能达到在全国范围内长期基本控制该病的目标。

一、布鲁氏菌的生物学特点

布鲁氏菌属（*Brucella*）是一类微小的革兰氏阴性杆菌，呈球状、球杆状或短杆状，新分离的菌趋向球形。没有鞭毛，不运动，无芽孢。一般不形成荚膜，光滑型菌株有微荚膜，革兰氏染色阴性，姬姆萨染色为紫色，但是常用的染色方法是科兹洛夫斯基染色法，布鲁氏菌呈红色，可以与其他细菌相区别。

本菌为严格需氧菌，其生长繁殖对营养的要求较高，在普通培养基上生长缓慢，分裂一次需要的时间为132 ~ 227分钟，特别是初次分离的野生株生长更慢，通常需要5~7天，有的甚至需要20~30天才可长出可见的菌落。向普通培养基中加入血清或者肝浸液可以促进其生长。最适生长温度35~37 ℃，最适pH 6.6~6.8，生长时需硫胺素、烟草酸和生物素、泛酸钙等。个别种型初代生长需要一定浓度的CO_2（5% ~ 10%）。经过37 ℃培养48小时，可以长出微小、透明和无色的光滑型（S）菌落，经过人工传代培养后可转变成粗糙型（R）菌落。

依据该菌的储存宿主、生化、代谢和免疫学的关系，世界卫生组织布鲁氏菌病专家委员会将布鲁氏菌属分为6个种，19个生物型，分别为羊种菌（3个型）、牛种菌（8个型）、猪种菌（5个型）、绵羊附睾种菌（1个型）、犬种菌（1个型）以及沙林鼠种菌（1个型）。本菌属的分型对临床和流行病学研究有十分重要的意义，不同的种型属具有不同的致病力，其中羊布鲁氏菌（*Br. melitensis*）的致病力最强，其次为猪布鲁氏菌（*Br. suis*）。

布鲁氏菌含有20多种蛋白抗原和脂多糖，其中脂多糖（内毒素）在致病过程中起着重要的作用。近年来，对布鲁氏菌的分子生物学研究发展较快，有研究表明，*ery*、H_2O_2酶基因、*SOD*、*RecA*、*groE*和*HtrA*等基因均与布鲁氏菌的毒力有密切的关系。

布鲁氏菌在自然界中抵抗力较强，在土壤、毛皮、病畜的脏器和分泌物、肉以及乳制品中可生存数周或数月。但是在湿热60 ℃、20分钟，或日光直接照射下20分钟即可死亡；对常用的消毒剂和广谱抗生素如氯霉素和四环素等均较敏感。牛奶中的布鲁氏菌可以采用巴氏消毒法进行灭菌。

二、职业接触特点

布鲁氏菌病的发生和病畜、染菌畜产品的接触有关，接触污染源的主要人群是从事畜牧工作的人员、兽医、畜牧化验人员、饲养员、挤奶工、屠宰工、肉品加工人员等。羊、牛和猪感染布鲁氏菌后多为慢性长期患病，其流产的死胎、羊水、胎盘及阴道分泌物中含有大量的布鲁氏菌。患布鲁氏菌病的羊还可出现乳腺炎，其乳汁排菌的时间较长，可以长达数月。病原菌还存在于病畜的皮毛、尿液和组织中。布鲁氏菌病还可以通过皮肤黏膜、消化道和呼吸道等侵入人体。所以，当兽医为病畜接生、处理难产和流产、检查牲畜，当农牧民放牧，接触病畜的排泄物、剪羊毛和挤奶，当畜产品加工人员屠宰病畜和加工肉类，当实验人员进行细菌培养和制备生物制剂等时，均可经皮肤黏膜感染。畜产品和皮毛加工人员可通过吸入被污染的飞沫和尘埃而经呼吸道感染。食用染菌的生奶、生奶制品、生肉、生肝或者没有煮熟的肉类，病菌可以通过消化道进入体内。近年来，非职业人群的感染率有上升趋势，推测可能与某些不良的饮食习惯和某些宠物有关，如生食动物源性食品。

三、致病机制

布鲁氏菌病的发病机制比较复杂。细菌以及毒素作用和不同的抗原组分的变态反应均不同程度地在疾病的发生和发展中起作用。

致病物质主要是内毒素。此外，微荚膜和侵袭性酶（透明质酸酶和过氧化物酶等）增强了该菌的侵袭力，使得细菌能突破皮肤和黏膜的屏障作用进入宿主体内，并且可在机体的脏器内大量繁殖和快速地扩散入血。

布鲁氏菌侵入机体后，通常经过1~6周的潜伏期，此期细菌被中性粒细胞和巨噬细胞吞噬，成为胞内寄生菌，随着淋巴引流到局部淋巴结生长繁殖，并且形成感染灶，当细菌繁殖到一定的数量，则可导致巨噬细胞破裂，随之大量的细菌进入淋巴和血液循环，从而形成菌血症。在血液中生长繁殖的布鲁氏菌，在机体各种因素的作用下，菌体被破坏并释放出内毒素和菌体的其他成分，从而导致毒血症的出现。内毒素在病理损伤和临床症状方面起着十分重要的作用。如果患者的免疫功能正常，则可通过细胞免疫和体液免疫清除细菌而痊愈；如果免疫功能不健全，或者感染的菌量很大，毒力很强，那么部分细菌就会逃避免疫，又被血流中的单核细胞所吞噬，并且随着血流进入肝、脾、淋巴结和骨髓等脏器内，细菌在这些脏器细胞内繁殖，引起细胞的变性和坏死，形成多发性病灶。当病灶处的T淋巴细胞被细菌致敏并且再次接触抗原后，可释放细胞因子，细胞因子能趋化并激活巨噬细胞，使之聚集于布鲁氏菌的周围，不断吞噬和杀灭布鲁氏菌，此时患者的发热也逐渐消退。当布鲁氏菌在肝、脾、淋巴结和骨髓等脏器细胞内繁殖到一定程度，超出了巨噬细胞的吞噬能力时，则细菌在细胞外生长繁殖并可以再度入血，患者会再度出现菌血症而使体温升高。如此反复形成的菌血症，使得患者的热型呈波浪型，所以临床上称为波浪热。

四、临床表现

布鲁氏菌病的临床症状多种多样，非常复杂，病情的轻重差别也很大。一般情况下，羊型致病力较强，大多会出现典型的临床症状和体征；牛型则对人的致病力较轻；猪型的致病力介于羊型和牛型之间，大多数患者没有急性期的临床表现。

布鲁氏菌病的潜伏期长短不一，一般为1~6周，少数患者可达数月至1年以上。临床上可分为急性期、亚急性期以及慢性期。

（一）急性期的临床表现

病程在3个月以内为急性期，3个月至1年为亚急性期。多数患者发病缓慢，有10% ~ 30%急骤起病。并且发病初期的症状和感冒相似，出现发热、乏力、失眠、严重头痛、肌痛、感觉不适和食欲不振以及上呼吸道的症状。也有的患者只有轻微不适感、肌痛、头痛、项背部疼痛等症状而隐匿起病。主要的临床表现为：

1. 发热 最常见的临床表现，95%以上的患者表现为发热，但是热型不定，变化多样，常见的热型有波浪热、不规则热、间歇热、弛张热以及长期低热型。以弛张型最为多见，波浪型虽仅占5% ~ 20%，但最具特征性，所以该病典型的热型为波浪型，每次发热持续一至数周（平均2~3周），然后逐渐退热，经过一段时间的无热期后体温再次上升，如此反复数次，状似波浪。多数患者仅有2 ~ 3个波，偶可多达10个以上。在抗生素普遍应用前，波浪型发热最为多见，故而布鲁氏菌病曾被称为“波浪热”。但是近年来，由于抗生素的应用，典型的波浪热已经不常见了，而以不规则热多见。患者在高热时神智清楚，没有明显的不适，但体温下降后自觉症状加重，主诉增多，这种高热和自觉症状相矛盾的现象是布鲁氏菌病所特有的，具有一定的诊断意义。

2. 多汗 急性期的主要症状。常于夜间或者凌晨退热时出现大汗淋漓，可湿透衣裤，使患者烦躁不安、全身乏力、软弱和头痛，汗液酸臭，大量出汗后患者可发生虚脱。

3. 骨、关节疼痛 70%以上的患者可有骨、关节疼痛。疼痛常使患者辗转呻吟和痛楚难忍，主要见于膝关节、髋关节和肩关节等大关节，可累及一个或数个关节，也有的患者发生在小关节，不对称。有的疼痛十分剧烈，如锥刺样或者顽固性钝痛，一般的镇痛药无效。早期可呈游走性，以后疼痛固定在某些关节。部分患者除关节炎外，还有关节周围软组织炎、滑膜炎、腱鞘炎以及脊柱炎。脊柱炎常发生在腰骶部位。除了关节疼痛外，全身长骨如胫骨和股骨等处常有剧痛，肌肉疼痛多见于两侧臀部肌肉，可出现痉挛性疼痛。

4. 生殖系统症状 也是布鲁氏菌病的特征性症状之一，男性常发生睾丸炎和附睾炎，大多呈单侧性，可大如鹅卵，伴明显压痛。女性可发生卵巢炎、输卵管炎和子宫内膜炎。

5. 神经系统症状 布鲁氏菌病的患者常因为神经根或者神经干受累而出现神经系统症状。最常见的是腰骶神经根受累，表现为腰部和双下肢剧痛，神经干受累以肋间神经、坐骨神经最为多见。

6. 肝、脾和淋巴结肿大 大约半数的布鲁氏菌病患者可出现肝大和肝区疼痛。牛型布鲁氏菌病患者的肝损害为非特异性肝炎或者肉芽肿大。常见浅表的淋巴结肿大，但肿大的淋巴结一般无明显疼痛，可以自行消散，偶有化脓或破溃。

（二）慢性期的临床表现

病程持续 1 年以上则为慢性期，可以是由于急性期的患者不恰当的治疗和局部病灶的持续感染所致，也可以是由没有症状的感染者或者症状很轻的感染者逐渐变为慢性。慢性期症状多不典型，也不明显，呈现多样性表现。主要表现为疲乏无力、出汗、长期低热、关节和肌肉疼痛等，有的患者还有胃肠道症状等，如胃纳差、腹泻、便秘等。98% 以上的患者有关节病变，肝、脾可有轻度肿大。此外，还可能有失眠、抑郁和易激动等症状。多种症状和体征反复发作并且逐渐加重，或者仅仅因为气候变化、劳累而加重病情。病变可侵犯内脏、骨关节、神经系统、泌尿生殖系统，甚至会侵犯所有的组织器官，往往导致几个系统同时受累。

目前，随着疫区疫苗的接种、抗生素的应用和人群生活条件的改善，布鲁氏菌病的症状有减轻的倾向，不典型的病例多见，而神经系统、运动系统和泌尿生殖系统受损的病例则较少见。

五、实验室检查

（一）血常规

白细胞计数在正常范围或者轻度减少，淋巴细胞升高，分类可以达到 60% 以上，有时还可以见到异型淋巴细胞。部分患者可有血小板减少。血沉在各期均增速。久病的患者有轻度或者中度贫血。

（二）病原学检查

常用血液标本。血培养是急性期诊断的重要方法，急性期血培养阳性率可高达 70%。但对慢性期患者的阳性率则较低。在急性期和亚急性期的患者还可以取骨髓分离培养。此外，病畜的子宫分泌物、羊水，流产动物的肝、脾和骨髓等也可以作为分离培养的标本。淋巴结和脑脊液等的培养阳性率不高。本菌培养需要特殊的培养基——双相肝浸液培养基，但是该菌生长缓慢，需要 10 天以上才能有阳性结果，如果培养 30 天仍然没有细菌生长则可报告为阴性。近年来开展的 PCR 技术检测布鲁氏菌的 DNA，具有快速并且和临床符合率高的优势。

（三）血清学检查

1. 凝集试验 常用的是血清试管凝集法或平板凝集试验，主要用来检测特异性的抗体。前者有较高的特异性，常常用于诊断，滴度大于 1 /160 有意义；后者的操作简单，常用于普查。凝集试验的高抗体滴度持续的时间较长，所以不能区分复发和既往感染。

2. 酶联免疫吸附试验 可检查各类抗体，灵敏度高。

3. 补体结合试验 一般在发病 3 周后出现 IgG 抗体，由于抗体能维持较长的时间，所以对诊断慢性布鲁氏菌病意义较大。该试验特异性高，试验结果判定以 1 ∶ 10 为阳性。

4. 其他 包括免疫荧光抗体检测、抗人球蛋白试验和皮内变态反应试验等。

（四）皮肤试验

取布鲁氏菌素或者布鲁氏菌蛋白提取物 0.1 ml 进行皮内注射，24~48 小时后观察结果，局部红肿、浸润直径 1~2 cm 者为弱阳性，2~3 cm 者为阳性，大于 6 cm 者为强阳性。如果红肿在 4~6 小时内消退则为假阳性。皮肤试验可以用来诊断慢性布鲁氏菌病或者曾经患过布鲁氏菌病者。

六、诊断

急性和亚急性感染病例可以通过职业接触史、临床表现和实验室病原学和血清学检查做出诊断。慢性感染者和一些不典型的病例的诊断则较为困难，对于这样的患者获得细菌培养结果最为可靠。另外，PCR 检测其 DNA 阳性也有较高的辅助诊断价值。急性期需要与风湿热、肺结核、伤寒、副伤寒、败血症和疟疾等相鉴别；慢性期则主要与骨和关节损害疾病及神经官能症等相鉴别。

我国疾病预防控制中心（centers for disease control，CDC）布鲁氏菌病诊断标准为：①流行病学接触史：发病前患者与家畜或者畜产品、野生动物（包括观赏动物）以及布鲁氏菌培养物等有密切接触史，或者生活在疫区的居民，或者与疫苗生产、使用和研究有密切关系的人群。②临床表现：出现持续数日甚至数周的发热（包括低热）、多汗、乏力以及肌肉、关节疼痛等；多数患者表现为淋巴结、肝、脾和睾丸肿大，少数患者会出现各种各样的充血性皮疹和黄疸；慢性期的患病者大多表现为骨和关节的损害。临床症状和体征应排除其他疑似疾病。③实验室检查：病原分离、试管凝集试验、补体结合试验和抗人球蛋白试验阳性。凡是具备①项和②项，以及第③项中的任何一项检查阳性即可确诊为布鲁氏菌病。

七、防治原则

（一）治疗

治疗布鲁氏菌病患者的重点是阻止疾病的进展，防止该病由急性期转为慢性期，减少复发。因此应该早期用药，诊断一经确立，立即给予治疗，以防疾病向慢性期发展。同时强调治疗一定要彻底。

1. 急性和亚急性感染的治疗

（1）一般治疗及对症治疗：急性期发热的患者应卧床休息，除上厕所外一般不宜下床活动，间歇期可以在室内活动，但也不宜过多。饮食方面，应增加营养，给予高热量、多维生素和容易消化的食物，同时补充 B 族维生素和维生素 C，并且给予足够的水分和电解质溶液。出汗时要及时擦干汗液，避免吹风，每日温水擦浴并更换衣裤一次，出汗过多者静脉补充电解质溶液。高热患者可用物理方法降温，持续不退者也可以用退热剂。头痛、失眠的患者可用止痛剂和镇静剂。关节疼痛严重的患者可用 5%~10% 的硫酸镁溶液局部湿热敷。另外，中毒症状严重以及因睾丸炎导致睾丸肿痛严重的患者，可适当应用肾上腺皮质激素。医护人员应该安抚患者，做好患者的思想工作，以树立战胜疾病的信心。

（2）病原治疗：即抗菌治疗，急性期要以抗菌治疗为主。布鲁氏菌可在细胞内生长，所以要选择能进入细胞内的抗菌药物。世界卫生组织（WHO）推荐的首选方案是应用利福平 600~900 mg/d 和多西环素 200 mg/dl 联合治疗，疗程为 6 周；或者四环素和利福平联合应用。布鲁氏菌脑膜炎患者因其有神经系统受累，故选用四环素联合链霉素，或应用第三代头孢和利福平联合应用。

2. 慢性感染的治疗　慢性布鲁氏菌病的病情不定，治疗也比较复杂，包括病原治疗、特异性抗原治疗以及对症治疗。

（1）病原治疗：与急性和亚急性感染的治疗相同，必要时需要反复治疗几个疗程。

（2）特异性抗原治疗：研究表明，被布鲁氏菌致敏的T淋巴细胞是引起机体损害的基础，所以采用少量多次注射布鲁氏菌抗原，就能避免剧烈的组织损伤，同时又能消耗致敏的T淋巴细胞，临床上一般应用布鲁氏菌菌体疫苗、溶菌素以及水解素等，采用皮下、肌内或者静脉注射。

（3）对症治疗：依据患者的具体临床表现采取相应的对症治疗措施。

（二）预防

布鲁氏菌病的防治既要考虑其流行规律及特点，也要考虑经济条件和技术条件，贯彻预防为主的卫生工作方针。我国采取的是因地制宜和分类管理的原则，采取以畜间免疫、检疫、淘汰病畜以及培育健康畜群为主的综合防治措施。

控制和消灭家畜布鲁氏菌病、切断传播途径和免疫接种是三项主要的预防措施。其中，免疫接种以畜群为主，疫区人群也可接种减毒活疫苗，有效期约为1年。

1. 管理传染源　加强牧区控制和消灭家畜中的布鲁氏菌病是最主要的预防措施，对外来的畜牧应加强检疫，牧区内的牧畜应进行预防接种。所以，加强疫区、运输、海关以及皮毛市场等的检疫，及时发现病畜，彻底消灭传染源，并建立检疫隔离制度，是根除传染源的先决条件。要定期检疫健康的畜群（牛和羊群），每年至少检疫1次，对于污染群则每年至少检疫2~3次。检疫的阳性病畜，如果数量不多，宜采用淘汰法处理；如果数量较大，则成立病畜群，并严格控制其余健康动物的直接或者间接的接触，同时采取相应的消毒措施，防止疫病扩散。污染畜群所产的子畜，应该分别设立群饲养，用健康乳或者消毒乳喂养，每隔2~3个月检疫1次，连续1年呈阴性反应的，才能被认为是健康的幼畜。对于外地输入的牲畜，需经血清学和细菌学的检查证实无病，才能和群放牧。

布鲁氏菌病患者应该住院隔离治疗，直至症状消失、血培养阴性为止。患者的尿液需消毒处理。

2. 切断传播途径　加强对粪便、水源的管理，以防止病畜或者患者的排泄物污染水源。对于污染的场地和用具均需严格消毒处理，可以采用3%~5%的甲酚皂溶液和漂白粉等。为病畜接生的人员应穿工作服、戴口罩以及手套。总之，畜牧者、兽医、屠宰人员和皮、毛、乳、肉加工人员应加强个人防护，工作完毕后需洗手和消毒。家畜流产的组织等应该加生石灰深埋或者焚烧；各种奶和奶制品必须经过消毒后才能食用。加强乳品、肉类产品和皮、毛等畜产品的卫生监督，不出售及食用病畜肉。禁止销售和使用病畜的肉类，把好“病从口入”这一关。从疫区收购的皮毛需要检疫或者消毒处理后才能出售。

3. 保护易感人群和家畜，增强免疫力　如果动物群经过多次检疫同时将患病的动物淘汰后仍然有阳性动物不断出现，则可以应用菌苗进行预防接种。对于健康牲畜的预防接种应该有连续性（连续3~5年）以及连片性。对可能受本病感染的人员，如牧民和兽医等相关职业人员、实验室工作人员以及疫区的人群均应进行预防接种，用减毒活菌苗进行皮肤划痕接种。每年需要加强接种一次，疫区的人群在产羔羊季节每2~4个月接种一次。

4. 加强健康教育，提高群众自我防病意识　接触布鲁氏菌相关工作的从业人员尤其是牧民、饲养工、挤奶工、屠宰工以及皮毛处理工等应该加强个人防护，加强自身的学习，并不断更新相关防治理论。这些易感职业人群在上岗前应进行体检，在岗期间每年体检一次。凡查出有肝、脾疾病患者或者免疫功能低下者，应禁止或者脱离长期在布鲁氏菌病流行地区的工作。

第四节 森林脑炎病毒和森林脑炎

由蜱传播的森林脑炎病毒（forest encephalitis virus）引起的急性传染病森林脑炎（forest encephalitis），又称为蜱传脑炎（tick-borne encephalitis）。在春夏季节流行于俄罗斯和我国东北森林地带[8]。1934 年 5 月至 8 月间，在苏联东部的一些森林地道首先发现本病，所以也称为苏联春夏脑炎病毒（Russian spring-summer encephalitis virus）。传播途径是通过蜱对染病动物叮咬吸血后再叮咬其他动物和人，造成自然疫源性疾病的传播。凡是进入该林区疫区的作业人员都易受感染，病毒主要侵犯中枢神经系统。

野生动物，尤其是野生鼠是本病的传染源，蜱是该病的传播媒介。劳动者在森林地区的执业活动中，因为被蜱叮咬而感染森林脑炎，即为职业性森林脑炎。该病对于林业工人、地质工人、筑路工人、边防工人、林区农民以及旅游者的健康均有很大的威胁。

此类传染病目前在世界范围内广泛存在，包括欧洲的波兰、保加利亚、奥地利、匈牙利、芬兰、德国、法国、英国以及罗马尼亚等国和亚洲的马来西亚、印度尼西亚以及中国等均有发病。主要的高发区是苏联的远东地区。在我国主要见于东北和西北地区，以黑龙江省和吉林省为主，四川、云南、新疆和河北等省和自治区也有发生。1950—1960 年间，苏联由于在森林农村接合地带大力开发林业和农业的生产，导致这类地区出现大量的森林脑炎患者。而 1970—1990 年之后，该病转变为城市居民多发。这是因为市民多到农林接合地带建立小型的农庄，并从事农副业生产，遭到蜱类叮咬而感染该类传染病。全世界森林脑炎的发病总数自 1990 年以来每年都在 6000 例以上，1993 年以后每年发病增至 10 000 例以上，其中俄罗斯病例约占半数以上，1999 年竟出现 9955 例，2000 年为 5931 例，2001 年仍多达 6399 例。

一、森林脑炎病毒的生物学特点

森林脑炎病毒属黄病毒科黄病毒属，其形态结构、基因结构和培养特性等均与其他黄病毒属的成员相似，是一种嗜神经性病毒。病毒的外膜有类网状脂蛋白的包裹，呈“绒毛”状的棘突，病毒内部有包绕蛋白壳体的核心，为单股 RNA。

森林脑炎病毒对外界因素的抵抗力不强，对高温和消毒剂敏感，加热至 60 ℃时，只需 10 分钟即可被灭活，煮沸 100 ℃时 2 分钟死亡，对乙醚和丙酮均敏感。该病毒耐低温，在脑组织中可保存 70 天，在 50% 的甘油中、4 ℃可以保存 3 个月以上，在 –20 ℃时能存活数月。

二、职业接触特点

森林脑炎病毒寄生于啮齿类动物如松鼠、野鼠、野兔、蝙蝠、刺猬、鸟类，以及牛、马、羊等家畜的血液中，通过吸血昆虫（蜱）媒介传染，如全沟硬蜱、篦子硬蜱和微小牛蜱等。病毒不仅能在蜱内增殖，还可以经卵传代，并能在蜱内过冬，因此蜱既是传播媒介又是储存宿主。在自然疫源地，病毒通过蜱叮咬野生动物和野鸟而在自然界中循环。当人类进入自然疫源地被感染性蜱（毒蜱）叮咬后就可能感染该病，所以感染者多与森林作业有关。如森林调查队员、林区采伐工人、放养蜜蜂人员和筑路工人等。一般以 20~39 岁的青壮年男性为主，特别是新进入疫区的人员发病较多。近年来因旅游业的发展，旅游者感染以及儿童感染也屡有报告。

近年来发现病毒也可以通过胃肠道传播，受感染的牛、羊和患者等均可通过乳汁排出病毒，如果大量饮用含有病毒且未经煮沸的奶汁，也可以感染本病。1951 年，在捷克斯洛伐克曾有 600 多人因为饮用未经消毒的奶而暴发本病。此外，实验室工作人员以及与感染动物密切接触者也可以通过吸入或者黏膜被污染而感染该病，并有致死的报道。

三、致病机制

人被带有病毒的蜱叮咬，病毒侵入人体后，在局部的淋巴结、肝、脾以及其他单核 - 吞噬细胞系统中复制。由于复制的病毒不断释放入血，就会引起病毒血症，表现为一般病毒血症的症状。由于特异性抗体的形成，大多数患者出现隐性感染或者表现为轻度的不典型病例。只有一小部分患者表现为显性感染，这些感染者经过 7~14 天的潜伏期后，突然出现高热、头痛和呕吐以及颈强直、昏睡、肢体弛缓性瘫痪等症状，甚至可出现发音困难、吞咽困难、循环和呼吸衰竭等症状，皆是由病毒随着血液侵入神经细胞所致。此外，病毒也可以通过淋巴或者神经途径抵达中枢神经系统，从而产生广泛性炎症病变，临床上表现为脑炎症状。

四、临床表现

（一）潜伏期

一般为 10 ~ 15 天，最短 2 天，也有长者可达 35 天。

（二）前驱期

一般数小时至 3 天，部分患者和重型患者前驱期不明显。前驱期主要表现为低热、头痛、头晕、乏力、全身不适、四肢酸痛。

（三）急性期

病程一般为 2~4 周。

1. 全身感染症状　常有发热，一般在 38 ℃以上，起病 2 ~ 3 天发热达高峰（39.5 ~ 41 ℃），大多数患者持续 5 ~ 10 天，然后呈阶梯状下降，经 2 ~ 3 天下降至正常。热型多为弛张热，部分患者可出现稽留热或不规则热。发热的同时伴有全身中毒症状，如头痛、全身肌肉痛、无力、食欲缺乏、恶心和呕吐等症状，由于血管运动中枢的损害，患者还可出现面部、颈部潮红，结膜充血，脉搏缓慢。部分重症患者有心肌炎表现，常有心音低钝，心率增快，心电图检查有 T 波改变。严重患者可以突发心功能不全、急性肺水肿等。

2. 脑膜刺激征　脑膜刺激征是森林脑炎最早出现和最常见的临床表现，表现为不同程度的意识障碍和精神损害。出现不同程度的神志和意识变化，如昏睡、表情淡漠、意识模糊、昏迷，亦可出现谵妄和精神错乱等症状。脑膜受累最常见的症状是剧烈头痛，但是部位不定，以颞部及后枕部持续钝痛多见，有时为爆炸性和搏动性，有时呈撕裂样全头痛，伴恶心、呕吐、颈强直等脑膜刺激症状。一般持续 5 ~ 10 天，可与昏迷同时存在，当意识清醒后，还可持续存在 1 周左右。

3. 肌肉瘫痪　如果病毒侵犯了脊髓的颈段，就可出现肌肉瘫痪的症状。一般以颈肌、肩胛肌与上肢联合瘫痪最为多见，下肢肌肉和颜面肌瘫痪则较为少见，瘫痪多呈弛缓型，此与乙型脑炎不同。一般出现在病程的第 2 ~ 5 天，大多数患者经 2 ~ 3 周后逐渐恢复，少数留有后遗症而出现肌肉萎缩，甚至致残。颈肌瘫痪时会出现本病所特有的头部下垂和头无力的表现，肩胛肌瘫痪时，则会出现本病所特有的手臂摇摆无依状态。

4. 神经系统损害的其他表现 部分患者可出现锥体外系受损症状，如震颤和不自主运动等。如果病变累及延髓，可表现为语言障碍、吞咽困难甚至呼吸衰竭等延髓麻痹症状，重症患者常因呼吸衰竭而死亡。偶有出血性皮疹或中枢性面神经和舌下神经的轻瘫，部分病例出现心肌炎的症状。

（四）恢复期

此期平均持续 10 ~ 14 天，体温下降，肢体瘫痪逐步恢复，神志转清，各种症状逐渐消失。

森林脑炎一般病程 14 ~ 28 天，但有少数患者可留有后遗症，如失语、痴呆、吞咽困难和不自主运动。还有少数患者病情迁延可达数月或 1 ~ 2 年之久，患者表现为弛缓性瘫痪、癫痫和精神障碍等。

近年来国内报告，急性期患者的临床症状较过去有所减轻，病死率也明显降低，可能与采取免疫注射、加强对症治疗有关。

五、实验室检查

（一）血常规

白细胞计数升高，一般为（10~20）$\times 10^9$/L，中性粒细胞显著升高，淋巴细胞不升高。

（二）脑脊液

脑脊液色清、透明，压力升高，细胞数增多，一般为 0.2 $\times 10^9$/L 以下，其中以淋巴细胞为主，糖和氯化物正常，蛋白质正常或者稍增高。

（三）血清学检查

1. 补体结合试验（CFT）和血凝抑制试验（HIT） 用于检测急性期和恢复期双份血清特异性抗体，如果恢复期抗体滴度增加 4 倍以上，则有明确的诊断意义。补体结合试验单份血清效价大于 1∶16 或者血凝抑制试验单份血清效价大于 1:320 可诊断。

2. 酶联免疫吸附试验（ELISA） ELISA 可检测急性期和恢复期双份血清特异性的 IgG 抗体，该法较 CFT 和 HIT 分别敏感 50~200 倍以及 10~80 倍，特异性和重复性均好，未发现与乙脑免疫血清存在交叉反应。如果恢复期抗体滴度有 4 倍以上增高，则有明确诊断意义。

3. 间接荧光抗体试验（IFAT） 用于检测急性期单份血清或脑脊液标本中特异性 IgM 抗体，可作为早期病原性的诊断。

4. PCR 检查 应用 RT-PCR 技术检测早期患者血清或者脑脊液中的病毒 RNA，敏感性和特异性均高。

（四）病原学检查

患者发病初期处于病毒血症期，取其血清进行病毒分离细胞培养，但成功率低，可作为回顾性病原学诊断方法。有条件者可取脑脊液做病毒分离，但是发病初期阳性率较低。

六、诊断

本病的诊断主要依据发病的季节、职业和发病的地区等流行病学的资料，同时结合临床表现和实验室的检查。《职业性森林脑炎诊断标准》（GBZ 88-2002）明确规定了可对于该病诊断的有关原则和分级标准。

（一）诊断原则

依据职业人群春秋季节在森林地区工作并且有蜱的叮咬史、突然发病、典型的急性中枢神经系统损伤的临床表现以及特异性的血清学检查阳性，同时参考现场森林脑炎流行病学调查结果，综合分析，并且排除流行性乙型脑炎、感染性多发性神经炎、脊髓灰质炎以及其他病因所致的类似疾病方可确诊。

（二）诊断分级标准

1. 轻度森林脑炎　突然发病、发热，伴头痛、恶心和呕吐等症状，体温大多在 1 周内恢复正常，同时血清特异性抗体 IgG 和 IgM 阳性。

2. 中度森林脑炎　前面所述的表现加重，并且出现了颈强直和凯尔尼格征（Kernig 征）、布鲁津斯基征（Brudzinski 征）等脑膜刺激征。

3. 重度森林脑炎　上述表现加重，并且具有下列情况之一者：

（1）颈项部或者肢体的肌肉迟缓性瘫痪。

（2）吞咽困难。

（3）语言障碍。

（4）意识障碍或者惊厥。

（5）呼吸衰竭。

七、防治原则

（一）治疗

1. 一般治疗及对症治疗　高热者应采用综合的降温措施，使体温保持在 38 ℃ 左右。降温措施包括物理降温和药物降温。物理降温采用的是 30%~50% 的乙醇溶液擦浴，躯干体表可用冰袋，头部用冰帽，也可用冰盐水灌肠。物理降温同时还要求将室温降至 25 ℃以下。

对于持续性高热并反复抽搐的患者可采用亚冬眠疗法，此法有降温、镇静和止抽搐的作用，但同时也能抑制呼吸和咳嗽，使得呼吸道的分泌物排出不畅，所以此法不能长期应用。对于中枢性呼吸衰竭的患者，气管切开可以延长患者的生命，但是对于严重的病灶性延髓损害患者则难以恢复，预后较差。

对于脑膜炎型所致的反复惊厥、脑水肿和呼吸衰竭的患者，可以早期短程使用肾上腺皮质激素用来减轻炎症反应，降低毛细血管的通透性，同时配合使用脱水剂，采用 20% 的甘露醇溶液或者 50% 的葡萄糖溶液等脱水，及时降低颅内压。使用肾上腺皮质激素可有明显的疗效，使病死率大大降低。

2. 病原治疗　目前，尚无治疗森林脑炎的特效抗病毒药物。干扰素可酌情采用。

3. 免疫疗法　血清疗法和高效价免疫球蛋白肌内注射、转移因子、免疫核糖核酸以及核糖核酸酶均可酌情采用。起病 3 天内可用恢复期患者或林区居住多年者的血清 20 ~ 40 ml 肌内注射，或椎管内注射 5 ~ 10 ml。

4. 后遗症处理　有瘫痪后遗症的患者可采用针灸、推拿、电疗、热疗和体疗等综合治疗。

除此之外，森林脑炎的患者还要注意平时饮食，不要吃辛辣刺激性的食物。

（二）预防

本病有严格的地区性，所以凡是进入森林地区的人员，必须积极做好预防措施。

1. 加强个人防护　在林区野外活动时，应该穿戴“五紧”的防护服，即扎紧领口、袖口和裤脚口，以防止蜱的叮咬，头戴防虫罩并可在领口喷洒灭虫剂。身体外露的部位，如手、颈和耳后等处，可以涂抹驱避剂，如硫化钾，每隔 2~3 小时涂抹一次。在森林地区野外活动时，每隔 3~5 小时检查一次衣服和身体上有无蜱，特别要注意颈部、腋部、腰部和阴部，发现后要及时杀灭，因为蜱攀附宿主后，先到处爬行 2 小时才会叮咬，缓慢地吸血。如果发现蜱已经刺入皮肤，千万不要猛拉，避免蜱的刺器断于皮肤内。可以用烟头烫蜱的尾部使蜱退出，也可以用油类或者乙醚滴于蜱体使其死亡，然后轻轻摇动，缓慢拔出。

2. 灭蜱和灭鼠 在森林地区和工作所在地的周围，搞好环境卫生，清除杂草和枯叶，以减少来往的人和动物被蜱叮咬的机会，加强灭蜱和灭鼠的工作。

3. 预防接种 预防注射的对象为准备进入疫区的所有人员，因为疫苗产生免疫需要 1~2 个月，所以接种疫苗应在每年的 3 月份之前完成。又因其有效期约为一年，所以林区工作者每年均需要重复注射疫苗。

根据《中华人民共和国职业病防治法》有关规定，国家计划生育委员会、安全监管总局、人力资源和社会保障部及全国总工会联合组织对职业病的分类和目录进行了调整，2013 年 12 月 23 日，4 部门联合发布了《职业病分类和目录》，将医疗卫生人员及人民警察因职业暴露感染的艾滋病纳入了职业病范畴[9]。生物因素导致的职业性传染病除获得性免疫缺陷综合征（艾滋病）外，还有炭疽、森林脑炎、布鲁氏菌病和莱姆病。此次职业病种的修订拓展了应对职业性危害的视野，为特殊职业人群提供了更好的职业保障。事实上，由血液、体液职业暴露引发的艾滋病、乙型病毒性肝炎（乙肝）和丙型病毒性肝炎（丙肝）等非人畜共患传染病亦应予以关注。有关于艾滋病、乙型病毒性肝炎（乙肝）和丙型病毒性肝炎（丙肝）等疾病相关的文献研究很多，这里不再赘述。

参考文献

[1] Ruth M, Burtram C F. The role of severe acute respiratory syndrome（SARS）-coronavirus accessory proteins in virus pathogenesis. Viruses, 2012,（11）: 2902-2923.

[2] Satish KP, Eileen, Julie G, et al. Antimicrobial treatment for systemic anthrax: analysis of cases from 1945–2014 identified through systematic literature review. Health Secur, 2015, 13（6）: 355-364.

[3] Chiao S, Kipen H, Hallman WK, et al. Anthrax exposure, belief in exposure, and postanthrax symptoms among survivors of a bioterrorist attack on capitol hill. Disaster Med Public Health Prep, 2019, 13（3）: 555-560.

[4] Zacchia NA, Schmitt K. Medical spending for the 2001 anthrax letter attacks. Disaster Med Public Health Prep, 2019, 13（3）: 539-546.

[5] Głowacka P, Żakowska D, Naylor K, et al. Brucella - virulence factors, pathogenesis and treatment. Pol J Microbiol, 2018, 67（2）: 151-161.

[6] Shengjie L, Hang Z, Weiyi X, et al. Changing epidemiology of human brucellosis, China, 1955–2014. Emerg Infect Dis, 2017, 23（2）: 184-194. PMCID:

[7] Zhu X, Zhao Z, Ma S, et al. Brucella melitensis, a latent "travel bacterium," continual spread and expansion from Northern to Southern China and its relationship to worldwide lineages. Emerg Microbes Infect, 2020, 9（1）: 1618-1627.

[8] Anne K, Thomas RG, Daniel H, et al. Provenance and geographic spread of St. Louis Encephalitis Virus. mBio, 2013, 4（3）: e00322-13.

[9] 张之伦，刘琪．艾滋病和体液传播病毒性肝炎职业暴露的预防和处置．中国乡村医药，2014，（13）：3-5.

（甄永占）

第十二章

矿难对机体的影响

第一节 概 述

一、矿难的定义

矿难指在采矿过程中发生的事故，通常造成伤亡的危险性极大。引发矿难的原因有多种，包括毒气体泄漏（如硫化氢）或者天然气爆炸（如甲烷），煤炭粉尘爆炸，地震活动、水灾或者机械故障及指挥失误等。中国是产煤大国，也是一个严重依赖煤炭能源的国家，同时也是矿难多发的国家。根据国家统计局的报告，煤炭占我国能源生产总量的比重一直保持在 70%左右。在 2003 年，中国生产了世界约 35% 的煤，但在煤矿事故死亡人数上却占世界的 80%。我国工矿企业每 10 万从业人员的事故死亡率远远高于工业发达国家。以 2000 年为例，我国煤矿每百万吨死亡率为 5.68，是美国（0.039）的 145.6 倍，是印度（0.42）的 13.42 倍。我国煤矿生产每年平均死亡人数约 6000，是全球其他产煤国家死亡人数总和的 3 倍。

灾难性事件分自然性灾难和社会性灾难两大类，自然性灾难指由自然界不可抗拒力量所引起的灾害和苦难，如地震、海啸、台风、洪水、山崩、火山爆发等；社会性灾难指由人为的祸害所引起的灾害和苦难，如战争、恐怖活动、空难、海难、矿难、SARS 等。矿难作为灾难性事件的一种，不能将其简单地归结为社会性灾难，而应是自然性灾难与社会性灾难的交界（图 12-1）。

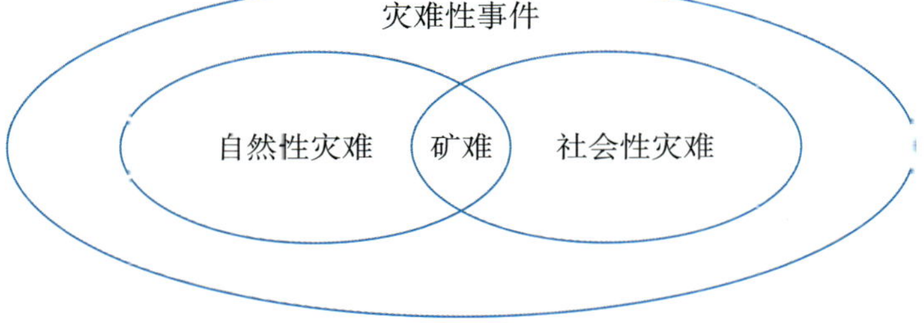

图 12-1 灾难性事件的范围和分类

二、矿难的特点

矿难作为灾难性事件的一种，既具有灾难性事件的特点，又具有其自身的一些特点。

1. 突发性 这一点与所有的灾难性事件相同。灾难性事件之所以成为灾难，首先就在于从时间上而言它往往是难以预测的，并因此而无可挽回地演变为一场突发的危机。但是，由于灾难性事件的性质不尽相同，在“无法预测”这一点上表现也不尽相同。换句话说，灾难性事件的发生，总是会有或多或少的蛛丝马迹可追寻，事件的发生总是会有其爆发的征兆。在矿难中，这一点表现得尤为突出。众所周知，矿难的发生多数是由于人为原因的疏忽，对安全生产的不重视而造成的。所以矿难的发生性从某种程度上来说并不一定是突发的。

2. 破坏性 灾难性事件对人类而言之所以是一场灾难，其中一个重要原因就在于它对人类的政治、经济、文化和生活都将产生重大的、深刻的影响和冲击。每一次矿难都是对当地经济的巨大破坏，而同时矿难更具有悲剧性。

黑龙江鸡西矿难，124 人遇难；河西大平矿难，148 人死亡；陕西铜川矿难，井下 166 名矿工全部遇难；辽宁阜新孙家湾矿难，死难矿工达到 214 名……几乎每一次矿难都会有矿工兄弟生命的殒逝，都深刻地触痛、拷打着人们的神经，并迫使人们直接面对血淋淋的残酷现实。许多事件亲历者在事件后一定时期内出现了较明确的焦虑、抑郁、恐惧、事件不自主脑中回放等症状群，而且使当事人出现了一定的社会功能残疾，其社会交流及社会工作能力明显受到影响，同时给家人和工作单位带来不利的精神及经济压力，从而造成了明确的社会负担。

2. 牵连性 灾难性事件通常情况下并不是简单的个体事件，各要素之间具有相互依存、互为因果的关系。而对于某一个灾难性事件的报道往往也会影响多个相关的领域，一次灾难性事件的爆发可能由于“多米诺骨牌效应"引起巨大的连锁反应。矿难的牵连性尤为明显。近几年随着对矿难报道的深入，使人们发现矿难的发生不仅是简单的矿难本身，在其背后有着更深层次的诸如产业转型、体制改革等多方面的原因，以及相关官员下马、一批无许可证的小煤窑关闭以及国家相关法制建设的不健全等。

各次矿难事故说明，解决这些问题需要各级部门的统一协调。只有不断加强矿山开采的管理力度，才能有效地减少矿难事故的发生。

第二节 矿难的类型

一、矿山类别

依矿产种类不同，矿山可分为煤矿、冶金矿山（含铁矿、锰矿、萤石矿）、黄金矿山、有色金属矿山（铜矿、铅锌矿、锡矿、钨矿、钼矿和铝镁矿等）、化工原料矿山（硫矿、磷矿等）、核工业矿山（铀、钍核能源矿）以及建材矿山（采石场、石棉矿）、轻工矿山（岩盐矿、高岭土矿、粘土等陶瓷原料矿）。还有煤矿山与非煤矿山、金属矿山与非金属矿山之分。

二、按伤害方式分类

矿山地质灾害是指由于自然地质作用和人为地质作用使矿山生态地质环境恶化，并造成人类生命财产损失或人类赖以生存的资源、环境严重破坏的灾害事件[1-2]。有人认为矿山地质灾害是由于人类开采矿山而直接诱发的人为地质灾害。国土资源部按致灾地质作用的性质和发生处所进行划分，将地质灾害分为12类、48种[3-4]，矿山地质灾害为地质灾害的一个分支。目前我国矿山存在种类多、分布广、影响大、潜在灾害隐患突出等特点，并且存在上升的趋势，给人民生命财产安全带来很大的威胁。

三、按事故性质分类

按性质，矿山灾害可分为责任事故和非责任事故。

责任事故是指可以预见、抵御和避免，但由于人为原因没有采取预防措施而造成的事故。

非责任事故包括自然灾害事故和技术事故。自然灾害事故是指现有科学技术和经验不能预见和不可抵御的事故，如地震和泥石流（指天灾造成的泥石流，不包括乱采滥挖、山谷乱堆废石矿砂和因山洪造成的泥石流）。技术事故是指由于科学技术水平的限制，安全防范知识、技术条件、设备条件达不到应有的水平和性能，因而无法避免的事故。

四、按地质灾害分类

矿山开采引起的主要地质灾害类型包括：冒顶片帮、深部岩爆、采空区垮塌和地表塌陷、井下突水、崩塌滑坡、地下水位下降、矿震等。

（一）冒顶片帮

冒顶灾害事故最为普遍，包括岩层脱落、块体冒落、不良地层塌落，以及由于采矿和地质结构引起的各种垮塌。特别是矿岩稳定性差的难采矿体及软弱夹层，易发生较大规模的垮落，引起采场和巷道冒顶事故。冒顶片帮常常无明显前兆特征，具突发性，发生频度高，难以防范，约占采矿作业事故的40%以上，是矿山生产安全的主要危害。

（二）采空区垮塌和地表塌陷

采空区垮塌和地表塌陷主要是由于地下采矿对地表的破坏。采空区塌陷可引起地表积水，对采空区上的建筑物、道路、管线及农田造成影响，严重时可引起山体滑移。

（三）深部岩爆

岩爆是一种与地应力有关的地质灾害。据悉，矿山进入1000 m以下进行深部开采时，由于高地应力，硬岩层往往发生岩爆。岩爆就其破裂机制而言，是一种开挖卸荷条件下岩石自身弹性应变能突然释放所造成的脆性破裂或爆裂；爆裂造成的岩块（片），则可以爆裂松脱、爆裂剥离、爆裂弹射或抛掷等不同方式脱离母体，其脱离方式、初速度和规模大小等与爆破时的破裂机制及释放弹性应变能的大小、波及深度等诸多因素有关[5]。红透山铜矿开采达1337 m，大片采区花岗岩柱及上下盘发生多次大的岩爆，地表响声如雷，井巷工程遭到严重破坏，给生产带来极大危害[6]。

（四）井下突水

井下突水主要由含水层引起，在违规操作或者非正常开采条件下，遇到积水巷道或采空区、溶洞、地下暗河等含水体，容易引起隔离岩层失稳，从而引起灾害。尤其是在水体下采矿，应经过专门论证以及采取专门的防治措施。另外，矿坑突水往往水文地质条件复杂，存在软弱破碎带及断裂构造，造成顶、底板的稳定性差。矿坑突水往往具有突发性强、规模大、造成的破坏大、恢复生产难度大等特点。据统计，近30年来，我国煤矿突水，淹没全矿井58次，部分淹井64次，造成经济损失达27亿元[7]。由于突水的威胁，我国煤炭矿床约有150亿吨储量不能开发利用[8]。

（五）崩塌、滑坡

崩塌、滑坡是露天矿山最常见的工程地质灾害，也是发生频度最高、对露天矿山安全影响最大的灾害。崩塌、滑坡主要分为几个方面：①采空区山体滑坡，主要是由于超量开采而引起；②露天采矿场边坡失稳；③排土场、堆渣场边坡失稳，或者尾矿坝垮塌。崩塌、滑坡的产生与特定的自然环境、工程地质条件等密切相关，对于矿山而言，主要是由于采矿活动的影响。1996年5月31日和6月3日，云南省元阳老金山金矿群采区接连发生两次滑坡，造成近400人死亡，直接经济损失1.4亿元[9]。2009年5月在重庆地质灾害大排查活动中，重庆永川煤矿矸石山被列为地质灾害隐患点，必须限期予以排除，该矸石山高约430 m，通过降低矸石山高度，削坡减荷，同时在矸石山周围建立3个大型砖厂，对矸石山予以消耗，最终隐患得以排除。湖南柿竹园多金属矿的尾矿库倒塌，形成矿渣碎石流，使沿途3个乡2个镇的94个村民小组受灾，冲毁房屋39栋，共计17 810 m^2；淹没房屋27栋，共计8100 m^2；冲垮3座桥梁。矿区内49人死亡，矿区直接经济损失达1300万元[10]。

（六）地下水位下降

无论是露天开采矿山或是地下开采矿山，都需不同程度地疏干排水。疏干排水容易引起地下水位下降，形成大的疏排漏斗，引起地下、地表水系破坏，地表蓄水能力下降，农田干枯，水井干涸。地下水位下降带来的危害将很难恢复，对于岩溶充水矿床，高强度的矿山疏干排水容易引起岩溶塌陷，给附近居民生产生活带来很大的影响。以广西泗顶矿区为例，由于历史上大范围的疏干排水，造成整个矿区塌陷1000多处，20世纪90年代就达600多处，规模大者直径可达30 ~ 50 m，深度可达10 m；规模较小者直径多在2 ~ 3 m，深度多在2 ~ 3 m。导致附近房屋建筑等被毁，邻近农田毁坏，水井干涸，最后造成整个泗顶镇不得不整体搬迁。

（七）其他地质灾害

其他地质灾害主要有矿震、地热、地质环境污染、瓦斯突出、矿山泥石流、水土流失等，同样对矿山地质环境带来比较大的威胁。地热一般出现在800 m以下深度。泥石流的形成主要与堆积物的物质组成、足够的水体以及切割强烈的山地地形有关。一般认为泥石流的形成取决于地质因素、水文地貌因素以及气象因素等。地质环境污染是目前矿山普遍的灾害，主要通过物理法、化学法、生物法进行治理。

此外，还有矿山火灾，包括外因火灾和自燃发火；矿山水灾，地面水灌井和巷道透水；中毒、窒息；火药燃烧爆炸、放炮；平巷、斜井的运输事故，竖井提升事故；高处坠落，井架坠落、坠入溜井；机械伤害，截煤机、凿岩机、装岩机、电爬等机械伤人；触电事故，电击和电烧伤；物体打击以及矿区污染等。

第三节　矿难对机体的影响

一、有毒有害物质

作业场所的环境可对机体产生较大的影响。《矿山安全法》规定：矿山企业必须对作业场所的有毒有害物质和井下空气含氧量进行检测，保证符合安全要求。

（一）矿内空气

矿内空气主要来源于地面空气，但又区别于地面空气，如氧含量降低，混有井下生成的有毒有害气体和矿尘，如窒息性气体二氧化碳、爆炸性气体沼气、煤尘、硫化矿尘及一氧化碳、二氧化氮、二氧化硫、硫化氢等。

在开采含钍、铁等核原料及含袖金属矿床的放射性矿山，还将混入放射性气体氡气及其子体。矿内空气的温度、湿度、压力和密度等气象条件，也将发生程度不同的变化。空气进入矿井，气温将随采掘深度的增加而增高。地表以下 20 ～ 30 m 的恒温带温度接近当地年平均气温（只略高 1 ～ 2 ℃），恒温带以下为原岩增温带，垂深增加若干米原岩增加 1 ℃称为地温增率；其倒数称为地温梯度，即垂深每增加 100 m，地温所增加的度数。

空气温度是影响矿井气象条件的主要因素。气温过高或过低都会使人不适。《矿山安全法实施条例》（以下简称《矿山安全条例》）规定：井下作业地点空气温度不得超过 28 ℃。高温矿井必须采取有效的降温措施。

矿井空气湿度取决于井下淋水状况，一般的矿井相对湿度均较高，矿工排汗困难，感到闷热。矿井空气质量直接影响矿工的健康和生命。《矿山安全条例》和《金属非金属矿山安全规程》（以下简称《矿山安全规程》）规定了矿内空气的质量标准：矿内工作地点氧气含量不得低于 20%；矿内工作地点二氧化碳浓度不得超过 0.5%；各种有毒有害气体亦不得超过规程规定的最高允许浓度。

（二）一氧化碳

一氧化碳（CO）是无色、无味、无臭、剧毒的气体，来源于井下火灾、瓦斯和煤尘爆炸以及火药爆破后的炮烟之中。

CO 对人的危害在于使人体的血液输氧功能减弱或停止，引起缺氧窒息。当空气中 CO 含量达 0.4% 时，人就会立即失去知觉而死亡。在矿山火灾和瓦斯煤尘爆炸事故中，有 70% ～ 75% 的遇难者死于 CO 中毒窒息。矿工使用的自救器，就是防止 CO 中毒的急救器械。《矿山安全规程》规定：井下一氧化碳最高允许浓度为 0.0024%（30 mg/m^3）。

（三）二氧化碳

二氧化碳（CO_2）是一种无色、有酸臭味、不助燃也不能供人呼吸的窒息性气体，易溶于水，比重 1.52，当井下通风不良时，易积聚在巷道底板和下山掘进的迎头，以及常隐匿在井下旧巷的老空区积水中。CO_2 来源于有机和无机物的氧化、人员呼吸、碳酸性岩石和水解、火灾和炮烟。有些矿井煤岩层中含有 CO_2。中国、法国和波兰都曾发生过 CO_2 突出。

（四）二氧化氮

二氧化氮（NO_2）是呈红褐色或棕色的气体，有酸辣腥臭味，比重 1.538，易溶于水，有强烈刺激眼、口、鼻呼吸道和肺的腐蚀作用，可导致肺水肿、严重咳嗽、呼吸困难。空气中 NO_2 浓度达 0.025% 时，可使人瞬时死亡。《矿山安全规程》规定：矿内空气中 NO_2 的最大允许浓度为 0.00025%（5 mg/m^3）。井下 NO_2 主要来自炸药爆破后的炮烟。所以加强爆破后通风和喷雾洒水是防止二氧化氮中毒的主要措施。

（五）二氧化硫

二氧化硫（SO_2）为无色气体，有强烈刺激性酸臭味，剧毒，易溶于水，对眼、鼻、呼吸道和肺有强烈刺激和腐蚀作用。空气中 SO_2 浓度达 0.002% 时，能引起眼红肿、流泪、头痛；达 0.05% 时，可引起急性气管炎和肺水肿，短时即有致命危险。《矿山安全规程》规定其最大允许浓度为 0.0005%（15 mg/m^3）。SO_2 来源于硫化矿的氧化燃烧。个别煤矿的围岩中放出过 SO_2，但不多见。

（六）硫化氢

硫化氢（H_2S）无色、微甜而有臭鸡蛋味，比重 1.19，易溶于水，能燃烧，有爆炸性，来源于坑木腐烂，含硫矿物水解、氧化和燃烧。老空区积水中溶有大量 H_2S，突水时 H_2S 会大量析出。H_2S 对眼、喉及神经系统有强烈刺激作用。矿井空气中硫化氢含量达 0.08% 时，短瞬即有致死危险。《矿山安全规程》规定的最大允许浓度为 0.0006%（10 mg/m^3）。

（七）粉尘

井下的粉尘主要是矿尘、煤尘和岩尘，是能够较长时间悬浮于空气中的固体微粒或气溶胶。含游离二氧化硅的粉尘能引起尘肺病。煤尘和硫化矿粉尘有爆炸性。小于 5 μm 的粉尘可以进入肺内，称为呼吸性粉尘。

（八）煤矿井下瓦斯浓度的控制

瓦斯爆炸是煤矿中最严重的灾害，具有较强的破坏性、突发性，往往造成大量的人员伤亡和财产损失。防止瓦斯积聚，加强通风管理，加强瓦斯检查与监测，及时处理局部积聚的瓦斯至关重要。

矿井总风道或一翼回风道风流中瓦斯浓度超过 0.75% 时，矿总工程师必须立即查明原因，进行处理，并报告矿务局总工程师。采区回风道、采掘工作面回风道风流中瓦斯浓度超过 1% 时，必须停止工作，撤出人员，并由矿总工程师负责采取有效措施，进行处理。采掘工作面风流中瓦斯浓度达到 1.5% 时，必须停止用电钻打眼；放炮地点附近 20 m 内空气中瓦斯浓度达到 1% 时，禁止放炮。

采掘工作面风流中的瓦斯浓度达到 1.5% 时，必须停止工作，撤出人员，切断电源，进行处理；电动机或距开关地点附近 20 米以内风流中瓦斯浓度达到 1.5% 时，必须停止运转，进行处理。

（九）作业场所中有毒有害物质的检测与监管

1. 瓦斯检测 每个煤矿必须建立瓦斯检测制度，对所有采掘工作面的瓦斯浓度的检测次数：低瓦斯矿每班至少检测 2 次；高瓦斯矿每班至少检测 3 次；有瓦斯突出危险的工作面或瓦斯涌出量大或变化异常的个别采掘工作面，必须有专人经常不停地检查瓦斯，并应安设瓦斯自动检测报警断电装置。瓦斯检查人员必须执行瓦斯巡回检查制度，并认真填写瓦斯检查班报。每班瓦斯检查结果都必须记入瓦斯班报手册和检查地点记录牌上，并通知现场工作人员。瓦斯超过规定时，瓦斯检查员有权责令现场人员停止工作，并撤到安全地点。对重大通风排瓦斯、排毒等问题，通风部门应立即向矿调度室汇报，并制订措施，报矿总工程师批准，进行处理。

2. 粉尘检测 粉尘作业地点，井下每月应测定 2 次，对游离二氧化硅含量超过 10% 的粉尘，井下每立方米空气中粉尘含量不得超过 2 mg；游离二氧化硅含量小于 10% 的矿井，粉尘浓度不得超过每立方米空气 10 mg。粉尘中游离 SiO_2 含量每半年测定 1 次。

3. 金属检测　金属矿处理铅、苯、汞及其他有毒物质，每季度测定 1 次，达到卫生标准的可半年测定 1 次。

4. 氧含量检测　井下空气中含氧量的最低允许浓度，矿井井下采掘工作面的进风流中，按体积计算，氧含量不得低于 20%。井下空气含氧量的检测，应定期取样化验，测定空气中各成分的含量，取样地点和次数由矿井通风部门决定，当发现氧含量达不到最低允许浓度时，必须立即采取措施。

5. 有毒有害物质监管　《矿山安全法》除对冒顶、爆炸、火灾、水灾及爆破事故规定了采取预防措施之外，特别对有毒有害气体、放射性物质引起的危害，规定了采取防止中毒窒息事故的措施。

彻底消除井下有毒有害气体，要从采矿工艺的改革、井下环境的监测及安全管理上下功夫。如对有自燃倾向的煤层、硫化矿体，必须对已燃的火区严格封闭，严禁进入火区采矿，以免火灾后气体 CO、CO_2、H_2S 等涌入有人作业的区域，造成中毒窒息；尽量采用零氧平衡炸药，并应用水封炮泥，加强爆破后通风，以防炮烟中毒；放射性矿山应采取特殊安全措施。有毒气体中毒事故中，国内矿山主要是 CO 中毒事故案例：1984 年 8 月 27 日，辽宁省凌源县三道河子乡金矿用平硐采金，柴油机带水泵排水。因井下炮烟浓，含氧量低，致使柴油机熄火产生大量尾气，井下 NO_2 及 CO、CO_2 浓度剧增，在没有任何通风排烟的措施下，矿领导强迫工人继续作业导致矿工中毒死亡 10 人，伤 16 人。1989 年 9 月 11 日，辽宁省营口市官屯乡滑石矿，由于井下电缆接头短路起火引燃支护木垛，产生大量一氧化碳，浓度达 0.55%，超过允许浓度 230 倍，又因只靠自然通风且无完整的通风系统，致使 9 人中毒晕倒，6 人死亡。

二、饥饿

矿产资源的开发在带来巨大经济效益的同时，也导致事故频发。矿山透水后，被困井下的矿工由于作业区或通道被掩没，长久得不到救援，造成其食物、饮水的短缺，导致饥饿、脱水，这种情况下机体会发生一系列复杂的病理生理改变，以及引起急性心理应激反应，使机体出现多种促使肺部功能发生改变的危险因素。

据 2010 年 3 月 28 日华晋焦煤王家岭透水事故获救工人肺通气功能及小气道功能检查结果显示，饥饿、脱水状态可影响肺通气功能，以小气道功能降低较为明显，FEF50 与 FEF75（FEF50 指呼出 50% 肺活量时的最大呼气流量，FEF75 指呼出 75% 肺活量时的最大呼气流量）是判断小气道功能的敏感指标。电解质紊乱及上呼吸道感染是引起小气道病变的危险因素。饥饿、脱水状态下血清胆红素及尿酸升高可能是机体的一种保护性适应反应。合理补充电解质，特别是血清磷、镁对饥饿所致肺功能紊乱有重要的临床意义。已有大量文献报道，当蛋白质与能量摄入减少达 1 周或以上时，肺部就会出现异常的改变，具体表现在肺部防御功能、肺结构、肺功能及呼吸肌力的改变[11-14]。

早在第二次世界大战期间，就有学者通过对华沙街区因饥饿致死的犹太居民的尸体解剖研究，指出饥饿与肺气肿相关[15]。但由于法律、伦理的限制，饥饿致肺气肿的许多机制的研究目前多局限于动物研究、志愿者研究及一些特殊疾病患者。然而，营养性肺气肿在临床并非少见或罕见情况，其与慢性阻塞性肺疾病、神经性厌食、恶性肿瘤等疾病有重要的关系。“3.28”王家岭矿山透水事件中被困矿工在被困 8 天后被顺利救出，对其肺功能的检查结果分析表明，存在着轻度通气功能的降低及明显的小气道功能的改变，与文献报道饥饿条件下引起的肺部改变的结果相符，其存在的轻度差异考虑可能与建筑工人长期接触粉尘、样本例数较少及部分研究对象存在着上呼吸道感染有一定关系。

再喂养综合征是指营养不良的患者在给予肠内或肠外营养后发生的以低磷血症为特征的一种临床综合征，是饥饿后再进食过程中具有潜在危害性、需积极预防的一种临床综合征[16]。其基本特征是血清钾、磷、镁水平的迅速下降。钾作为临床常规监测项目，已经引起临床医师的足够重视。然而，磷、镁目前尚未作为常规监测项目，许多情况下其临床意义并未引起临床医师的足够重视。在饥饿状态下，体内磷得不到补充，短期内肾的调节作用可以维持正常。在进食高糖或静脉补充葡萄糖后，血磷用于合成蛋白质，形成 ATP，以及胰岛素过多释放引起磷酸盐向细胞内转移等，可导致血磷呈现明显下降。

低磷的表现主要包括肌肉无力、呼吸衰竭、定向力障碍、嗜睡、昏迷、抽搐等，同时对其他脏器功能具有抑制作用。小气道功能改变分别与磷、镁的浓度改变呈正相关。这说明了在此类患者的治疗过程中，合理补充电解质对其肺功能的恢复有一定的帮助。且本身饥饿后再进食的患者易发生以低磷血症为特征的电解质紊乱，这也进一步说明了在类似患者再进食的过程中，规律监测电解质并对其合理补充的重要性。电解质紊乱和上呼吸道感染为小气道功能异常的危险因素，这也进一步说明了纠正电解质紊乱对饥饿后机体功能的恢复具有重要的意义。

三、创伤后应激障碍

创伤后应激障碍（post traumatic stress disorder，PTSD）是指个体经历突发性、威胁性或灾难性生活事件后，延迟出现和长期持续存在的精神障碍。临床上 PTSD 的症状主要有重现创伤性体验、情感麻痹冷漠、警觉性增高且易激惹、失眠、情绪起伏大等。

根据 PTSD 的诊断标准，PTSD 发生的外在因素（诱因），首要条件是有创伤性事件经历，即个体所处的外在环境对 PTSD 的发生至关重要。特殊环境如高原、爆炸、地震、烧伤及其他灾害环境，包括海难、矿难及泥石流，都会增加 PTSD 的发生风险。近年来，随着意外创伤性事件及自然灾害的频繁发生，PTSD 的发病率逐年增加，且病程长，治愈率低，已受到社会高度关注。PTSD 不仅可导致个体生活质量下降、社会职业功能受损，还经常与物质滥用、抑郁、焦虑、恐惧等共病，并且在缺少社会支持的情况下，给患者、家庭及社会造成长期持续的负面影响，带来沉重的经济负担。

特殊环境下形成的与平常生活中压力导致的 PTSD 症状有一定的区别，这部分患者往往表现出更严重的逃避心理、抑郁、焦虑情绪。近年由于创伤事件增多，PTSD 发生率逐年增高，治愈率低，危害性强，给家庭及社会带来沉重的经济负担。据统计，仅在美国，每年用于 PTSD 的治疗费用就超过 40 亿美元[17-18]。

有学者将特殊环境分为突发事件和自然灾害导致的特殊环境，就这两种特殊环境下 PTSD 的流行病学及干预策略进行了总结。

（一）自然灾害特殊环境下 PTSD 的流行病学及干预策略

自然灾害指的是对人类社会带来伤害的、地球上无时无地不在发生的自然变异，而发生自然灾害时所处的环境称为自然灾害环境。有些自然灾害因致灾因素变化周期的不同，分为突发性和缓发性自然灾害。突发性自然灾害因其发生的突然性，包括火山爆发、地震、海难、矿难、泥石流、风暴。缓发性自然灾害发展周期较长，经长时间的发展变化而成，此类特殊环境的形成缓慢，但是影响也较为长远，包括土地沙漠化、水土流失、环境恶化等。以下主要阐述几种突发性自然灾害增加 PTSD 发生的风险及可能的治疗措施。

研究发现，矿难后2个月，矿难幸存者PTSD患病率为35.42%，在1年后仍达到27.08%，其结果与其他重大应激事件如地震、海难、泥石流等自然灾害环境下暴露者PTSD患病率相似。对矿难后幸存者进行明尼苏达多项个性测查量表测评，结果显示，在多个量表上，PTSD患者比创伤幸存者（非PTSD组）适应良好，并且两者有着明显不同的心理病理表现[19]。另一项研究表明，急性重症PTSD患者的脑区激活下降并且伴有记忆力衰退。矿难所致的PTSD患者的大脑边缘系统如海马、杏仁核存在异常[20-22]，因此针对关键脑区的病变治疗有可能成为治疗矿难后PTSD的一个思路。长时间的封闭环境和矿洞中的有害物质对受困者的心理刺激加剧，因此矿难导致PTSD的风险与其受困时间长短和生命受威胁程度呈正相关。

综上所述，大多数特殊环境、战伤环境如高原缺氧、爆炸、烧伤、交通事故、自然灾害下所致PTSD的风险高于日常环境，且针对特殊环境、战伤环境下形成的PTSD的流行病学特征主要包括特殊环境中创伤事件的暴露程度、被困程度、面对灾难的时间长短、性别、家庭组成成分、受教育程度、亲属及家庭经济条件。因此大多数的治疗措施多根据不同创伤暴露程度而分为不同的治疗方式，如早期心理干预、早期预防、外界社会及近亲者的支持和神经系统应激相关的药物治疗，或者多种方法联合治疗。另外，对于PTSD发生的关键脑区，如海马、杏仁核等的治疗研究所知甚少，因此，分析特殊环境下PTSD病理机制，可成为一个新的研究方向。

（二）突发事件特殊环境下PTSD流行病学及干预策略

突发事件是指突然发生的、造成或者可能造成严重社会危害，需要采取应急处置措施予以应对的事故灾难、公共卫生事件和社会安全事件。突发事件特殊环境包括爆炸、火灾烧伤、交通事故等突发事故造成的特殊环境。

第四节　矿难的救治

大量事实证明，当矿井发生灾害事故后，在万分危急的情况下，医护人员依靠对矿区事故的了解与掌握，凭借自身的智慧和力量，积极、正确地采取应急救援救护措施，是最大限度地减少事故损失的重要环节。因此，每个矿区医院的应急救援医护人员，必须根据矿井救援环境的特点，学习掌握常见灾害事故的规律，了解事故救护常识，通过学习牢记各种事故的避灾要点，努力提高保护意识和抗灾救援能力。

矿井常见的事故类型主要有：顶板冒落（掘进），水灾事故，火灾事故，瓦斯煤尘（突出）事故。本节主要介绍矿区事故的应急救护情况[23-25]。

一、矿井瓦斯、煤尘爆炸应急救护

瓦斯又名沼气，化学名称为甲烷，是一种无色、无臭、无味、易燃、易爆的气体。当空气中瓦斯浓度达到5.5%~16%时，在有明火的情况下就能发生爆炸。瓦斯爆炸会产生高温、高压、冲击波，并释放出有毒气体。矿井瓦斯、煤尘爆炸主要有瓦斯爆炸、煤尘爆炸、瓦斯煤尘爆炸事故。煤矿瓦斯事故是一种极为严重的突发性、灾害性、生产性事故[26]。

矿山医院救护人员在得知井下发生事故后，要立即组织进行救护。具体可参考以下措施。

1. 迅速组织撤出灾区和受威胁区域的人员，积极组织矿山救护队抢救遇险人员。同时，尽快查明爆炸原因、发火地点、火势大小、火灾蔓延的方向和速度，遇险人员的分布及其伤亡情况，防止火灾向有人员的巷道蔓延。

2. 因事故造成自己所在地点有毒有害气体含量增高，可能危及救护人员生命安全时，必须及时正确地佩戴、使用自救器，并严格制止不佩戴自救器的人员进入灾区工作或通过窒息区撤退。

3. 瓦斯爆炸后，应立即切断通往事故地点的一切电源，设法扑灭各种明火和残火，以防再次引起爆炸。

4. 采取一切可能采取的措施，迅速恢复灾区通风。排除爆炸产生的烟雾和有毒气体，使新鲜空气不断供给灾区，是抢救遇险人员最有效的方法。但在恢复通风前，必须查明有无火源存在，否则会再次引起爆炸。通风时必须选择正确的方法。处理火灾时常用的通风方法有正常通风、增减风量、反风、风流短路、停止主要通风机运转等。使用这些通风方法应根据已探明的火区地点和范围、灾区人员分布情况来决定。

5. 清除灾区巷道的堵塞物。瓦斯爆炸后，常发生冒顶，造成巷道堵塞，影响救护侦察抢救，必须清理巷道的堵塞物，打开通路。

6. 扑灭爆炸引起的火灾。为了抢救遇险人员，防止事故蔓延和扩大，在灾区内发现火灾或残留火源，应立即扑灭。火势很大，一时难以扑灭时，应制止火焰向遇险人员所在地点蔓延，特别是在火源地点附近有瓦斯聚积的盲硐时，应千方百计防止火焰蔓延到盲硐附近引起瓦斯爆炸，待遇险人员全部救出后，再进行灭火工作。当火势特别大，并有引起瓦斯爆炸的危险时，用直接灭火法不能扑灭，经确认火区内遇险人员均已死亡无法救出活人时，可考虑先对火区进行封闭，控制火势，用综合灭火法灭火，待火灾熄灭后，再寻找遇难人员的尸体。

7. 发生连续爆炸时，为了抢救遇险人员或封闭灾区，医务救护队指战员在紧急情况下，也可利用两次爆炸的间隔时间进行，但应严密监视通风和瓦斯情况，并认真学习掌握连续爆炸中的时间间隔规律，考虑在灾区往返时间。当间隔时间不允许时，不能进入灾区，否则难以保证救护人员的自身安全。在抢救事故中，要防止扩大事故，增加伤亡，决不允许用活人换死人。

8. 对于从灾区内营救出来的伤员，应妥善安置到安全地点。凡发生群体性意外伤害，抢救工作的首要任务是检伤分类。要迅速根据伤情，就地取材，及时进行止血、包扎、骨折固定、人工呼吸等应急处理。遇有一氧化碳中毒者，应及时将其转移到通风良好的安全地区。

二、矿井火灾事故应急救护

凡发生在井下的火灾，以及发生在井口附近但危害至井下安全的火灾，都称为矿井火灾。矿井火灾分为外因火灾和内因火灾。违章在井下吸烟、放明炮、电焊、气焊等都可能引发火灾。

任何人发现井下火灾时，都应根据火灾性质、灾区通风和瓦斯情况，立即采取可能的方法直接灭火，控制火势，并迅速报告可调度室。如果火灾范围大或是火势猛，则应在撤出灾区人员、保证自身安全的前提下，采取稳定风流、控制火势发展、防止人员中毒的措施，并随时保持与地面救护指挥部的联系，根据指挥部的命令行事。如果现场医护人员无力抢救，同时人身安全受到威胁，或是其他地区发生火灾，在接到撤退命令时，就要立即进行自救和组织避灾。

1. 对烧伤人员的应急救护 矿井中的烧伤，多因瓦斯燃烧、爆炸火焰、电流等引起，地面常因强酸、强碱或热水等烫烧所致。其重点可以概括为灭、查、防、包、送五个字。

（1）灭：熄灭伤员身上的火，使伤员尽快脱离热源，缩短烧伤时间；对已灭火而未脱去衣服的人，务必仔细检查其衣服，特别是对已失去知觉的伤员要特别注意。

（2）查：伤员呼吸、心脏搏动情况如何？是否合并其他外伤和有害气体中毒？对爆炸冲击烧伤伤员，应特别注意有无颅脑损伤、胸腹腔内脏损伤及呼吸道烧伤。

（3）防：防休克、窒息、创面污染。伤员因疼痛和恐惧常常发生休克，可用针法止痛或给止痛药；若发生急性喉头梗阻或窒息，医务人员应将伤员气管切开，保证通气；在现场检查和搬运伤员时，一定要注意保护创面，防止污染。为了减少创面的污染和损伤，伤员身上已灭火的衣服可以不脱。

（4）包：用较干净的衣服把伤面包裹起来，防止再次污染。在现场，除化学烧伤可用大量流动的清水持续冲洗外，对创面一般不做处理，尽量不弄破水疱，保护表皮。

（5）送：迅速离开现场，将严重烧伤伤员送往医院。注意在搬运伤员时，动作要轻柔，行进要平稳，并随时观察伤情。

2. 对井下中毒、窒息人员的急救措施　对于有害气体中毒人员，应立即将中毒者抬到新鲜风流的巷道或地面，根据中毒情况采取急救措施。

（1）一氧化碳中毒：一氧化碳中毒者，呼吸浅而急促，失去知觉时面颊及身上有红斑，嘴唇呈桃红色。对中毒伤员可采用人工呼吸或用苏生器输氧。输氧时可渗入5%~7%的二氧化碳，以兴奋呼吸中枢，促进恢复呼吸功能。

（2）硫化氢中毒：对于硫化氢中毒者，除施行人工呼吸或苏生器输氧外，还可将浸以氯水溶液的棉花团、手帕等放入其口腔内，因氯是硫化氢的良好解毒物。

（3）二氧化硫中毒：由于二氧化硫遇水生成硫酸，对呼吸系统有强烈的刺激作用，严重时可能灼伤，所以除了施行人工呼吸或苏生器输氧外，应给中毒伤员服牛奶、蜂蜜或用苏打溶液漱口，以减轻刺激。

（4）二氧化氮中毒：二氧化氮中毒最突出的症状是指尖、头发变黄，还有咳嗽、恶心、呕吐等症状。因为二氧化氮中毒时，会使伤员发生肺水肿，因而不能采用人工呼吸。若必须用苏生器输氧，在纯氧中不能混入二氧化碳，以免刺激伤员肺部。最好是在苏生器供氧的情况下，使伤员能进行自主呼吸。

（5）二氧化碳及瓦斯窒息：对于二氧化碳及瓦斯窒息造成假死的伤员，除了进行人工呼吸和苏生器输氧外，还要摩擦其皮肤或使之闻氨水，以促进其恢复呼吸。

三、冒顶事故应急救护

冒顶事故是矿井采掘工作面生产过程中经常发生的。在西欧及日本一些采掘技术较发达的国家也常出现。营救被冒顶埋压遇险人员的措施如下：

1. 因地制宜地对冒顶处进行支护。要根据顶板垮落的情况，在保证抢救人员安全和抢救方便的前提下，因地制宜地对冒顶处进行支护。在采面局部冒顶埋压人员时，可用掏梁窝、悬挂金属顶梁或掏梁窝、架单眼棚等方法进行处理。棚梁上的空隙要用木料架设小木垛接到顶，并插紧背实，阻止冒顶进一步扩大。

2. 营救埋压人员。在检查架设的支架牢固可靠后，要指派专人观察顶板，才能清理被埋压人员附近的冒落煤矸等，直到把遇险矿工从埋压处营救出来。在营救过程中，可用长木棍向遇险者送饮料和食物。在清理冒落煤矸时，要小心使用工具，以免伤及害遇险人员。如果遇险矿工被大块矸石压住，应采用液压起重气垫、液压起重器或千斤顶等工具把大块岩石顶起，将人迅速救出。

3. 被救出的人员身上有外伤时，应将其抬到安全地点，脱掉或剪开衣服，先止血，缠上绷带。

如果被救出的人员伤势较重或有骨折，只要情况允许，要按骨折伤员处理方法，先包扎固定，然后正确搬运送医院治疗。

4. 如果救出的人员已失去知觉，或停止了呼吸但时间不长，可将其放平躺下，解开衣服和腰带，撬开嘴，取净口腔、鼻孔中的煤粉，用毛巾拉出舌头，进行苏生器输氧或人工呼吸。

四、透水事故应急救护

矿井在建设和生产过程中，地面水和地下水通过各种通道涌入矿井，当矿井涌水超过正常排水能力时，就会造成矿井水灾。矿井水灾（通常称为透水）是煤矿常见的主要灾害之一。一旦发生透水，不但影响矿井正常生产，而且有时还会造成人员伤亡，淹没矿井和采区，危害十分严重。井下发生水灾的应急救护措施如下：

1. 井下突然出现透水事故时，井下医务救护人员应绝对听从统一指挥，按预先安排好的退却路线进行撤退，不要惊慌失措、各奔东西。万一迷失方向，必须朝有风流通过的上山巷道方向撤退。

2. 事故发生后，如果有人受伤，应积极进行现场抢救。出血者立刻止血，骨折者要及时固定和搬运。

3. 如透水事故发生并有瓦斯喷出可能时，应采取措施，及时佩戴自救器，无自救器时，应用湿毛巾掩住口鼻等，以防止硫化氢等有害气体中毒或窒息。

4. 当井下救护人员发现撤离通路已经被透水隔断，就要迅速寻找位置最高、离井筒或大巷最近的地点，暂时躲避，等待救援。

5. 被水隔绝在掌子面或上山巷道的救护人员应清醒沉着，不要慌乱，尽量避免体力消耗。全体井下人员还应做好长期坚持的准备，所带干粮集中统一分配，不要无谓地浪费；关闭作业人员的矿灯，只留一盏灯供照明使用。

6. 井下透水事故突发后，应尽快通过各种途径向井下、井上指挥机关报告，以便迅速采取营救措施。

目前，我国矿山救援日益受到重视，救援体系日益完善，在2008年5月12日汶川地震发生后，我国对救援体系的改进更加重视。国家新实施的防震减灾法虽然强化了救援队伍建设，并投入了大量资金加强搜寻、营救、通信、现场指挥仪、声像信息快速传递装备，但事故防范和救援技术仍亟待突破，还需加大对救援技术装备的投入，确保救援工作的顺利进行。而且，我国矿山领域救援技术发展与国外还存在很大差距，目前我国救援队伍缺乏先进、配套的救援装备，救援作战部队技术含量并不高，救援信息保障技术落后，尤其是专家系统在矿山领域的应用还不够全面，针对救援技术存在的一系列问题，应建立和完善救援专家库，重视并发挥专家对救援工作的作用，建立监测预警系统、事故的决策专家系统和专家支持系统，改进遇难遇险人员的探测及搜寻技术、事故灾难处置技术与装备，提高应急救援人员个体防护技术及装备水平。此外，还应加快信息系统建设步伐，构建管理信息平台体系，要加快管理信息平台的开发和应用步伐，实现救援信息的互联互通，推动学科研究，实现救援科学技术的新突破。

参考文献

[1] 孙磊 . 矿难事故中的监督过失刑事责任研究 . 内蒙古大学硕士论文，2020.

[2] 刘传正 . 地质灾害勘查指南 . 北京：地质出版社，2000.

[3] 何继善 . 防灾减灾的理论与实践 . 长沙：中南工业大学出版社，2001.

[4] 国土资源部国际合作与科技司，国土资源部信息中心 . 国土资源部科技发展报告 . 北京：地质出版社，2003.

[5] 姜云，王兰生 . 深埋长大公路隧道高地应力岩爆和岩溶涌突水问题及对策 .2002，21（9）：1319-1323.

[6] 王永炜 . 矿山常见地质灾害与防治 . 煤，2008，17（1）：63-64.

[7] 陈秀峰 . 论矿山地质灾害及其防治 . 煤，2009，18（9）：51-52.

[8] 魏东岩 . 矿山地质灾害分析 . 化工矿产地质，2003，25（2）：89-93.

[9] 武军 . 试析云南矿山环境地质的主要问题 . 云南环境科学，1999，18（4）：7-10.

[10] 李庶林 . 论我国金属矿山地质灾害与防治对策 . 中国地质灾害与防治学报，2002，13（4）：4448.

[11] Dilektasli，Asli G，Porszasz，et al. A novel spirometric measure identifies mild COPD unidentified by standard criteria. Chest，2016，150（5）：1080-1090.

[12] Görek DA，Ulubay G，Bayraktar N，et a1. The effects of cachexia and related components on pulmonary functions in patients with COPD. Tuberk Toraks，2009，57：298-305.

[13] Stanescu D，Pieters T. Anorexia nervosa and emphysema. Am J Respir Crit Care Med.2005，172：398.

[14] Gardini GG，Boni E，Todisco P，et a1. Respiratory function in patients with stable anorexia nervosa. Chest，2009，136：1356-1363.

[15] Stein J，Fenigstein H. Pathological anatomy of hunger disease. In：Winick M，editor. Hunger disease：studies by the Jewish physicians in the Warsaw Ghetto：current concepts in nutrition. New York：John Wiley & Sons，1979，207-229.

[16] 孙冠青，张赞建 . 再喂养综合征 .《广州国际肿瘤营养与支持治疗研讨会》论文汇编，2012.

[17] Norrholm SD，Ressler KJ. Genetics of anxiety and trauma-related disorders. Neuroscience，2009，164（1）：272-287.

[18] Montalvo-Ortiz，Janitza L，Gelernter，et al. RDoC and translational perspectives on the genetics of trauma-related psychiatric disorders. American Journal Of Medical Genetics-B：Neuropsychiatric Genetics，2016，171（1）：81-91.

[19] 陈云春，谭庆荣，王怀海，等 . 矿难后创伤后应激障碍患者明尼苏达多项个性量表的研究 . 中华行为医学与脑科学杂志，2009，18（8）：698-700.

[20] 特殊环境下创伤后应激障碍的流行病学及干预策略 . 中华诊断学电子杂志，2020，8（2）：90-94.

[21] 侯彩兰，刘军，王坤，等 . 矿难后急性重性创伤后应激障碍症状激发和创伤有关短期记忆提取的功能性磁共振成像研究 . 中华精神科杂志，2011，44（1）：21-26.

[22] 刘康 . 矿难所致 PTSD 患者静息状态下脑功能和神经网络的变化 . 西安：第四军医大学出版社，2014.

[23] 邢娟娟，廖海江，胡福静，等 . 事故现场救护与应急自救 . 北京：航空工业出版社，2006，30-123.

[24] 刘水，肖书捷，李静 . 基于我国矿难疾病谱建立应急救援药品目录研究 . 灾害学，2021，36（3）：

162-166.
[25] 聂辉华，阮睿，宋佳义 . 为了指标而竞争——来自中国煤矿企业的证据 . 经济理论与经济管理，2020，9：36-49.
[26] 陈晓坤．2005—2014 年我国煤矿瓦斯事故统计分析．煤矿安全，2016，47（2）：224-226.

（李　冉　高俊玲）

附　录

附录一　职业病分类和目录

一、职业性尘肺病及其他呼吸系统疾病

（一）尘肺病

1．硅肺

2．煤工尘肺

3．石墨尘肺

4．碳黑尘肺

5．石棉肺

6．滑石尘肺

7．水泥尘肺

8．云母尘肺

9．陶工尘肺

10．铝尘肺

11．电焊工尘肺

12．铸工尘肺

13．根据《尘肺病诊断标准》和《尘肺病理诊断标准》可以诊断的其他尘肺病

（二）其他呼吸系统疾病

1．过敏性肺炎

2．棉尘病

3．哮喘

4．金属及其化合物粉尘肺沉着病（锡、铁、锑、钡及其化合物等）

5．刺激性化学物所致慢性阻塞性肺疾病

6．硬金属肺病

二、职业性皮肤病

1．接触性皮炎
2．光接触性皮炎
3．电光性皮炎
4．黑变病
5．痤疮
6．溃疡
7．化学性皮肤灼伤
8．白斑
9．根据《职业性皮肤病的诊断总则》可以诊断的其他职业性皮肤病

三、职业性眼病

1．化学性眼部灼伤
2．电光性眼炎
3．白内障（含放射性白内障、三硝基甲苯白内障）

四、职业性耳鼻喉口腔疾病

1．噪声聋
2．铬鼻病
3．牙酸蚀病
4．爆震聋

五、职业性化学中毒

1．铅及其化合物中毒（不包括四乙基铅）
2．汞及其化合物中毒
3．锰及其化合物中毒
4．镉及其化合物中毒
5．铍病
6．铊及其化合物中毒
7．钡及其化合物中毒
8．钒及其化合物中毒
9．磷及其化合物中毒
10．砷及其化合物中毒
11．铀及其化合物中毒

12. 砷化氢中毒
13. 氯气中毒
14. 二氧化硫中毒
15. 光气中毒
16. 氨中毒
17. 偏二甲基肼中毒
18. 氮氧化物中毒
19. 一氧化碳中毒
20. 二硫化碳中毒
21. 硫化氢中毒
22. 磷化氢、磷化锌、磷化铝中毒
23. 氟及其无机化合物中毒
24. 氰及腈类化合物中毒
25. 四乙基铅中毒
26. 有机锡中毒
27. 羰基镍中毒
28. 苯中毒
29. 甲苯中毒
30. 二甲苯中毒
31. 正己烷中毒
32. 汽油中毒
33. 一甲胺中毒
34. 有机氟聚合物单体及其热裂解物中毒
35. 二氯乙烷中毒
36. 四氯化碳中毒
37. 氯乙烯中毒
38. 三氯乙烯中毒
39. 氯丙烯中毒
40. 氯丁二烯中毒
41. 苯的氨基及硝基化合物（不包括三硝基甲苯）中毒
42. 三硝基甲苯中毒
43. 甲醇中毒
44. 酚中毒
45. 五氯酚（钠）中毒
46. 甲醛中毒
47. 硫酸二甲酯中毒
48. 丙烯酰胺中毒
49. 二甲基甲酰胺中毒
50. 有机磷中毒
51. 氨基甲酸酯类中毒

52．杀虫脒中毒
53．溴甲烷中毒
54．拟除虫菊酯类中毒
55．铟及其化合物中毒
56．溴丙烷中毒
57．碘甲烷中毒
58．氯乙酸中毒
59．环氧乙烷中毒
60．上述条目未提及的与职业有害因素接触之间存在直接因果联系的其他化学中毒

六、物理因素所致职业病

1．中暑
2．减压病
3．高原病
4．航空病
5．手臂振动病
6．激光所致眼（角膜、晶状体、视网膜）损伤
7．冻伤

七、职业性放射性疾病

1．外照射急性放射病
2．外照射亚急性放射病
3．外照射慢性放射病
4．内照射放射病
5．放射性皮肤疾病
6．放射性肿瘤（含矿工高氡暴露所致肺癌）
7．放射性骨损伤
8．放射性甲状腺疾病
9．放射性性腺疾病
10．放射复合伤
11．根据《职业性放射性疾病诊断标准（总则）》可以诊断的其他放射性损伤

八、职业性传染病

1．炭疽
2．森林脑炎
3．布鲁氏菌病
4．艾滋病（限于医疗卫生人员及人民警察）

5. 莱姆病

九、职业性肿瘤

1. 石棉所致肺癌、间皮瘤
2. 联苯胺所致膀胱癌
3. 苯所致白血病
4. 氯甲醚、双氯甲醚所致肺癌
5. 砷及其化合物所致肺癌、皮肤癌
6. 氯乙烯所致肝血管肉瘤
7. 焦炉逸散物所致肺癌
8. 六价铬化合物所致肺癌
9. 毛沸石所致肺癌、胸膜间皮瘤
10. 煤焦油、煤焦油沥青、石油沥青所致皮肤癌
11. β- 萘胺所致膀胱癌

十、其他职业病

1. 金属烟热
2. 滑囊炎（限于井下工人）
3. 股静脉血栓综合征、股动脉闭塞症或淋巴管闭塞症（限于刮研作业人员）

附录二　中华人民共和国国家职业卫生标准——职业性尘肺病的诊断（GBZ 70-2015）

1. 范围　本标准规定了职业性尘肺病（以下简称尘肺病）的诊断原则、尘肺病X线胸片诊断分期及处理原则。

本标准适用于国家颁布的《职业病分类和目录》中所列的各种尘肺病的诊断，即矽肺、煤工尘肺、石墨尘肺、炭黑尘肺、石棉肺、滑石尘肺、水泥尘肺、云母尘肺、陶工尘肺、铝尘肺、电焊工尘肺、铸工尘肺及其他尘肺。

2. 规范性引用文件　下列文件对于本文件的应用是必不可少的。凡是注日期的引用文件，仅注日期的版本适用于本文件。凡是不注日期的引用文件，其最新版本（包括所有的修改单）适用于本文件。

GB/T 16180　劳动能力　鉴定职工工伤与职业病致残等级

3. 术语和定义　下列术语和定义适用于本文件。

3.1　尘肺病　pneumoconiosis

在职业活动中长期吸入生产性矿物性粉尘并在肺内潴留而引起的以肺组织弥漫性纤维化为主的疾病。

3.2　小阴影　small opacity

在X线胸片上，肺野内直径或宽度不超过10 mm的阴影。小阴影按其形态分为圆形和不规则形两类。

3.3　密集度　profusion

一定范围内小阴影的数量。密集度划分为4大级，每大级再划分为3小级，即1大级12小级分类法。

3.4　大阴影　large opacity

在X线胸片上，肺野内直径或宽度大于10 mm的阴影。

3.5　小阴影聚集　small opacity aggregation

在X线胸片上，肺野内出现局部小阴影明显增多聚集成簇的状态，但尚未形成大阴影。

3.6　胸膜斑　pleural plague

在X线胸片上，肺野内除肺尖部和肋膈角区以外出现的厚度大于5 mm的局限性胸膜增厚，或局限性钙化胸膜斑块。一般由于长期接触石棉粉尘而引起。

3.7　肺区　zone of lung

在X线胸片上，将肺尖至膈顶的垂直距离等分为三，用等分点的水平线将左右肺野各分为上、中、下三个肺区，左右共6个肺区。

4. 诊断原则　根据可靠的生产性矿物性粉尘接触史，以技术质量合格的X线高仟伏或数字化摄影（DR）后前位胸片表现为主要依据，结合工作场所职业卫生学、尘肺流行病学调查资料和职业健康监护资料，参考临床表现和实验室检查，排除其他类似肺部疾病后，对照尘肺病诊断标准片，方可诊断。

劳动者临床表现和实验室检查符合尘肺病的特征，没有证据否定其与接触粉尘之间必然联系的，应当诊断为尘肺病。

5. 诊断分期

5.1　尘肺壹期　有下列表现之一者：

a）有总体密集度 1 级的小阴影，分布范围至少达到 2 个肺区；

b）接触石棉粉尘，有总体密集度 1 级的小阴影，分布范围只有 1 个肺区，同时出现胸膜斑；

c）接触石棉粉尘，小阴影总体密集度为 0，但至少有两个肺区小阴影密集度为 0/1，同时出现胸膜斑。

5.2 尘肺贰期 有下列表现之一者：

a）有总体密集度 2 级的小阴影，分布范围超过 1 个肺区；

b）有总体密集度 3 级的小阴影，分布范围达到 1 个肺区；

c）接触石棉粉尘，有总体密集度 1 级的小阴影，分布范围超过 1 个肺区，同时出现胸膜斑并已累及部分心缘或膈面；

d）接触石棉粉尘，有总体密集度 2 级的小阴影，分布范围达到 1 个肺区，同时出现胸膜斑并已累及部分心缘或膈面。

5.3 尘肺叁期 有下列表现之一者：

a）有大阴影出现，其长径不小于 20 mm，短径大于 10 mm；

b）有总体密集度 3 级的小阴影，分布范围超过 1 个肺区并有小阴影聚集；

c）有总体密集度 3 级的小阴影，分布范围超过 1 个肺区并有大阴影；

d）接触石棉粉尘，有总体密集度 3 级的小阴影，分布范围超过 1 个肺区，同时单个或两侧多个胸膜斑长度之和超过单侧胸壁长度的二分之一或累及心缘使其部分显示蓬乱。

6. 处理原则

6.1 治疗原则 尘肺病患者应及时脱离粉尘作业，并根据病情需要进行综合治疗，积极预防和治疗肺结核及其他并发症，减轻临床症状、延缓病情进展、延长患者寿命、提高生活质量。

6.2 其他处理 如需劳动能力鉴定，按 GB/T 16180 处理。

7. 正确使用本标准的说明 见附 A。

8. 小阴影形态、密集度、分布范围的判定及附加符号 见附 B。

9. 胸片质量与质量评定 见附 C。

10. 尘肺病 X 线诊断标准片 见附 D。

11. 高仟伏胸片 X 线摄影的技术要求 见附 E。

12. 数字化摄影胸片的技术要求 见附 F。

13. 尘肺病诊断读片要求 见附 G。

附 A（资料性附录） 正确使用本标准的说明

A.1 诊断要点说明

生产性矿物性粉尘接触史是诊断尘肺病的基本条件，包括工作单位、工种、不同时间段接触生产性粉尘的起止时间、接触粉尘的名称等。对于经安全生产监管部门督促，用人单位仍不提供工作场所粉尘检测结果、职业健康监护档案等资料或者提供资料不全的，应当结合劳动者的临床表现、辅助检查结果和劳动者的职业史、粉尘接触史，并参考劳动者自述、安全生产监督管理部门提供的日常监督检查信息等，作出诊断结论。

X 线后前位胸片表现是诊断的主要依据，胸片质量与质量评定见附 C，高仟伏胸片 X 线摄影和数字 X 线胸片摄影的技术要求分别见附 E 和附 F。

工作场所职业卫生学调查内容主要包括接触粉尘的性质、粉尘中游离二氧化硅含量、粉尘分散度、粉尘浓度的检测和监测结果，工作场所防尘降尘设施、个体防护情况等，以判断接触程度和累计接触量。

尘肺流行病学调查资料主要是指该企业既往尘肺病发病和患病情况。

尘肺病患者虽可有不同程度的呼吸系统症状和体征及某些实验室检查的异常，但均不具有特异性，因此只能作为尘肺病诊断的参考。临床检查和实验室检查的重点是进行鉴别诊断，以排除X线胸片表现与尘肺病相类似的其他肺部疾病。

A.2 动态观察胸片

尘肺病X线胸片的影像学改变是一个渐变的过程，动态系列胸片能系统地观察病变演变过程，更准确地判定小阴影的性质，能为诊断提供更为可靠的依据。因此，原则上两张以上间隔时间超过半年的动态胸片方可确诊。但特殊情况下，有可靠的生产性无机粉尘接触史和职业卫生学调查资料支持，有典型的尘肺病X线胸片表现，并有明确的临床资料可排除其他疾病，亦可考虑作出诊断。

A.3 尘肺病诊断结论的表述

尘肺病诊断结论的表述为“职业性＋具体尘肺病名称＋期别”，如职业性矽肺壹期，职业性煤工尘肺贰期等。未能诊断为尘肺病者，应表述为“无尘肺”。

附B（规范性附录） 小阴影形态、密集度、分布范围的判定及附加符号

B.1 小阴影

B.1.1 形态和大小

B.1.1.1 圆形小阴影

以英文字母p、q、r表示：

——p：直径最大不超过1.5 mm；

——q：直径大于1.5 mm，不超过3 mm；

——r：直径大于3 mm，不超过10 mm。

B.1.1.2 不规则形小阴影

以英文字母s、t、u表示：

——s：宽度最大不超过1.5 mm；

——t：宽度大于1.5 mm，不超过3 mm；

——u：宽度大于3 mm，不超过10 mm。

B.1.1.3 判定及记录方法

小阴影的形态及大小的判定以相应标准片所示为准。

阅读胸片时应记录小阴影的形态和大小。胸片上的小阴影几乎全部为同一形态和大小时，将其字母符号分别写在斜线的上面和下面，例如，p/p、s/s等；胸片上出现两种以上形态和大小的小阴影时，将主要形态和大小的小阴影字母符号写在斜线上面，次要的且有相当数量的另一种写在斜线下面，例如，p/q、s/p、q/t等。

B.1.2 密集度

B.1.2.1 四大级分级

密集度可简单地划分为四级：

——0级：无小阴影或甚少，不足1级的下限；

——1级：有一定量的小阴影；

——2 级：有多量的小阴影；

——3 级：有很多量的小阴影。

B.1.2.2 十二小级分级

小阴影密集度是一个连续的由少到多的渐变过程，为客观地反映这种改变，在四大级的基础上再把每级划分为三小级，即 0/-，0/0，0/1 为 0 级；1/0，1/1，1/2 为 1 级；2/1，2/2，2/3 为 2 级；3/2，3/3，3/＋为 3 级，目的在于提供更多的信息，更细致地反映病变情况，进行流行病学研究和医学监护。

B.1.2.3 判定及记录方法

B.1.2.3.1 判定原则

小阴影密集度的判定应以相应的标准片为依据，文字部分只起说明作用。

B.1.2.3.2 肺区密集度判定

在小阴影形态判定的基础上，对照相应形态的密集度组合标准片判定各肺区小阴影密集度，以 12 小级分级表示。若小阴影密集度与标准片基本相同，可分别记录为 1/1、2/2、3/3。若小阴影密集度和标准片比较，认为较高一级或较低一级也应认真考虑，则同时记录下来．例如 2/1 或 2/3，前者含义是密集度属 2 级，但 1 级也要考虑；后者含义是密集度属 2 级，但 3 级也要考虑。

判定肺区密集度的原则是小阴影分布范围至少占该区面积的 2/3。

B.1.2.3.3 总体密集度判定

总体密集度是指全肺内密集度最高肺区的密集度，是在对小阴影密集度分肺区判定的基础上对全肺小阴影密集度的一个总体判定，以 1 大级分级表示。

B.1.2.3.4 分布范围判定

小阴影分布范围是指出现有密集度 1 级及以上小阴影的肺区数。

B.2 附加符号

附加符号包括：

a）bu——肺大泡；

b）ca——肺癌和胸膜间皮瘤；

c）cn——小阴影钙化；

d）cp——肺心病；

e）cv——空洞；

f）ef——胸腔积液；

g）em——肺气肿；

h）es——淋巴结蛋壳样钙化；

i）ho——蜂窝肺；

j）pc——胸膜钙化；

k）pt——胸膜增厚；

l）px——气胸；

m）rp——类风湿性尘肺；

n）tb——活动性肺结核。

附 C（规范性附录） 胸片质量与质量评定

C.1 胸片质量

C.1.1 基本要求

C.1.1.1 应包括两侧肺尖和肋膈角，胸锁关节基本对称，肩胛骨阴影不与肺野重叠。

C.1.1.2 片号、日期及其他标志应分别置于两肩上方，排列整齐，清晰可见，不与肺野重叠。

C.1.1.3 照片无伪影、漏光、污染、划痕、水渍及体外物影像。

C.1.2 解剖标志显示

C.1.2.1 两侧肺纹理清晰、边缘锐利，并延伸到肺野外带。

C.1.2.2 心缘及横隔面成像锐利。

C.1.2.3 两侧侧胸壁从肺尖至肋膈角显示良好。

C.1.2.4 气管、隆突及两侧主支气管轮廓可见，并可显示胸椎轮廓。

C.1.2.5 心后区肺纹理可以显示。

C.1.2.6 右侧膈顶一般位于第十后肋水平。

C.1.3 光密度

C.1.3.1 上中肺野最高光密度应在 1.45 ~ 1.75。

C.1.3.2 高仟伏胸片膈下光密度小于 0.28，DR 胸片膈下光密度小于 0.30。

C.1.3.3 直接曝光区光密度大于 2.50。

C.2 胸片质量分级

C.2.1 一级片（优片）

完全符合胸片质量要求。

C.2.2 二级片（良片）

不完全符合胸片质量要求，但尚未降到三级片。

C.2.3 三级片（差片）

有下列情况之一者为三级片，不能用于尘肺病初诊：

a）不完全符合胸片质量基本要求，影响诊断的缺陷区域面积之和在半个肺区至 1 个肺区之间；

b）两侧肺纹理不够清晰锐利，或局部肺纹理模糊，影响诊断的缺陷区域面积之和在半个肺区至 1 个肺区之间；

c）两侧肺尖至肋膈角的侧胸壁显示不佳，气管轮廓模糊，心后区肺纹理难以辨认；

d）吸气不足，右侧膈顶位于第八后肋及以上水平；

e）照片偏黑，上中肺区最高光密度在 1.85 ~ 1.90；或照片偏白，上中肺区最高光密度在 1.30 ~ 1.40；或灰雾度偏高，膈下光密度在 0.40 ~ 0.50；或直接曝光区光密度在 2.20 ~ 2.30。

C.2.4 四级片（废片）

胸片质量达不到三级片者为四级片，不能用于尘肺病诊断。

附 D（规范性附录） 尘肺病 X 线诊断标准片

D.1 标准片与标准条文的关系

标准片是尘肺病诊断标准的组成部分，主要是表达难以用文字表述的 X 线影像学改变。故尘肺病各种 X 线影像学改变的判定应以标准片为准，文字部分只起说明作用。

D.2　标准片的编制原则

小阴影形态和密集度表达准确，使用方便。

D.3　标准片的组成和内容

标准片由 7 张组合片和 19 张全肺大片组成。组合片分别表达不同形态、大小的小阴影密集度及不同部位的胸膜斑。小阴影密集度的组合片按各级密集度的中点编制，即 0/0、1/1、2/2、3/3。全肺大片主要示范各期尘肺病小阴影密集度和分布范围之间的关系及大阴影。除标准片说明中标明为数字摄影的胸片外，其余均为普通高仟伏胸片。

D.4　标准片的应用

在阅读 X 线胸片进行尘肺病诊断和分期时，尤其是在判定小阴影的形态、大小和密集度时，必须与相应的组合标准片对照。

各期尘肺病全肺大片标准片是诊断分期的参照。

附 E（规范性附录）　高仟伏胸片 X 线摄影的技术要求

E.1　摄影设备

E.1.1　X 线机

最高管电压输出值不低于 125 kV，功率不小于 20 kW。

E.1.2　X 线球管及窗口过滤

E.1.2.1　旋转阳极。

E.1.2.2　焦点不大于 1.2 mm。

E.1.2.3　窗口总过滤 2.5 ～ 3.5 mm 铝当量。

E.1.3　滤线栅

E.1.3.1　栅密度不小于：40 线 /cm。

E.1.3.2　栅格比不小于 10 ∶ 1。

E.1.3.3　栅焦距 1.8 m。

E.1.3.4　规格与胶片匹配。

E.1.4　增感屏及暗盒

E.1.4.1　一般使用中速增感屏。

E.1.4.2　增感屏无污点。

E.1.4.3　增感屏分辨率不低于 5 ～ 6 线对 /mm。

E.1.4.4　增感屏和胶片接触紧密。

E.1.4.5　暗盒不漏光。

E.1.5　X 线胶片

E.1.5.1　一般使用通用型（手显、机显）胶片，提倡使用适合胸部摄影的专用胶片。

E.1.5.2　蓝色片基。

E.1.5.3　本底灰雾 D_{min}<0.20。

E.1.5.4　规格：356 mm × 356 mm（14 in × 14 in）或 356 mm × 232 mm（12 in × 17 in）。

E.1.6　电源

E.1.6.1　电源应符合 X 线机的额定要求。

E.1.6.2　X 线机需独立供电，不与动力电器共用电源。

E.1.6.3 电源电压波动范围在 ±10% 之间。

E.2 摄影技术

E.2.1 准备及体位要求

E.2 摄影技术

E.2.1 准备及体位要求

E.2.1.1 受检者应将胸壁紧贴摄影架，双脚自然分开，双臂内旋转，使肩胛骨尽量不与肺野重叠。

E.2.1.2 焦 - 片距为 1.80 m。

E.2.1.3 调整球管位置，中心线在第六胸椎水平。

E.2.1.4 曝光应在充分吸气后屏气状态时进行。

E.2.1.5 以后前位胸片为常规检查，为诊断和鉴别诊断的需要可加做侧位、斜位、体层摄影或 CT 检查等。

E.2.2 摄影条件

E.2.2.1 根据 X 线机的具体情况使用 120 ~ 140 kV 进行胸部摄影。

E.2.2.2 根据胸厚确定曝光量，一般使用 2 ~ 8 mAs，曝光时间不超过 0.1 秒。

E.2.2.3 摄影时应参考过去的胸片调整摄影条件。

E.3 暗室技术

E.3.1 暗室

暗室必须符合工作要求

E.3.2 人工手洗

E.3.2.1 原则上要求恒温定时，药液温度应控制在 20 ~ 25 ℃，显影时间 3 ~ 5 分钟。

E.3.2.2 定影要充分，流水冲洗要彻底。

E.3.2.3 应使用合格的专用安全灯。

E.3.2.4 及时更换显影液和定影液。

E.4 自动洗片机

为保证胸片质量，有条件时应尽量采用自动洗片机，并严格按照自动洗片机要求的操作规程进行。

附 F（规范性附录） 数字化摄影胸片的技术要求

F.1 设备要求

F.1.1 高频逆变高压发生器：最大输出功率≥20 kW，逆变频率≥20 kHz，输出电压 40 ~ 150 kV。

F.1.2 旋转阳极球管：标称焦点值：小焦点镇 0.6；大焦点镇 1.3a

F.1.3 带有滤线栅、自动曝光控制（automatic exposure control，AEC）和探测野的立位摄影架。

F.1.4 平板探测器：有效探测面积≥365 mm × 365 mm（14 in × 14 in），像素尺寸≤200 μm；像素矩阵 >2048 × 2048。

F.1.5 滤线栅：管电压在 90 ~ 125 kV，选择栅比（10 ~ 15）:1，栅密度 34 ~ 80 线 /cm。

F.2 摄影要求

F.2.1 摄影体位：胸部后前立位，受检者应将胸壁紧贴摄影架，双脚自然分开，双臂内旋转，使肩胛骨尽量不和肺野重叠。

F.2.2 源像距（source image distance，SID）为 180 cm。

F.2.3 使用小焦点。
F.2.4 调整球管位置，中心线在第六胸椎水平。
F.2.5 采用自动曝光控制（特殊情况下可采用手动曝光）。
F.2.6 摄影电压：100 ~ 125 kV，曝光时间：<100 ms。
F.2.7 曝光应在充分吸气后屏气状态时进行。
F.2.8 防护屏蔽：标准防护。

F.3 图像处理

F.3.1 在摄影前，宜根据尘肺胸片质量要求设定图像处理参数。
F.3.2 图像处理应在生成 DICOM（digital imagine and communications in medicine，DICOM）格式的影像文件之前进行，不允许对 DICOM 格式的影像文件进行图像处理。
F.3.3 不应使用降噪、边缘增强等图像处理技术。
F.3.4 应保留图像处理原始数据。

F.4 DR 胸片医用胶片打印

F.4.1 打印应遵循质量控制（QC）程序，符合 DICOM 的灰阶图像显示标准。
F.4.2 打印的胸片图像应与肺脏等大，不应放大或缩小。

附 G（规范性附录） 尘肺病诊断读片要求

G.1 读片时一般取坐位，观片灯的位置应适当，一般置于读片者眼前 25 cm（利于观察小阴影）至 50 cm（利于观察全胸片）处。
G.2 读片时可以按照胸片拍摄的时间先后顺序观察比较影像学的动态变化。
G.3 读片时应参考标准片，一般应将需诊断的胸片放在灯箱中央，两旁放需参照的标准片。
G.4 观片灯至少为 3 联灯箱，最好为 5 联。观片灯最低亮度不低于 3000 cd，亮度均匀度（亮度差）小于 15%。
G.5 读片室内应保持安静，无直接的其他光线照射到观片灯上，读片速度根据个人习惯而定，但应在每 1 ~ 1.5 小时休息一次，以使读片者视力和脑力能保持良好的分辨能力。

附录三　职业病危害因素目录

一、粉尘

附表 3-1　粉尘

序号	名称	CAS 号
1	硅尘（游离 SiO_2 含量≥ 10%）	14808-60-7
2	煤尘	
3	石墨粉尘	7782-42-5
4	炭黑粉尘	1333-86-4
5	石棉粉尘	1332-21-4
6	滑石粉尘	14807-96-6
7	水泥粉尘	
8	云母粉尘	12001-26-2
9	陶土粉尘	
10	铝尘	7429-90-5
11	电焊粉尘	
12	铸造粉尘	
13	白炭黑粉尘	112926-00-8
14	白云石粉尘	
15	玻璃钢粉尘	
16	玻璃棉粉尘	65997-17-3
17	茶尘	
18	大理石粉尘	1317-65-3
19	二氧化钛粉尘	13463-67-7
20	沸石粉尘	
21	谷物粉尘（游离 SiO_2 含量＜ 10%）	
22	硅灰石粉尘	13983-17-0
23	硅藻土粉尘（游离 SiO_2 含量＜ 10%）	61790-53-2
24	活性炭粉尘	64365-11-3
25	聚丙烯粉尘	9003-07-0
26	聚丙烯腈纤维粉尘	
27	聚氯乙烯粉尘	9002-86-2
28	聚乙烯粉尘	9002-88-4
29	矿渣棉粉尘	
30	麻尘（亚麻、黄麻和苎麻）（游离 SiO_2 含量＜ 10%）	
31	棉尘	

续表

序号	名称	CAS 号
32	木棉尘	
33	膨润土粉尘	1302-78-9
34	皮毛粉尘	
35	桑蚕丝尘	
36	砂轮磨尘	
37	石膏粉尘（硫酸钙）	10101-41-4
38	石灰石粉尘	1317-65-3
39	碳化硅粉尘	409-21-2
40	碳纤维粉尘	
41	稀土粉尘（游离 SiO_2 含量＜ 10%）	
42	烟草尘	
43	岩棉粉尘	
44	萤石混合性粉尘	
45	珍珠岩粉尘	93763-70-3
46	蛭石粉尘	
47	重晶石粉尘（硫酸钡）	7727-43-7
48	锡及其化合物粉尘	7440-31-5（锡）
49	铁及其化合物粉尘	7439-89-6（铁）
50	锑及其化合物粉尘	7440-36-0（锑）
51	硬质合金粉尘	
52	以上未提及的可导致职业病的其他粉尘	

二、化学因素

附表 3-2 化学因素

序号	名称	CAS 号
1	铅及其化合物（不包括四乙基铅）	7439-92-1（铅）
2	汞及其化合物	7439-97-6（汞）
3	锰及其化合物	7439-96-5（锰）
4	镉及其化合物	7440-43-9（镉）
5	铍及其化合物	7440-41-7（铍）
6	铊及其化合物	7440-28-0（铊）
7	钡及其化合物	7440-39-3（钡）
8	钒及其化合物	7440-62-6（钒）
9	磷及其化合物（磷化氢、磷化锌、磷化铝、有机磷单列）	7723-14-0（磷）
10	砷及其化合物	7440-61-1（砷）
11	铀及其化合物	7440-61-1（铀）

续表

序号	名称	CAS 号
85	丙醇	71-23-8
86	丙烯醇	107-19-6
87	丁醇	71-36-3
88	环己醇	108-93-0
89	己二醇	107-41-5
90	糖醇	98-00-0
91	氯乙醇	107-07-3
92	乙二醇	107-21-1
93	异丙醇	67-63-0
94	正戊醇	71-41-0
95	重氮甲烷	334-88-3
96	多氯萘	70776-03-3
97	蒽	120-12-7
98	六氯萘	1335-87-1
99	氯萘	90-13-1
100	萘	91-20-3
101	萘烷	91-17-8
102	硝基萘	84-57-7
103	蒽醌及其染料	84-65-1（蒽醌）
104	二苯胍	102-06-7
105	对苯二胺	106-50-3
106	对溴苯胺	106-40-1
107	卤化水杨酰苯胺（N- 水杨酰苯胺）	
108	硝基苯胺	776-34-1
109	对苯二甲酸二甲酯	120-61-6
110	邻苯二甲酸二丁酯	84-74-2
111	邻苯二甲酸二甲酯	131-11-3
112	磷酸二丁基苯酯	2528-36-1
113	磷酸三邻甲苯酯	78-30-8
114	三甲苯磷酸酯	1330-78-5
115	1，2，3- 苯三酚（焦棓酚）	87-66-1
116	4，6- 二硝基邻苯甲酚	534-52-1
117	N，N- 二甲基 -3- 氨基苯酚	99-07-0
118	对氨基酚	123-30-8
119	多氯酚	
120	二甲苯酚	108-68-9
121	二氯酚	120-83-2

续表

序号	名称	CAS 号
122	二硝基苯酚	51-28-5
123	甲酚	1319-77-3
124	甲基氨基酚	55-55-0
125	间苯二酚	108-45-3
126	邻仲丁基苯酚	89-72-5
127	萘酚	1321-67-1
128	氢醌（对苯二酚）	123-31-9
129	三硝基酚（苦味酸）	88-89-1
130	氰氨化钙	156-62-7
131	碳酸钙	471-34-1
132	氧化钙	1305-78-8
133	锆及其化合物	7440-67-7（锆）
134	铬及其化合物	
135	钴及其氧化物	7440-48-4
136	二甲基二氯硅烷	75-78-5
137	三氯氢硅	10025-78-2
138	四氯化硅	10026-04-7
139	环氧丙烷	75-56-9
140	环氧氯丙烷	106-89-8
141	柴油	
142	焦炉逸散物	
143	煤焦油	8007-45-2
144	煤焦油沥青	65996-93-2
145	木镏油（焦油）	8001-58-9
146	石腊烟	
147	石油沥青	8052-42-4
148	苯肼	100-63-0
149	甲基肼	60-34-4
150	肼	302-01-2
151	聚氯乙烯热解物	7647-01-0
152	锂及其化合物	7439-93-2（锂）
153	联苯胺（4，4’-二氨基联苯）	92-87-5
154	3，3-二甲基联苯胺	119-93-7
155	多氯联苯	1336-36-3
156	多溴联苯	59536-65-1
157	联苯	92-52-4

续表

序号	名称	CAS 号
158	氯联苯（54% 氯）	11097-69-1
159	甲硫醇	74-93-1
160	乙硫醇	75-08-1
161	正丁基硫醇	109-79-5
162	二甲基亚砜	67-68-5
163	二氯化砜（磺酰氯）	7791-25-5
164	过硫酸盐（过硫酸钾、过硫酸钠、过硫酸铵等）	
165	硫酸及三氧化硫	7664-93-9
166	六氟化硫	2551-62-4
167	亚硫酸钠	7757-83-7
168	2- 溴乙氧基苯	589-10-6
169	苄基氯	100-44-7
170	苄基溴（溴甲苯）	100-39-0
171	多氯苯	
172	二氯苯	106-46-7
173	氯苯	108-90-7
174	溴苯	108-86-1
175	1，1- 二氯乙烯	75-35-4
176	1，2- 二氯乙烯（顺式）	540-59-0
177	1，3- 二氯丙烯	542-75-6
178	二氯乙炔	7572-29-4
179	六氯丁二烯	87-68-3
180	六氯环戊二烯	77-47-4
181	四氯乙烯	127-18-4
182	1，1，1- 三氯乙烷	71-55-6
183	1，2，3- 三氯丙烷	96-18-4
184	1，2- 二氯丙烷	78-87-5
185	1，3- 二氯丙烷	142-28-9
186	二氯二氟甲烷	75-71-8
187	二氯甲烷	75-09-2
188	二溴氯丙烷	35407
189	六氯乙烷	67-72-1
190	氯仿（三氯甲烷）	67-66-3
191	氯甲烷	74-87-3
192	氯乙烷	75-00-3
193	氯乙酰氯	79-40-9

续表

序号	名称	CAS 号
194	三氯一氟甲烷	75-69-4
195	四氯乙烷	79-34-5
196	四溴化碳	558-13-4
197	五氟氯乙烷	76-15-3
198	溴乙烷	74-96-4
199	铝酸钠	1302-42-7
200	二氧化氯	10049-04-4
201	氯化氢及盐酸	7647-01-0
202	氯酸钾	3811-04-9
203	氯酸钠	7775-09-9
204	三氟化氯	7790-91-2
205	氯甲醚	107-30-2
206	苯基醚（二苯醚）	101-84-8
207	二丙二醇甲醚	34590-94-8
208	二氯乙醚	111-44-4
209	二缩水甘油醚	
210	邻茴香胺	90-04-0
211	双氯甲醚	542-88-1
212	乙醚	60-29-7
213	正丁基缩水甘油醚	2426-08-6
214	钼酸	13462-95-8
215	钼酸铵	13106-76-8
216	钼酸钠	7631-95-0
217	三氧化钼	1313-27-5
218	氢氧化钠	1310-73-2
219	碳酸钠（纯碱）	3313-92-6
220	镍及其化合物（羰基镍单列）	
221	癸硼烷	17702-41-9
222	硼烷	
223	三氟化硼	7637-07-2
224	三氯化硼	10294-34-5
225	乙硼烷	19287-45-7
226	2- 氯苯基羟胺	10468-16-3
227	3- 氯苯基羟胺	10468-17-4
228	4- 氯苯基羟胺	823-86-9
229	苯基羟胺（苯胲）	100-65-2

续表

序号	名称	CAS 号
230	巴豆醛（丁烯醛）	4170-30-3
231	丙酮醛（甲基乙二醛）	78-98-8
232	丙烯醛	107-02-8
233	丁醛	123-72-8
234	糠醛	98-01-1
235	氯乙醛	107-20-0
236	羟基香茅醛	107-75-5
237	三氯乙醛	75-87-6
238	乙醛	75-07-0
239	氢氧化铯	21351-79-1
240	氯化苄烷胺（洁尔灭）	8001-54-5
241	双 -（二甲基硫代氨基甲酰基）二硫化物（秋兰姆、福美双）	137-26-8
242	α - 萘硫脲（安妥）	86-88-4
243	3-（1- 丙酮基苄基）-4- 羟基香豆素（杀鼠灵）	81-81-2
244	酚醛树脂	9003-35-4
245	环氧树脂	38891-59-7
246	脲醛树脂	25104-55-6
247	三聚氰胺甲醛树脂	9003-08-1
248	1，2，4- 苯三酸酐	552-30-7
249	邻苯二甲酸酐	85-44-9
250	马来酸酐	108-31-6
251	乙酸酐	108-24-7
252	丙酸	79-09-4
253	对苯二甲酸	100-21-0
254	氟乙酸钠	62-74-8
255	甲基丙烯酸	79-41-4
256	甲酸	64-18-6
257	羟基乙酸	79-14-1
258	巯基乙酸	68-11-1
259	三甲基己二酸	3937-59-5
260	三氯乙酸	76-03-9
261	乙酸	64-19-7
262	正香草酸（高香草酸）	306-08-1
263	四氯化钛	7550-45-0
264	钽及其化合物	7440-25-7（钽）
265	锑及其化合物	7440-36-0（锑）

续表

序号	名称	CAS 号
266	五羰基铁	13463-40-6
267	2- 己酮	591-78-6
268	3，5，5- 三甲基 -2- 环己烯 -1- 酮（异佛尔酮）	78-59-1
269	丙酮	67-64-1
270	丁酮	78-93-3
271	二乙基甲酮	96-22-0
272	二异丁基甲酮	108-83-8
273	环己酮	108-94-1
274	环戊酮	120-92-3
275	六氟丙酮	684-16-2
276	氯丙酮	78-95-5
277	双丙酮醇	123-42-2
278	乙基另戊基甲酮	106-68-3
279	乙基戊基甲酮	106-68-3
280	乙烯酮	563-51-4
281	异亚丙基丙酮	141-79-7
282	铜及其化合物	
283	丙烷	74-98-6
284	环己烷	110-82-7
285	甲烷	74-82-8
286	壬烷	111-65-9
287	辛烷	11-65-9
288	正庚烷	142-82-5
289	正戊烷	109-66-0
290	2- 乙氧基乙醇	110-80-5
291	甲氧基乙醇	109-86-4
292	围涎树碱	
293	二硫化硒	56093-45-9
294	硒化氢	7783-07-5
295	钨及其不溶性化合物	7740-33-7（钨）
296	硒及其化合物（六氟化硒、硒化氢单列）	7782-49-2（硒）
297	二氢化锡	1332-29-2
298	N，N- 二甲基酰胺	127-19-5
299	N-3，4 二氯苯基丙酰胺（敌稗）	709-98-8
300	氟乙酰胺	640-19-7
301	己内酰胺	105-60-2

续表

序号	名称	CAS 号
302	环四次甲基四硝胺（奥克托今）	2691-41-0
303	环三次甲基三硝铵（黑索今）	121-82-4
304	硝化甘油	55-63-0
305	氯化锌烟	7646-85-7（氯化锌）
306	氧化锌	1314-13-2
307	氢溴酸（溴化氢）	10035-10-6
308	臭氧	10028-15-6
309	过氧化氢	7722-84-1
310	钾盐镁矾	
311	丙烯基芥子油	
312	多次甲基多苯基异氰酸酯	57029-46-6
313	二苯基甲烷二异氰酸酯	101-68-8
314	甲苯 -2，4- 二异氰酸酯（TDT）	584-84-9
315	六亚甲基二异氰酸酯（HDI）（1，6- 己二异氰酸酯）	822-06-0
316	萘二异氰酸酯	3173-72-6
317	异佛尔酮二异氰酸酯	4098-71-9
318	异氰酸甲酯	624-83-9
319	氧化银	20667-12-3
320	甲氧氯	72-43-5
321	2- 氨基吡啶	504-29-0
322	N- 乙基吗啉	100-74-3
323	吖啶	260-94-6
324	苯绕蒽酮	82-05-3
325	吡啶	110-86-1
326	二噁烷	123-91-1
327	呋喃	110-00-9
328	吗啉	110-91-8
329	四氢呋喃	109-99-9
330	茚	95-13-6
331	四氢化锗	7782-65-2
332	二乙烯二胺（呱嗪）	110-85-0
333	1，6- 己二胺	124-09-4
334	二甲胺	124-40-3
335	二乙烯三胺	111-40-0
336	二异丙胺基氯乙烷	96-79-7
337	环己胺	108-91-8

续表

序号	名称	CAS 号
338	氯乙基胺	689-98-5
339	三乙烯四胺	112-24-3
340	烯丙胺	107-11-9
341	乙胺	75-04-7
342	乙二胺	107-15-3
343	异丙胺	75-31-0
344	正丁胺	109-73-9
345	1，1- 二氯 -1- 硝基乙烷	594-72-9
346	硝基丙烷	25322-01-4
347	三氯硝基甲烷（氯化苦）	76-06-2
348	硝基甲烷	75-52-5
349	硝基乙烷	79-24-3
350	1，3- 二甲基丁基乙酸酯（乙酸仲己酯）	108-84-9
351	2- 甲氧基乙基乙酸酯	110-49-6
352	2- 乙氧基乙基乙酸酯	111-15-9
353	n- 乳酸正丁酯	138-22-7
354	丙烯酸甲酯	96-33-3
355	丙烯酸正丁酯	141-32-2
356	甲基丙烯酸甲酯（异丁烯酸甲酯）	80-62-6
357	甲基丙烯酸缩水甘油酯	106-91-2
358	甲酸丁酯	592-84-7
359	甲酸甲酯	107-31-3
360	甲酸乙酯	109-94-4
361	氯甲酸甲酯	79-22-1
362	氯甲酸三氯甲酯（双光气）	503-38-8
363	三氟甲基次氟酸酯	
364	亚硝酸乙酯	109-95-5
365	乙二醇二硝酸酯	628-96-6
366	乙基硫代磺酸乙酯	682-91-7
367	乙酸苄酯	140-11-4
368	乙酸丙酯	109-60-4
369	乙酸丁酯	123-86-4
370	乙酸甲酯	79-20-9
371	乙酸戊酯	628-63-7
372	乙酸乙烯酯	108-05-4
373	乙酸乙酯	141-78-6

续表

序号	名称	CAS 号
374	乙酸异丙酯	108-21-4
375	以上未提及的可导致职业病的其他化学因素	

三、物理因素

附表 3-3 物理因素

序号	名称
1	噪声
2	高温
3	低气压
4	高气压
5	高原低氧
6	振动
7	激光
8	低温
9	微波
10	紫外线
11	红外线
12	工频电磁场
13	高频电磁场
14	超高频电磁场
15	以上未提及的可导致职业病的其他物理因素

四、放射性因素

附表 3-4 放射性因素

序号	名称	备注
1	密封放射源产生的电离辐射	主要产生 γ、中子等射线
2	非密封放射性物质	可产生 α、β、γ 射线或中子
3	X 线装置（含 CT 机）产生的电离辐射	X 线
4	加速器产生的电离辐射	可产生电子射线、X 线、质子、重离子、中子以及感生放射性等
5	中子发生器产生的电离辐射	主要是中子、γ 射线等
6	氡及其短寿命子体	限于矿工高氡暴露
7	铀及其化合物	
8	以上未提及的可导致职业病的其他放射性因素	

五、生物因素

附表 3-5　生物因素

序号	名称	备注
1	艾滋病病毒	限于医疗卫生人员及人民警察
2	布鲁氏菌	
3	伯氏疏螺旋体	
4	森林脑炎病毒	
5	炭疽芽孢杆菌	
6	以上未提及的可导致职业病的其他生物因素	

六、其他因素

附表 3-6　其他因素

序号	名称	备注
1	金属烟	
2	井下不良作业条件	限于井下工人
3	刮研作业	限于手工刮研作业人员

附录四　工业企业职工听力保护规范

第一章　总则

第一条　为保护在强噪声环境中作业职工的听力，降低职业性噪声聋发病率，根据《劳动法》及职业病防治的有关规定，制定本规范。

第二条　本规范适用于各类工业企业（以下简称“企业”）噪声作业场所职工的听力保护。凡有职工每工作日 8 小时暴露于等效声级大于等于 85 分贝（以下简称“LAeq，8≥85 dB”）的企业，都应当执行本规范。

第三条　企业应根据本规范要求，结合自身实际情况制订本单位职工听力保护计划，并指定接受过专门培训的人员负责组织和实施。

第二章　听力保护的基本内容和要求

第四条　本规范所称听力保护包括噪声监测、听力测试与评定、工程控制措施、护耳器的要求及使用、职工培训以及记录保存等方面内容。

第五条　企业应当根据噪声监测，确定本企业暴露于 LAeq，8≥85 dB 的职工人群。监测结果应以书面形式通知有关职工。

第六条　对于暴露于 LAeq，8≥85 dB 的职工，应当进行基础听力测定和定期跟踪听力测定，评定职工是否发生高频标准听阈偏移（HSTS）。当跟踪听力测定相对于基础听力测定，在任一耳的 3000 Hz、4000 Hz 和 6000 Hz 频率上的平均听阈改变等于或大于 10 dB 时，确定为发生高频标准听阈偏移。对于发生高频标准听阈偏移的职工，企业必须采取听力保护措施，防止听力进一步下降。

第七条　职工暴露于作业场所 LAeq，8≥90 dB 的，应当优先考虑采用工程措施，降低作业场所噪声。噪声控制设备必须经常维修保养，确保噪声控制效果。

第八条　职工暴露于 LAeq，8≥85 dB 的，应当配备具有足够声衰减值、佩戴舒适的护耳器，并定期进行听力保护培训、检查护耳器使用和维护情况，确保听力保护效果。

第九条　企业应当建立听力保护档案，按规定记录、分析和保存噪声暴露监测数据和听力测试资料。

第三章　噪声监测

第十条　企业应当每年对作业场所噪声及职工噪声暴露情况至少进行一次监测。在作业场所噪声水平可能发生改变时，应当及时监测变化情况。

第十一条　测量稳态噪声，可使用声级计 A 网络“慢文件”时间特性，并取 5 秒内的平均读数为等效连续声级。声级计应当采用符合国家标准《声级计的电、声性能和测量方法》（GB　3785）中规定的 2 型以上的声级计。

第十二条　测量非稳态噪声，应当使用 2 型以上的积分声级计或个人噪声暴露计（剂量计）。测量仪器应符合国家标准《积分平均声级计》（GB/T 17181）或者国家标准《个人声暴露计技术要求》（GB/T 15952）的规定。

第十三条　测量点应当选在职工作业点的人头位置，职工无需在场。如职工需在场或在周围走动，测量点高度应参照人耳高度，距外耳道水平距离约 0.1 米。

第十四条　测量技术细节及记录报告的填写可参照国际标准《声学——在作业环境中测量与评价噪声暴露指南》（ISO 9612）及有关国家标准。

第十五条　噪声测量仪器应当按规定定期接受法定部门检定，噪声监测人员应当受过有关专业培训。

第四章 听力测试与评定

第十六条 首次在 LAeq，8≥85 dB 场所中从事工作的职工，应当在 3 个月内接受听力测试，得出的听力图称为基础听力图。本规范发布之前已在 LAeq，8≥85 dB 场所中工作而又未做过基础听力检查的职工，应当在本规范发布之日起一年内补做基础听力测定。

第十七条 暴露于 85 dB≤LAeq，8<100 dB 噪声作业场所的职工，应当每两年进行一次跟踪听力测定；暴露于 LAeq，8≥100 dB 的，应当每年进行一次跟踪听力测定。跟踪听力图与基础听力图进行对比，排除其他影响因素，并按《声学—耳科正常人的气导阈与年龄和性别的关系》（GB 7582）的规定进行修正以后，作为评定职工是否发生因职业性噪声危害引起高频标准听阈偏移的依据。

第十八条 对于已发生高频标准听阈偏移的职工，应当在 14 天内以书面形式将测试结果通知本人，并采取相应听力保护措施。

第十九条 听力测试所使用的听力计应当符合国家标准《听力计第一部分：纯音听力计》（GB/T 7341.1）的要求；听力计的校准和测听室环境噪声应当符合国家标准《声学—耳科正常人的气导听阈测定—听力保护》（GB 7583）的规定。听力测试人员应当受过有关专业培训。

第二十条 进行听力测试之前 14 小时内，被测职工不得暴露于噪声作业场所和其他非职业噪声环境。

第二十一条 听力测试应当采用纯音气导法。测试频率至少应当包括 500 Hz、1000 Hz、2000 Hz、3000 Hz、4000 Hz 和 6000 Hz。

第五章 工程控制

第二十二条 工程措施包括设置隔声监控室、对强噪声机组安装隔声罩、作业场所的吸声处理以及在声源或声通路上装配消声器和对设备的隔振处理等。在管理上应当特别注意选用低噪声设备、零部件和新工艺流程，替代旧的强噪声设备、零部件和生产工艺。

第二十三条 在采取工程控制措施之前，应当首先识别主要噪声源及其特性，以便提高控制效率，降低工程费用。

第二十四条 对于存在强噪声设备而职工无需长时间在该设备旁工作的场所，应当设置隔声监控室；职工需长时间在强噪声设备旁工作且混响声较强的作业场所，应当尽可能采取吸声降噪措施，使该场所的平均吸声系数高于 0.3；对于噪声源数量少且比较集中，易于处理的场所，应当优先考虑采取声源隔离措施降低噪声。企业进行噪声控制设计，应当符合国家标准《工业企业噪声控制设计规范》（GBJ 87）和国际标准《声学—低噪声工作场所设计推荐实践》（ISO 11690）的规定。

第六章 护耳器

第二十五条 企业应当提供三种以上护耳器（包括不同类型不同型号的耳塞或耳罩），供暴露于 LAeq，8≥85 dB 作业场所的职工选用。

第二十六条 职工佩戴护耳器后，其实际接受的等效声级应当保持在 85 dB 以下。

第二十七条 护耳器现场使用实际声衰减值，按以下方法计算：将护耳器声衰减量的试验室测试值或者厂家标称值，换算为国际标准《佩戴护耳器时有效 A 计权声级的评价》（ISO 4869—2）所定义的护耳器单值噪声降低数（SNR），再乘以 0.6. 护耳器单值噪声降低数可按该 ISO 标准或者有关国家标准进行计算。

第七章 听力保护培训

第二十八条 企业应当每年对暴露于 LAeq，8≥85 dB 作业场所的职工进行听力保护培训。

第二十九条　听力保护培训应当包括以下内容：

（一）噪声对健康的危害；

（二）听力测试的目的和程序；

（三）本企业噪声实际情况及噪声危害控制的一般方法；

（四）使用护耳器的目的，各类型护耳器的优缺点、声衰减值和如何选用、佩戴、保管和更换等。

第三十条　作业场所、生产设备或者防护设备改变时，培训内容应当相应更新。

第八章　记录保存

第三十一条　企业应当妥善保存作业场所噪声测定、职工噪声暴露测量、职工听力测试和护耳器使用及管理记录。

第三十二条　职工听力测试记录应当包括下列主要项目：

（一）职工姓名和工种；

（二）测听日期和地点，测听前脱离噪声环境的时间；

（三）测试者姓名；

（四）最近一次听力计声学校准数据及检定日期；

（五）测听室环境噪声级数据；

（六）测试结果。

第三十三条　作业场所噪声测定、职工噪声暴露测量等情况应当定期向职工公布；应职工要求，个人听力保护记录应当随时提供本人查阅。

第三十四条　职工调至另一个企业如果继续从事暴露于噪声的作业，原企业应将所有有关记录转移到新单位。

第九章　附则

第三十五条　对违反本规范的行为依照有关法规进行处理。

第三十六条　本规范所引用的标准为当时有效版本，执行本规范时应当注意选择使用相应标准的最新版本。

（赵毓芳）

附录五 职业病诊断与鉴定管理办法

第一章 总 则

第一条 为了规范职业病诊断与鉴定工作，加强职业病诊断与鉴定管理，根据《中华人民共和国职业病防治法》(以下简称《职业病防治法》)，制定本办法。

第二条 职业病诊断与鉴定工作应当按照《职业病防治法》、本办法的有关规定及《职业病分类和目录》、国家职业病诊断标准进行，遵循科学、公正、及时、便捷的原则。

第三条 国家卫生健康委负责全国范围内职业病诊断与鉴定的监督管理工作，县级以上地方卫生健康主管部门依据职责负责本行政区域内职业病诊断与鉴定的监督管理工作。

省、自治区、直辖市卫生健康主管部门（以下简称省级卫生健康主管部门）应当结合本行政区域职业病防治工作实际和医疗卫生服务体系规划，充分利用现有医疗卫生资源，实现职业病诊断机构区域覆盖。

第四条 各地要加强职业病诊断机构能力建设，提供必要的保障条件，配备相关的人员、设备和工作经费，以满足职业病诊断工作的需要。

第五条 各地要加强职业病诊断与鉴定信息化建设，建立健全劳动者接触职业病危害、开展职业健康检查、进行职业病诊断与鉴定等全过程的信息化系统，不断提高职业病诊断与鉴定信息报告的准确性、及时性和有效性。

第六条 用人单位应当依法履行职业病诊断、鉴定的相关义务：

（一）及时安排职业病病人、疑似职业病病人进行诊治；

（二）如实提供职业病诊断、鉴定所需的资料；

（三）承担职业病诊断、鉴定的费用和疑似职业病病人在诊断、医学观察期间的费用；

（四）报告职业病和疑似职业病；

（五）《职业病防治法》规定的其他相关义务。

第二章 诊断机构

第七条 医疗卫生机构开展职业病诊断工作，应当在开展之日起十五个工作日内向省级卫生健康主管部门备案。

省级卫生健康主管部门应当自收到完整备案材料之日起十五个工作日内向社会公布备案的医疗卫生机构名单、地址、诊断项目（即《职业病分类和目录》中的职业病类别和病种）等相关信息。

第八条 医疗卫生机构开展职业病诊断工作应当具备下列条件：

（一）持有《医疗机构执业许可证》；

（二）具有相应的诊疗科目及与备案开展的诊断项目相适应的职业病诊断医师及相关医疗卫生技术人员；

（三）具有与备案开展的诊断项目相适应的场所和仪器、设备；

（四）具有健全的职业病诊断质量管理制度。

第九条 医疗卫生机构进行职业病诊断备案时，应当提交以下证明其符合本办法第八条规定条件的有关资料：

（一）《医疗机构执业许可证》原件、副本及复印件；

（二）职业病诊断医师资格等相关资料；

（三）相关的仪器设备清单；

（四）负责职业病信息报告人员名单；

（五）职业病诊断质量管理制度等相关资料。

第十条　职业病诊断机构对备案信息的真实性、准确性、合法性负责。

当备案信息发生变化时，应当自信息发生变化之日起十个工作日内向省级卫生健康主管部门提交变更信息。

第十一条　设区的市没有医疗卫生机构备案开展职业病诊断的，省级卫生健康主管部门应当根据职业病诊断工作的需要，指定符合本办法第八条规定条件的医疗卫生机构承担职业病诊断工作。

第十二条　职业病诊断机构的职责是：

（一）在备案的诊断项目范围内开展职业病诊断；

（二）及时向所在地卫生健康主管部门报告职业病；

（三）按照卫生健康主管部门要求报告职业病诊断工作情况；

（四）承担《职业病防治法》中规定的其他职责。

第十三条　职业病诊断机构依法独立行使诊断权，并对其作出的职业病诊断结论负责。

第十四条　职业病诊断机构应当建立和健全职业病诊断管理制度，加强职业病诊断医师等有关医疗卫生人员技术培训和政策、法律培训，并采取措施改善职业病诊断工作条件，提高职业病诊断服务质量和水平。

第十五条　职业病诊断机构应当公开职业病诊断程序和诊断项目范围，方便劳动者进行职业病诊断。

职业病诊断机构及其相关工作人员应当尊重、关心、爱护劳动者，保护劳动者的隐私。

第十六条　从事职业病诊断的医师应当具备下列条件，并取得省级卫生健康主管部门颁发的职业病诊断资格证书：

（一）具有医师执业证书；

（二）具有中级以上卫生专业技术职务任职资格；

（三）熟悉职业病防治法律法规和职业病诊断标准；

（四）从事职业病诊断、鉴定相关工作三年以上；

（五）按规定参加职业病诊断医师相应专业的培训，并考核合格。

省级卫生健康主管部门应当依据本办法的规定和国家卫生健康委制定的职业病诊断医师培训大纲，制定本行政区域职业病诊断医师培训考核办法并组织实施。

第十七条　职业病诊断医师应当依法在职业病诊断机构备案的诊断项目范围内从事职业病诊断工作，不得从事超出其职业病诊断资格范围的职业病诊断工作；职业病诊断医师应当按照有关规定参加职业卫生、放射卫生、职业医学等领域的继续医学教育。

第十八条　省级卫生健康主管部门应当加强本行政区域内职业病诊断机构的质量控制管理工作，组织开展职业病诊断机构质量控制评估。

职业病诊断质量控制规范和医疗卫生机构职业病报告规范另行制定。

第三章　诊　断

第十九条　劳动者可以在用人单位所在地、本人户籍所在地或者经常居住地的职业病诊断机构进行职业病诊断。

第二十条　职业病诊断应当按照《职业病防治法》、本办法的有关规定及《职业病分类和目录》、国家职业病诊断标准，依据劳动者的职业史、职业病危害接触史和工作场所职业病危害因素情况、临床表现以及辅助检查结果等，进行综合分析。材料齐全的情况下，职业病诊断机构应当在收齐材料之日起三十日内作出诊断结论。

没有证据否定职业病危害因素与病人临床表现之间的必然联系的，应当诊断为职业病。

第二十一条 职业病诊断需要以下资料：

（一）劳动者职业史和职业病危害接触史（包括在岗时间、工种、岗位、接触的职业病危害因素名称等）；

（二）劳动者职业健康检查结果；

（三）工作场所职业病危害因素检测结果；

（四）职业性放射性疾病诊断还需要个人剂量监测档案等资料。

第二十二条 劳动者依法要求进行职业病诊断的，职业病诊断机构不得拒绝劳动者进行职业病诊断的要求，并告知劳动者职业病诊断的程序和所需材料。劳动者应当填写《职业病诊断就诊登记表》，并提供本人掌握的职业病诊断有关资料。

第二十三条 职业病诊断机构进行职业病诊断时，应当书面通知劳动者所在的用人单位提供本办法第二十一条规定的职业病诊断资料，用人单位应当在接到通知后的十日内如实提供。

第二十四条 用人单位未在规定时间内提供职业病诊断所需要资料的，职业病诊断机构可以依法提请卫生健康主管部门督促用人单位提供。

第二十五条 劳动者对用人单位提供的工作场所职业病危害因素检测结果等资料有异议，或者因劳动者的用人单位解散、破产，无用人单位提供上述资料的，职业病诊断机构应当依法提请用人单位所在地卫生健康主管部门进行调查。

卫生健康主管部门应当自接到申请之日起三十日内对存在异议的资料或者工作场所职业病危害因素情况作出判定。

职业病诊断机构在卫生健康主管部门作出调查结论或者判定前应当中止职业病诊断。

第二十六条 职业病诊断机构需要了解工作场所职业病危害因素情况时，可以对工作场所进行现场调查，也可以依法提请卫生健康主管部门组织现场调查。卫生健康主管部门应当在接到申请之日起三十日内完成现场调查。

第二十七条 在确认劳动者职业史、职业病危害接触史时，当事人对劳动关系、工种、工作岗位或者在岗时间有争议的，职业病诊断机构应当告知当事人依法向用人单位所在地的劳动人事争议仲裁委员会申请仲裁。

第二十八条 经卫生健康主管部门督促，用人单位仍不提供工作场所职业病危害因素检测结果、职业健康监护档案等资料或者提供资料不全的，职业病诊断机构应当结合劳动者的临床表现、辅助检查结果和劳动者的职业史、职业病危害接触史，并参考劳动者自述或工友旁证资料、卫生健康等有关部门提供的日常监督检查信息等，作出职业病诊断结论。对于作出无职业病诊断结论的病人，可依据病人的临床表现以及辅助检查结果，作出疾病的诊断，提出相关医学意见或者建议。

第二十九条 职业病诊断机构可以根据诊断需要，聘请其他单位职业病诊断医师参加诊断。必要时，可以邀请相关专业专家提供咨询意见。

第三十条 职业病诊断机构作出职业病诊断结论后，应当出具职业病诊断证明书。职业病诊断证明书应当由参与诊断的取得职业病诊断资格的执业医师签署。

职业病诊断机构应当对职业病诊断医师签署的职业病诊断证明书进行审核，确认诊断的依据与结论符合有关法律法规、标准的要求，并在职业病诊断证明书上盖章。

职业病诊断证明书的书写应当符合相关标准的要求。

职业病诊断证明书一式五份，劳动者一份，用人单位所在地县级卫生健康主管部门一份，用人单位两份，诊断机构存档一份。

职业病诊断证明书应当于出具之日起十五日内由职业病诊断机构送达劳动者、用人单位及用人单位所在地县级卫生健康主管部门。

第三十一条　职业病诊断机构应当建立职业病诊断档案并永久保存，档案应当包括：

（一）职业病诊断证明书；

（二）职业病诊断记录；

（三）用人单位、劳动者和相关部门、机构提交的有关资料；

（四）临床检查与实验室检验等资料。

职业病诊断机构拟不再开展职业病诊断工作的，应当在拟停止开展职业病诊断工作的十五个工作日之前告知省级卫生健康主管部门和所在地县级卫生健康主管部门，妥善处理职业病诊断档案。

第三十二条　职业病诊断机构发现职业病病人或者疑似职业病病人时，应当及时向所在地县级卫生健康主管部门报告。职业病诊断机构应当在作出职业病诊断之日起十五日内通过职业病及健康危害因素监测信息系统进行信息报告，并确保报告信息的完整、真实和准确。

确诊为职业病的，职业病诊断机构可以根据需要，向卫生健康主管部门、用人单位提出专业建议；告知职业病病人依法享有的职业健康权益。

第三十三条　未承担职业病诊断工作的医疗卫生机构，在诊疗活动中发现劳动者的健康损害可能与其所从事的职业有关时，应及时告知劳动者到职业病诊断机构进行职业病诊断。

第四章　鉴　定

第三十四条　当事人对职业病诊断机构作出的职业病诊断有异议的，可以在接到职业病诊断证明书之日起三十日内，向作出诊断的职业病诊断机构所在地设区的市级卫生健康主管部门申请鉴定。

职业病诊断争议由设区的市级以上地方卫生健康主管部门根据当事人的申请组织职业病诊断鉴定委员会进行鉴定。

第三十五条　职业病鉴定实行两级鉴定制，设区的市级职业病诊断鉴定委员会负责职业病诊断争议的首次鉴定。

当事人对设区的市级职业病鉴定结论不服的，可以在接到诊断鉴定书之日起十五日内，向原鉴定组织所在地省级卫生健康主管部门申请再鉴定，省级鉴定为最终鉴定。

第三十六条　设区的市级以上地方卫生健康主管部门可以指定办事机构，具体承担职业病诊断鉴定的组织和日常性工作。职业病鉴定办事机构的职责是：

（一）接受当事人申请；

（二）组织当事人或者接受当事人委托抽取职业病诊断鉴定专家；

（三）组织职业病诊断鉴定会议，负责会议记录、职业病诊断鉴定相关文书的收发及其他事务性工作；

（四）建立并管理职业病诊断鉴定档案；

（五）报告职业病诊断鉴定相关信息；

（六）承担卫生健康主管部门委托的有关职业病诊断鉴定的工作。

职业病诊断机构不能作为职业病鉴定办事机构。

第三十七条　设区的市级以上地方卫生健康主管部门应当向社会公布本行政区域内依法承担职业病诊断鉴定工作的办事机构的名称、工作时间、地点、联系人、联系电话和鉴定工作程序。

第三十八条　省级卫生健康主管部门应当设立职业病诊断鉴定专家库（以下简称专家库），并根据实际工作需要及时调整其成员。专家库可以按照专业类别进行分组。

第三十九条　专家库应当以取得职业病诊断资格的不同专业类别的医师为主要成员，吸收临床相关学科、职业卫生、放射卫生、法律等相关专业的专家组成。专家应当具备下列条件：

（一）具有良好的业务素质和职业道德；

（二）具有相关专业的高级专业技术职务任职资格；

（三）熟悉职业病防治法律法规和职业病诊断标准；

（四）身体健康，能够胜任职业病诊断鉴定工作。

第四十条 参加职业病诊断鉴定的专家，应当由当事人或者由其委托的职业病鉴定办事机构从专家库中按照专业类别以随机抽取的方式确定。抽取的专家组成职业病诊断鉴定委员会（以下简称鉴定委员会）。

经当事人同意，职业病鉴定办事机构可以根据鉴定需要聘请本省、自治区、直辖市以外的相关专业专家作为鉴定委员会成员，并有表决权。

第四十一条 鉴定委员会人数为五人以上单数，其中相关专业职业病诊断医师应当为本次鉴定专家人数的半数以上。疑难病例应当增加鉴定委员会人数，充分听取意见。鉴定委员会设主任委员一名，由鉴定委员会成员推举产生。

职业病诊断鉴定会议由鉴定委员会主任委员主持。

第四十二条 参加职业病诊断鉴定的专家有下列情形之一的，应当回避：

（一）是职业病诊断鉴定当事人或者当事人近亲属的；

（二）已参加当事人职业病诊断或者首次鉴定的；

（三）与职业病诊断鉴定当事人有利害关系的；

（四）与职业病诊断鉴定当事人有其他关系，可能影响鉴定公正的。

第四十三条 当事人申请职业病诊断鉴定时，应当提供以下资料：

（一）职业病诊断鉴定申请书；

（二）职业病诊断证明书；

（三）申请省级鉴定的还应当提交市级职业病诊断鉴定书。

第四十四条 职业病鉴定办事机构应当自收到申请资料之日起五个工作日内完成资料审核，对资料齐全的发给受理通知书；资料不全的，应当当场或者在五个工作日内一次性告知当事人补充。资料补充齐全的，应当受理申请并组织鉴定。

职业病鉴定办事机构收到当事人鉴定申请之后，根据需要可以向原职业病诊断机构或者组织首次鉴定的办事机构调阅有关的诊断、鉴定资料。原职业病诊断机构或者组织首次鉴定的办事机构应当在接到通知之日起十日内提交。

职业病鉴定办事机构应当在受理鉴定申请之日起四十日内组织鉴定、形成鉴定结论，并出具职业病诊断鉴定书。

第四十五条 根据职业病诊断鉴定工作需要，职业病鉴定办事机构可以向有关单位调取与职业病诊断、鉴定有关的资料，有关单位应当如实、及时提供。

鉴定委员会应当听取当事人的陈述和申辩，必要时可以组织进行医学检查，医学检查应当在三十日内完成。

需要了解被鉴定人的工作场所职业病危害因素情况时，职业病鉴定办事机构根据鉴定委员会的意见可以组织对工作场所进行现场调查，或者依法提请卫生健康主管部门组织现场调查。现场调查应当在三十日内完成。

医学检查和现场调查时间不计算在职业病鉴定规定的期限内。

职业病诊断鉴定应当遵循客观、公正的原则，鉴定委员会进行职业病诊断鉴定时，可以邀请有关单位人员旁听职业病诊断鉴定会议。所有参与职业病诊断鉴定的人员应当依法保护当事人的个人隐私、商业秘密。

第四十六条　鉴定委员会应当认真审阅鉴定资料，依照有关规定和职业病诊断标准，经充分合议后，根据专业知识独立进行鉴定。在事实清楚的基础上，进行综合分析，作出鉴定结论，并制作职业病诊断鉴定书。

鉴定结论应当经鉴定委员会半数以上成员通过。

第四十七条　职业病诊断鉴定书应当包括以下内容：

（一）劳动者、用人单位的基本信息及鉴定事由；

（二）鉴定结论及其依据，鉴定为职业病的，应当注明职业病名称、程度（期别）；

（三）鉴定时间。

诊断鉴定书加盖职业病鉴定委员会印章。

首次鉴定的职业病诊断鉴定书一式五份，劳动者、用人单位、用人单位所在地市级卫生健康主管部门、原诊断机构各一份，职业病鉴定办事机构存档一份；省级鉴定的职业病诊断鉴定书一式六份，劳动者、用人单位、用人单位所在地省级卫生健康主管部门、原诊断机构、首次职业病鉴定办事机构各一份，省级职业病鉴定办事机构存档一份。

职业病诊断鉴定书的格式由国家卫生健康委员会统一规定。

第四十八条　职业病鉴定办事机构出具职业病诊断鉴定书后，应当于出具之日起十日内送达当事人，并在出具职业病诊断鉴定书后的十日内将职业病诊断鉴定书等有关信息告知原职业病诊断机构或者首次职业病鉴定办事机构，并通过职业病及健康危害因素监测信息系统报告职业病鉴定相关信息。

第四十九条　职业病鉴定结论与职业病诊断结论或者首次职业病鉴定结论不一致的，职业病鉴定办事机构应当在出具职业病诊断鉴定书后十日内向相关卫生健康主管部门报告。

第五十条　职业病鉴定办事机构应当如实记录职业病诊断鉴定过程，内容应当包括：

（一）鉴定委员会的专家组成；

（二）鉴定时间；

（三）鉴定所用资料；

（四）鉴定专家的发言及其鉴定意见；

（五）表决情况；

（六）经鉴定专家签字的鉴定结论。

有当事人陈述和申辩的，应当如实记录。

鉴定结束后，鉴定记录应当随同职业病诊断鉴定书一并由职业病鉴定办事机构存档，永久保存。

第五章　监督管理

第五十一条　县级以上地方卫生健康主管部门应当定期对职业病诊断机构进行监督检查，检查内容包括：

（一）法律法规、标准的执行情况；

（二）规章制度建立情况；

（三）备案的职业病诊断信息真实性情况；

（四）按照备案的诊断项目开展职业病诊断工作情况；

（五）开展职业病诊断质量控制、参加质量控制评估及整改情况；

（六）人员、岗位职责落实和培训情况；

（七）职业病报告情况。

第五十二条　设区的市级以上地方卫生健康主管部门应当加强对职业病鉴定办事机构的监督管

理，对职业病鉴定工作程序、制度落实情况及职业病报告等相关工作情况进行监督检查。

第五十三条 县级以上地方卫生健康主管部门监督检查时，有权查阅或者复制有关资料，职业病诊断机构应当予以配合。

第六章 法律责任

第五十四条 医疗卫生机构未按照规定备案开展职业病诊断的，由县级以上地方卫生健康主管部门责令改正，给予警告，可以并处三万元以下罚款。

第五十五条 职业病诊断机构有下列行为之一的，其作出的职业病诊断无效，由县级以上地方卫生健康主管部门按照《职业病防治法》的第八十条的规定进行处理：

（一）超出诊疗项目登记范围从事职业病诊断的；

（二）不按照《职业病防治法》规定履行法定职责的；

（三）出具虚假证明文件的。

第五十六条 职业病诊断机构未按照规定报告职业病、疑似职业病的，由县级以上地方卫生健康主管部门按照《职业病防治法》第七十四条的规定进行处理。

第五十七条 职业病诊断机构违反本办法规定，有下列情形之一的，由县级以上地方卫生健康主管部门责令限期改正；逾期不改的，给予警告，并可以根据情节轻重处以三万元以下罚款：

（一）未建立职业病诊断管理制度的；

（二）未按照规定向劳动者公开职业病诊断程序的；

（三）泄露劳动者涉及个人隐私的有关信息、资料的；

（四）未按照规定参加质量控制评估，或者质量控制评估不合格且未按要求整改的；

（五）拒不配合卫生健康主管部门监督检查的。

第五十八条 职业病诊断鉴定委员会组成人员收受职业病诊断争议当事人的财物或者其他好处的，由省级卫生健康主管部门按照《职业病防治法》第八十一条的规定进行处理。

第五十九条 县级以上地方卫生健康主管部门及其工作人员未依法履行职责，按照《职业病防治法》第八十三条第二款规定进行处理。

第六十条 用人单位有下列行为之一的，由县级以上地方卫生健康主管部门按照《职业病防治法》第七十二条规定进行处理：

（一）未按照规定安排职业病病人、疑似职业病病人进行诊治的；

（二）拒不提供职业病诊断、鉴定所需资料的；

（三）未按照规定承担职业病诊断、鉴定费用。

第六十一条 用人单位未按照规定报告职业病、疑似职业病的，由县级以上地方卫生健康主管部门按照《职业病防治法》第七十四条规定进行处理。

第七章 附 则

第六十二条 本办法所称“证据”，包括疾病的证据、接触职业病危害因素的证据，以及用于判定疾病与接触职业病危害因素之间因果关系的证据。

第六十三条 本办法自公布之日起施行。原卫生部2013年2月19日公布的《职业病诊断与鉴定管理办法》同时废止。

中英文专业词汇索引